U0245783

"十四五"时期国家重点出版物出版专项规划项目

"儿科疾病诊疗规范"丛书

儿童皮肤病诊疗规范

中华医学会儿科学分会 组织编写

人民卫生出版社
·北京·

图书在版编目（CIP）数据

儿童皮肤病诊疗规范 / 马琳主编 . —北京：人民
卫生出版社，2023.8
ISBN 978-7-117-35158-4

Ⅰ.①儿… Ⅱ.①马… Ⅲ.①小儿疾病 – 皮肤病 – 诊
疗 – 规范　Ⅳ.①R751-65

中国国家版本馆 CIP 数据核字（2023）第 150452 号

人卫智网	www.ipmph.com	医学教育、学术、考试、健康， 购书智慧智能综合服务平台
人卫官网	www.pmph.com	人卫官方资讯发布平台

儿童皮肤病诊疗规范
Ertong Pifubing Zhenliao Guifan

主　　编：马　琳
组织编写：中华医学会儿科学分会
出版发行：人民卫生出版社（中继线 010-59780011）
地　　址：北京市朝阳区潘家园南里 19 号
邮　　编：100021
E - mail：pmph @ pmph.com
购书热线：010-59787592　010-59787584　010-65264830
印　　刷：北京瑞禾彩色印刷有限公司
经　　销：新华书店
开　　本：889×1194　1/32　　印张：16.5
字　　数：459 千字
版　　次：2023 年 8 月第 1 版
印　　次：2023 年 9 月第 1 次印刷
标准书号：ISBN 978-7-117-35158-4
定　　价：99.00 元
打击盗版举报电话：010-59787491　E-mail: WQ @ pmph.com
质量问题联系电话：010-59787234　E-mail: zhiliang @ pmph.com
数字融合服务电话：4001118166　E-mail: zengzhi @ pmph.com

编写委员会

总 主 编　桂永浩　王天有

副总主编　孙　锟　黄国英　罗小平　母得志　姜玉武

主　　编　马　琳

副 主 编　王　华　汤建萍　王榴慧　李　萍

编　　委（按姓氏笔画排序）

卫风蕾　大连市妇女儿童医疗中心

马　琳　首都医科大学附属北京儿童医院

王　华　重庆医科大学附属儿童医院

王　珊　首都医科大学附属北京儿童医院

王召阳　首都医科大学附属北京儿童医院

王林娜　首都医科大学附属北京儿童医院

王榴慧　复旦大学附属儿科医院

申春平　首都医科大学附属北京儿童医院

田　晶　首都医科大学附属北京儿童医院

付桂莉　华中科技大学同济医学院附属武汉儿童医院

邢　嬛　首都医科大学附属北京儿童医院

向　欣　首都医科大学附属北京儿童医院

刘　盈　首都医科大学附属北京儿童医院

刘元香　首都医科大学附属北京儿童医院

汤建萍　湖南省儿童医院

孙　娟　首都医科大学附属北京儿童医院

李　丽　首都医科大学附属北京儿童医院

李　萍　深圳市儿童医院

李钦峰　天津市儿童医院

杨　舟　首都医科大学附属北京儿童医院

肖媛媛　首都医科大学附属北京儿童医院

邱　磊　首都医科大学附属北京儿童医院

汪　洋　首都医科大学附属北京儿童医院

张　斌　首都医科大学附属北京儿童医院

陈　萍　徐州市儿童医院

陈　戟　上海交通大学医学院附属上海儿童医学中心

陈云刘　首都医科大学附属北京儿童医院

陈谨萍　广州市妇女儿童医疗中心

罗晓燕　重庆医科大学附属儿童医院

周亚彬　首都医科大学附属北京儿童医院

钱　华　苏州大学附属儿童医院

钱秋芳　上海市儿童医院

徐　哲　首都医科大学附属北京儿童医院

徐子刚　首都医科大学附属北京儿童医院

徐教生　首都医科大学附属北京儿童医院

高　宇　温州医学院附属第二医院 & 育英儿童医院

郭一峰　上海交通大学医学院附属新华医院

郭艳萍　哈尔滨市儿童医院

梁　源　首都医科大学附属北京儿童医院

尉　莉　首都医科大学附属北京儿童医院

葛宏松　安徽省儿童医院

韩秀萍　中国医科大学附属盛京医院

韩晓锋　首都医科大学附属北京儿童医院

焦　磊　首都医科大学附属北京儿童医院

舒　虹　昆明市儿童医院

序　言

　　第 2 版"儿科疾病诊疗规范"丛书是在深受欢迎的 2016 版基础上,本着高质量、高水平、同质化服务儿科人群的宗旨,由中华医学会儿科学分会率领全国儿科资深专家共同编写。

　　儿童保健和儿科医疗技术的发展日新月异,新理念、新技术、新方法不断涌现,尖端技术和设备不断更新。与此同时,我国有待进一步完善的儿科医疗资源和同质化的医疗质量需要与时俱进、相对统一的行业诊疗规范,并由此规范诊疗行为,缩小和消除不同地域、不同机构和不同医师之间存在的儿科医疗水平和服务效率的差距,提升临床诊治效果和降低诊疗费用。该诊疗规范同时可以作为卫生和健康管理机构培训和评价儿科医师岗位胜任力的宝贵资源。

　　在第 1 版所涉及的儿科临床领域基础上,该版的修订新增了儿童消化系统疾病、神经系统疾病、皮肤病、眼科疾病、罕见病、康复和儿科临床营养支持治疗这 7 个领域的诊疗规范,以及分别扩充了儿童保健和发育行为这两个领域。旨在有利于儿科医师跟踪和应对儿科世界的变化发展、疾病谱的变迁与医疗模式的调整、多维度医疗保健服务模式的建立以及慢性病与慢性病管理等。充分体现了儿科服务对象在行为习惯、社会条件以及环境状况等方面的因素将通过多维度复杂的相互作用对疾病产生影响。该版的修订突出了专业核心能力,并使之与主要实践环节相结合,加入相对成熟的新技术、新方法。在内容丰富的基础上,努力提升系统性、实用性和可读性。为了体现诊治思路且便于快速领会,特别更新突出了诊疗流程图。

使用该套丛书的儿科专业人员,在规范儿科临床服务的同时,可以借此学习儿科以及相关学科国内外新理念、新理论和新技术等新进展。可在一定程度上有助于儿科医疗工作者确定符合客观条件、符合社会需要的日常服务标准及研究方向,有助于选定具有学术意义、学术创新的研究课题,且与国家对儿科临床医学人才的专业素质要求相一致。期待本套丛书成为各级儿科从业人员日常学习和参考的案头工具书,为儿科学科发展起到积极的促进作用!

桂永浩 王天有

2023 年 3 月

前　言

　　规范的诊疗是每一个临床医师需要达到的要求,由中华医学会儿科学分会率领全国儿科资深专家共同编写的"儿科疾病诊疗规范"丛书,为儿科各专业的临床规范诊疗提供了指引和参考。《儿童皮肤病诊疗规范》由国家儿童医学中心,首都医科大学附属北京儿童医院皮肤科团队与中华医学会儿科学分会皮肤学组委员经过近1年时间的精心打磨,编写成文呈现给大家。

　　皮肤是身体的一面镜子,皮肤疾病常常是系统疾病的哨兵,从皮疹入手,抽丝剥茧,揭开疾病的真实面目,是临床医生成长过程中逐步掌握的技能。本书囊括了临床常见的皮肤疾病,将诊疗要点与国内外进展相结合,形成各疾病的诊疗规范,图文并茂,为广大儿科医生和儿童皮肤科医生提供详尽、全面的参考。本书在对皮肤疾病的概念、病因与发病机制、临床表现、诊断与鉴别诊断及治疗的描写中,注重诊疗思维的培养。每一章节末尾的诊疗流程图都是编者斟字酌句,潜心提炼的精华之笔,希望对每一位读者有益。本书图片全部出自北京儿童医院临床病例,挑选的图片综合考虑其经典性、代表性及罕见性,使读者对疾病的掌握更全面。

　　本书内容涵盖皮肤结构、功能、基本皮损等皮肤病基础知识;也包括具有显著儿童特点的疾病,如血管瘤与脉管畸形、儿童疱病、先天胎记、遗传性皮肤病、肥大细胞增生症、组织细胞增生症等;对儿童和成人均比较常见的皮肤科经典疾病,如特应性皮炎、银屑病、白癜风、毛发疾病、痤疮、药疹、血管炎、结缔组织病及其他皮肤病等也进行了精心编写。

希望本书能为广大儿科和皮肤科同道提供临床诊疗的一点参考和思路。但由于皮肤疾病涉及内容深且广,书中难免有疏漏和不足之处,本书出版之际,恳切希望广大读者在阅读过程中不吝赐教,欢迎发送邮件至邮箱 renweifuer@pmph.com,或扫描封底二维码,关注"人卫儿科学",对我们的工作予以批评指正,以期再版修订时进一步完善,更好地为大家服务。

由衷感谢各位编者付出的努力,感谢提供临床资料和图片的家长和孩子们,感谢中华医学会儿科学分会对本书编写的大力支持,感谢所有为本书付出努力的人!

马 琳

2023 年 8 月

目 录

第一章 总 论

第一节 皮肤结构与功能

【概述】

皮肤是人体最大、最外层、最直观的器官,也是人体的第一道防线。皮肤重量约占全身总体重的 16%,成人皮肤面积为 $(1.2~2.0)m^2$,新生儿约为 $0.21m^2$。皮肤的厚度(不包括皮下脂肪)为 0.5~4mm,随年龄、部位不同而异。在组织学上,皮肤由外向内可分为表皮层、真皮层和皮下组织,其间含有各种皮肤附属器,如毛囊、皮脂腺、汗腺、毛发和指/趾甲,并有丰富的血管、淋巴管及神经。作为人与其周围环境的接触面,皮肤具有独特的结构特点和多种重要的生理功能,包括屏障、吸收、感觉、分泌和排泄、体温调节、代谢和免疫功能等,对于维持体内环境稳定十分重要。儿童处于不断生长发育过程中,其皮肤结构与功能随年增长逐渐成熟,本章将重点介绍儿童皮肤结构和功能特点。

1. **皮肤组织结构**

(1) 表皮层:位于皮肤的最外层,由外胚叶分化而来,组织学上属于复层鳞状上皮,主要由角质形成细胞、黑素细胞、朗格汉斯细胞和麦克尔细胞等构成。细胞间通过桥粒和半桥粒紧密连接。角蛋白是角质形成细胞产生的主要结构蛋白之一,构成细胞骨架,参与表皮分化等,是组成皮肤屏障功能的重要成分。黑素细胞起源于外胚层的神经嵴,其功能是产生黑素,并与邻近的角质形成细胞组成表皮黑素单元,起到保护机体免受紫外线辐射的作用。朗格汉斯细胞来源于骨髓单核巨噬细胞,位于表皮棘层细胞之间,在免疫应答中起抗原呈递的作用。麦克尔细胞分布于表皮基底层,通过与神经轴突的联系起到触觉感受器的作用。

(2)真皮层:位于表皮的下方,通过基底膜带与表皮相连。真皮层由中胚层分化而来,基本成分是纤维。其中胶原纤维含量最丰富,和网状、弹力纤维一同被凝胶状的黏多糖包围,具有很强的机械韧力和弹力。真皮层中同时含有成纤维细胞、肥大细胞、炎症细胞等,以及皮肤的附属器、血管、淋巴管及神经。这些成分是皮肤实现散热调节、宿主防御、营养等功能的基础。

(3)皮下组织:位于真皮层下,由纤维间隔的脂肪细胞或脂肪小叶构成,又称皮下脂肪层或脂膜。皮下脂肪具有弹性并能缓冲对皮肤的机械冲击,此外,皮下脂肪能起到能量储藏和内分泌器官的作用。

2. 儿童皮肤结构功能特点

(1)**皮肤相对面积较大**:婴幼儿皮肤面积/体重比是成人的2.5~3倍,身体各部位皮肤面积所占的比例因年龄不同而发生变化。因此,婴幼儿经皮肤吸收和散热面积相对也较大。临床工作中应考虑婴儿皮肤面积对治疗的影响,如外用药物时吸收显著增加,甚至外用药过量吸收而中毒。

(2)**皮肤屏障功能不成熟**:婴幼儿角质层细胞含水量高、结构松散,皮肤通透性增高。年龄越小,皮肤角质层细胞层数和表皮的厚度均明显减少(表1-1),通透性越高。小分子量($<800Da$)化学物质如消毒剂(六氯酚、碘),外用抗生素(新霉素),酒精,水杨酸盐和尿素等容易经皮吸收引起中毒。此外,正常皮肤表面 pH 5.0~5.5,出生时,新生儿皮肤表面呈中性-碱性,pH 6.2~7.5。生后1周 pH 开始下降,至4周龄达到正常水平。出生3个月后,由于皮脂分泌开始减少、频繁使用洗浴用品等,容易使皮肤表面的酸性外膜遭到破坏。

(3)**真皮发育不完善**:婴幼儿真皮层较薄,真皮乳头层平坦,其胶原纤维、弹性纤维、血管网和神经的发育均不成熟,易受外伤。在寒冷环境下真皮层血管的收缩反应弱,控制温度作用较差,环境温度低时,婴幼儿易丢失热量。

表 1-1　婴幼儿皮肤结构特点

项目	早产儿	足月儿	婴幼儿
皮肤厚度/mm	0.9	1.2	2.1
表皮厚度/μm	20~25	40~50	>50
角质层厚度/μm	4~5	9~10	10~15
层数/层	5~6	≥10~15	≥10~15
表皮真皮连接	平坦无表皮突	表皮突开始形成	较深的表皮突
汗腺发育	位于真皮上部不活跃	位于真皮上部几乎无活动	位于真皮深部完全活跃
真皮弹性纤维	微小纤维无弹性蛋白	弹性纤维网不成熟	弹性纤维网相对成熟

（4）皮肤体温调节功能不成熟：皮肤通过其真皮血管网的舒缩和小汗腺分泌汗液的蒸发而起到体温调节作用。新生儿汗腺密度高于成人，但有分泌功能的汗腺比例低，诱导出汗的温度阈值高于成人，因此热性出汗能力差。2~3 岁儿童小汗腺的神经调节发育逐渐成熟，功能性出汗与成人相似。

（5）皮脂分泌呈双高峰：婴儿出生时皮脂腺发育已完善，结构与成人基本相同。受母体雄激素影响，从出生至 1 月龄，皮脂分泌量与成人相似，故皮脂腺增生和新生儿痤疮在足月新生儿中常见。至 3 月龄末，皮脂腺的活跃程度开始下降，儿童期进入静止阶段，仅分泌少量皮脂。至青春期受雄激素刺激，皮脂腺分泌再度活跃。

（6）其他：儿童期皮肤糖原含量和水含量均高于成人；皮肤也是免疫器官，儿童皮肤屏障功能弱、免疫细胞和分子发育不完善，不仅容易发生细菌、真菌、病毒等感染性皮肤病，还可发生接触性超敏反应；儿童表皮基底层细胞更新速率快，皮肤修复能力强。

总之，儿童皮肤并非成人皮肤的微缩版，不同年龄段具有不同的结构和功能特点。对于儿童皮肤科医生来说，熟练掌握儿童和成人皮肤的差异将为患儿提供更好的诊疗和皮肤护理建议。

（汪洋　梁源　马琳）

第二节 原发皮损与继发皮损

皮肤损害(简称皮损)是客观存在、可看到或触摸到的皮肤黏膜及其附属器的改变,可分为原发皮损和继发皮损。皮损是诊断皮肤疾病的主要依据,当对患儿进行体格检查时,应特别注意皮损的检查。

1. **原发皮损** 由皮肤病的组织病理学变化直接产生。

(1)斑疹:皮肤黏膜的局限性颜色改变,与周围皮肤平齐,大小可不一,形状可不规则,直径一般小于1cm。直径达到或大于1cm时称为斑片。根据发生机制和表现不同,可分为红斑、出血斑、色素沉着及色素减退斑等。

(2)丘疹:为局限性、实质性、直径小于1cm的表浅隆起性皮损,可由表皮或真皮浅层细胞增殖、代谢产物聚积或炎症细胞浸润引起。丘疹可呈扁平状、圆形脐凹状、乳头状等。形态介于斑疹和丘疹之间稍隆起的皮损称为斑丘疹,当丘疹顶端有小水疱时称为丘疱疹,有小脓疱时称为丘脓疱疹。

(3)斑块:丘疹扩大或较多丘疹融合形成斑块,直径大于1cm,多为隆起的扁平皮损。

(4)风团:真皮浅层水肿引起的暂时性、隆起性皮损,可呈苍白色或红色,通常大小不一。风团发生快,消退后多不留痕迹,常伴有剧痒。见于荨麻疹。

(5)水疱和大疱:水疱为局限性、隆起性、内含液体的腔隙性皮损,直径一般小于1cm。大于1cm者称大疱,内容物含血液者称血疱。因水疱在皮肤中发生位置不同,疱壁可薄可厚。

(6)脓疱:为局限性、隆起性、内含脓液的腔隙性皮损,可由细菌或非感染性炎症引起。水疱继发感染后形成的脓疱为继发性皮损。

(7)结节:为局限性、实质性、深在性皮损,呈圆形或椭圆形,可由真皮或皮下组织的炎性浸润或代谢产物沉积引起。结节可隆起皮面,也可不隆起皮面,需触诊方可查出。

(8)囊肿:为含有液体、黏稠物及细胞成分的囊性皮损。一般位于真皮或更深未知,可隆起皮面或仅可触及。

2. **继发皮损** 由原发皮损经搔抓、感染、治疗处理和损害修复过程演变而来。

(1)糜烂:局限性表皮或黏膜上皮缺损形成的红色湿润创面,常由水疱、脓疱破裂或浸渍处表皮脱落所致。

(2)溃疡:局限性皮肤或黏膜缺损形成的创面,可深达真皮或更深的位置,一般愈合较慢,遗留瘢痕。

(3)鳞屑:为干燥或油腻的角质细胞层状堆积,由表皮细胞形成过快或正常角化过程受干扰所致。

(4)浸渍:皮肤角质层吸收较多水分导致表皮变软变白。

(5)裂隙:也称皲裂,为线状的皮肤裂口,可深达真皮。常因皮肤炎症、角质层增厚或皮肤干燥导致皮肤弹性降低,脆性增加,于牵拉后引起。

(6)瘢痕:真皮或深部组织损伤或病变后,由新生结缔组织增生修复而成,可分为增生性和萎缩性两种。

(7)萎缩:为皮肤的退行性变,可发生于表皮、真皮、皮下组织,因表皮厚度变薄或真皮和皮下结缔组织减少所致。表皮萎缩常表现为皮肤变薄,半透明,如羊皮纸样外观,正常皮沟变浅或消失;真皮萎缩表现为局部皮肤凹陷,表皮纹理正常;皮下组织萎缩则表现为明显凹陷。

(8)结痂:由皮损中的浆液、脓液、血液与脱落组织、药物混合干涸后凝结而成。

(9)抓痕:也称表皮剥脱,为线状或点状的表皮或深达真皮浅层的剥脱性缺损。常由机械性损伤所致。皮损表面可有渗出、血痂或鳞屑。

(10)苔藓样变:因反复搔抓、不断摩擦导致的皮肤局限性粗糙和增厚。表现为皮嵴隆起,皮沟加深,皮损界限清楚,常伴剧痒。

(汪 洋 梁 源 徐子刚 王 华)

参考文献

1. 张学军. 皮肤性病学. 8 版. 北京：人民卫生出版社, 2013.

2. BERNARD A COHEN. 儿童皮肤病学. 3 版. 马琳, 译. 北京：人民卫生出版社, 2009.

3. 马琳. 儿童皮肤病学. 北京：人民卫生出版社, 2014.

4. WILLIAM L WESTON, ALFRED T LANE, JOSEPH G MORELLI. 儿童皮肤病学. 4 版. 项蕾红, 姚志荣, 译. 北京：人民军医出版社, 2009.

5. 赵辨. 中国临床皮肤病学. 南京：江苏科学技术出版社, 2010.

第二章　皮炎湿疹类皮肤病

第一节　接触性皮炎

【概述】

接触性皮炎(contact dermatitis,CD)是皮肤或黏膜,单次或多次接触外源性物质后,在接触部位及以外部位发生的炎症性反应。表现为红斑、丘疹、水疱甚至大疱。

根据接触性皮炎的发病原因,可分为原发性刺激接触性皮炎和变态反应性接触性皮炎两种。原发性刺激又可分为两种,一种是刺激性很强,接触后在短时间内发病,如强酸、强碱等化学物质所引起的皮炎。另一种是刺激物较弱,较长时间接触后发病,如肥皂、有机溶剂等。变态反应性接触性皮炎,接触物基本是无刺激的,是少数人接触该物质致敏后,再次接触该类物质,经12~48小时接触部位及其附近发生的皮炎。引起刺激性接触性皮炎的物质主要有动物性、植物性和化学性三种。

【临床表现】

1. **原发性刺激接触性皮炎** 临床表现为在接触部位或身体暴露部位突然发生边界清晰的急性皮炎,轻症时局部红斑、淡红至鲜红色,稍有水肿;重症时红斑肿胀明显,可有水疱甚至大疱发生。如为烈性的原发刺激,可使表皮坏死脱落,甚至深及真皮发生溃疡(图2-1)。

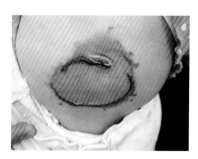

图 2-1　刺激性接触性皮炎

8个月女婴。脐部接触大蒜后出现皮疹。皮疹局限于脐部接触部位,表现为境界清楚的水肿性红斑及糜烂患者一般自觉烧灼感、疼痛。有明确的刺激物接触史。

该类刺激接触性皮炎的共同特点：①任何人接触后均可发病；②无潜伏期；③皮损多限于直接接触部位，边界清楚；④停止接触后皮损可消退。

2. **变态反应性接触性皮炎**　临床皮损多发生于暴露部位，以后可向周围蔓延，非接触部位亦可发病，高度敏感者可波及与接触无关的远隔部位，严重者可泛发全身（图2-2）。急性损害初期时为水肿性红斑，继之出现丘疹、水疱、疱破后出现糜烂、渗液、结痂、自觉瘙痒或烧灼感。

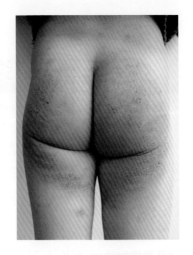

图2-2　变态反应性接触性皮炎
由于马桶垫的慢性刺激导致该患儿臀部接触马桶垫的部位出现一圈状鳞屑性暗红色斑片，边界尚清，轻度苔藓化

该类接触性皮炎的共同特点：①有一定潜伏期，首次接触后不发生反应，经1~2周后如再次接触同样致敏物才发病；②皮损往往局限于接触部位，但高度敏感者皮疹可泛发，呈广泛性、对称性分布；③易反复发作；④皮肤斑贴试验阳性。

【诊断与鉴别诊断】

主要根据发病前有可疑致敏物质接触史和典型临床表现（皮疹在接触某种物质后发生，一般与接触物一致，但也可泛发，边界清楚，去除病因后经适当处理皮损很快消退）进行诊断。斑贴试验是诊断接触性皮炎最简单、可靠的方法。需要与下列皮肤病进行鉴别诊断。

1. **各类湿疹样皮炎**　特应性皮炎有典型的皮损分布及不同年龄阶段的特征性表现；脂溢性皮炎皮损见于脂溢部位，一般无渗出。接触性皮炎皮疹首发于接触部位和斑贴试验阳性有助于鉴别。

2. **浅部真菌病**　皮损边界清楚，边缘呈弧形或环状，真菌检查阳性。

3. **其他急性期水疱大疱型皮损**　应与带状疱疹等疾病鉴别。慢性局限性皮损应与银屑病、扁平苔藓等鉴别。

【治疗】

本病的治疗原则,是寻找病因、去除致敏物、并给予对症处理。局部治疗根据皮损炎症情况,选择适当的外用药剂型和内服药物。

1. **急性期**　红肿明显时选用炉甘石洗剂外搽,渗出时用 3% 硼酸洗液局部湿敷;全身治疗视病情给予抗组胺药物或系统糖皮质激素等。

2. **亚急性期**　有少量渗出时用湿敷剂或糖皮质激素糊剂、氧化锌油;无渗出时用糖皮质激素霜剂等。有感染时加用抗生素,如新霉素、莫匹罗星软膏等。

3. **慢性期**　选用软膏制剂。如果继发感染明显者可酌情加用口服抗生素。

➢ 附:接触性皮炎诊疗流程图

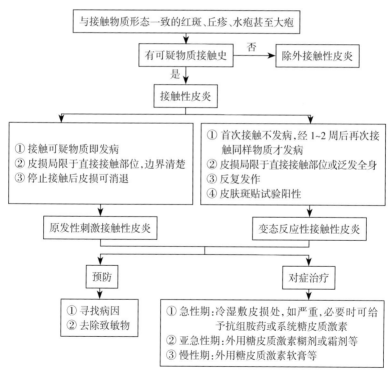

（申春平　梁源　汤建萍）

第二节 特应性皮炎

【概述】

特应性皮炎(atopic dermatitis, AD),原称"异位性皮炎""遗传过敏性皮炎",是一种与遗传过敏素质有关的慢性、复发性、炎症性皮肤病,表现为瘙痒、多形性皮损并有渗出倾向,常伴发过敏性鼻炎及哮喘等其他特应性疾病,故认为是一种系统性疾病。

AD 的发病与遗传和环境等因素关系密切。遗传易感性,如父母亲等家族成员有过敏性疾病史是本病最强的风险因素,遗传因素主要影响表皮屏障功能与免疫平衡。本病患者可有表皮屏障功能减弱或破坏,如表皮中聚丝蛋白(filaggrin)减少或缺失,紧密连接基因和表皮蛋白酶基因表达异常导致的表皮屏障功能障碍;同时,往往有多种免疫学异常,其中 Th2 活化为重要特征。环境因素包括食物、空气过敏原、接触刺激因素、非特异性刺激因素、汗液及微生物等。现代生活方式(过于卫生或西式饮食等)及环境暴露(环境污染或被动吸烟等)等可能通过表观遗传修饰引起免疫系统与皮肤屏障异常,参与 AD 的发病。此外,心理因素(如精神紧张、焦虑及抑郁等)也在 AD 的发病中发挥一定作用。

AD 的确切发病机制尚不清楚,目前研究认为,免疫异常、皮肤屏障功能障碍、皮肤菌群紊乱等因素是发病的重要环节。Th2 型炎症是 AD 的基本特征,IL-4 和 IL-13 是介导 AD 发病的重要细胞因子,主要由 Th2 细胞、嗜碱性粒细胞和 2 型固有淋巴样细胞等产生。在 AD 的慢性期,皮损中还见 Th1、Th17 和 Th22 的混合炎症浸润。*Filaggrin* 等突变导致的皮肤屏障功能障碍使外界环境物质(如微生物和过敏原)易于侵入表皮而启动 Th2 型炎症,朗格汉斯细胞和皮肤树突细胞通过对变应原的提呈作用参与了这一过程。Th2 型炎症因子可以抑制角质形成细胞屏障相关蛋白的表达,进一步破坏皮肤屏障功能。AD 皮损和外观正常皮肤常伴有以金黄色葡萄球菌定植增加和菌群多样性下降为主要表现的皮肤菌群紊乱,以及所导致的代谢等功能异常,促进了 AD 皮肤炎症的进展。反复搔抓亦导致皮肤炎症加重和持续,搔抓促使角质形成细胞产生炎症介质,使自身抗原释放,可产生针对自身抗原的 IgE。非免疫性因素如神经-内分泌因素也可参与皮肤炎症的发生和发展。

【临床表现】

根据年龄、发病部位和皮损形态学改变将儿童 AD 分为三个临床阶段,即婴儿期、儿童期、青少年与成人期。这些阶段可互相重叠,也可因为某一阶段疾病的自愈而分隔。

1. **婴儿期(出生至 2 岁)** 约 60% 患者于 1 岁以内发病,以出生 2 个月以后为多。初发皮损多表现为双颊、额部或头部皮肤干燥,继而出现红色丘疹,红斑或渗出、结痂等,皮损小可累及颈部、双肘窝、腘窝或四肢伸侧等部位(图 2-3)。

2. **儿童期(2~12 岁)** 多在婴儿期 AD 缓解 1~2 年后发生并逐渐加重,少数自婴儿期延续发生。此期患儿的皮损更局限,界限不清,红斑颜色变暗、变浅,多为慢性苔藓化表现,主要累及四肢屈侧,以肘窝及腘窝为著(图 2-4)。

3. **青少年与成人期** 指 12 岁以后青少年期及成人阶段的 AD,可以从儿童期发展而来或直接发生。皮损与儿童期类似,常表现为局限性慢性苔藓样变,有时可呈急性、亚急性湿疹样或痒疹样改变,严重者可出现红皮病。主要累及面颊、颈部和四肢屈侧,也可累及躯干、眼睑和手部等部位(图 2-5)。

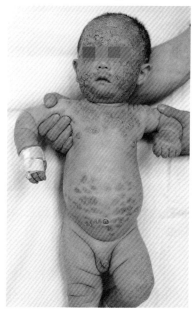

图 2-3 特应性皮炎,婴儿期
8 个月男婴,图示全身皮肤干燥,头面部、躯干及四肢伸侧为著的红色丘疹、苔藓样斑块,局部可见渗出及厚痂

11

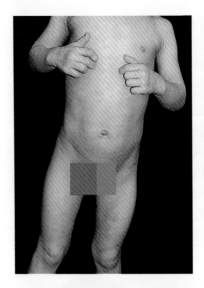

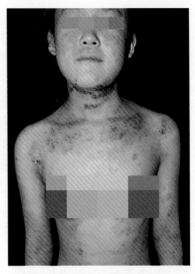

图 2-4　特应性皮炎,儿童期

4 岁女童,图示全身皮肤干燥,双肘窝、手背、躯干、双下肢可见丘疹及轻度苔藓样变斑块

图 2-5　特应性皮炎,青少年期

12 岁女孩,图示全身皮肤干燥,面部、颈部、躯干及双上肢屈侧可见丘疹、水肿性红斑、苔藓样斑块、抓痕及血痂

　　AD 患者可伴有一系列皮肤特征性改变,包括干皮症、毛周隆起、眼睑湿疹、耳郭/耳后/鼻孔下裂隙、Hertoghe 征、口角唇炎、掌纹症、外阴湿疹、乳头湿疹、白色划痕征、Dennie-Morgan 眶下皱褶、眶周黑晕、非特异性手足皮炎/湿疹、白色糠疹及过度虫咬反应等,有助于 AD 的辅助诊断。

【诊断】

　　如果患者表现为湿疹样皮损,应怀疑有 AD 的可能,需详细询问病史、家族史,结合临床表现和全面体检进行诊断。必要时进行外周血嗜酸性粒细胞计数、血清总 IgE、过敏原特异性 IgE、嗜酸性粒细胞阳离子蛋白及斑贴试验等检测。AD 是一种异质性疾病,表现多种多样,诊断需要一定标准。

　　关于 AD 的诊断,各国都有相应的标准,其中 Williams 诊断标准

简单易行,且特异性和敏感性较好,适用于门诊日常工作(表 2-1);
Hanifin 和 Rajka 标准内容详细、全面适用于临床观察研究,是目前诊
断 AD 的"金标准"。我国有康克非诊断标准、中国 AD 诊断标准、中
国婴儿及中国儿童 AD 诊断标准,可供临床医生参考(表 2-2)。

表 2-1　Williams 诊断标准(英国特应性炎工作组于 1994 年制定发表)

持续 12 个月的皮肤瘙痒加上以下标准中的三项或更多

1. 2 岁以前发病
2. 身体屈侧皮肤受累(包括肘窝、腘窝、踝前或颈周,10 岁以下儿童包括颊部)
3. 有全身皮肤干燥史
4. 个人史中有其他过敏性疾病如哮喘或花粉症,或一级亲属中有过敏性疾病史
5. 有可见的身体屈侧湿疹样皮损

表 2-2　中国婴儿及儿童特应性皮炎临床诊断标准

中国婴儿特应性皮炎诊断标准(0~1 岁)
　1. 出生 2 周后发疹
　2. 与皮疹相对应的瘙痒和/或易激惹/睡眠障碍
　3. 符合以上两条者,加上以下两条中的任意一条,即可诊断特应性皮炎
　(1) 面颊部和/或头皮和/或四肢伸侧的湿疹样皮损
　(2) 身体其他任意部位的湿疹样皮损,同时伴有干皮症
需排除接触性皮炎、银屑病、疥疮、遗传、代谢性疾病和淋巴瘤

中国儿童特应性皮炎诊断标准(1~12 岁)
　1. 瘙痒
　2. 典型的形态和部位(屈侧皮炎)或不典型的形态和部位同时伴发干皮症
　3. 慢性或慢性复发性病程

注:同时具备以上 3 条,即可诊断 AD。典型的形态和部位(屈侧皮炎)包括儿童面部和肢端受累;非典型的形态和部位包括:①典型的湿疹样皮疹,发生在非屈侧部位(头皮皮炎、眼睑湿疹、乳头湿疹、外阴湿疹、钱币状湿疹、指尖湿疹、非特异性手部或足部皮炎/特应性冬季足、甲或甲周湿疹和身体其他部位的湿疹样皮疹);②非典型湿疹样皮疹、单纯糠疹、唇炎、耳下和耳后/鼻下裂隙、痒疹、汗疱疹、丘疹性苔藓样变异。此标准的敏感性也高于 Hanifin 和 Rajka 标准和 Williams 标准。

【鉴别诊断】

可按 AD 不同的临床表现进行相应的鉴别诊断。

1. **以红斑、渗出或鳞屑为主要表现**　应与脂溢性皮炎、接触性皮炎、慢性单纯性苔藓、银屑病、反向型银屑病、副银屑病、浅部真菌病、鱼鳞病、可变性红斑角化症、先天性外胚层发育不良、毛发红糠疹、肠病性肢端皮炎、朗格汉斯细胞组织细胞增多症、色素减退型蕈样肉芽肿或皮肌炎，以及移植物抗宿主病等鉴别。

2. **以丘疹、结节、水疱或脓疱为主要表现**　应与新生儿痤疮、毛周角化病、疥疮、苔藓样结核疹、疱疹样皮炎、大疱性类天疱疮、嗜酸性粒细胞增多症、Blau 综合征、痒疹型隐性遗传营养不良型大疱性表皮松解症、白细胞黏附分子缺陷、高 IgE 综合征及高 IgE 样综合征等鉴别。

3. **以红皮病为主要表现**　应与奈瑟顿综合征、奥梅恩综合征（Omenn syndrome）、严重的皮炎伴多种过敏和代谢消耗综合征、生物素酶缺乏症、全羧化酶合成酶缺乏症、苯丙酮尿症、威斯科特-奥尔德里奇综合征、皮肤 T 细胞淋巴瘤、X 连锁无丙种球蛋白血症、X 连锁多内分泌腺病肠病伴免疫缺陷失调综合征、IgA 缺乏症、药物相关副作用及运动失调性毛细血管扩张症等鉴别。

【治疗与管理】

AD 是慢性复发性疾病，治疗目的是缓解或消除临床症状，消除诱发和/或加重因素，减少和预防复发，提高患者的生活质量。

健康教育与疾病管理：由于 AD 是慢性复发性瘙痒性疾病，需长期治疗，良好的医患关系，是实现该病规范管理的基础。患者健康教育是实现这一基础的重要途经。在临床工作中，健康教育应包含以下方面：①AD 是一种慢性和反复发作性疾病，缓解期和复发期交替出现，70% 患儿在儿童后期症状会显著改善，但是发病特别早、疾病严重程度较重、有 AD 家族史和早期变应原致敏的患儿更可能病情迁延；②目前，国际上公认的 AD 治疗策略为根据疾病的严重程度进行"阶梯式"分级治疗；③在基础治疗中，修复皮肤屏障是 AD 治疗的基础，需要长期坚持；④尽可能避免生活中的一些诱发因素，如温度、湿度的剧烈改变、粗糙的衣服材质、使用有刺激性的沐浴露等;⑤关于饮食:尊重客观临床表现,强调过敏史,需要对过敏原检测结果有正确的解读,避免过度饮食回避;已经明确存在食物过敏的婴幼儿患者应该回避过敏食物,必要时可咨询营养师进行饮食指导;⑥不能滥用或过分恐惧糖皮质激素。在此过程中,医生和患者互相配合,以获得尽可能好的 AD 治疗及管理疗效。

治疗方案

(1)基础治疗:首先,对婴儿期 AD 患儿,提倡母乳喂养,辅食添加开始时间同正常婴儿,添加方式建议少量、逐一增加,充分蒸煮,避免食用有明确过敏的食物。其次,热刺激和汗液是 AD 患儿病情加重的诱因之一,患儿衣物穿着应略薄、纯棉质地、宽松柔软;居室环境需凉爽、通风和清洁,勤换衣物和床单。最后,改善环境,需控制环境中的致敏物质,不养宠物、不铺地毯、少养花草,尽量减少生活环境中的变应原。

(2)皮肤护理:主要包括如何洗澡及合理使用功效性皮肤屏障修复剂,恢复和保持皮肤屏障功能,为 AD 治疗的基础。

1)沐浴:合理的洗澡,可以清除皮肤表面的碎屑及痂皮,减少皮肤表面的金黄色葡萄球菌定植数量,增加皮肤含水量。洗澡水温以 32~37℃为宜,每日 1 次或隔日 1 次,每次 10~15 分钟;建议使用清水洗澡,如有必要可使用低敏、无刺激且 pH 为弱酸性(约为 6)的洁肤用品。

2)恢复和保护皮肤屏障功能:规律外用保湿润肤剂不仅可以阻止皮肤水分蒸发,增加皮肤含水量;还可以外源性补充皮肤脂质含量,修复受损的皮肤,减弱外源性不良因素的刺激,从而减少疾病的发作,规律应用润肤剂可以降低中重度 AD 患儿的症状严重程度,减少外用糖皮质激素用量。建议沐浴后 3 分钟内立即使用,每日 1~2 次,使用需足量,儿童每周用量需大于 100g。根据剂型不同,润肤剂分为润肤露(乳)、润肤霜及润肤膏三种,应根据气候、皮损部位和特点合理选择。

(3)外用药物治疗:外用糖皮质激素(topical corticosteroids,TCS)、

外用钙调神经磷酸酶抑制剂（topical calcineurin inhibitors，TCI）及外用磷酸二酯酶4抑制剂等是控制AD皮肤炎症的常用局部治疗药物，临床中应根据患儿年龄、皮损性质、部位及病情严重程度制订合理的治疗方案。

1）外用糖皮质激素制剂：临床中应根据患儿病情严重程度、年龄、皮损部位、分期及季节因素选择强度足够的TCS。初始治疗时需选用抗炎强度足够的制剂，以求快速控制炎症，此后逐渐降低TCS强度或使用TCI进行维持治疗。一般建议，急性发作期：使用强度足够的TCS，1~2次/d，连续应用至炎症完全消退，最长不超过6周。主动维持期：根据皮损情况下调激素的强度、用量及次数，可使用弱、中效TCS，每周2次，进行间歇治疗，最长疗程16周；或TCI维持治疗。如病情出现反复，需恢复至急性发作期治疗方案。

TCS的吸收能力在不同个体间及相同个体的不同解剖部位间存在差异。相对于正常皮肤，TCS在炎症和脱屑部位更易吸收，婴儿角质层薄也更易吸收，同时水合作用可以促进TCS的渗透，建议洗澡或淋浴后即刻使用。

为了预防不良反应的发生，面、颈、阴囊等皮肤皱褶部，皮肤较薄，经皮吸收能力较强，原则上使用弱效或中效TCS，每日2次，最长1周，之后采用间断疗法或TCI替代治疗。

2）外用钙调神经磷酸酶抑制剂：TCI是大环内酰胺的衍生物，具有免疫调节和抗炎作用。主要有1%吡美莫司乳膏和0.03%或0.1%他克莫司软膏。对于TCS控制欠佳或不能长期应用TCS的AD患儿，TCI为AD的二线治疗；也可与TCS序贯使用进行长期维持治疗或作为主动间歇性治疗，每周使用2~3次，防止皮损复发。1%吡美莫司乳膏和0.03%他克莫司软膏适用于2岁以上AD患儿，其中0.1%他克莫司软膏适用于16岁以上AD患儿。

该类药物的不良反应，主要为局部烧灼、瘙痒和刺激感，多发生于用药初始几天，持续5分钟至1小时，一般连续使用7天，灼热感的强度和持续时间会逐渐降低。需要注意的是，该类药物不适用于皮肤糜烂和溃疡处。

3)外用磷酸二酯酶4抑制剂:磷酸二酯酶4(phosphodiesterase 4,PDE4)可以调控促炎症细胞因子,在 AD 患者的炎症细胞中高表达。磷酸二酯酶抑制剂可以减少 AD 中促炎症细胞因子的产生。2% 克立硼罗(crisaborole)软膏是一种磷酸二酯酶抑制剂的外用制剂,适用于2 岁及以上轻至中度 AD 患儿。不良反应仅有暂时性灼热感和/或刺痛感。

(4)系统治疗

1)抗组胺药和抗炎症介质药物:用于瘙痒明显或伴有睡眠障碍的 AD 患者,可选用第一代(镇静)、第二代抗组胺药及肥大细胞膜稳定剂等。

2)生物制剂:度普利尤单抗(dupilumab):是白细胞介素 4(IL-4)/13 受体 α 链的全人源单克隆抗体,可以和 IL-4 受体的 α 亚基结合,抑制 IL-4 和 IL-13 的下游信号通路,其两者属于 Th2 淋巴细胞的细胞因子,在 AD 发病中起重要作用,对传统治疗无效的中重度 AD 具有良好疗效。我国已批准 6 月龄及以上中重度 AD 患儿的治疗。度普利尤单抗的给药方案,6 岁以上的中重度 AD 患者:体重≥60kg,首次 600mg,皮下注射,之后每 2 周一次,每次 300mg 皮下注射;体重30~60kg,首次 400mg,皮下注射,之后每 2 周一次,每次 200mg 皮下注射;体重 15~<30kg,首次 600mg,皮下注射,之后每 4 周一次,每次300mg 皮下注射;6 月龄至 5 岁的中重度 AD 患者:体重 15~<30kg,300mg/次,皮下注射,每 4 周给药一次;体重 5~<15kg,200mg/次,皮下注射,每 4 周给药一次;也可联合外用抗炎药物及保湿剂用于 AD 的长期维持治疗,部分患者用药后可发生结膜炎、口腔疱疹、嗜酸性粒细胞增多、血管性水肿、面颈部皮炎及注射部位反应(包括红斑、水肿、瘙痒、疼痛、肿胀和瘀斑)等不良反应。

3)Janus 激酶抑制剂:Janus 激酶(Janus kinase,JAK)抑制剂可以阻断多种参与免疫应答和炎症因子信号传递。Upadacitinib 为 JAK1抑制剂,我国已批准 12 岁及以上中重度 AD 患儿的治疗。使用时需注意痤疮、上呼吸道感染、鼻咽炎、头痛、血肌酸磷酸酶升高等不良反应的发生。

4）糖皮质激素：原则上尽量不用或少用此类药物，对于重度-反复难治型的患者可给予，一般足量 1~2 周，病情控制后，在 1~2 周内减停。

5）免疫抑制剂：如环孢素、氨甲蝶呤、硫唑嘌呤及吗替麦考酚酯等很少用于治疗儿童 AD。如使用需要监测相应副作用的发生。

（5）湿裹：湿包裹（wet wraps）是一项适用于中重度 AD 的有效治疗方法。使用方法一般有两种：第一种方法是将浸透了 TCS 药膏的绷带缠绕患者的躯干和四肢，每天更换 2 次，疗程 3~5 天。第二种方法是先将 TCS 直接外涂于炎症皮损部位，再用潮湿的绷带缠绕，外面用一层干绷带包裹。湿包裹作为一种封包疗法可以抑制瘙痒，提高 TCS 在皮肤的存留时间。

（6）紫外线治疗：紫外线治疗是治疗 AD 的有效方法，窄谱中波紫外线（NB-UVB）和 UVA1 安全有效，NB-UVB 是 AD 首选的光疗手段。不良反应包括短暂性红斑、水疱、单纯疱疹复发和焦虑。光疗后注意使用润肤剂。12 岁以下儿童避免全身光疗，急性期患者应避免使用。

（7）抗微生物的治疗：当继发大面积细菌感染伴发系统性感染症状时，可应用一代或二代头孢类抗生素或半合成青霉素治疗；继发单纯疱疹病毒感染时，首选阿昔洛韦治疗；继发真菌感染时，可局部使用唑类抗真菌药治疗。

（8）过敏原特异性免疫治疗：AD 患者伴有尘螨过敏时，给予尘螨过敏原特异性免疫治疗，可有效改善患者病情，降低疾病严重程度和减少复发次数，治疗周期约 3 年。

（9）中医中药：应根据临床症状和体征，进行辨证施治。

（10）心理咨询干预：在一些重度 AD 患者中，AD 的治疗应当包括关注疾病对孩子的教育、社会生活、情感健康及对家庭的影响，行为认知疗法作为一种辅助治疗手段，可有效降低 AD 患者疾病严重程度，减少心理后遗症。

➤ 附:特应性皮炎诊疗流程图

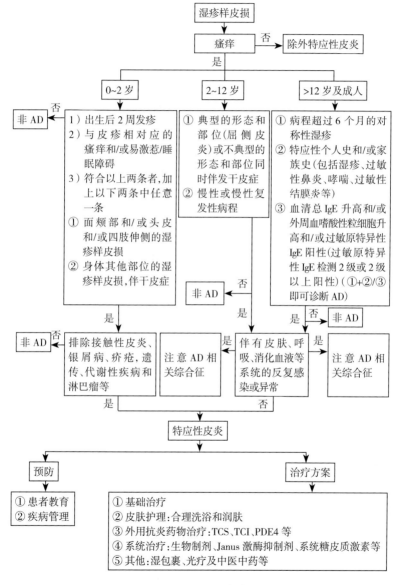

（申春平 梁源 汤建萍）

第三节　汗 疱 疹

【概述】

汗疱疹（pompholyx）又称出汗不良性湿疹（dyshidrotic eczema）。本病为棘细胞层水肿性皮炎,是一种累及掌和/或跖的剧烈瘙痒性水疱疹。其临床特征是表皮深处的水疱,从小水疱到大的紧张性大疱不等,该病常见复发,通常在数月或数年频繁发作。

本病病因及发病机制尚未完全清楚,半数以上患者同时患有特应性皮炎。一种假说认为与两种水/甘油通道蛋白（水通道蛋白-3 和水通道蛋白-10）有关,两者在表皮各层过表达可能改变表皮水渗透屏障的功能,使得在水暴露和皮肤 pH 呈碱性时经表皮的水分丢失加剧。

【诊断】

根据临床表现、症状与病史可进行诊断。临床表现大多为与季节相关的,瘙痒明显的深在水疱,有"布丁"样外观。分散或成群发生于手指侧缘、手掌和足底,亦可累及手背和足背。水疱内含清亮浆液,偶可变为浑浊。水疱很少自行破裂,干涸后形成脱皮鳞屑（图 2-6）。患

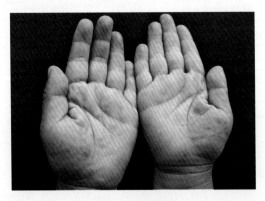

图 2-6　汗疱疹

6 岁男童,双手掌及指屈侧可见多发性对称分布的深在性丘疱疹,部分水疱干涸后可见片状脱屑。

者常自觉瘙痒及烧灼感。

【鉴别诊断】

根据季节性、对称发生于手掌等特殊部位的深在性小水疱,干涸后脱皮等典型症状易于诊断。常需与以下炎症性和感染性水疱大疱性皮肤病相鉴别:

1. **变应性接触性皮炎** 皮疹首发于接触部位,有红斑、丘疹和水疱。当临床症状难以鉴别变应性接触性皮炎与汗疱疹时,可进行斑贴试验协助诊断。

2. **刺激接触性皮炎** 常累及手背侧和指间隙,患者有明确刺激物暴露史。如接触物质为强刺激物,可出现水疱、大疱等症状。

3. **手部特应性皮炎** 常累及手背,患者伴有特应性皮炎、季节性变态反应或哮喘史,可伴有躯体屈侧部位的湿疹样皮损或苔藓样变。

4. **水疱型手足癣** 一般不对称,常呈单侧,侵犯手背或足背时可形成边缘成弧形的皮损,亦可累及甲引起甲癣,真菌检查阳性。

5. **汗疱型癣菌疹** 水疱较为表浅,疱壁较薄,常有活动的皮肤癣菌病灶,病灶治愈后癣菌疹即自愈。

6. **掌跖脓疱病** 是一种不常见的慢性皮肤病,特征为手掌和足底脓疱反复发作。鳞屑、红斑、瘙痒、烧灼感和疼痛均是常见的相关表现。早期可能有水疱,但通常在数日后出现脓疱。8~10 日后,脓疱变为深褐色,变干并脱屑。

【治疗及预防】

1. **预防措施** 避免接触刺激物或加重因素。

2. **治疗药物** 一般措施无效的轻至中度出汗不良性湿疹患者,可给予外用糖皮质激素软膏,每日 1~2 次,连续 2~4 周;症状缓解后,可给予外用他克莫司软膏维持治疗,需要加强保湿润肤。对于外用药物不能缓解的重度患者,可适当给予系统治疗或中医中药对症治疗。

> 附:汗疱疹诊疗流程图

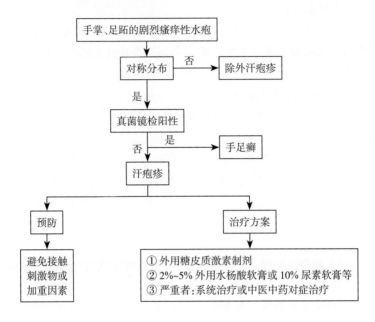

（申春平　梁源　汤建萍）

第四节　尿 布 皮 炎

【概述】

尿布皮炎（diaper dermatitis 或 napkin dermatitis）也称为尿布疹（diaper rash 或 nappy rash），是婴儿和年幼儿童最常见的皮疹。尿布皮炎通常发生在直接接触尿布的凸起的皮肤表面,包括臀部、下腹部、生殖器和大腿上部。大多指的是刺激接触性皮炎。本节仅总结刺激性尿布皮炎的病因、发病机制、临床特征、诊断、治疗及预防。

刺激性尿布皮炎的病因及发病机制同时存在数个因素。这些因素包括湿度过大、摩擦、pH 升高、酶活性较高,所有因素均可促成皮肤屏障的局部破坏。

　　尿布区由于尿布的封闭作用,以及粪便和尿液的局部作用,可导致尿布区皮肤湿度增加,引起皮肤浸渍和角质层破坏。浸渍可增加皮肤对尿布摩擦性损伤的易感性,进一步损害皮肤屏障功能,皮肤屏障功能的改变增强了皮肤对化学刺激物和微生物的通透性。角质层的正常酸性 pH("酸性保护膜")在渗透屏障的形成和保持,以及抗菌防御方面发挥着重要作用。

　　尿布区的主要化学刺激来自尿液和粪便的协同作用。粪便中细菌产生的尿素酶与尿液相互作用,从而使尿布区域 pH 升高,激活粪便所含的酶类(蛋白酶和脂肪酶),这些酶类可直接刺激和损伤皮肤,引起皮肤炎性反应。此外,pH 升高可改变皮肤的微生物群,使常见于皮肤表面的微生物(如金黄色葡萄球菌、化脓性链球菌)和粪便中的微生物(如白色假丝酵母菌)更易定植于皮肤。

【诊断】

　　刺激性尿布皮炎的临床表现为尿布接触部位淡红色斑片和少量鳞屑,尿布边缘可见由于摩擦和干湿交替而出现一种红斑和脱屑模式,称为"潮痕"。皮疹主要累及最易受摩擦的皮肤凸面,如大腿内侧面、生殖器区、臀部和下腹部,屈侧和皱褶不受累及。刺激性尿布皮炎的严重程度从轻度无症状的红斑到严重皮炎不等(图 2-7)。

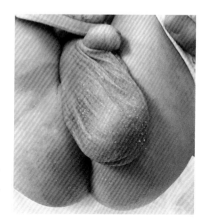

图 2-7　尿布皮炎
8 个月男婴,大腿内侧、臀部及阴囊可见弥漫性鲜红水肿斑片及鳞屑,部分浸渍肥厚。

1. **轻度尿布皮炎** 为局限皮肤区域出现分散的红斑状丘疹或轻度无症状的红斑,可伴少量浸渍和摩擦刺激。

2. **中度尿布皮炎** 为更广泛的红斑、疼痛性糜烂、丘疹和结节。

3. **重度尿布皮炎** 为有光泽外观的广泛红斑、疼痛性糜烂、丘疹和结节。

【鉴别诊断】

尿布皮炎应需要注意与其他可发生于尿布区的皮肤病相鉴别。

1. **感染性尿布区的皮肤病** 如肛周链球菌病、大疱性脓疱疮、疥疮、先天性梅毒等。

2. **原发性或继发性炎症性皮肤病** 如脂溢性皮炎、特应性皮炎、银屑病、肛周假疣状丘疹和结节等。

3. **肿瘤性疾病** 如朗格汉斯细胞组织细胞增生症等。

4. **代谢性疾病** 如肠病性肢端皮炎等。

5. **其他** 如水疱大疱性疾病等。

【治疗及预防】

1. **预防** 避免尿布区的刺激因素,如选择质感柔软、轻薄透气、尺寸合适的尿不湿,保护尿布区皮肤屏障功能,包括勤换尿布、合理洗护及避免接触刺激物质等。

2. **治疗** 轻至中度尿布皮炎通过加强皮肤护理,可迅速缓解临床症状;轻度至中度经上述治疗无效或中至重度尿布皮炎,需给予药物治疗。

(1) 修复皮肤屏障治疗:主要使用含有氧化锌和/或凡士林的皮肤屏障修复剂,在皮肤表面形成一层脂膜,以减少摩擦、防止水化过度、隔离尿便等刺激性物质,修复受损的皮肤屏障功能。

(2) 抗炎治疗:局部给予弱效糖皮质激素制剂抗炎治疗。

(3) 抗真菌治疗:若经常规抗炎治疗效果不佳,应注意有无伴发真菌感染的可能;必要时给予外用抗真菌制剂进行治疗。

(4) 抗菌治疗:如继发细菌感染,可选用外用抗生素制剂,进行抗感染治疗。

➤ 附:尿布皮炎诊疗流程图

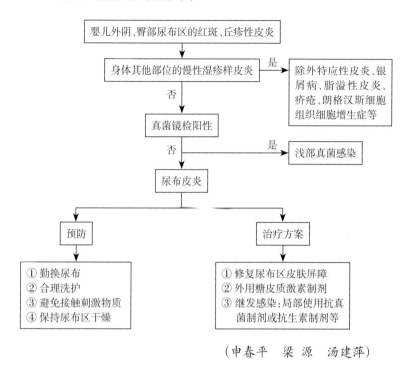

（申春平　梁　源　汤建萍）

参考文献

1. 赵辨. 中国临床皮肤病学. 2 版. 南京:江苏科学技术出版社,2017.

2. 马琳. 儿童皮肤病学. 北京:人民卫生出版社,2014.

3. 张学军,郑捷. 皮肤性病学. 北京:人民卫生出版社,2018.

第三章　血管瘤与脉管畸形

第一节　婴儿血管瘤

【概述】

婴儿血管瘤(infantile hemangioma,IH)是婴儿期最常见的良性肿瘤,但由于缺乏标准化的命名且常与其他类型血管病变混淆,其准确诊断一直受到困扰。1996年国际脉管病变研究学会(The International Society for the Study of Vascular Anomalies,ISSVA)对血管性疾病进行分类之后,婴儿血管瘤的命名逐渐在学界广泛应用。婴儿血管瘤是一种在婴儿期迅速增殖、在儿童期逐渐消退的肿瘤,不会首发于年长儿童或成人中。术语"婴儿血管瘤"通常特指在生后几周内发生的血管肿瘤,通常在生后有一段活跃的增殖期,随后进入静止期和消退期。

引起婴儿血管瘤的明确病因尚不完全清楚,至今尚无统一的机制来解释所有的血管瘤表型,也没有一个已知的导致血管瘤发生的单一因素。目前认为可能与母亲和/或胎儿期缺氧有关。

【诊断】

1. **临床表现**　婴儿血管瘤发病率约为5%,通常女婴约为男婴的4倍多。更多见于早产儿、多胎及母亲生育年龄超过30岁者。部分婴儿血管瘤存在前驱病变,常在出生时即存在或在新生儿早期出现,所有病变在出生后几周内即可出现,最早期的皮损表现为周围有或无淡晕的白斑、红斑或毛细血管扩张斑、密集的亮红色丘疹簇或蓝色瘀伤样斑片。病理改变为血管内皮细胞增生。快速增殖期通常发生在生后5.5~7.5周,增殖期与其亚型、深度无关。生后3个月内为早期增殖期,瘤体大小可达到最终体积的80%,早期增殖期后增殖变缓,6~9个月为晚期增殖期。节段型血管瘤和深在性血管瘤的增殖期可持续至9~12个月,少数患儿可持续至生后24个月。有少部分婴儿血管瘤瘤体表现为微小增殖或不增殖,主要位于下肢,应注意与葡萄酒色斑区别。瘤体增殖期后,会进入数月至数年的相对稳定期,最终在几年后逐渐消退。据报道,90%的患儿在4岁时瘤体完全消退,深部的瘤体可能在7~8岁以后才能消退。未经治疗的瘤体消退完成后有25%~69%残存皮肤及皮下组织退行性改变,包括瘢痕、萎缩、色素减退、毛细血管扩张和皮肤松弛等。目前,婴儿血管瘤主要分为四类、四型及三个风险等级。

(1) 分类:根据肿瘤组织累及的深浅分为浅表性(图3-1)、深在性(图3-2)、混合性(图3-3)和微小增殖性(图3-4)四类。浅表性婴儿血管瘤起源于真皮浅层,即过去所称的"草莓状血管瘤";深在性婴儿血管瘤位于真皮深层或皮下组织内,外观呈蓝色或无色;混合性婴儿血管瘤起源于真皮浅层和真皮深层或皮下组织;微小增殖性婴儿血管瘤呈局灶区域内网状或散点状分布。

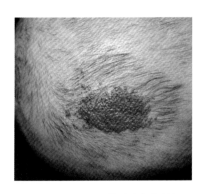

图 3-1 婴儿血管瘤(浅表性)
2个月女孩,头皮红色皮损生后2天出现,渐增大。可见约2.5cm×1.2cm大小的鲜红色质软肿物,周围散在点状红色丘疹。

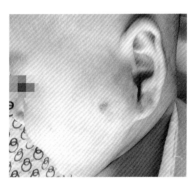

图 3-2 婴儿血管瘤(深在性)
3个月女孩,左腮腺肿物生后8天出现,迅速增大。可见左腮腺直径约2.8cm的淡青色质软斑块,表面可见扩张的毛细血管,略隆起皮面。

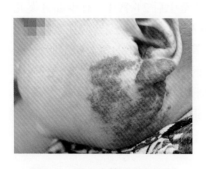

图 3-3 婴儿血管瘤（混合性）
8 个月男孩，左腮腺、左耳肿物生后出现，迅速增大。可见左腮腺、左耳直径约 11cm 大小的皮色至淡青色质中肿物，隆起皮面约 3.5cm，表面散在分布红色质软斑块。

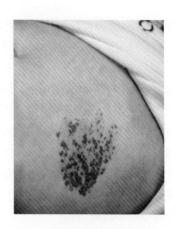

图 3-4 婴儿血管瘤（微小增殖性）
1 个月男孩，腹部红色肿物生后 6 天出现，缓慢增大。可见腹部排列成网状和散在的红色丘疹。

　　(2) 分型：根据肿瘤组织形态分为局灶型（图 3-5）、节段型（图 3-6）、中间型（图 3-7）和多发型（图 3-8）四型。局灶型婴儿血管瘤最常见，指瘤体的生长增殖围绕一个中心向四周生长，表现为结节性、圆形或椭圆形瘤体，通常小于 2cm。节段型婴儿血管瘤是指沿着特定皮肤结构分布的，这个皮肤结构与皮节、神经分布及 Blaschko 线无关，而是与残留的胚胎动脉及其变异血管的分布有关，通常为斑块状的大面积瘤体。而中间型婴儿血管瘤指无法明确分类为局灶型或多发型婴儿血管瘤。多发型婴儿血管瘤通常指全身有多于 5 个以上、相互间无任何联系的独立瘤体。

　　(3) 风险分级：目前国际上将婴儿血管瘤分为高、中及低三个风险等级。高风险 IH 包括面部节段型 IH（伴随结构异常、瘢痕、眼/气道受累）（图 3-9）；腰骶部、会阴区节段型 IH（伴随结构异常、溃疡）（图 3-10）；面部厚度达真皮或皮下，或明显隆起皮肤表面的非节段型 IH（有导致组织变形及形成永久瘢痕/毁形性风险）（图 3-11）；早期有白色色素减退的 IH（溃疡形成的标志）；面中部 IH（高度存在毁形性损害的风险）（图 3-12）、眼周（图 3-13）、鼻周（图 3-14）及口周（图 3-15）IH（存在功能损害、毁形性损害风险）。中度风险 IH 包括面部两侧（图 3-16）、头皮（图 3-17）、手（图 3-18）、足（图 3-19）IH（存在毁形性风险，但功能损害风险较低）；颈（图 3-20）、会阴（图 3-21）及腋下（图 3-22）等躯体皱褶部位 IH（高度存在形成溃疡的风险）；躯干（图 3-23）、四肢（图 3-24）直径 >5cm 的节段型 IH（存在溃疡形成风险和皮肤永久残留物）。低风险 IH 包括躯干（图 3-25）、四肢（图 3-26）局灶性、浅表性 IH（低度风险的毁形性损害和功能损害）。此风险分级划分考虑了瘤体的部位、大小等因素，是婴儿血管瘤选择干预措施的主要依据。除此之外，还需结合患儿年龄综合评估，制定合理的干预措施。

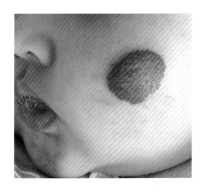

图 3-5　婴儿血管瘤（局灶型）

2 个月女孩，左面部肿物生后即有，迅速增大并增厚。可见左面部约 2.2cm×1.8cm 大小的鲜红色质软斑块，中央略发白，周围见毛细血管扩张。

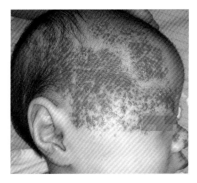

图 3-6　婴儿血管瘤（节段型）

1 个月女孩，头面部皮损生后 10 天出现，迅速增大。可见左侧头皮、左额颞部、左上眼睑、左耳郭、鼻部、鼻唇沟及上唇大片状鲜红色质软丘疹斑块，厚薄不一，间杂少许正常皮肤。

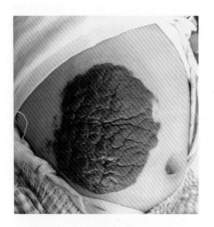

图 3-7　婴儿血管瘤 (中间型)
8 个月女孩, 右腹部皮损生后出现, 迅速增大。可见右腹部约 12cm × 8cm 大小的暗红色质软肿物, 表面皱缩。

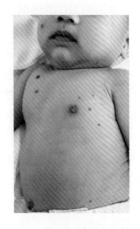

图 3-8　婴儿血管瘤 (多发型)
2 个月男孩, 全身多发皮损生后出现, 渐大。可见面部、躯干数十个米粒至黄豆大小的红色质软肿物。

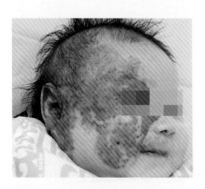

图 3-9　婴儿血管瘤 (高风险)。1 个月女孩, 头面部肿物生后出现, 迅速增大。可见弥漫累及头皮、右面部、右上眼睑、右腮腺、右耳及上唇等部位的红色斑块及皮下质软肿物, 局部散在溃疡、结痂。

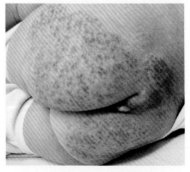

图 3-10　婴儿血管瘤 (高风险)。3 个月女孩, 外阴、肛周及臀部肿物生后出现, 迅速增大。可见外阴、肛周及臀部对称分布的颜色及厚度不均匀的红色丘疹及质软斑块。

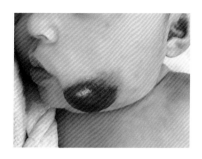

图 3-11　婴儿血管瘤（高风险）。2 个月女孩，左面部肿物生后出现，迅速增大。可见左下颌直径约 3cm 的红色质软肿物，隆起皮面约 1cm。

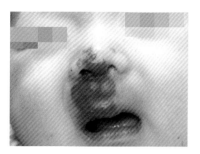

图 3-12　婴儿血管瘤（高风险）。2 个月女孩，鼻部至上唇肿物生后出现，迅速增大。可见鼻部至上唇不规则红色质软斑块，鼻尖及鼻背部可见青色质软肿物。

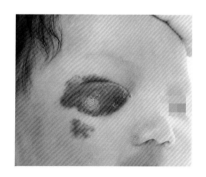

图 3-13　婴儿血管瘤（高风险）。1 个月女孩，右眼周肿物生后出现，迅速增大。可见右下睑红色质软斑块，右上眼睑亦受累。

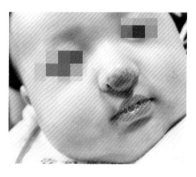

图 3-14　婴儿血管瘤（高风险）。2 个月男孩，鼻尖部肿物生后出现，迅速增大。可见鼻尖部直径约 1.5cm 大小的淡青色质软肿物及鲜红色质软斑块。

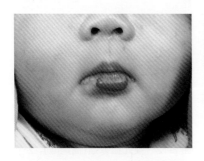

图3-15 婴儿血管瘤(高风险)。27天女孩,下唇红色肿物生后出现,迅速增大。可见下唇约1.5cm×1cm大小的暗红色质软肿物。

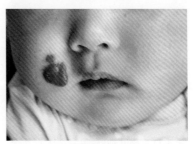

图3-16 婴儿血管瘤(中风险)。1个月男孩,左面部肿物生后5天出现,增长迅速。可见左面部类圆形鲜红色质软肿物,隆起皮肤表面,周围散在毛细血管扩张。

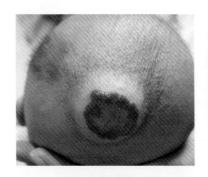

图3-17 婴儿血管瘤(中风险)。2个月女孩,头皮肿物生后出现,迅速增大。可见头皮直径约3cm的皮色至淡紫色质软肿物,隆起皮面1.8cm,表面可见红色质软斑块。

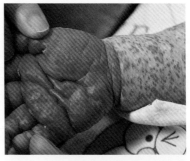

图3-18 婴儿血管瘤(中风险)。1个月女孩,右上肢红色皮损生后出现,迅速增大。可见右前臂至右手节段性分布的红色质软丘疹及斑块,基底可见青色肿物。

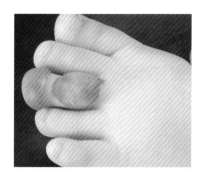

图 3-19　婴儿血管瘤(中风险)。11 个月女孩，左足第三趾皮损生后 3 天出现，迅速渐大。可见左足第三趾两处红色质软肿块。

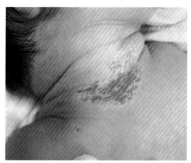

图 3-20　婴儿血管瘤(中风险)。1 个月女孩，右颈部肿物生后出现，渐大。可见右颈部约 4cm×2cm 的红色质软丘疹及斑块，周围皮肤发白，基底可见淡青色肿物。

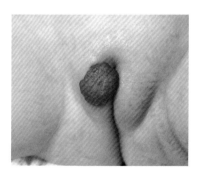

图 3-21　婴儿血管瘤(中风险)。2 个月女孩，右侧大阴唇肿物生后出现，迅速增大。可见右侧大阴唇直径约 2cm 的红色质软斑块，隆起皮肤表面约 0.8cm，中央颜色略白。

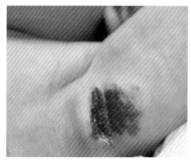

图 3-22　婴儿血管瘤(中风险)。1 个月男孩，左腋下肿物生后 8 天出现，渐大。可见左腋下直径约 1.5cm 紫红色质软斑块，基底可见青色肿物。

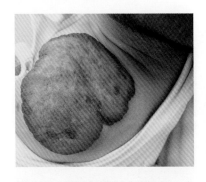

图 3-23 婴儿血管瘤（中风险）。3 个月女孩，左肩部肿物生后出现，迅速增大。可见左肩部直径约 6cm 的红色质软斑块，颜色深浅不一，基底可见淡青色肿物，隆起皮面约 1cm。

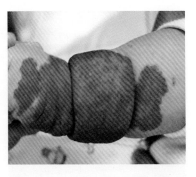

图 3-24 婴儿血管瘤（中风险）。2 个月男孩，右前臂至右手肿物生后出现，迅速增大。可见右前臂至右手呈节段性分布的红色质软斑块。

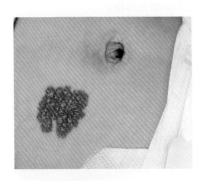

图 3-25 婴儿血管瘤（低风险）。2 个月女孩，腹部红色皮损生后 4 天出现，渐大。可见左腹壁约直径 1.2cm 的鲜红色质软斑块。

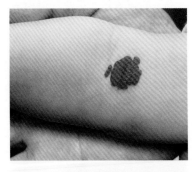

图 3-26 婴儿血管瘤（低风险）。5 个月男孩，右上臂皮损生后 8 天出现，渐大。可见右上臂直径约 1.5cm 大小的红色质软斑块，边界清楚，表面略皱缩。

2. 辅助检查

（1）局部超声：适用于绝大多数患儿，可了解瘤体的范围及血供情况。

（2）实验室检查：多发血管瘤需进行甲状腺功能检查，了解有无甲状腺功能减退。肝脏多发血管瘤需要进行凝血功能及血小板检查，了解有无弥散性血管内凝血。

（3）CT/MRI：少数位于头皮、骶尾部、重要器官周围的节段性血管瘤，需要行 CT/MRI 检查了解是否累及周围组织器官及侵犯的程度。

（4）超声心动图：巨大或多发的肝脏血管瘤、PHACES 综合征、骶尾部的血管瘤，需行超声心动图检查，以了解有无心功能不全、心脏或主动脉结构异常。

3. 诊断标准 婴儿血管瘤根据病史、症状及体征不难做出诊断，必要时辅以局部 B 超检查瘤体的累及范围和血供情况，极少数位于头皮、骶尾部、重要器官周围的节段型婴儿血管瘤，需行 CT/MRI 检查了解是否累及周围组织器官和侵及程度。主要诊断要点如下：

（1）多在出生 1 个月内出现瘤体。瘤体一般无自觉症状，但过大的瘤体可出现局部压迫症状，位于眼部的瘤体可影响眼睑开启，位于鼻部的瘤体可阻塞鼻腔，位于唇部的瘤体可能出现进食困难。位于胡须部位的瘤体常因累及气道而出现呼吸困难。

（2）皮肤表现：浅表血管瘤表面似草莓状，表现为红色、淡红色斑块，柔软；深部血管瘤呈小结节状，表面皮肤可呈青色、淡蓝色。部分瘤体增殖旺盛，可呈球状隆起，突出于皮肤表面，充盈度高。

（3）皮损演变：血管瘤发展经历三个期。增殖期——损害迅速增大，一般自生后持续至 6~9 个月，尤以生后 2~3 个月生长旺盛。稳定期——损害倾向稳定，瘤体一般不再增大，持续数月至半年。消退期——消退过程缓慢，色变暗，中心发白，瘤体充盈度降低，逐渐萎缩、变小，一般需持续数年。

（4）并发症：少部分婴儿血管瘤伴有并发症，主要表现为功能影响、溃疡、毁形性损害，最常见的位于气道和眼周的瘤体。位于气道内或声门旁的瘤体，常表现为瘤体以胡须部位分布为特征，容易导致气道阻塞、呼吸困难等危及生命的并发症。位于眼周的瘤体，由于快速增殖对眼睛的压迫可导致永久性弱视、散光或斜视，还可造成眼球突出、眼睑闭合不良及视神经损伤等并发症，因此位于眼周的瘤体应早期、积极治疗，以减少对眼睛的功能损害。溃疡是婴儿血管瘤最常见的并发症之一，其发生率为 10%~25%，常在生后 4~8 个月出现，面积大、浅表性、节段型和易受摩擦、浸渍、潮湿部位(如口唇、尿布区及其他皱褶部位)的瘤体容易出现溃疡。毁形性损害主要发生在头面部,头面部巨大血管瘤消退后,可能出现纤维脂肪组织赘积;位于口唇、鼻部、眼周等部位的瘤体消退后,残留的脂肪组织常常引起上述器官细微组织结构的改变,影响美观。身体其他部位大面积、深在性血管瘤消退后,都可能造成脂肪赘积、萎缩、皮肤松弛等皮肤及皮下组织退行性改变。

另外,全身多发血管瘤及节段型血管瘤可累及重要脏器,更容易出现并发症。多发血管瘤是指全身瘤体个数大于5处以上的血管瘤,根据有无合并内脏(尤其是肝脏)血管瘤,分为良性和弥漫性新生儿血管瘤病。文献报道,肝脏血管瘤分为局限性、多发性和弥漫性:单一局限性肝脏血管瘤经常不伴有皮肤损害,其本质大多数为快速消退型先天性血管瘤,通常在几个月内快速消退。多发性和弥漫性肝脏血管瘤通常都是经典的婴儿血管瘤,伴有多发性或弥漫性的皮肤损害。另有文献报道,由于脱碘酶表达导致的甲状腺功能减退出现在所有弥漫性血管瘤及21%的多发性血管瘤患儿中,故弥漫性肝脏血管瘤常常存在高输出性心力衰竭的风险。

节段型血管瘤位于头面部和骶尾部时,容易合并周围器官损害或畸形,出现严重并发症,是婴儿血管瘤最危重的表现之一。

1) PHACES综合征:位于头面部的巨大婴儿血管瘤最常发生,表现为后颅窝畸形(posterior fossa malformations,P)、面部巨大节段性血管瘤(hemangioma,H)、动脉异常(arteria anormalies,A)、主动脉狭窄和/或心脏异常(coarctation ofthe aorta and/or cardiac defects,C)、眼异常(eye abnormalities,E)和胸骨裂隙(sternal defects,S)。此外,PHACES综合征还包括位于非面部的节段型血管瘤伴有上述症状者。PHACES综合征中最常见的皮肤外表现为脑血管的动脉异常(发育不全、异常起源或进程、狭窄),其次是主动脉弓异常(锁骨下动脉异常、缩窄),患儿可发生动脉性缺血性卒中。

2) PELVIS/SACRAL/LUMBAR综合征:腰骶部或会阴区中线的婴儿血管瘤,可合并其他系统发育异常或畸形,包括泌尿生殖道(尿道下裂、膀胱外翻、肾异常)、肛门直肠(肛门闭锁)、血管异常(持久性的坐骨神经伴行动脉或发育不全的回肠动脉)、脊髓缺损(脊髓栓系、椎管闭合不全、脂膜脑膜膨出、脊髓纵裂、骶骨异常、脊柱侧凸)，被称为 PELVIS/SACRAL/LUMBAR 综合征。这三个综合征描述的是一类相同的疾病，均根据不同疾病的受累器官首字母缩写命名，由于器官命名或顺序不同，故出现不同的缩写。PELVIS 综合征指会阴血管瘤(perineal hemangioma，P)、外生殖器畸形(external genitalia malformations，E)、脂膜脑膜膨出(lipomyelomeningocele，L)、膀胱肾异常(vesicorenal abnormalities，V)、肛门闭锁(imperforate anus，I)和皮赘(skin tag，S)。SACRAL 综合征指脊柱闭合不全(spinal dysraphism，S)、肛门生殖器畸形(anogenital anomalies，A)、皮肤异常(cutaneous anomalies，C)、肾和泌尿系统异常(renal and urologic anomalies，R)及腰骶部血管瘤(angioma of lumbosacral localization，AL)。LUMBAR 综合征指下半躯体血管瘤(lower body hemangioma，L)、泌尿生殖系统病变(urogenital anomalies，U)、溃疡(ulceration，U)、脊髓病变(myelopathy，M)、骨畸形(bony deformities，B)、动脉异常(arterial anomalies，A)、肛门直肠畸形(anorectal malformations，A)和肾脏病变(renal anomalies，R)。

【鉴别诊断】

典型的婴儿血管瘤诊断相对容易，但仍需与一些疾病鉴别。根据 IH 不同发展阶段，可能被误认为是其他类型的胎记或肿瘤。IH 早期病变可能与贫血痣或无色素痣、毛细血管畸形或外伤(擦伤或瘀伤)混淆。浅表性血管瘤可能类似于其他血管肿瘤，如化脓性肉芽肿、先天性血管瘤、丛状血管瘤、卡波西样血管内皮瘤或血管内皮细胞瘤。深在性血管瘤需要与静脉畸形、淋巴管畸形鉴别，也可能类似皮样囊肿、鼻胶质瘤、婴儿肌纤维瘤病、脂肪瘤、丛状神经纤维瘤、神经母细胞瘤或其他软组织肉瘤(表 3-1)。

【治疗】

1. **治疗原则**　婴儿血管瘤的治疗原则主要依据风险等级选择。①高风险血管瘤:尽早治疗。一线治疗为口服普萘洛尔，若有禁忌证，则系统使用糖皮质激素。②中风险血管瘤:尽早治疗。早期可给予外用 β 受体阻滞剂、局部约束或脉冲染料激光；治疗过程中，若不能控

表 3-1 婴儿血管瘤鉴别诊断

疾病	病史	临床表现	辅助检查	鉴别要点
毛细血管畸形	生后出现红斑,无快速增殖期	充血性红斑,周围无苍白圈	一	与IH早期擦伤样红斑鉴别,IH常有苍白圈
先天性血管瘤	生后出现发育完整的实体肿瘤或已经消退的回陷性斑,后期不再增大	半球形或球形,质地中等的肿物,呈紫红色、皮肤、淡蓝色或青色	超声:血流信号丰富,通常疾病早期可见到迂曲扩张的血管	与混合性或深在性IH鉴别,IH有明显增殖期,疾病早期的瘤体超声通常无迂曲扩张的血管
静脉畸形/淋巴管畸形	生后出现,后期随体格发育成比例增大,可能出现疼痛	不规则淡蓝色、青色或皮肤色质软肿物	超声:血流信号不丰富,增强CT可明确血管类型	与深在性IH鉴别,IH有明显增殖期,瘤体超声显示血流信号丰富
卡波西样血管内皮瘤/丛状血管瘤	生后或婴儿期出现,后期可迅速增大	褐红色或紫色质硬斑块	可伴有不伴有血小板降低,病理明确诊断	与混合性或深在性IH鉴别,IH质地软,病理检查可区分
化脓性肉芽肿	发病更晚,生长不快,常有摩擦后出血	一般小于1cm的分叶状球形或半球形红色质软丘疹	一	6个月之内发病者与IH鉴别,IH发病相对较早,不易出血,无分叶状结构

续表

疾病	病史	临床表现	辅助检查	鉴别要点
其他血管肿瘤	生后或婴儿期出现,后期可迅速增大	外表一般为隆起性肿物,颜色可为红色,褐红色或紫红色,很多肿物表面可见到毛细血管扩张,通常质地较硬	病理:金标准	与浅表性、深在性及混合性等各个类型IH鉴别,IH质地软,病理检查可区分
其他良性或恶性皮肤肿瘤,如钙化上皮瘤、皮样囊肿、Spitz痣、丛状神经纤维瘤、鼻神经胶质瘤、横纹肌肉瘤、婴幼儿肌纤维瘤、婴儿纤维肉瘤、隆突性皮肤纤维肉瘤、梭形细胞肿瘤等	生后或婴儿期增大或不增大	非典型IH外观,质地一般较IH硬	瘤体超声:可辨别一部分良性肿瘤,如钙化、皮肤瘤、皮样囊肿等;病理:金标准	颜色红的肿瘤与浅表性或混合性或青色肿瘤与深在性IH鉴别;皮色或青色肿瘤与深在性IH鉴别。IH与这些肿瘤相比,质地软,有特异性生长周期,病理检查可区分

制瘤体生长,则遵循高风险血管瘤方案。③低风险血管瘤:随诊观察,如果瘤体生长迅速,则遵循中风险血管瘤方案。④消退后期血管瘤的进一步治疗:最佳年龄为3~4岁,因为之后血管瘤自发改善不再明显。如果推迟治疗,可能对患儿的心理造成影响。在婴儿期的最初几周至几个月内,由于瘤体的快速生长,治疗方案需要以阻止瘤体生长为目标,同时尽可能加速消退,防止或尽量减少进一步的并发症。在增殖早期及时干预对预后至关重要。需要考虑患儿年龄(即肿瘤的生长阶段)、肿瘤的位置和大小等因素选择合理的治疗方法。

2. 治疗方案

(1) 普萘洛尔:普萘洛尔治疗 IH 是 2008 年由 Léauté-Labrèze 偶然发现的。此后,普萘洛尔迅速取代了口服糖皮质激素,成为治疗复杂 IH 的一线药物。目前,国内口服普萘洛尔剂量建议为1.5~2mg/(kg·d),分 2 次服用。对于校正年龄(校正年龄 = 实际年龄−早产周数)小于 3 个月的患儿,给予 1.5mg/(kg·d),校正年龄 3 个月以上给予 2mg/(kg·d)。2020 年,"β 受体阻滞剂治疗婴儿血管瘤中国专家共识"一文已对口服普萘洛尔治疗婴儿血管瘤进行了详细介绍。

(2) 局部外用药物治疗:目前,局部外用治疗主要适用于浅表性婴儿血管瘤,常用的药物为 β 受体阻滞剂类如普萘洛尔软膏、噻吗洛尔滴眼液、噻吗洛尔滴眼液、卡替洛尔滴眼液等,以及 5% 咪喹莫特。现常用的方法是噻吗洛尔滴眼液和卡替洛尔滴眼液,使用指导如下,①用药前准备:行局部 B 超及心电图检查;②具体用法:先将 4~6 层医用纱布修剪至血管瘤大小,再将滴眼液滴在修剪后的纱布上,要求完全湿透但不往下滴液,将其湿敷在血管瘤上;③表面用保鲜膜封包,以固定纱布,并防止药液蒸发;④每日敷2~3次,每次1小时,每0.5小时打开保鲜膜,视药物使用情况酌情添加滴眼液,以保证持续药物作用时间;⑤敷完后,去除保鲜膜及纱布,擦干瘤体表面残留液体,局部外涂皮肤屏障修复剂,可显著减少瘤体表面湿疹及萎缩;⑥疗程:浅表性 IH 用至 1 岁之后或瘤体进入消退期;混合性 IH 用至 2 岁之后或瘤体进入消退期,若外用 β 受体阻滞剂不能控制瘤体增殖,则需改为口服普萘洛尔、外用 β 受体阻滞剂联合激光或局部注射等治疗;⑦停药:可以骤停。

（3）激光治疗：通常采用 585/595nm 脉冲染料激光，常用于血管瘤溃疡、血管瘤消退期后为减轻血管瘤的颜色或毛细血管扩张性红斑。激光治疗后需注意预防感染、防晒及皮肤修护。

（4）其他治疗：包括口服糖皮质激素、局部注射、介入治疗、手术等，均不是婴儿血管瘤的首选治疗方法，在口服普萘洛尔、局部外用药物及激光治疗有禁忌证或无效时，可酌情考虑使用。

3. **预后**　虽然大部分婴儿血管瘤的预后良好，但因其临床有显著的异质性，故应基于部位、范围和相关的并发症进行个体化评估。所有血管瘤都会消退，但消退速度通常比增长速度慢，50%~60% 的血管瘤会在 5 岁时完全消退，70%~75% 在 7 岁时完全消退，90% 在 9 岁时完全消退。但消退并不意味着皮损的完全消失，如果不予以治疗，估计至少 20% 的儿童将遗留皮肤改变如色素减退、皮肤松弛、皮肤纹理变化或表面毛细血管扩张。血管瘤也可能损伤毛囊，导致局部脱发，但大部分头皮血管瘤没有遗留此类后遗症，更常见的是多余皮肤和纤维脂肪残留。如果发生溃疡，愈合后则会遗留不同程度的瘢痕。

➤ 附：婴儿血管瘤诊治流程图

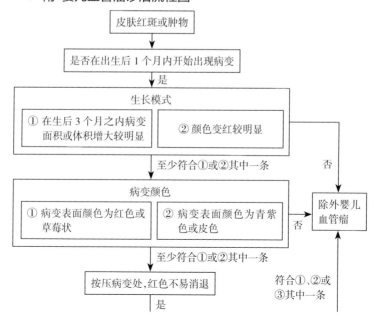

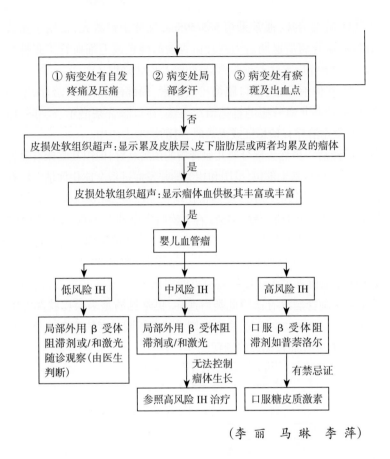

（李　丽　马　琳　李　萍）

第二节　葡萄酒色斑

【概述】

葡萄酒色斑（port-winestains，PWS），又称鲜红斑痣，是儿童最常见的毛细血管畸形（capillarymalformation，CM），主要累及微静脉和毛细血管，包括单纯型 CM、复杂性脉管畸形中 CM 及相关综合征。

多项研究表明，体细胞 *GNAQ* p.Arg183Gln 突变是导致葡萄酒色斑的主要病因，可使 Gα 亚基失去 GTP 水解酶活性，GTP 持续与 Gα 亚基结合，无法回到静息状态，从而导致下游的磷脂酶和 MAPK 通路持续处于激活状态,最终导致皮损发生。

【诊断】

1. 临床表现

(1)单纯型:葡萄酒色斑临床发病率为0.3%~0.5%,常在出生后即出现,无性别差异。好发于头颈部,也可以发生于四肢、躯干部位。多数为单侧分布,也可跨越中线或双侧发生。表现为界限清楚的红斑、边缘不规则、压之可褪色或颜色变淡,患儿情绪激动、哭闹、洗热水澡或周围环境温度升高时红斑颜色可加深。面部葡萄酒色斑可累及舌、牙龈、上颚及颊黏膜等。刚出生的新生儿因扩张的毛细血管中血红蛋白含量较高,呈鲜红色,生后2~3个月,颜色可变淡但并不能消失。随着患儿的生长,葡萄酒色斑可成比例扩大,颜色可以逐渐加深,青春期时皮损可出现增厚及纤维血管结节样损害。根据皮损形态分为三型:即粉红型、紫红型、增厚型。

(2)复杂性脉管畸形中CM及相关综合征:若葡萄酒色斑发生于颜面部,并沿三叉神经分布,需考虑斯德奇-韦伯综合征(Sturge-Weber syndrome)可合并眼部(青光眼)和神经系统症状(癫痫、偏瘫、智力障碍等)。若葡萄酒色斑发生于一侧或双侧肢体,大面积分布,同时合并静脉/淋巴管畸形,以及骨和软组织增生肥大,需考虑KT综合征(Klippel-Trenaunay syndrome)。若全身多发的葡萄酒色斑,需考虑毛细血管畸形(capillary malformations,CM)-动静脉畸形(arteriovenous malformation,AVM),后者多为家族遗传性,可伴有深在动静脉畸形损害。若葡萄酒色斑合并皮肤色素性损害,还需要考虑色素血管性斑痣性错构瘤病(phakomatosis pigmentovascularis,PPV)的可能。

2. 辅助检查 多数用来鉴别相关综合征。

【鉴别诊断】

绝大多数葡萄酒色斑依据病史及临床表现即可诊断。皮肤组织病理学检查可以协助确诊,主要表现为真皮中上部群集扩张的毛细血管。婴儿血管瘤早期可以表现为擦伤样红斑,可在生后或生后数周出现,之后增生形成瘤体,成为两者鉴别的要点(详见本章第一节)。Sturge-Weber综合征需通过MRI及眼底眼压筛查除外软脑膜血管畸形和青光眼。KT综合征需通过增强CT/MRI或血管造影了解深部静脉畸形。CM-AVM则需通过CT血管成像（computed tomography angiography，CTA）三维血管成像技术或血管造影来确诊内脏（如颅内、肺、肝脏等）动静脉畸形病灶。

【治疗】

1. **治疗原则**　绝大多数葡萄酒色斑对患儿只是美观影响，少数可以合并器官功能障碍。医生应在治疗前对病情充分评估，与患儿及家长进行充分沟通，告知其此类疾病的预后、转归及治疗手段对疾病本身的影响，降低对疾病预后的期望值，从而减少不必要的过度治疗。

2. **治疗方案**

（1）激光治疗：利用选择性光热作用原理，脉冲染料激光（pulsed dye laser，PDL）是目前治疗葡萄酒色斑的首选治疗方法。常用595nm或585nm，脉宽0.45~20ms，根据光斑直径调整能量密度为8~15J/cm^2。治疗终点反应为即刻紫癜样反应。常用动态冷却系统或冷风系统来缓解热损伤等不良反应。治疗间隔4~6周。

（2）光动力治疗（photodynamic therapy，PDT）：利用富集于畸形毛细血管的光敏剂在特定波长可见光的照射下，产生单线态氧，选择性作用于畸形血管网发挥组织效应，是一种治疗葡萄酒色斑的新方法。理论上，由于光动力药物经静脉注射后立即在血液中形成浓度高峰，并被血管内皮细胞迅速吸收，且表真皮内非靶细胞吸收很少，与传统选择性光热作用治疗方法比较，光动力治疗是另一种靶向性好、疗效好、不良反应可控的治疗儿童葡萄酒色斑的新方法。

（3）CM相关综合征的治疗：Sturge-Weber综合征患儿面部葡萄酒色斑可给予上述染料激光及光动力治疗；合并青光眼患儿需眼科会诊，给予药物降眼压，必要时行眼小梁切除术；合并脑软膜血管畸形的患儿应神经科会诊，对症控制癫痫发作。KT综合征的治疗主要为对症治疗，包括弹力衣束缚、缓解慢性疼痛、激光治疗皮肤毛细血管畸形，并根据需要进行血管/矫形外科手术。骨科手术的指征是下肢不等长超过2cm，生长期儿童骨骼发育成熟可以进行骶骨干固定术。近年来，有学者提出西罗莫司治疗KT综合征，以抑制其异常增殖。

血管性色素性斑痣错构瘤病患儿,应积极评估有无系统累及,皮损可通过脉冲染料激光或光动力等治疗葡萄酒色斑皮损,用 Q 开关激光治疗色素异常性皮损;若有系统受累,则需要相关科室如眼科、神经内科、骨科、介入科等多学科合作治疗。

➢ 附:葡萄酒色斑诊治流程图

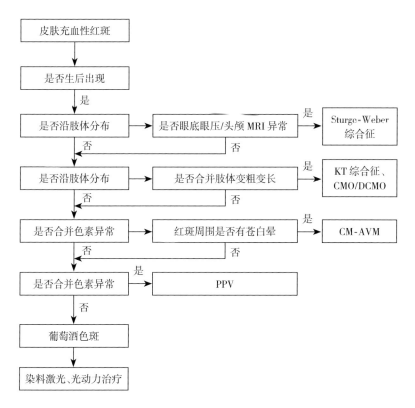

（张斌 马琳 李萍）

第三节 静脉畸形

【概述】

静脉畸形(venous malformation,VM),旧分类里称为"海绵状血管瘤"，属低流速血管畸形，同其他血管性肿瘤的区别为病变的血管内皮细胞无克隆性增生，是胚胎时期静脉异常发育导致静脉血管结构畸形所致。静脉畸形可以单独存在，也可以和其他血管性肿瘤（如Maffucci综合征中的梭形细胞血管瘤），或其他血管畸形（如KT综合征中的毛细血管畸形），或其他脉管畸形（如淋巴管畸形）等混合存在。

2017年，Vikkula等首次提出 TEK 基因体细胞突变导致静脉畸形发生。TEK位于9号染色体p21.2区域，编码内皮细胞酪氨酸激酶TIE2，不同突变形式可导致单纯性静脉畸形（venous malformation，VM）、多发性静脉畸形、家族性遗传性静脉畸形（familial VM cutaneous-mucosal，VMCM），以及蓝色橡皮疱样痣综合征（blue rubber bleb nevus syndrome，BRBNS）等。其常见突变包括L914F体细胞突变、R849W胚系突变合并Y1108X体细胞突变、R915C嵌合突变顺式合并Y897C体细胞突变及T1105N-T1106P体细胞双突变。其中，占一半以上的散发静脉畸形由TEK体细胞突变引起，L914F是最常见的突变热点，约占突变的3/4。另有研究表明，PIK3CA体细胞突变存在于缺乏 TEK 突变的静脉畸形中。

【诊断】

1. 临床表现　多数静脉畸形在患儿出生时即存在；部分病变出生不明显，直至幼儿期或青春期开始增长时才被发现。静脉畸形多发生于头颈部，四肢及躯干亦可出现。皮损多表现为可压缩的单发或多发，局灶或广泛的质软丘疹、斑块及结节，触诊无搏动，一般不会自发消退。静脉畸形的皮损大小可随患儿静脉压或体位变化而发生变化：患儿哭闹或用力挣扎时位于头颈部的静脉畸形可以膨大，患儿安静状态下可以回缩；位于肢端的静脉畸形，患儿抬高患肢时病损缩小，下垂患肢或扎止血带时病灶充盈增大。静脉畸形部位皮损颜色与病变部位累及深浅、有无合并其他畸形等有关：如累及皮肤真皮层则表现为蓝色或深蓝色，如合并毛细血管畸形则表现为紫红色外观；如位于肢端和关节等摩擦部位则表现为角化性皮损。静脉畸形因畸形血管迂曲，血液容易瘀滞，常伴发钙化的静脉石，后者可导致患儿出现自发性疼痛或按压痛。静脉畸形可在患儿病损部位外伤后迅速扩大,有时甚至为发现本病的首发症状。静脉畸形因静脉管腔扩张内血液瘀滞常伴发凝血功能异常,如慢性局限性血管内凝血(localized intravascular coagulopathy,LIC)。如果静脉畸形位于重要脏器部位,因病变的占位效应可能会出现功能障碍:眼周静脉畸形常引起视力障碍、斜视、弱视等;颈部或口腔内静脉畸形则会引发吞咽和呼吸困难,部分患儿导致慢性缺氧性损害。

除皮肤外,静脉畸形可累及黏膜、软组织、内脏及骨;可以是独立的疾病,也可以表现为静脉畸形相关综合征,如蓝色橡皮疱样痣综合征(BRBNS)。蓝色橡皮疱样痣综合征是一种罕见静脉畸形,临床特点为皮肤、黏膜多发静脉畸形。多数患儿在出生时或婴儿期早期即出现特征性皮损,数量可能为数个至数百个,单个皮损直径从 1mm 至 10cm 不等,皮损数量和大小随年龄增长而增加。皮损可位于任何部位,好发于手足及腔口皮肤黏膜移行处。单个皮损表现为淡蓝色至蓝紫色质软结节,触诊似橡胶状,按压可缩瘪,释放压力后缓慢恢复至原状;可因外力、摩擦刺激等因素出现角化过度的表现。蓝色橡皮疱样痣综合征可合并血管淋巴管瘤,压迫周围组织或器官,出现疼痛不适和/或相应的功能障碍。除皮肤受累外,以胃肠道黏膜受累最为见,可表现为消化道出血、肠穿孔、肠套叠等,因长期大量出血可有缺铁性贫血及凝血功能障碍;另外,口腔黏膜、舌黏膜、咽喉、眼、中枢神经系统、脊柱、肺、心脏、胸膜、腹膜、泌尿系统等也可出现受累表现。

2. 辅助检查　怀疑静脉畸形的患儿可先行彩色多普勒超声检查,可见血管结构及边界不清的低回声区域;X 线检查可尽早发现静脉石相关的钙化;进一步行 MRI（T_2 加权像）可见高信号轮廓清楚的分叶状静脉囊,压脂像显示病灶更清楚,可作为首选检查项目。组织病理学可见迂曲扩张的静脉管腔,内衬单层血管内皮细胞,无异常增殖,管腔内可见红细胞,部分可见血栓及钙化。如考虑静脉畸形相关综合征如蓝色橡皮疱样痣综合征,需要行消化内镜检查。有家族病史,或多发静脉畸形应进行病损部位体细胞基因突变检测协助诊断和明确。

3. 诊断和鉴别诊断　根据病史及详细体格检查可以明确大部分静脉畸形患者;如考虑静脉畸形相关综合征,需完善以上辅助检查。

【治疗】

目前,静脉畸形尚无统一治疗方案。对于头颈部或伴有疼痛症状的静脉畸形患者,应尽早治疗,控制病情进一步发展。对于四肢等容易约束的部位,可采用弹性衣压迫约束干预其进展。血管内硬化治疗为静脉畸形的主要治疗方式,硬化剂包括聚桂醇、聚多卡醇、无水酒精、博来霉素及糖皮质激素等,可以缩小病灶,改善外观。其他非手术治疗方式包括激光治疗、铜针留置术、电化学等也可以酌情单独或联合使用。治疗残存病灶或修复美观时可酌情选择手术治疗及相关的修复重建。

西罗莫司是一种由雷帕霉素吸水链霉菌(streptomyces rapamycinicus)、游动放线菌 N902-109(Actinoplanes sp.N902-109)与伊氏链霉菌(streptomyces iranensis)等放线菌菌株产生的具有较为广泛的生物学活性的大环内酯类抗生素,可以与 mTOR 特异性结合,抑制PI3K/AKT/mTOR 信号通路,从而抑制畸形血管的发生和发展。西罗莫司已在临床应用,并显示可缩小畸形,改善疼痛症状和凝血状态,提高患者生活质量,成为治疗静脉畸形尤其是复杂性静脉畸形及相关综合征的一种新的选择。

➢ 附:静脉畸形诊治流程图

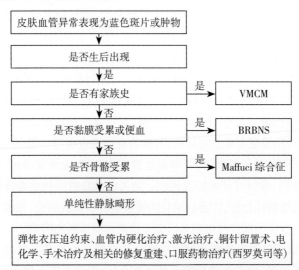

（张 斌 马 琳 李 萍）

第四节 淋巴管畸形

【概述】

淋巴管畸形(lymphatic malformation,LM),旧分类里称为"淋巴管瘤",是淋巴网状系统异常增生所致的一种脉管畸形。根据淋巴管囊腔的大小,将淋巴管畸形分为巨囊型、微囊型和混合型。

淋巴管畸形发病机制尚不清楚。目前认为与淋巴管系统发育过程中,体细胞 PIK3CA 突变造成淋巴管畸形伴发其他血管畸形形成或过度发育。

【诊断】

1. **临床表现** 淋巴管畸形发病率为 1/4 000~1/20 000,目前尚无性别发病差异。一半以上患儿出生后即被发现。因淋巴管畸形最常发生在主淋巴管管道处,故病变可发生于除中枢神经系统以外的任何器官,其中以头颈部和腋窝最为常见。巨囊型淋巴管畸形是由相互关联的大淋巴管道和囊肿组成,囊腔之间可相通或不相通,内含水样或半透明样琥珀色淋巴管液。一些巨囊型淋巴管畸形在胎儿期产前超声发现。微囊型淋巴管畸形是一种较为常见的形式,表现为小淋巴管道的微小聚集,病变常表现为皮肤斑块或结节,与上覆皮肤的改变重叠在一起,这些皮肤改变包括红斑、皮色丘疹,有时也可以呈半透明状丘疹,与蛙卵类似。皮损外伤或手术后可出现间歇性肿胀或擦伤样改变。其他并发症包括淋巴液外漏和继发感染。淋巴管畸形在局部炎症或病灶内出血时,可突然增大、肿胀、压痛、颜色加深。淋巴管畸形可以伴发其他血管性病变,并可表现为多灶性甚至全身性损害累及多个系统和脏器,如泛发性淋巴管异常(generalized lymphatic anomaly,GLA)、卡波西样淋巴管瘤病(Kaposiform lymphangiomatosis,KLA)、Gorham-Stout 综合征等。

2. **辅助检查** 淋巴管畸形行超声检查可提示囊肿无回声或低回声且均匀;CT 检查可显示囊肿为低密度影;MRI 检查提示囊腔 T_1 序

列低信号,T_2序列高信号,如果囊内出血则显示液体-液体水平,均提示淋巴管畸形的可能。诊断性穿刺可见淡黄色清亮淋巴液即可直接诊断。浅表型淋巴管畸形可行皮肤组织病理学检测,可见由内皮细胞组成的壁薄、形态不规则及大小各异的淋巴管腔,内充满淋巴液。免疫组织化学染色显示内皮细胞表达 D2-40、VEGFR3、podoplanin 和 M2A 癌胚抗原等淋巴标志物。

3. **诊断及鉴别诊断**　通过仔细询问病史和体格检查可以诊断绝大多数临床典型的淋巴管畸形。一些巨囊型淋巴管的诊断可通过超声、CT 或 MRI 检查确认,产前诊断可用超声检查评估胎儿淋巴管畸形。微囊型淋巴管畸形则可以通过皮肤镜、皮肤活检术等进一步明确。

巨囊型淋巴管畸形需要与深在性婴儿血管瘤、畸胎瘤、静脉畸形和血管上皮细胞瘤等鉴别。微囊型淋巴管畸形应与寻常疣、传染性软疣、单纯疱疹、带状疱疹和表皮痣等相鉴别。肛周病变可被误诊为生殖器疣。

【治疗】

淋巴管畸形虽然为良性病变,很少自然消退,但患儿在受到外伤、继发感染及囊内出血的情况下,瘤体会突然增大;同时一些特殊部位的淋巴管畸形,可以造成局部组织器官压迫,导致毁容性损害甚至器官功能障碍,故应积极干预。

对于巨囊型淋巴管畸形的治疗首选超声引导下抽吸淋巴液,瘤体内硬化剂注射,如注射博来霉素、多西环素、聚多卡醇及无水乙醇等。咽旁、气管周围的淋巴管畸形,如需治疗建议治疗前行气管切开术,避免治疗后肿胀引发气道阻塞等不良反应。局限性淋巴管畸形或硬化后病灶则可通过外科手术切除。皮肤黏膜微囊型淋巴管畸形可通过 Nd:YAG 激光或组织内 Nd:YAG 激光和半导体激光凝固术进行治疗,外用西罗莫司软膏可以用来治疗浅表微囊型淋巴管畸形或血管淋巴管混合畸形。药物治疗淋巴管畸形越来越受到关注。根据目前相关病例报道和临床实验结果,对于严重或泛发性淋巴管畸形,可在患者知情同意下口服 mTOR

抑制剂如西罗莫司治疗,推荐剂量为每天 $1\sim1.5\mathrm{mg/m^2}$,维持血药浓度为 $5\sim15\mathrm{ng/ml}$;对于小于 1 岁婴幼儿及联合其他免疫抑制剂治疗的患儿,需同时口服复方磺胺甲噁唑,预防肺孢子菌肺炎的发生。

➢ 附:淋巴管畸形诊治流程图

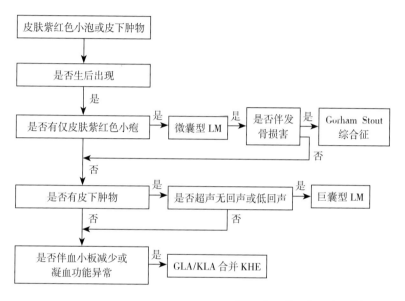

（张　斌　马　琳　李　萍）

参考文献

1. JOHNSON AB, RICHTER GT. Vascular Anomalies. Clin Perinatol, 2018, 45 (4): 737-749.

2. KROWCHUK DP, FRIEDEN IJ, MANCINI AJ, et al. Clinical Practice Guideline for the Management of Infantile Hemangiomas. Pediatrics, 2019, 143 (1): e20183475.

3. 中华医学会皮肤性病学分会儿童学组,中华医学会儿科学分会皮肤性病学组,中国医师协会皮肤科医师分会儿童皮肤病专业委员会,等.β受体阻滞剂治疗婴儿血管瘤中国专家共识. 中华皮肤科杂志, 2020, 53(7): 493-500.

4. 中华医学会整形外科分会血管瘤和血管畸形学组. 血管瘤和脉管畸形诊断和治疗指南(2019). 组织工程和重建外科杂志, 2019, 15(5): 277-317.

第四章　红斑丘疹鳞屑性皮肤病

第一节　多 形 红 斑

【概述】

多形红斑(erythema multiforme,EM)是由多种原因所致的一种免疫介导的急性炎症性皮肤病。表现为特征性靶形皮损,常伴有口腔、生殖器和/或眼部黏膜的糜烂或水疱。病因复杂,约90%的患者是由感染引起,包括单纯疱疹病毒、肺炎支原体感染等。在2019冠状病毒病(coronavirus disease 2019,COVID-19;世界卫生组织于2020年1月命名)患者中和COVID-19疫苗接种后也观察到EM样病变。约10%的患者是由药物因素引起,如磺胺类抗生素、抗惊厥药、解热镇痛药及某些生物制品,尤其是重症型病例(也称重症多形红斑),应首先考虑药物因素。除感染和药物因素以外,川崎病、红斑狼疮、恶性淋巴瘤、免疫接种、辐射、结节病、月经等也可与本病有关。

【诊断】

1. **症状、体征**　前驱症状有头痛、发热、四肢倦怠、食欲缺乏、关节和肌肉酸痛、扁桃体炎及呼吸道感染等症状。

皮疹多形性,有红斑、丘疹、水疱、大疱、紫癜等损害。靶形皮损是特征性皮损,但不一定存在。皮损对称分布,好发于面颈部、耳郭及四肢远端伸侧,严重时泛发全身。

典型的靶形皮损包括3个部分:中央区域为暗色的斑或水疱,其周包绕苍白水肿环,最外围是红色晕环。

根据病变的范围和症状轻重程度,临床上分3型:红斑丘疹型、局限性水疱型和重症型。

（1）红斑丘疹型（图4-1、图4-2）：①轻症型，最常见，占病例的80%以上，多与单纯疱疹病毒感染有关。②皮疹以红斑、丘疹为主，亦见风团，分布于四肢末端伸侧面。初起为水肿性红斑或淡红色扁平丘疹，呈圆形，略隆起，界限清楚，数目不定，此后单个皮疹呈离心性向外扩大，1~2日内红斑直径可达1~3cm。充分发展的红斑可形成靶型损害。有时还出现环状、多环状、弓形红斑。③皮疹经光照后可加重，可出现同形反应，有轻度瘙痒。④黏膜损害轻，常局限于口腔黏膜，表现红斑、水疱和糜烂，本型无显著全身症状。

（2）局限性水疱型（图4-3、图4-4）：①介于轻症和重症之间。皮疹以水疱为主，红斑中央有水疱或红斑被水疱围绕，水疱破裂后形成糜烂或溃疡，皮疹数目不多，局限于四肢末端部位。②眼、口腔、女童外阴、男童龟头、包皮等处黏膜常受累。③可伴全身症状。

（3）重症型（也称重症多形红斑）（图4-5~图4-8）：①多有用药史，起病急骤，有轻重不等的前驱症状。②皮损为水肿性鲜红或紫红色斑片，其上迅速出现水疱或大疱，很快发展至全身。③眼、口腔、肛门、生殖器甚至呼吸道、消化道等黏膜同时出现水疱、糜烂、溃疡甚至坏死。

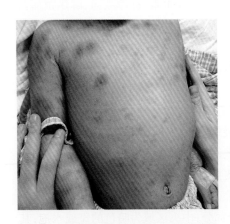

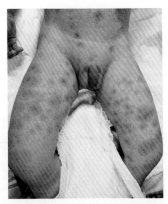

图4-1 多形红斑。躯干及上肢可见散在水肿性红斑，中央颜色加深，形成典型靶形。

图4-2 多形红斑。下肢及外生殖器可见散在、大小不一的水肿性红斑，中央颜色加深，形成典型靶形。

④自觉疼痛,可伴发热、头痛、关节痛等全身症状。

2. 实验室检查

(1)血常规:白细胞、嗜酸性粒细胞、C 反应蛋白及血沉增高;重症者可能出现血尿、蛋白尿,肝、肾功能、心肌酶受损,电解质紊乱;与感染密切相关时应做单纯疱疹病毒、支原体抗体、EB 病毒、呼吸道病毒

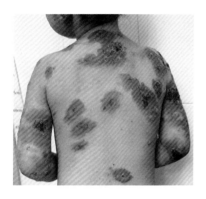

图 4-3　多形红斑。后背及上肢可见散在水肿性红斑,其上可见水疱、糜烂及结痂。

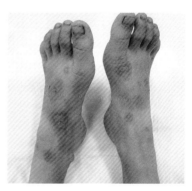

图 4-4　多形红斑。足背散在水肿性红斑,中央可见水疱,形成典型靶形。

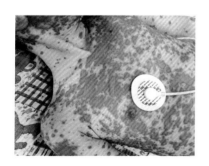

图 4-5　多形红斑。面颈、躯干及上肢可见密集水肿性红斑,中央颜色加深,部分互相融合成片。

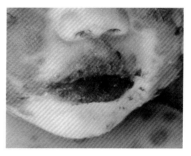

图 4-6　多形红斑。面颊可见弥漫性水肿性红斑、水疱,疱壁剥脱露出鲜红色糜烂面,口唇充血,伴有糜烂及黑色结痂。

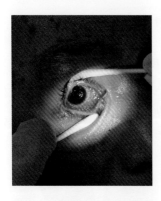

图 4-7　多形红斑。眼结膜充血,可见渗出及假膜形成。

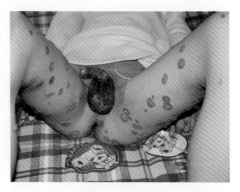

图 4-8　多形红斑。大腿可见形态一致的圆形水肿性红斑,中央水疱,形成典型靶形;外生殖器弥漫性红斑、糜烂、渗出及结痂。

抗体、抗链球菌“O”及咽拭子培养等检测,必要时可进行病毒 DNA 载量拷贝数的检测;行细胞免疫、体液免疫、自身抗体等检测以除外免疫性疾病的可能。

(2) 影像学等辅助检查:常规行胸部 X 线检查了解肺部情况,重症型必要时行高分辨率 CT 了解有无闭塞性支气管炎/肺纤维化/肺大疱等;行腹部 B 超检查了解有无肝、肾损伤;行心电图及心脏彩超检查了解有无心肌损害及心律失常。

(3) 组织病理学:①表皮型(靶形损害中心区):表皮内个别角质形成细胞坏死,呈深红色,核固缩或消失,基底层液化变性,真表皮分离,可形成表皮下水疱。②真皮型(靶形损害边缘区):真皮乳头显著水肿,可形成表皮下水疱,真皮上部血管扩张,内皮细胞肿胀,血管周围有淋巴细胞、组织细胞浸润,可见少量嗜酸性粒细胞和中性粒细胞。③混合型:多数病例为真表皮型混合存在,真表皮连接处有淋巴细胞浸润和基底细胞液化变性,形成界面皮炎,严重时形成表皮下水疱,表皮水肿,有海绵形成,有时见表皮内小水疱和细胞外移,有少数角质形成细胞坏死。真皮上部水肿,有红细胞外溢,但无中性粒细胞、核尘等血管炎改变。直接免疫荧光检查无特异性。

【鉴别诊断】

多形红斑临床表现不同,根据不同形态需与不同疾病鉴别。红斑丘疹型需与冻疮、二期梅毒疹、固定药疹、荨麻疹相鉴别;局限性水疱型和重症型需与大疱性类天疱疮鉴别。

1. **冻疮**　多见于冬季,好发于四肢末端及耳郭、面颊,无靶形皮损,遇热瘙痒明显。

2. **二期梅毒疹**　皮损表现多样,掌跖皮损具特征性,为绿豆至黄豆大小、圆形或椭圆形,铜红色的斑疹或斑丘疹,孤立散在,领圈样鳞屑;梅毒血清学反应阳性。

3. **固定药疹**　有可疑用药病史,皮损好发于口周或外生殖器部位,可累及黏膜,表现为圆形或椭圆形的水肿性紫红色斑或水疱,边缘明显;由原皮损处复发,每次面积扩大;愈后留有色素沉着。

4. **荨麻疹**　典型表现为风团,24小时内可消退不留痕迹;药物诱发可呈环状。

5. **大疱性类天疱疮**　好发于儿童或老年人,表现为躯干、四肢张力性大疱,可累及黏膜;病理表现为表皮下水疱,直接免疫荧光基底膜带 IgG 和 C3 呈线性沉积。

【治疗】

1. **病因治疗**　病因明确者,如病毒或支原体等病原体感染,针对病因应用抗感染药物治疗,如为药物过敏,应立即停用可疑致敏药物。

2. **局部治疗**　局部清洁、保护、止痒,皮损可外用炉甘石洗剂、氧化锌油剂、糖皮质激素软膏等。口腔病变应用含漱剂,保持口腔清洁。眼部病变及早请眼科会诊,协同处理,防止产生后遗症。肛门、尿道口及外生殖器部位可用 0.05% 氯己定液清洁,有感染时及时应用抗生素。对于重症患者,一经确诊,立即住院治疗,按烫伤患者护理。

3. **全身治疗**

(1) 轻症者(红斑丘疹型/局限性水疱型):口服抗组胺类药物。

(2) 重症者:早期系统应用糖皮质激素治疗甲泼尼龙,常规量 $1\sim2mg/(kg\cdot d)$,冲击量 $10\sim20mg(kg\cdot d)$,联合静脉注射免疫球蛋白治疗1g/(kg·d),连用2~3天,以减少并发症的出现。支持治疗:补充水分、营养和多种维生素,补充足够的热量和蛋白质,保持水、电解质平衡,保持血流动力学稳定和呼吸道通畅。

(3) 对于由单纯疱疹病毒引起的反复发作的多形红斑,可口服抗病毒药治疗并预防复发。

> 附:多形红斑诊治流程图

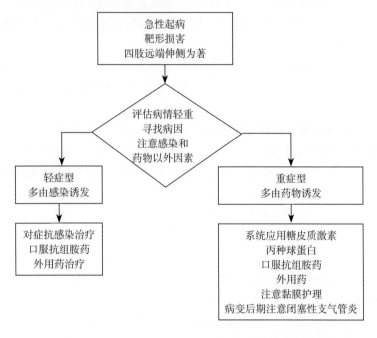

（向　欣　徐子刚　罗晓燕）

第二节　儿童银屑病

【概述】

银屑病是免疫介导的慢性、复发性、炎症性皮肤病,具有遗传背景。典型皮损表现为鳞屑性红斑或斑块,局限或广泛分布。银屑病可以合并其他系统异常,如伴内脏及关节损害。中、重度银屑病患者罹患代谢综合征和动脉粥样硬化性心血管疾病的风险增加。

1984 年,流行病学调查显示中国银屑病患病率为 0.123%;2008年,中国六省市银屑病流行病学调查结果为 0.47%;2017 年,西南四省市银屑病流行病学调查结果为 0.5%。约 1/3 的成人银屑病发病在16 岁之前,近年来儿童银屑病的发病率呈上升趋势。关于儿童银屑病的流行病学资料尚少。儿童银屑病可发生在儿童各期,有报道刚出生婴儿发病者,10% 患儿发病年龄在 10 岁之前,其中 14%~27% 患儿初次发病年龄在 2 岁以前。

银屑病的确切病因及发病机制尚未完全阐明。遗传背景、环境诱因、免疫应答异常等因素相互作用,最终导致角质形成细胞异常增殖和/或关节滑膜细胞与软骨细胞的炎症反应。迄今为止,已发现的银屑病易感位点有 PSORS1-15(其中 PSORS9 为中国汉族人群所特有),已被确认的银屑病易感基因有白细胞介素(IL)-12B、IL-23R、LCE3B/3C/3D、IL-23A、IL-17A、TNFAIP3 等 80 多个。HLA-B27 与关节病性银屑病有关,IL-36RN 与脓疱性银屑病有关。环境因素在诱发或加重银屑病、或使病情迁延不愈中起着重要作用,包括感染、精神紧张、不良嗜好(如吸烟、酗酒)、创伤、某些药物反应等。点滴状银屑病发病常与咽部急性链球菌感染有关。T 淋巴细胞异常活化、在表皮或真皮层浸润为银屑病的重要病理生理特征,表明免疫系统参与该病的发生和发展过程。在银屑病发病机制中处于关键环节的可能是 Th17 细胞及 TNF-α-IL-23-IL-17 轴。

【诊断】

1. **症状、体征**　根据临床特征一般可分为寻常性、脓疱性、红皮病性、关节病性和银屑病共病。

(1) 寻常性银屑病(psoriasis vulgaris)

1) 最常见,占 90% 以上,其中以斑块状银屑病最多见。蜡滴现象、薄膜现象和点状出血是诊断本病的特征性表现。典型皮损为覆有银白色鳞屑的红色或棕红色丘疹或斑块,边界清楚,基底浸润,常伴瘙痒(图 4-9)。斑块表面干燥脱屑明显,轻轻刮除表面鳞屑,犹如蜡滴,称蜡滴现象。刮去表面白色鳞屑后,可见一层半透明薄膜,称薄膜现象。刮除薄膜,则出现针尖样小出血点,称点状出血现象,即 Auspitz征。儿童与成人比较皮损较小,鳞屑较薄。首发时以点滴型常见。

2)好发于头皮,四肢伸侧(特别是肘部、膝部),腰骶部。不同部位皮损表现有所不同。头皮银屑病表现为边界清楚的红色斑块,表面覆厚层鳞屑,可越过发际线(图4-10)。发际内可见束状发,但不脱发。掌跖银屑病表现为过度角化,可有皲裂。尿布银屑病常见于小于2岁的婴幼儿。由于尿布区潮湿,鳞屑可不明显,表现为界限清楚的红斑及少许鳞屑,可局限或累及整个尿布区(图4-11)。反向性银屑病是指银屑病皮损局限于屈侧的皱褶部位(累及频率依次是腹股沟、腋窝、乳下皱襞、肛周区、脐部和耳后区;肘前窝、腘窝和指间隙也可能受累)。由于局部潮湿,皮损表现为界限清楚的红斑或斑块,少有鳞屑(图4-12)。甲银屑病,甲可以是唯一受累部位。甲母质损害以点状凹陷、甲碎裂、甲半月红斑和甲白斑最常见(图4-13、图4-14),甲床损害以甲下"油滴状"斑点、甲剥离、甲床肥厚和甲下出血最常见。

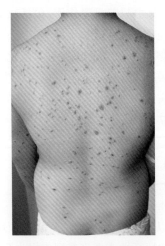 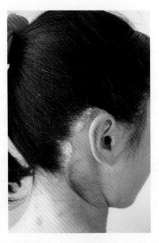

图4-9 寻常型银屑病
后背及上肢可见红色丘疹,部分上覆少许鳞屑,散在分布、大小不一。

图4-10 头皮银屑病
发际线处可见红色斑块,上覆厚层银白色鳞屑,边界清楚。

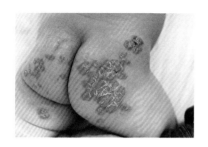

图 4-11　寻常型银屑病
臀部可见肥厚性红色斑块,上覆鳞屑,边界清楚。

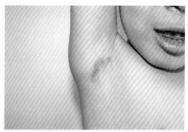

图 4-12　反向性银屑病
腋窝可见红色斑块,覆薄层鳞屑,边界清楚。

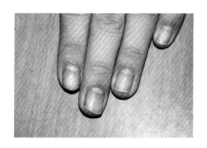

图 4-13　甲银屑病。 指甲可见弥漫分布的点状凹陷。

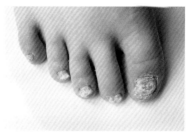

图 4-14　甲银屑病。 指甲增厚、变厚,表面可见脱屑及毁损。

3) 按病程分为进行期、静止期、退行期。进行期是指新皮疹不断出现,旧皮疹不断扩大,伴有同形反应(Koebner 现象)。静止期指皮疹保持稳定,无新发皮疹。退行期是指炎症逐渐消退、鳞屑减少、红斑变淡,皮损周围出现浅色环状皮肤,最后残留色素减退斑或色素沉着斑。

4) 寻常性银屑病的特殊类型:滴状银屑病(guttate psoriasis):儿童较成人常见。发病前 1~3 周常有咽部链球菌感染史,急性起病,典型表现为散在或泛发直径 0.3~0.5cm 大小的红色丘疹、斑丘疹,覆少许鳞屑,躯干及四肢常见,伴不同程度瘙痒。滴状银屑病多有自限性,经治疗可在数周内消退,部分患者可转化为慢性斑块状银屑病。

（2）脓疱性银屑病（psoriasis pustulosa）

1）临床少见，约占 1%。分为泛发性和局限性两种。儿童多为泛发性，可发生于任何年龄。病情反复，周期性发作。

2）泛发性脓疱性银屑病（generalized pustular psoriasis，GPP）：包括急性脓疱性银屑病、妊娠期脓疱性银屑病、婴幼儿脓疱性银屑病、环状脓疱性银屑病及泛发性脓疱性银屑病的局限型 5 个临床类型。表现为红斑及正常皮肤基础上播散性的针尖至粟粒大小无菌性脓疱（图 4-15），可累及甲、手足掌，红斑可呈环状或回状。常伴反复高热、寒战、关节肿胀等全身症状，可合并败血症、电解质紊乱、肝功能损害、感染性休克、充血性心力衰竭等并发症，严重者危及生命。地图舌（图 4-16）、沟纹舌、皱襞舌，在脓疱性银屑病中多见。

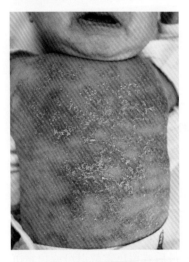 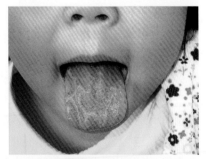

图 4-15　泛发性脓疱型银屑病
躯干可见弥漫性水肿性红斑，上覆针尖至粟粒大小脓疱及黄色结痂。

图 4-16　地图舌
舌背可见无乳头的光滑红斑，边缘乳头增生，形成白色隆起，呈多环状。

泛发性脓疱性银屑病临床分为有寻常性银屑病病史和无寻常性银屑病病史两类，前者常由不适当外用药刺激或系统应用糖皮质激素骤停或骤减诱发，后者以感染为常见诱发因素，儿童以后者常见。

3）局限性脓疱性银屑病：包括掌跖脓疱病和连续性肢端皮炎。前者表现为掌跖对称性红斑，上有较多针头至粟粒大小的无菌性脓疱，疱壁不易破裂，经 1~2 周后可自行干涸脱屑。连续性肢端皮炎累及指/趾端，甲床可受累。

（3）红皮病性银屑病（erythroderma psoriaticum）：临床少见。常因寻常性银屑病在治疗中外用刺激性较强或不适当的药物，或因长期大量服用糖皮质激素突然停药或减量过快所致。表现为大于体表面积 90% 的皮肤弥漫性潮红、浸润肿胀并伴有大量糠状鳞屑，其间可有片状正常皮岛(图 4-17)。可伴有全身症状如发热、全身不适、表浅淋巴结肿大等。病程较长，易复发。

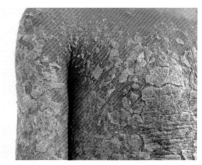

图 4-17 红皮病型银屑病
躯干、上肢弥漫性红色斑块，上覆厚层鳞屑。

（4）关节病性银屑病(psoriasis arthropathica)：该病是一种炎症性、侵蚀性关节疾病，在儿童少见。除银屑病的皮损外还有类风湿关节炎的症状，但类风湿因子阴性。从脊柱到外周指/趾远端关节均可累及，表现为红肿、疼痛、活动受限，病情迁延反复，晚期可致残。甲改变是关节病性银屑病的典型特征，常表现为点状凹陷、甲剥离、甲下角化过度等。临床上关节病性银屑病可分为：对称性多关节性、非对称性少关节性或单关节性、远端指间关节性、脊柱关节病性、残毁性。在儿童期寻常性银屑病中要注意早期观察，提高早期识别此型的能力，减少致残率(图 4-18)。

（5）银屑病共病：银屑病共病不仅包括糖尿病、心血管疾病、肥胖、关节炎，还增加了合并自身免疫性疾病、心理疾病及一些肝肾疾病的风险。近年来，提出对于包括心血管危险因素在内的银屑病共病，建议轻度银屑病患者应每年筛查，重度银屑病患者每半年筛查 1 次。

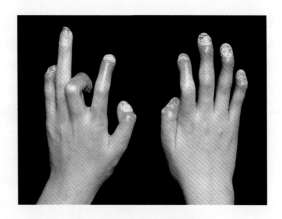

图 4-18 关节病型银屑病

13 岁女孩，双手指端红肿，指甲脓疱、毁形，左手 1~3、左手 5 指、右手 1~5 指末端指间关节及左手中指近端指间关节处于屈曲状态，伸直受限。

2. 实验室检查

（1）组织病理学：寻常性银屑病表现为表皮角化不全并角化过度，颗粒层变薄或消失，棘层肥厚，表皮嵴延长，乳头顶部表皮明显变薄，角质层可见芒罗微（Munro）脓肿；真皮乳头部血管扭曲扩张，血管周围有中性粒细胞和淋巴细胞浸润。脓疱性银屑病主要病理改变为棘层上部出现海绵状脓疱（Kogoj 微脓肿），真皮内炎症细胞浸润，其余变化同寻常性银屑病。

（2）影像学检查：用于关节病性银屑病的诊断，包括 X 线、CT、MRI 及超声。CT 对微小病变比 X 线敏感，磁共振可较早诊断关节周围软组织的病变，超声可帮助早期诊断关节病变。

（3）其他：滴状银屑病需行血常规、抗链球菌"O"、咽部细菌培养等检查。脓疱性银屑病及红皮病性银屑病伴全身症状时需进行血常规、血沉、血生化、电解质、血细菌培养等检查评估病情及并发症。HLA-B27 可辅助诊断关节病性银屑病，类风湿因子可帮助鉴别类风湿关节炎。

【鉴别诊断】

银屑病临床表现不同,不同部位皮损表现亦有差异,根据部位及形态主要鉴别疾病详见表4-1。

表4-1 不同类型银屑病需要鉴别的疾病

银屑病类型		鉴别诊断
寻常性银屑病	斑块状银屑病	钱币状湿疹、体癣、脂溢性皮炎、毛发红糠疹、扁平苔藓、副银屑病
	头皮银屑病	头癣、特应性皮炎、脂溢性皮炎、石棉状糠疹
	线状银屑病	炎性线状疣状表皮痣、线状苔藓、线状扁平苔藓、线状红斑狼疮
	尿布银屑病	尿布皮炎、念珠菌病、红癣、肠病性肢端皮炎
	反向性银屑病	念珠菌病、红癣、体癣、接触性皮炎
	滴状银屑病	扁平苔藓、玫瑰糠疹、毛发红糠疹、慢性苔藓样糠疹、二期梅毒
	甲银屑病	甲外伤、甲营养不良、甲癣、甲扁平苔藓
脓疱性银屑病	泛发性脓疱性银屑病	急性泛发性发疹性脓疱病、葡萄球菌性烫伤样皮肤综合征、角层下脓疱病
	掌跖脓疱病	手足癣、汗疱疹继发感染
关节病性银屑病		类风湿关节炎、莱特尔综合征、强直性脊柱炎
红皮病性银屑病		各种原因引起的红皮病:毛发红糠疹、湿疹、药疹、皮肤淋巴瘤等

【治疗】

治疗目的:控制及稳定病情,减缓发展进程,减轻红斑、鳞屑、斑块增厚等皮损加重及瘙痒等症状。尽量避免复发及诱发加重的因素,减少治疗的近期与远期不良反应。控制与银屑病相关的并发症,提高患者生活质量。

治疗原则:规范、安全及个体化。

儿童银屑病治疗尚缺乏大规模的临床对照试验研究,考虑到儿童自身的生理特点,其治疗不能等同于成人银屑病,需考虑年龄、疾病严重程度、生活质量及合并症等,兼顾安全性及疗效,以安全性为首要前提。

轻度银屑病主要以外用药为主,中至重度银屑病可用光疗或系统用药。单一疗法效果不明显时,应给予联合、交替或序贯治疗。

对银屑病的严重程度进行评估是制订合理治疗方案的前提。定义重度斑块状银屑病:即 BSA(体表受累面积)≥10%(10 只手掌的面积),或 PASI≥10,或 DLQI(皮肤病生活质量指数)≥10,或 CDLQI(儿童皮肤病生活质量指数)≥10。

1. **一般治疗**　尽量避免并祛除促发或加重因素,如上呼吸道感染、扁桃体炎、情绪紧张、皮肤外伤等,存在链球菌感染者应积极治疗。应注重患儿生活规律,合理饮食,避免盲目忌食;重视患儿心理教育。建议规律、长期使用润肤剂以恢复皮肤屏障功能。

2. **局部治疗**　轻至中度寻常性银屑病、滴状银屑病首选局部治疗。糖皮质激素、维生素 D_3 衍生物作为一线用药。

(1) 糖皮质激素:临床上根据患儿的年龄、皮损部位及病情严重程度选择不同类型和强度的糖皮质激素。敏感及皱褶部位(颈部、腹股沟、腋下等)应用弱效或中效糖皮质激素,躯干、四肢、掌跖及头皮部位选用中效或强效糖皮质激素。避免大面积使用强效糖皮质激素。皮损控制后需调整激素应用的强度、频率及用量,逐渐减量,避免突然停药,以免疾病反复。联合其他非激素类药物交替或间断应用可减少激素用量,降低其副作用。

(2) 维生素 D_3 衍生物:主要包括卡泊三醇、他卡西醇。他卡西醇刺激性小,可用于面部。卡泊三醇对于 6 岁以上儿童最大剂量不超过 50g/周,12 岁以上儿童最大剂量不超过 75g/周。

维生素 D_3 衍生物与糖皮质激素联合序贯疗法:治疗开始两者联合,在 2~3 周内迅速控制皮损后,维生素 D_3 衍生物周一至周五外用,糖皮质激素仅周末外用。第 7~8 周后停止外用糖皮质激素,继续外用维生素 D_3 衍生物维持治疗,待皮损基本消退后可改为每日 1 次或间断使用。

(3) 钙调磷酸酶抑制剂:包括 0.03% 和 0.1% 他克莫司软膏、1%

吡美莫司乳膏,建议应用于 2 岁以上面部、外生殖器及褶皱部位银屑病。

(4) 外用复方制剂:卡泊三醇倍他米松软膏等。复方制剂提高了临床治疗效能,使用更为方便。

(5) 抗人 IL-8 单克隆抗体乳膏:一种外用生物制剂,可中和 IL-8 的活性,抑制白细胞向炎症部位的真皮和表皮趋化,减轻皮损内炎症反应,每日 2 次,疗程 8~12 周。

(6) 其他外用药还包括煤焦油、水杨酸、地蒽酚、尿素、他扎罗汀等。

3. 光疗　适用于中重度银屑病、对药物治疗抵抗的寻常性患者和掌跖脓疱病患者。许多研究已证实光疗在儿童银屑病中应用的有效性。

首选窄谱中波紫外线(NB-UVB),疗效优于宽谱 UVB,与 PUVA 的早期阶段相同,但安全性优于 PUVA。NB-UVB 可单独使用,亦可与其他联合应用。可联合口服阿维 A,可联合外用焦油类药物、卡泊三醇。

建议 PUVA 应用于 12 岁以上的儿童。

308nm 准分子光:适合皮损面积 <10% 体表面积的局限性斑块状银屑病。可用于皱褶部位,如腋窝、乳房下、腹股沟、会阴部等。

4. 系统治疗　用于脓疱性、红皮病性、关节病性或寻常性银屑病其他治疗方法无效的患者,且必须让父母了解其治疗方法及可能出现的各种不良反应,以及进行长期监测的必要性。

(1) 生物制剂:全球获批用于治疗儿童银屑病的生物制剂,包括肿瘤坏死因子 α(TNFα)抑制剂:依那西普(etanercept)、阿达木单抗(adalimumab);白细胞介素(ILs)类抑制剂:乌司奴单抗(ustekinumab)、司库奇尤单抗(secukinumab)及依奇珠单抗(ixekizumab)。目前我国批准阿达木单抗和司库奇尤单抗应用于儿童银屑病。在选择应用生物制剂时,需要从患儿疾病的严重程度、共患病,以及药物的有效性、安全性及患儿年龄、体重等多方面综合考虑。应用生物制剂前需除外禁忌证和完善化验筛查(包括血常规、C 反应蛋白、尿常规、生化、乙肝五项、丙型肝炎抗体、RPR、人类免疫缺陷病毒、T-SPOT、胸部 X 线检查和抗核抗体)。

阿达木单抗:重组全人源抗 TNF-α 的 IgG 单克隆抗体。2020 年,我国批准该药用于≥4 岁局部治疗及光疗效果不佳或不适合光疗的儿童重度斑块状银屑病。推荐剂量为:体重 15~30kg,20mg/次;体重≥30kg,40mg/次;于第 0 周及第 1 周皮下注射,以后每间隔 2 周用药1 次。

司库奇尤单抗:针对 IL-17A 的全人源单克隆 IgG1 抗体。2021 年,我国批准该药用于≥6 岁,体重≥50kg 且适合系统治疗或光疗的中重度儿童斑块状银屑病。文献报道的超适应证应用包括脓疱性银屑病。推荐剂量为体重 <25kg,75mg/次;体重 25~50kg,75mg/次;体重≥50kg,150mg/次(可提高至 300mg),第 0、1、2、3、4 周皮下注射,以后每间隔 4 周用药 1 次。

(2) 氨甲蝶呤(methotrexate,MTX):主要是经验性应用。推荐剂量为每周 0.1~0.3mg/kg,口服给药 1 次。主要不良反应包括胃肠道反应、肝脏毒性、肺纤维化、血液学异常、中枢神经系统毒性等。治疗前需进行血常规、尿常规、生化、肝炎病毒学检查、胸部 X 线等检查。服用期间需要密切监测血细胞计数、肝肾功能,注意骨髓抑制和药物总蓄积量。叶酸可竞争性抑制 MTX 作用,建议临床医生在兼顾 MTX 疗效的情况下考虑加用叶酸。

(3) 维 A 酸类:推荐剂量一般为 0.5~1mg/(kg·d),症状显著改善后,应逐渐减量至 0.2mg/(kg·d),并维持治疗直至皮损完全消退后 2个月。短期不良反应以唇炎、皮肤干燥、脱屑和鼻出血为常见,部分患儿可出现可逆性肝损伤和血脂升高,长期使用应注意骨骼损害。治疗过程中应密切测血脂和转氨酶水平。最初需要每个月复查,以后每 3个月复查一次,建议每 12 个月进行一次骨骺和骨龄检查。

(4) 环孢素:推荐起始剂量为 3~5mg/(kg·d),病情控制后逐渐减量至能控制病情的最低剂量。环孢素的不良反应与剂量相关,主要包括高血压和肾毒性,应定期监测血清尿素氮和肌酸酐。

(5) 中医中药:应辨证分型,辨证施治。常用的复方类中成药包括青黛胶囊、郁金银屑片、消银颗粒、银屑灵等。

➤ 附:儿童银屑病诊治流程图

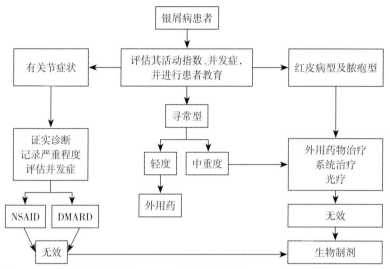

注:NSAID:非甾体抗炎药;DMARD:抗风湿病药物。

（向　欣　徐子刚　罗晓燕）

第三节　副银屑病

【概述】

副银屑病(parapsoriasis)是一组以红斑、丘疹、浸润为特征的持久性鳞屑性炎症性皮肤病,好发于青壮年,男性居多,皮疹特点不典型、病程慢性且迁延不愈,基本无症状或微痒。病因及发病机制尚不完全清楚。本组疾病可能属于一种淋巴组织增生性疾病的不同阶段,从慢性皮炎到 T 细胞皮肤淋巴瘤。其中,小斑块副银屑病、大斑块副银屑病和苔藓样糠疹都被证明是单克隆 T 细胞性疾病。

【诊断】

1. 症状、体征

（1）滴状副银屑病:①滴状副银屑病(parapsoriasis guttata)又称慢

性苔藓样糠疹(pityriasis lichenodes chronica),较为常见,常在青少年时期发病,男性较多,一般无自觉症状。②皮疹主要分布于躯干两侧、四肢、颈部,尤以屈侧为著。一般不累及头面部、掌跖及黏膜。③皮疹表现为淡红色或红褐色针头至米粒大小的丘疹或斑丘疹,不融合,上覆少量黏着性细薄鳞屑,用力刮除鳞屑,无点状出血现象。皮损消退可见色素减退斑,同期新皮疹可陆续出现,故可形成不同时期皮疹同时存在的临床表现(图 4-19~图 4-21)。④本病经数月或 1 年后可自愈,也有数年不愈者。

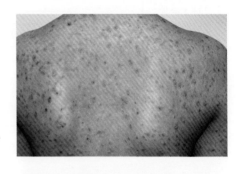

图 4-19　慢性苔藓样糠疹
后背可见绿豆大小淡红色斑疹、斑丘疹,伴有中央黏附性鳞屑。

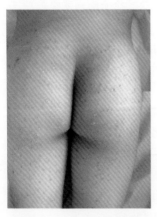

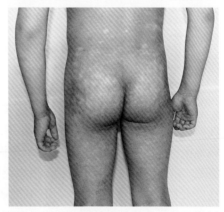

图 4-20　慢性苔藓样糠疹。
前胸及上肢内侧可见绿豆大小淡红色斑疹、斑丘疹,部分中央色深,伴有中央黏附性鳞屑。

图 4-21　慢性苔藓样糠疹。腰部、臀部及大腿屈侧可见色素减退斑。

（2）斑块状副银屑病：斑块状副银屑病（parapsoriasis en plaques）可分为大斑块状和小斑块状。

1）大斑块状的皮损为卵圆形或不规则形斑片或略隆起的斑块，大小不等，直径一般超过5~10cm，皮疹呈棕红色或橙红色，上覆细薄细软鳞屑，好发于臀部、躯干及四肢的屈侧，女性乳房最易受累。一般无自觉症状。本型可慢性进行性进展，经数年至数十年，可发展为蕈样肉芽肿或恶性网状组织细胞增生症。

2）小斑块状的皮损为圆形、卵圆形或长条形红色或淡黄色斑片或薄的斑块，上覆细薄鳞屑，直径为1~5cm，多对称分布于躯干和四肢，沿着皮肤张力线排列。本型病程慢性，部分病例可自行消退，也可长达数年、数十年不愈，一般不发生恶变。其中，一种独特变异型称为"指状皮病（digitate dermatosis），表现为细长（指状、手指形）斑片，伴皮肤表面萎缩呈卷烟纸样。皮损通常位于侧腰，沿皮肤纹理线分布。

（3）苔藓样副银屑病：①苔藓样副银屑病（lichenoid parapsoriasis）少见。好发于颈部两侧、躯干、四肢及乳房等处，面部、掌跖及黏膜较少累及。②皮疹表现为红色或棕红色针头至米粒大小扁平丘疹，类似扁平苔藓，上覆细薄鳞屑，丛集成网状斑片或呈斑马线样带状分布，伴毛细血管扩张，可有点状皮肤萎缩与血管萎缩性皮肤异色症样改变。③一般无自觉症状或轻度瘙痒。④病程慢性，不易自愈，经数年或更长时间可能演变为蕈样肉芽肿。

（4）痘疮样型副银屑病：①本型又称急性苔藓痘疮样糠疹（pityriasis lichenoides at varioliformis acuta，PLEVA），多见于青少年，急性起病，皮疹分布广泛且为多形性。②原发皮损为淡红色或红褐色针头至豌豆大小的丘疹，表面常覆盖鳞屑，不久丘疹可发生水疱、出血、坏死及结痂，愈后留有痘疮样瘢痕（图4-22、图4-23）。本型轻者无全身症状，重者可出现大量深在性溃疡，伴高热、乏力及淋巴结肿大等全身症状，称发热坏死性急性痘疮样糠疹（febrile ulceronecroticmucha-habermann's disease，FUMHD），即发热性溃疡坏死性穆-哈二氏病。③病程长短不一，约经数周至半年可自行消退。

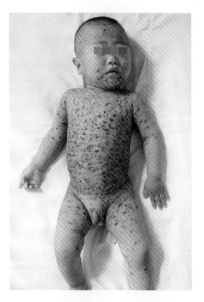

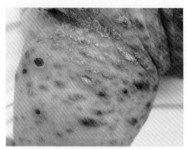

图 4-22　急性痘疮样苔藓样糠疹。
躯干、四肢近端可见绿豆至甲盖大
小红色丘疹、斑丘疹,中央可见坏死
结痂。

图 4-23　急性痘疮样苔藓样糠疹。
大腿及腹股沟可见,绿豆至甲盖大
小红色丘疹、斑丘疹,部分中央可见
溃疡及坏死结痂。

2. 组织病理学

(1) 滴状副银屑病:真皮浅层血管周围可见稀疏的淋巴组织细胞浸润,伴有表皮轻度增生和轻度的灶状海绵水肿。

(2) 斑块状副银屑病:大斑块状副银屑病的淋巴细胞在表皮真皮界面浸润,并有亲表皮性,单个或聚集的淋巴细胞移入表皮,合并轻度海绵水肿,但细胞形态正常。小斑块状副银屑病的病理表现为表皮局灶性角化过度、角化不全、轻度海绵形成、淋巴细胞外移和轻度棘层肥厚。

(3) 苔藓样副银屑病:表皮内可见轻度棘层增生、海绵水肿、灶状角化不全和局限性基底细胞液化变性,真皮浅层稀疏淋巴组织细胞浸润,可有少许噬黑素细胞。

（4）痘疮样型副银屑病：表皮有细胞内及细胞间水肿，可出现变性和坏死。真皮内病变为淋巴细胞性血管炎样改变。

【鉴别诊断】

1. **寻常性银屑病**　常于感染后发病，全身均可见典型皮疹，伸侧皮疹多于屈侧，表现为浸润性红斑、上覆银白色鳞屑，刮除鳞屑，可见薄膜现象和点状出血，多数伴有瘙痒，病理表现典型。

2. **二期梅毒疹**　皮疹分布广泛，早期对称，后期呈现多形性，常累及掌跖，一般表现为斑疹、丘疹、斑丘疹、丘疹鳞屑性皮疹等，一般2~10周后皮疹消退，可有黏膜损害、全身淋巴结肿大，梅毒血清试验阳性。

3. **玫瑰糠疹**　本病好发于躯干部、四肢近端，常可见一母斑，皮损表现为分散性泛发性圆形、椭圆形玫瑰色斑疹，皮疹周边可见细薄鳞屑，皮疹长轴与皮纹平行，伴轻度瘙痒，一般经3~8周皮疹可自行消退，是一种自限性疾病。

4. **扁平苔藓**　本病临床表现多样，但典型皮损为略高出皮面的紫红色扁平丘疹，呈多角形或类圆形，表面无鳞屑。组织病理学表现为表皮角化过度，颗粒层楔形增厚，棘层肥厚，基底细胞液化变性，真皮上部可见密集的淋巴细胞呈带状浸润。

5. **丘疹坏死性结核疹**　皮损好发于青年患者，对称分布于四肢的伸侧，表现为红褐色绿豆至豌豆大小的丘疹，中心可见坏死、溃疡，上覆暗褐色痂皮，愈合后留下凹陷性瘢痕，结核菌素试验阳性可鉴别。

【治疗】

1. **物理治疗**　光疗是一线治疗的方法，NB-UVB较适合儿童，每周2~3次，疗效确切。

2. **外用药物**　部分患者使用外用制剂治疗有一定效果，可选用糖皮质激素软膏、10%尿素软膏、维A酸软膏、5%硫磺软膏、水杨酸软膏等。

3. **口服药物**　大环内酯类和四环素类是最常用的口服抗生素。四环素类抗生素不应用于8岁以下的儿童。对于重症者，如急性苔藓

痘疮样糠疹,抗炎治疗有效,可系统给予糖皮质激素和/或免疫抑制剂
氨甲蝶呤、环孢素等。氨甲蝶呤已成功用于急性苔藓痘疮样糠疹和发
热坏死性急性痘疮样糠疹。

➤ 附:副银屑病的诊治流程图

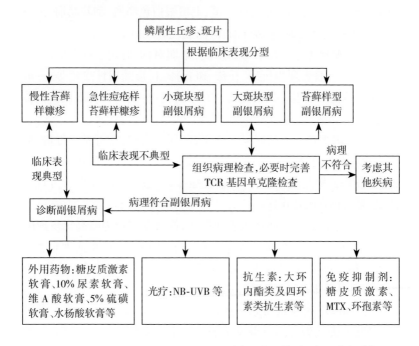

（向　欣　徐子刚　罗晓燕）

第四节　玫瑰糠疹

【概述】

玫瑰糠疹(pityriasis rosea,PR)是一种丘疹鳞屑性急性炎症性皮
肤病。可发生在任何年龄,约有 75% 的 PR 在 10~40 岁发病,男女发
病率无明显差异,春秋季多发。病程有自限性,较少复发,皮疹为先出
现母斑和急性泛发等特点。病因及发病机制尚不明确。目前有病毒
感染、自身免疫、变态反应、遗传性过敏等各种学说。本病认为与感染

（尤其是病毒性感染，如人类疱疹病毒 6 型和 7 型、H1N1 病毒）及感染后细胞免疫和/或体液免疫失衡有关。其发病机制可能是微生物感染后，LC 将抗原呈递给局部淋巴结的淋巴细胞使其致敏，当这些致敏的淋巴细胞再次接触此类抗原时，随即释放一系列淋巴因子而吸引炎症细胞引起迟发型变态反应，同时产生 CD8$^+$ 效应 T 细胞，直接攻击抗原，从而导致皮肤的炎症反应，促使 PR 皮损发生和疾病发展。

【诊断】

1. 临床表现

（1）大多数患者有前驱症状，包括全身不适、低热、头痛、咽痛、肌肉关节疼痛、腋窝淋巴结肿大等。

（2）50%~90% 患者有母斑或先驱斑（herald patch）（图 4-24），初起为躯干或四肢近端直径 2~3cm 的圆形或椭圆形橙红色斑疹，上覆细小鳞屑，几日后此斑渐增大，可达 2~5cm，常无自觉症状，易被忽视。1~2 周后，逐渐在四肢近端及躯干成批出现皮损，对称分布，边缘略高出皮面，呈玫瑰红色，中心略呈黄色，圆形或椭圆形，表面有少许细碎糠状鳞屑。皮损边缘鳞屑更清楚，呈领圈状，称为子斑或继发斑，其长轴与皮纹走向一致，散发或密集，很少融合，此时母斑已变暗淡或趋于消退（图 4-25、图 4-26）。少数患者也可波及头面部、四肢远端，瘙痒程度不等，有的患者可出现水疱、风团及紫癜，也可累及口腔黏膜。

（3）本病呈自限性，经 4~6 周自中央向边缘消退，一般不再复发。

（4）本病有一些特殊类型：仅出现母斑无子斑的称为顿挫型；有渗出倾向的称为渗出型；皮疹与典型分布完全相反，累及颜面和四肢远端，而不累及躯干，称为反向型；还有丘疹型、水疱型、荨麻疹型、紫癜型、脓疱型、多形红斑型等。

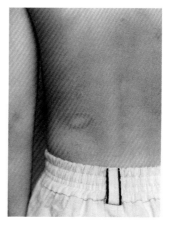

图 4-24　玫瑰糠疹母斑

疾病初起时腰部出现椭圆形橙红色环状斑疹，上覆细糠状鳞屑。

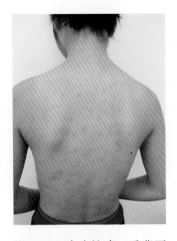 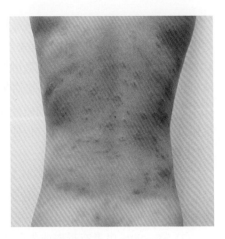

图 4-25　玫瑰糠疹。后背可见红色斑疹,上覆细糠状鳞屑。

图 4-26　玫瑰糠疹。后背可见红色斑疹,上覆细糠状鳞屑。

2. **组织病理学**　表现为非特异性炎症,表皮局灶性角化不全及棘层轻度肥厚,有细胞内水肿及海绵形成,或有小水疱出现。真皮上部水肿及毛细血管扩张,并有密集的淋巴细胞浸润。

【鉴别诊断】

1. **体癣**　皮疹呈圆形,边缘有丘疹水疱,渐向外扩大,中心炎症较轻,鳞屑中可查见真菌的菌丝及孢子。

2. **二期梅毒皮疹**　呈铜红色或暗红色,分布广泛,手掌及足跖部有孤立角化性圆形脱屑性斑丘疹。梅毒血清反应检查阳性。

3. **滴状银屑病**　为浸润性丘疹及斑丘疹,边界更清楚,奥斯皮茨征(Auspitz sign)(+),病程反复迁延。

4. **药疹**　尤其是玫瑰样疹,有服药史,发病急骤,无母斑,瘙痒显著,皮疹色鲜红,多形态,病程短。

【治疗】

本病有自限性,以对症治疗为主,治疗目的是减轻症状,缩短病程。

1. 避免饮酒及食用辛辣刺激食物,局部避免搔抓、热水洗烫。

2. 口服抗组胺药物及维生素 B、维生素 C 及钙剂等。重症及病程长者可考虑口服泼尼松 15~40mg/d。因与疱疹病毒感染有关,也可口服阿昔洛韦治疗,但需注意药物不良反应。

3. 外用炉甘石洗剂、白色洗剂、糖皮质激素霜剂,顽固不愈者可酌情用 5% 黑豆馏油与糖皮质激素的复合制剂。

4. 物理治疗可选用紫外线照射。

➤ 附:玫瑰糠疹的诊治流程图

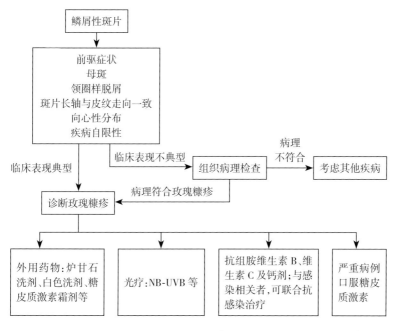

（向　欣　徐子刚　罗晓燕）

第五节　扁 平 苔 藓

【概述】

扁平苔藓(lichen planus,LP)是一种发生于皮肤、毛囊、黏膜和指/趾甲常见的慢性炎症性疾病,病因不明。典型皮损为紫红色、多角形、瘙痒性扁平丘疹,组织病理学有特征性。儿童较少见,占所有 LP 患者的 2%~3%。儿童发病的最早年龄是 2 周,平均发病年龄 7.1~8.4 岁,男孩比女孩的皮损出现更早。本病有自限性,经 1 个月至 7 年可自行消退。确切的发病机制不明。与儿童 LP 相关的因素包括遗传因素、疫苗接种、病毒感染等。本病还可与其他疾病伴发,如特应性皮炎、血友病、支气管哮喘、活动性肝炎及白癜风等。曾有人提出针对基底角质形成细胞的活化 T 细胞(尤其是 CD8⁺T 细胞)的免疫介导机制。细胞间黏附分子 1 和 1 型辅助性 T 细胞免疫应答相关细胞因子的上调可能也在扁平苔藓的发病机制中发挥了一定作用;1 型辅助性 T 细胞免疫应答相关的细胞因子包括干扰素-γ、肿瘤坏死因子-α、白细胞介素(IL)-1、IL-6 以及 IL-8 等。丙型肝炎病毒与扁平苔藓之间的相关性仍存在争议。

【诊断】

1. 临床表现

(1) 好发于中青年,伴不同程度的瘙痒。皮肤表现为多角形扁平丘疹,呈紫红色,边缘清楚,表面干燥发亮,有蜡样光泽,覆有鳞屑。皮疹大小基本一致,中央轻度凹陷。液体石蜡涂抹表面后,用放大镜观察可见灰白色具有光泽的小点及浅细的网状条纹,称威克姆纹(Wickham striae)。皮疹好发于四肢,尤以腕屈侧、前臂、股内侧、踝部、腰部和臀部多见。可能会出现同形反应。皮疹多局限于一处,泛发者少见,可伴轻度瘙痒(图 4-27、图 4-28)。

(2) 儿童甲 LP 的临床特征和成人一样,甲纵嵴最常见,其次为甲凹点及甲板变薄,其他表现有甲粗糙并脆裂、甲变色、甲下角化过度、甲脱落、甲分离、甲板变厚和白甲,以及

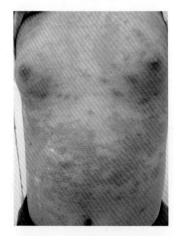

图 4-27　扁平苔藓。躯干可见紫红色扁平丘疹、斑块。

反甲合并萎缩（部分指甲会出现永久性破坏）（图4-29、图4-30）。翼状胬肉为甲LP的特征之一（图4-31）。甲受累可以是儿童LP唯一受累部位。

（3）特殊类型：本病临床表现多样，儿童LP的变异型见表4-2。

（4）病程慢性，易复发。本病有自限性，多数患者皮疹可在1~2年内消退。

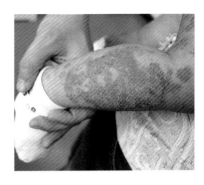

图4-28　扁平苔藓。下肢可见紫红色扁平丘疹、斑块，边界清楚，伴有鳞屑、抓痕及糜烂。

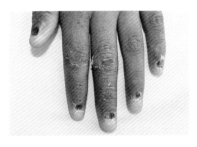

图4-29　扁平苔藓。手背可见扁平紫红色斑块，边界清楚，甲近端出血。

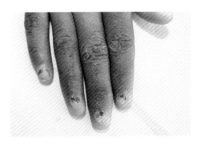

图4-30　甲扁平苔藓。大拇指甲萎缩及毁形。

图4-31　甲扁平苔藓。大拇指甲萎缩及毁形。

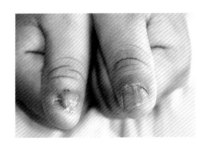

表 4-2 儿童 LP 的变异型

变异型	临床特征
线状(图 4-32)	孤立的线状皮损,可能呈带状或出现在原先有损伤的部位,表现为同形反应
肥厚性	剧烈的瘙痒,为鳞屑性肥厚性的结节,常常出现在下肢伸侧,尤其膝部周围
环状	单纯的环状丘疹很少见,颊部黏膜可发生紫红色斑片,中央见萎缩性改变
毛囊性	头皮部位的角化性丘疹,可能融合成斑块,女性常见,可能导致瘢痕性脱发
口腔	常发生在口腔黏膜表面的侵蚀性或溃疡性的皮损,伴疼痛,可能导致瘢痕
光线性	曝光部位的中度瘙痒性皮损,有特征性的钱币状斑片,色素沉着周边围绕着色素减退带
大小疱性	在扁平苔藓皮损中可见小水疱和大疱,大部分出现在下肢或口腔
类天疱疮样	水疱发展成扁平苔藓的斑块,同时具有扁平苔藓和大疱性类天疱疮的临床、组织学和免疫学的特点
色素性扁平苔藓	表现为灰褐色或深褐色斑点或斑块,最常见于日光暴露或皮肤褶皱部位。有轻微瘙痒或无瘙痒
反向性扁平苔藓	特征是皮肤间擦部位(如腋下、腹股沟褶皱、乳房下区或肢体皮肤反折部位)出现红色至紫红色的丘疹及斑块。常伴有色素沉着过度,也可能出现鳞屑和糜烂
萎缩性扁平苔藓	表现为紫红色的圆形或椭圆形萎缩性斑块。腿部为常见受累部位,病变常在临床上与生殖器外硬化性苔藓相似。扁平苔藓的一种罕见环状萎缩性变异型也已有报道,其特征为周围扩大的紫红色丘疹,并且病理学检查显示有弹力纤维完全缺失的萎缩性中心
扁平苔藓-红斑狼疮重叠综合征	患者同时出现具有这两种疾病的临床、组织学和/或免疫病理学特征的皮损。临床上,患者常以出现蓝-红色萎缩性斑块或上肢疣状丘疹或结节而就诊

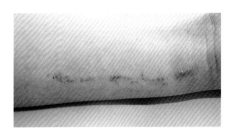

图 4-32　**扁平苔藓**。前臂屈侧红色多角形扁平丘疹,上覆少量鳞屑,可见 Wickham 纹,呈线状分布。

2. **组织病理学**　具有特征性,表现为表皮角化过度,不伴角化不全。颗粒层楔形增厚,棘层不规则增厚,表皮突呈锯齿状,表皮下层出现 Civatte 小体(凋亡的角质形成细胞),基底细胞液化变性,真皮-表皮交界处出现小裂隙(Max-Joseph 腔),真皮上部淋巴细胞呈带状浸润,真皮乳头层可见胶样小体及噬黑素细胞。直接免疫荧光显示松散的纤维蛋白在真表皮交界沉积。

【鉴别诊断】

儿童 LP 需要同苔藓样药疹、色素性扁平疣、慢性单纯性苔藓、淀粉样苔藓等鉴别。主要根据形态学和受累部位进行鉴别(表 4-3)。

表 4-3　儿童扁平苔藓的鉴别诊断

类型	鉴别诊断
肥厚性 LP	慢性单纯性苔藓 淀粉样苔藓 苔藓样银屑病
毛囊性 LP	Darier 病(毛囊角化病) 毛周角化症 瘰疬性苔藓
线状 LP	线状苔藓 线状银屑病 炎性线状表皮痣

类型	鉴别诊断
光线性 LP	多形性苔藓样日光疹 盘状红斑狼疮 光化性痒疹 固定性药疹 环状肉芽肿 光敏性苔藓样药疹 黄褐斑
环状 LP	环状银屑病 环状肉芽肿
萎缩性 LP	硬化萎缩性苔藓
点滴状 LP	点滴状银屑病
口腔黏膜 LP	银汞合金的接触性皮炎 寻常型天疱疮可治愈的口腔糜烂
掌跖 LP	银屑病 局灶性掌跖角化病 寻常疣 胼胝

【治疗】

1. **一般治疗**　避免搔抓及烫洗等刺激。详细了解发病前的预防接种及用药等情况。口腔 LP 患者银汞合金的牙科材料等要去除。光线性 LP 应尽量避光或使用遮光剂。

2. **外用药治疗**

（1）糖皮质激素：为大部分局限性经典皮损儿童 LP 的治疗选择。强效糖皮质激素的封包治疗或皮损内注射曲安奈德可用于肥厚性 LP。

（2）维 A 酸制剂：0.025%~0.1% 维 A 酸乳膏。指甲受累时，用0.05% 的他扎罗汀凝胶涂抹甲周皱襞皮肤有效。

（3）钙调磷酸酶抑制剂：0.03%、0.1% 他克莫司和吡美莫司乳膏。

（4）物理疗法：光疗、液氮冷冻和二氧化碳激光对部分患者有效。UVB 光疗对急性泛发儿童 LP 安全有效。

3. 系统用药治疗

（1）糖皮质激素：治疗严重的病例、症状明显的口腔黏膜损害或甲受累严重时，可给予泼尼松口服。受累指甲较多时可口服地塞米松 2.5mg/d，每周连续服用 2 天，曲安奈德每月 0.5mg/kg 肌内注射直到有半个健康的指甲长出，亦可用于儿童。

（2）维 A 酸类：阿维 A 0.5mg/(kg·d)，口服 6 个月可治疗儿童发疹性 LP。

（3）氯喹或羟氯喹口服：主要用于光线性 LP 的治疗。

（4）环孢素：可用于皮肤 LP 和严重的口腔黏膜 LP 的治疗。

（5）氨甲蝶呤：可小剂量有效治疗儿童类天疱疮样 LP。

➤ **附：扁平苔藓的诊治流程图**

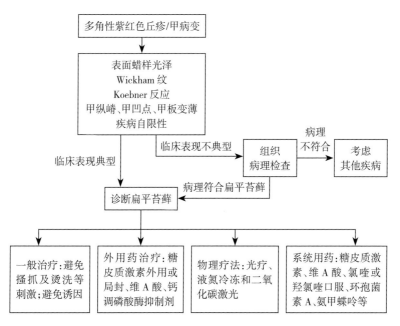

（向 欣　徐子刚　罗晓燕）

83

第六节 线 状 苔 藓

【概述】

线状苔藓(lichen striatus)是一种以线状排列的多角形丘疹为典型皮损的慢性炎症性皮肤病,有自限性。相对罕见,可发生于从婴儿早期至成年期的任何年龄,最常发生于 5~15 岁的儿童。确切病因不明,其沿 Blaschko 线分布提示是一种皮肤镶嵌的疾病,由早期胚胎发生过程中产生异常角质形成细胞克隆的体细胞突变所致。这些异常的克隆可能保持静止,直到诱发事件破坏机体的免疫耐受并启动自身免疫反应。潜在的诱发因素包括病毒感染、疫苗、创伤、妊娠、超敏反应和药物。另外有报道称,60%~85% 的线状苔藓个体具有阳性的哮喘、特应性皮炎或变态反应性鼻炎的个人史或家族史,这表明特应性体质可能是该疾病的一个易感因素。

【诊断】

1. 症状、体征

(1) 好发人群:多累及儿童,女孩多见。

(2) 好发部位:四肢最常受累,其次是躯干、臀部、面部和指/趾甲。脊柱上的 V 形病变、躯干侧面和前面的 S 形病变是其特征性的表现。多为单侧性,可以是连续的或间断的。双侧或多个病变亦有报道。

(3) 皮损特点:初发皮损为针尖至粟粒大小的扁平丘疹,呈多角形或圆形,淡红色或皮色,有光泽,上覆少量白色鳞屑,沿着 Blaschko 线的线状带分布,宽为 0.2~3cm,无自觉症状或 1/3 有痒感。数月至数年后皮损自行消退。愈后皮肤正常或留有暂时色素沉着。个别患者可以复发(图 4-33~图 4-36)。

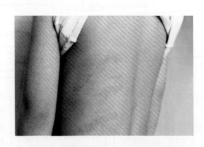

图 4-33 线状苔藓。后背紫红色多角形丘疹,沿 Blaschko 线分布。

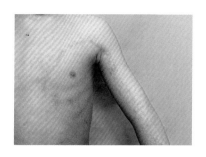

图 4-34 线状苔藓。前胸及上臂屈侧紫红色多角形丘疹,沿 Blaschko 线分布。

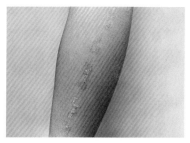

图 4-35 线状苔藓。前臂屈侧紫红色多角形丘疹,伴有鳞屑,沿 Blaschko 线分布。

(4)线状苔藓有三种形态学类型,①典型线状苔藓:最常见的类型,发生于大约 80% 的患者。②白色线状苔藓:表现为色素沉着减少性斑疹和/或丘疹,发病时仅出现少量典型的苔藓样粉色丘疹。③甲线状苔藓:甲母质线状苔藓可能表现为纵嵴或纵裂、开裂、磨损、甲剥离、凹陷甲、点状或线状白甲,或甲板变薄或增厚。甲条纹状苔藓通常只累及一个指/趾甲,并且常仅累及甲板的外侧或内侧部分。

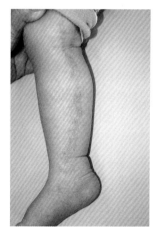

图 4-36 线状苔藓。膝盖内侧至足内侧紫红色多角形丘疹,沿 Blaschko 线分布。

2. 组织病理学 表皮改变,如片状角化过度、角化不全和角化不良、局灶性海绵形成、表皮中存在淋巴细胞(细胞外渗),基底层有局灶性空泡性改变;真皮浅层血管周围有致密的淋巴细胞和组织细胞带状苔藓样浸润,偶见浆细胞和嗜酸性粒细胞;在真皮网状层的小汗腺周围和毛囊周围有较致密的炎症细胞浸润。

【鉴别诊断】

1. **线状扁平苔藓** 皮损为多角形紫红色扁平丘疹,有威克姆纹,瘙痒剧烈。其他部位尚有皮损,组织病理学可鉴别。

2. **线状银屑病** 基本皮损为厚积性鳞屑的红色斑丘疹,可有奥斯皮茨征阳性,其他部位尚有皮损,组织病理学可鉴别。

3. **慢性单纯苔藓** 有典型皮肤苔藓样变,瘙痒剧烈,持续时间长。

4. **单侧疣状痣** 多在出生时即存在,有角化性疣状突起,无自愈倾向,组织病理学可鉴别。

5. **线性皮肤型红斑狼疮** 皮肤型狼疮的一种罕见亚型,最常见于儿童。常发生于面部,不会自发性消退。皮肤活检可鉴别。

6. **线状硬斑病** 局限性硬皮病的一种,沿 Blaschko 线分布。常见于儿童的面部和四肢,不会自发消退,可能导致永久性瘢痕。线状硬斑病存在萎缩和硬化,可据此将其与线状苔藓区分。早期线状硬斑病的组织病理学特征与线状苔藓可能有一些重叠。晚期线状硬斑病的组织病理学发现包括表皮萎缩和真皮纤维化。

7. **线状汗孔角化症** 通常在婴儿期或儿童早期表现为单个或多个斑块伴四肢或躯干角化过度的边缘。组织学检查表现为特征性的角样板,这是指充满角蛋白的表皮凹陷内,存在细小柱形结构,由紧密排布的汗孔角化病细胞构成。

8. **色素失禁症** 一种罕见的 X 连锁显性遗传皮肤病,通常在男性中是致命的,在新生儿期表现为线状的丘疹和水疱。在数周或数月内,初始病变进展为疣状条纹,再进展为色素沉着减少螺纹,最终为色素沉着过度螺纹,均沿 Blaschko 线分布。

【治疗】

1. 多为自限性,无须治疗。

2. 顽固者或皮损显著者可外用糖皮质激素或 0.1% 维 A 酸软膏。另亦有外用他克莫司或吡美莫司治疗有效的报道。

3. 甲损害可用糖皮质激素封包或口服维生素 B_2 治疗。

➤ 附:条纹状苔藓的诊治流程图

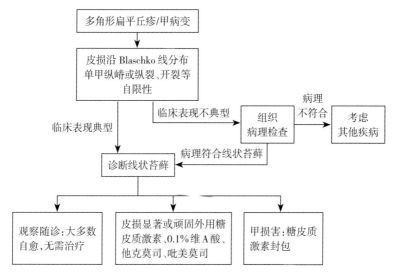

（向　欣　徐子刚　罗晓燕）

第七节　硬化性苔藓

【概述】

硬化性苔藓(lichen sclerosus, LS)(旧称硬化性萎缩性苔藓,现在"萎缩性苔藓"已经不使用)是一种良性、慢性、进行性皮肤病,以显著的炎症、上皮变薄和独特的真皮改变伴瘙痒和疼痛症状为特征。外阴LS可发生于任何年龄,有两个发病高峰,即青春期前的女孩和围绝经期或绝经后的女性。LS常发生在肛门生殖器区域(占85%~98%),但任何部位的皮肤表面都可发生。发病机制不明确。病因复杂,涉及局部刺激因素、免疫功能紊乱、遗传因素、性激素及其受体、某些病原体感染、表皮生长因子及受体、自由基等分子生物学因素、微量元素及心理因素等方面。

【诊断】

对于儿童,常根据临床即可诊断。活检可能仅用于具有非典型临床特征或有难治性疾病的儿童。

1. **临床表现** 本病初起表现为有光泽、质硬、象牙色的丘疹，周围通常绕以紫罗兰色的晕。表面可见扩张的毛囊皮脂腺或汗管孔，中央可见黄色或棕色栓子。丘疹可融合形成不规则的斑块，大小不等，边缘可能会形成血疱。后期萎缩导致低平的斑块表面皱缩（图 4-37）。LS 也可以是出血性、紫癜性、角化过度性、大疱性、糜烂性或溃疡性病变。女孩比男孩更容易患病。女孩好发于外阴、肛周及会阴部皮肤。疾病继续发展可以形成一个硬化的、萎缩的漏斗状斑块，阴唇收缩，也可以发生阴道口狭窄。近 20% 的患者阴道分泌物异常早于外阴病变。在男孩中，常常累及阴茎包皮及龟头，通常与包皮过长有关（图 4-38、图 4-39）。生殖器外 LS 可能出现的部位包括大腿、乳房、腕部、肩部、颈部、背部（图 4-40）、腋下、脐周和眼周，偶可发生于口腔。与外阴 LS 不同，生殖器外 LS 通常没有症状。本病可伴剧烈瘙痒。搔抓可导致皮肤黏膜破损和继发性轻度苔藓样变。由于受累皮肤的脆性增加，相对轻微的摩擦可能导致出血。

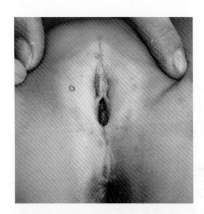

图 4-37 硬化性萎缩性苔藓。外阴可见光泽性色素减退斑，表面硬化萎缩，边界不清。

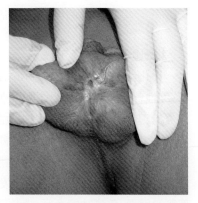

图 4-38 硬化性萎缩性苔藓。阴囊腹侧可见色素减退斑，表面硬化萎缩，形状不规则，边界不清。

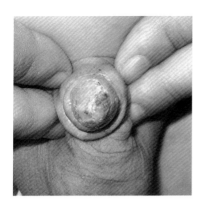

图 4-39　**硬化性萎缩性苔藓**。龟头可见色素减退斑,表面硬化萎缩,边界不清,表面糜烂渗出。

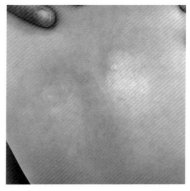

图 4-40　**硬化性萎缩性苔藓**。背部可见两处类圆形色素减退斑及紫红色斑疹,表面硬化萎缩,边界不清。

2. **组织病理学**　表皮通常变薄,可见表皮角化过度和毛囊堵塞,基底细胞水肿变性,真皮淋巴细胞带状浸润,真皮乳头层胶原纤维玻璃样变性、均质变,真皮浅层弹性纤维可变薄。

【鉴别诊断】

1. **外阴白癜风**　患处无炎症性皮损,表面光滑,白斑可以对称也可以不对称,不觉瘙痒,伍德光(Wood light)下皮损呈亮白色,边界清楚。

2. **局限性硬皮病**　外阴以外硬化性苔藓与初起的局限性硬皮病在临床上很难鉴别,后者除皮肤萎缩外,也会出现白斑,两者常需组织病理学加以鉴别。

3. **扁平苔癣**　扁平苔藓可发生于外阴、产生剧烈的瘙痒和外阴结构消失,但扁平苔藓通常还会累及阴道(炎症和粘连),而 LS 通常不累及阴道。需要皮肤活检鉴别。

4. **外阴皮炎**　一般表现为外阴瘙痒和刺激感,临床表现包括弥漫性红斑、脱屑、裂隙,甚至增厚的苔藓样变。大阴唇通常会受累。皮炎可能难以与早期 LS 相鉴别,需要进行活检。

5. **黏膜类天疱疮**　是一种少见的大疱性疾病,尤其是有明显的阴唇粘连时需要鉴别诊断。皮肤活检可鉴别。

【治疗】

儿童硬化性苔藓有自愈可能,但部分儿童在青春期后可能仍存在持续性症状,成人期发作的外阴 LS 发生外阴鳞状细胞癌的风险小幅增加,儿童是否增加鳞状细胞癌的风险尚不明确。

儿童治疗有别于成年人,局部治疗为首选。钙调磷酸酶抑制剂外用疗效显著,一般疗程 3~6 个月。局部外用高效糖皮质激素治疗,可抗炎止痒,但长期应用可致皮肤黏膜萎缩。手术、口服药治疗、冷冻疗法和光疗(包括 UVA1、激光及光动力疗法)在儿童中较少使用。

➢ 附:硬化性苔藓的诊治流程图

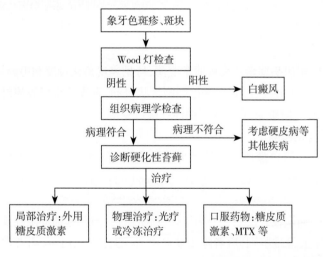

（向 欣　徐子刚　罗晓燕）

第八节　毛发红糠疹

【概述】

毛发红糠疹(pityriasis rubra pilaris,PRP)是一种少见的慢性红斑鳞屑性角化性炎症性皮肤病,典型特征是毛囊角化过度性丘疹、蜡样黄色掌跖角化病,以及伴正常皮岛的红皮病。1857 年由 Devergie 首先报道。1889 年 Besnier 首次提出毛发红糠疹这一病名,沿用至今。本病病因不清,有获得性(最常见)和家族性。其发病率在各种人群中为 1/5 000~1/50 000,有报道新发儿童皮肤病患者中毛发红糠疹约为 1/500。成人发病无性别差异,儿童中男性高于女性,约为 3∶2。本病可发生于任何年龄,但明显出现双峰或三峰现象,即 10 岁以前、11~19 岁和 40~60 岁。病程有自限性,PRP 的发病机制尚不完全清楚。IL-23/IL-17 轴可能发挥了重要作用。家族性 PRP 与 *CARD14* 基因常染色体显性突变相关。CARD14、CCL20 和 IL-23/IL-17 轴是 PRP 涉及的皮肤炎症通路。药源性 PRP,最常报道的相关药物有酪氨酸激酶抑制剂和磷酸肌醇-3 激酶抑制剂。其他理论包括角化障碍、自身免疫异常、感染和创伤等,最初认为的维生素 A 缺乏症这种观点已被摒弃。

【诊断】

本病临床和组织病理学多样化,典型病例根据发病部位和特征性临床表现不难诊断。不典型患者需要排除法通过鉴别诊断进行明确诊断。

1. 临床表现　根据发病率、临床表现、病程和预后分为六型(表 4-4)。

表 4-4　Griffiths 的 PRP 临床分型

类型	比例	发病年龄	分布	临床特点	预后和病程
Ⅰ 成人经典型	55%	成人	全身性	毛囊性角化性丘疹,掌跖角化症,正常皮岛,甲改变,皮疹逐渐向全身发展	大部分在 3 年内消退,少数可复发
Ⅱ 成人非经典型	5%	成人	全身性	腿部的鱼鳞病样脱屑,部分皮疹呈特应性湿疹样改变,掌跖角化,可见非瘢痕性脱发	慢性

续表

类型	比例	发病年龄	分布	临床特点	预后和病程
Ⅲ 幼年经典型	10%	1~2 岁或 5~10 岁	全身性	与 Ⅰ 型类似	90% 在 1~3 年内消退
Ⅳ 幼年局限型	25%	青春期前（3~10 岁）	局限性	局限于肘、膝部的边界清楚的鳞屑性红斑,表面覆盖毛囊性角化性丘疹	不确定
Ⅴ 幼年非经典型	5%	幼儿期	全身性	指/趾硬皮病样改变,毛囊性角化性丘疹,大部分遗传性	慢性,很少自愈
Ⅵ 人类免疫缺陷病毒相关型	<5%	各种年龄	全身性	与 Ⅰ 型类似,人类免疫缺陷病毒阳性	慢性,预后差

最具诊断意义的两个特征如下,①毛囊角化过度性丘疹:表现为多发性小丘疹(直径 1~2mm),中心有平或尖的角栓。浅肤色者可见其周围有黄橙色色晕,而深肤色者呈红棕色。手指背侧毛囊角化过度性丘疹是 PRP 的特有表现。毛囊角化过度性丘疹的外观类似于肉豆蔻或乳酪磨碎器表面上的圆形、尖锐网格阵列。这种表现称为"肉豆蔻磨碎器征"。②掌跖角化病:手掌和足底呈弥漫性角化过度,蜡样,呈黄色至橙色。重度病例可出现显著角化过度和多发性疼痛性裂隙,导致患者难以进行日常活动。

(1) 成人典型 PRP(Ⅰ型):本型发病率最高,常无明显诱发因素,50~60 岁中老年常见。临床表现一般先以头、面、躯干上部出现红斑伴细小鳞屑,继而出现弥散性毛囊角化过度性丘疹。之后丘疹逐渐增多出现融合,呈鸡皮样,红晕累及毛囊间皮肤,毛囊性损害逐渐被橙黄色鳞屑性斑掩盖。皮疹可逐渐向全身发展,部分患者可发展为红皮病,可见散在的直径约 1cm 大小的边界清楚的正常皮岛。同时伴掌跖角化,指/趾甲可受累。

(2) 成人非典型 PRP(Ⅱ型):本型始发于成人,较少见。皮损不典型,与Ⅰ型相比,病程更长,不易发展为红皮病。

（3）幼年经典型PRP（Ⅲ型）:本型在儿童中发病率相对较高,多继发于急性上呼吸道感染。临床表现与成人典型PRP相似（图4-41～图4-44）,弥漫性掌跖角化是本型的突出特征,可有同形反应。少数患者可发展为红皮病。病程呈良性,部分患者转化为幼年局限型PRP（Ⅳ型）。

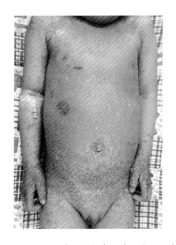

图 4-41　**毛发红糠疹**。躯干、上肢弥漫分布的毛囊角化过度性丘疹,伴有鳞屑,部分融合成斑块,其间可见正常的皮岛。

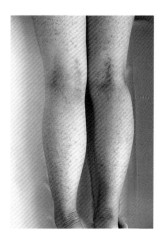

图 4-42　**毛发红糠疹**。下肢散在分布的毛囊性丘疹,部分融合成斑块。

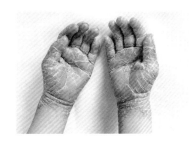

图 4-43　**毛发红糠疹**。双手掌弥漫性红斑、鳞屑、角化过度,双手掌发硬。

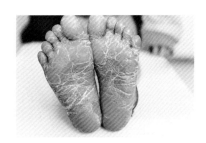

图 4-44　**毛发红糠疹**。双足跖弥漫性红斑、鳞屑、角化过度,双足跖发硬。

（4）幼年局限型 PRP（Ⅳ型）：本型在儿童 PRP 中发病率最高，皮损常局限于肘、膝、踝、手足背部，临床表现为边界清楚的鳞屑性红斑，表面覆盖毛囊或非毛囊性丘疹，角质栓较明显，部分患者可出现不同程度的掌跖角化（图 4-45~图 4-49）。病程、预后差异较大，部分患者进入青春期前完全缓解。

（5）幼年非典型 PRP（Ⅴ型）：本型较少见，起病年龄较早，出生后即可发病，临床表现为轻至中度的红斑、毛囊角质栓、掌跖角化症。常伴有毛囊性鱼鳞病，少数可出现指/趾硬皮病样改变。本型常有家族史，很少自愈。

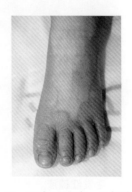

图 4-45　毛发红糠疹。足部弥漫性红色斑块，边界清楚。

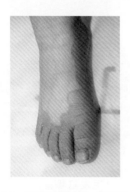

图 4-46　毛发红糠疹。足部弥漫性红色斑块，边界清楚。

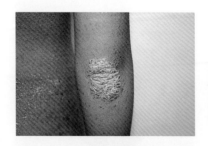

图 4-47　毛发红糠疹。肘关节伸侧可见肥厚性红斑，上覆厚层鳞屑。

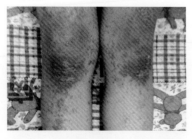

图 4-48　毛发红糠疹。膝关节伸侧可见肥厚性红斑，上覆厚层鳞屑。

（6）人类免疫缺陷病毒相关型PRP（Ⅵ型）：本型合并人类免疫缺陷病毒感染，可发生于不同年龄段，但以青壮年多见。可能是人类免疫缺陷病毒感染的首发症状。皮损类似于成人典型PRP，常呈对称分布，伴瘙痒。面部、躯干出现丝状角化是本型的重要特征。可发展为红皮病，常可并发聚合性痤疮、小棘苔藓、化脓性汗腺炎等。

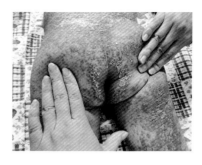

图 4-49　**毛发红糠疹**。臀部见弥漫分布的毛囊性丘疹，肛周见弥漫性红斑。

（7）其他：本病瘙痒会很严重，甚至影响睡眠。部分患者有皮肤刺痛感或烧灼感。PRP有光敏性，紫外线常会使PRP加重，但一小部分患者经光照疗法可获得改善。在典型PRP中，弥漫性、非瘢痕性脱发常见，一般可逆转。甲改变包括甲板增厚、远端黄棕色、甲下过度角化和裂片状出血。毛发和牙齿一般不会受累。口腔黏膜受累少见，可出现颊黏膜类似扁平苔藓样的弥漫性白斑，有眼睑外翻的报道。此外，PRP的发病可能与恶性肿瘤相关，一些难治的特殊的患者应当引起临床医生的重视，注意寻找有无其他相关问题。

2. **组织病理学**　可随病程和部位的不同而有变化，因此取活检标本时应取自毛囊较多的皮损部位。

（1）幼年经典型：PRP与经典成人型相似。共同特征是表皮在垂直和水平方向可交替出现角化过度和角化不全，毛囊角栓，局灶性角化不全在毛囊口周围形成"肩"样结构，颗粒层增厚，棘层肥厚、呈银屑病样增生，基底细胞轻度液化变性，真皮浅层血管及毛囊周围轻至中度淋巴细胞浸润。

（2）幼年局限型：PRP可能会有板层状的角化过度，颗粒层细胞正常或增多，以及轻度棘层松解，真皮少量组织细胞浸润和轻度血管扩张。

（3）PRP角质层中有时可见中性粒细胞浸润或细菌菌落，表明有角质层的细菌或真菌感染,但少见,而这种现象在银屑病中常见,应注意区分。

(4)在经典 PRP 中,可见皮肤棘层松解和皮肤棘层松解性角化不良,认为是发展成红皮病前的一个病理线索,同时嗜酸性粒细胞和/或苔藓样浸润也很明显。而这在银屑病中是没有的。

【鉴别诊断】

1. **银屑病** PRP 在红皮病中有正常皮岛,在病理上,幼年局限型 PRP 与幼年经典型相比更容易出现银屑病样增生,但缺乏 Murno 微脓肿的表现。

2. **进行性对称性红斑角皮症** 幼年局限型或幼年非典型 PRP 需要与之鉴别。

3. **毛囊性鱼鳞病** 幼年非典型 PRP 容易与其混淆。无论在疾病的早期还是晚期,病理很难鉴别,因此,需要仔细观察随诊和多次病理活检。

4. **儿童 PRP 需与毛囊性皮肤病鉴别**

(1)毛周角化症或毛发苔藓:成人、儿童、青少年均可发病。为发生于四肢伸侧的毛囊周围的红斑,内有卷曲的毛发和毛囊角栓,可合并特应性体质和鱼鳞病,随着夏季到来和年龄增长减轻,病理变化为毛囊角栓和内有卷曲的毛发。

(2)Darier 病或毛囊角化病:成人、10~20 岁发病。好发于脂溢性部位和四肢屈侧,为油腻的、有恶臭的毛囊性丘疹,可类似疣状肢端角化症。指甲可见甲凹点、白色或红色纵纹,甲游离缘有三角形裂纹。夏季和使用激素可加重,慢性或持续病程,病理示基底层上的棘层细胞松解,可见圆体和谷粒。

(3)小棘苔藓:发生在儿童。好发于四肢伸侧、躯干、腘窝、臀部,为一簇毛囊性丘疹合并角化性棘状突起,有自限性,病理示角化过度合并毛囊角栓。

(4)维生素 A 缺乏症(蟾皮病):任何年龄均可发病,儿童好发。为发生于肘部,大腿形态一致、色素性的毛囊性丘疹,因维生素 A 缺乏引起,可治愈。病理示角化过度合并毛囊角栓。

（5）瘰病性苔藓：儿童,10~30 岁发病。为躯干、四肢近端的无症状的尖锐的角化性毛囊性丘疹,可合并淋巴结结核、骨结核,可治愈。病理示毛囊周围的结核样肉芽肿。

5. **药疹**　有些药物可导致 PRP 样皮疹,临床中应注意鉴别。

【治疗】

1. **一般治疗**　积极治疗原发病,营养支持和细心护理。

2. **局部治疗**　外用润肤剂、角质剥脱剂、糖皮质激素类软膏、维 A 酸制剂、卡泊三醇、钙调神经磷酸酶抑制剂等。对于幼年局限型 PRP,以局部治疗为主,采用润肤剂或角质剥脱剂也有治疗的作用。

3. **系统治疗**

（1）维 A 酸制剂:是治疗难治性成人型 PRP 的首选;诵常采用异维 A 酸(isotretinoin)1~1.5mg/(kg·d),疗程数周,待皮损缓解后,小剂量维持治疗 4~6 个月。也可用于儿童型 PRP 的治疗。有报道儿童 PRP 口服异维 A 酸 0.75~1.5mg/(kg·d)半年,皮疹大部分消退。阿维 A(Acitretin)0.77~1.0mg/(kg·d)口服治疗儿童 PRP 有效。治疗期间应定期随访肝肾功能、血脂,儿童患者还应注意对骨骼发育的影响。有报道口服阿利维 A 酸(Alitretinoin)治疗成人Ⅱ型快速血浆反应素试验有效,还可治疗难治或抵抗型的 PRP 患者。

（2）免疫抑制剂:对于难治性病例,可考虑给予氨甲蝶呤、环孢素、硫唑嘌呤等免疫抑制剂。通常氨甲蝶呤每周 0.2~0.5mg/kg,可一次顿服,平均疗程半年。硫唑嘌呤一般 1~4mg/(kg·d),连用 3~4 周。环孢素 3mg/(kg·d)分次口服,待皮损消退后维持治疗 3~4 个月逐渐减量停药。用药期间注意监测有无骨髓抑制、肝肾功能损害及高血压的副作用。

（3）糖皮质激素:一般治疗无效,当 PRP 转变为红皮病时,可考虑使用。

（4）生物制剂:临床上对于难治性的 PRP 或不能耐受系统使用维 A 酸或免疫抑制剂的患者,可考虑使用生物制剂,临床上显示生物制剂在难治性 PRP 治疗中有较好的疗效,但需注意其安全性并完全取得患者知情同意。白细胞介素(IL)-17 或 IL-23 途径的生物抑制剂可用于成人和儿童 PRP 的治疗；肿瘤坏死因子-α 抑制剂，对 PRP 亦有益。参考我国儿童银屑病应用生物制剂方案为：

阿达木单抗：推荐 ≥4 岁儿童剂量为体重 15~30kg，20mg/次；体重 ≥30kg，40mg/次；于第 0 周及第 1 周皮下注射，以后每间隔 2 周用药 1 次。

司库奇尤单抗：推荐 ≥6 岁儿童剂量为体重 <25kg，75mg/次；体重 25~<50kg，75mg/次；体重 ≥50kg，150mg/次（可提高至 300mg），第 0、1、2、3、4 周皮下注射，以后每间隔 4 周用药 1 次。

（5）其他：如维生素 A、甘草制剂、免疫增强剂、静脉注射免疫球蛋白、抗人类免疫缺陷病毒、司坦唑醇、羟氯喹、延胡索酸酯等都有治疗有效的报道。另外，物理治疗如淀粉浴、矿泉浴、光疗和光化学疗法对有些病例有效，还可以联合中医中药治疗。

➢ 附：毛发红糠疹的诊治流程图

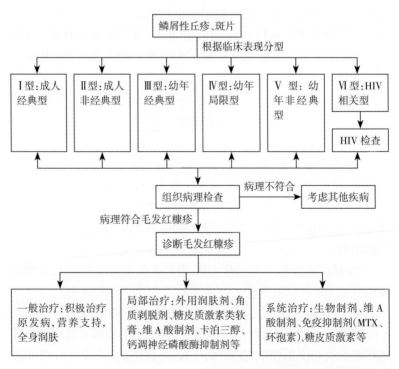

（向　欣　徐子刚　罗晓燕）

第九节 白 色 糠 疹

【概述】

白色糠疹(pityriasis alba)又称单纯糠疹、面部干性糠疹。虽然在许多情况下白色糠疹被认为是特应性皮炎的一种轻微表现,但它也可发生于非特应性个体中。目前病因不清,可能与维生素缺乏、寄生虫感染、紫外线照射及脾胃不和等有关,儿童多见。

【诊断】

1. **症状与体征** 儿童常见,青壮年也可发病。与季节有一定相关性,多在冬春皮肤干燥时起病,夏秋后消退。皮疹多见于面部,少数可在颈部、躯干及四肢。典型皮损为圆形或椭圆形的斑疹,早期为淡红色,以后逐渐转变为色素减退斑,直径长 0.5~2cm,边界较清楚,表面有少量细小而黏着性的糠秕状鳞屑(图 4-50、图 4-51)。皮损数目不一。一般无自觉症状,有时可轻度瘙痒。

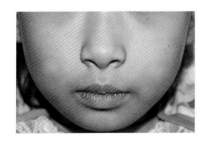

图 4-50 **白色糠疹**。面颊部多发类圆形色素减退斑,边界不清。

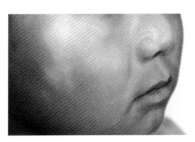

图 4-51 **白色糠疹**。面颊部可见大片色素减退斑,边界不清,形状不规则。

2. **组织病理学** 病变较轻微且不具特异性,包括轻度海绵形成、棘层肥厚和角化过度。表皮中色素明显减少而黑素细胞计数无显著降低。电镜下可见黑素细胞退行性改变和角质形成细胞内黑素小体数量减少。

3. 伍德光下,病变更加明显但不发荧光。

【鉴别诊断】

1. **白癜风** 皮损呈乳白色,色素完全脱失,局部毛发可以变白也可以正常。伍德光下呈亮白色荧光。

2. **花斑癣** 皮损为多发性浅白色或浅棕色的圆形或卵圆形斑疹,表面有少许细小的鳞屑。皮损镜检真菌阳性。

3. **炎症后色素减退** 是一种获得性皮肤色素沉着部分或全部丢失,可发生在多种炎症性或感染性皮肤病消退后。接触刺激物,以及皮肤科操作或美容操作如冷冻治疗、激光治疗或激光换肤,也可能诱发炎症后色素减退或色素脱失。

4. **无色素痣** 通常在出生时出现或出生后最初几年内被发现。皮损通常为孤立性,几乎不随时间而变化,但可能随患者成长而成比例扩大。界限清晰的色素减退斑具有不规则的锯齿状边缘,但皮损中的毛发通常仍有颜色。在伍德光下呈灰白色增强,而白癜风皮损为亮白色荧光。

5. **贫血痣** 是一种先天性局限性皮肤血管异常,表现为皮肤上出现形状不规则的苍白斑片,无其他异常。其原因是局部血管对内源性儿茶酚胺的敏感性增加,从而引起了持续性血管收缩。在伍德光下不增强。采用玻片压诊检查时,即用载玻片压迫病变区及毗邻的正常皮肤,贫血痣与压之颜色变浅的毗邻皮肤无法区分。

【治疗】

1. 避免过多的使用热水及肥皂,避光;外用润肤剂、补充维生素。

2. 可外用弱效的糖皮质激素,或钙调神经磷酸酶抑制剂。

3. 若有肠道寄生虫感染,给予驱虫治疗。必要时给予中药调节脾胃。

➤ 附:色素减退性疾病的诊治流程图

```
                    ┌──────────────────┐
                    │ 获得性色素减退性疾病 │
                    └──────────────────┘
                              │
                         ◇了解原因◇
                         ◇伍德灯检查◇
                    ┌─────────┴─────────┐
                ┌───────┐           ┌───────┐
                │ 局限性 │           │ 泛发性 │
                └───────┘           └───────┘
```

局限性			泛发性		
色素脱失斑	色素减退斑	非黑素性白斑	色素脱失斑	色素减退斑	非黑素性白斑
• 白癜风 • 晕痣 • 化学性白斑 • 黑素瘤相关性白斑 • 点状白斑病	• 炎症后色素减退(湿疹,白色糠疹,银屑病,线状苔藓,硬皮病,红斑狼疮,慢性苔藓样糠疹,蕈样肉芽肿,硬化性苔藓) • 感染性色素减少症(花斑癣,麻风,梅毒,盘尾丝虫病) • 药物诱导色素减少(咪喹莫特,表皮生长因子受体抑制剂) • 无色素痣	贫血痣 Bier 斑	• 白癜风 • 化学性白斑 • 黑素瘤相关性白斑	• 恶性营养不良病 • 内分泌疾病 • 特发性点状黑素减少症 • 进行性斑状色素减少症 • 点状白斑病	贫血 皮肤水肿 皮肤白皙

（向 欣　徐子刚　罗晓燕）

第十节　光泽苔藓

【概述】

光泽苔藓(lichen nitidus)是一种原因不明的慢性丘疹性疾病,有其独特的临床和组织学特征。本病病因不明,目前认为是非结核相关性疾病。部分学者认为是扁平苔藓的一个亚型;也有部分学者认为它是反应性网状组织细胞增生症的表现之一。

【诊断】

1. 症状、体征

(1) 大多发生在儿童及青少年,无性别差异。

(2) 典型损害为一致性针尖大小平顶或圆顶、坚硬、发亮的丘疹,呈皮肤色或淡白色,丘疹中心常有凹陷,皮损孤立散在,从不融合,但可密集成群,分布于身体任何部位,最常见于阴茎、下腹部、乳房下及上肢屈侧,搔抓后可有同形反应。掌跖受累时表面粗糙增厚,无自觉症状(图 4-52、图 4-53)。

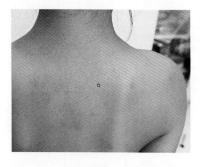 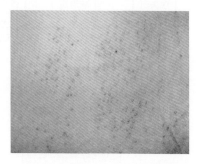

图 4-52　光泽苔藓。上背部可见针尖大小的圆顶丘疹,肤色,表面有光泽,孤立不融合,密集成群分布。

图 4-53　光泽苔藓。图片可见针尖大小的圆顶丘疹,肤色,表面有光泽,孤立不融合,密集成群分布。

(3) 可有甲改变,表现为点状下凹、纵嵴、甲板增厚、变脆而裂开。

2. 实验室检查　组织病理学检查有诊断价值。皮损处表皮扁平,有时有基底层液化变性,表皮下有空隙。真皮乳头内局限性球形浸润灶,主要内容物为组织细胞、淋巴细胞、少数成纤维细胞、浆细胞与噬黑素细胞,偶可见朗格汉斯巨细胞。每个浸润灶只占据一个真皮乳头,病灶旁的表皮突呈环抱状。虽有结核样结构,但无结核性结节或干酪样坏死。

【鉴别诊断】

1. 瘰疬性苔藓　好发于躯干,表现为皮色或棕红色毛囊性丘疹,顶端附有少量鳞屑,无光泽。患者多有结核病病史。组织病理学可鉴别。

2. 扁平苔藓　多角形扁平丘疹,呈紫红色,边缘清楚,表面干燥发亮,有蜡样光泽,覆有鳞屑。皮疹大小基本一致,中央轻度凹陷。液体石蜡涂抹表面后,用放大镜观察可见威克姆纹。组织病理学可鉴别。

3. 阴茎珍珠样丘疹　发生于冠状沟边缘,大小一致白色圆形丘疹,孤立或线状排列。

【治疗】

本病无自觉症状,且病程有自限性,故大多无须治疗。发生于阴茎者可局部外用糖皮质激素治疗。泛发性光泽苔藓用PUVA治疗有效。

➢ 附:光泽苔藓的诊治流程图

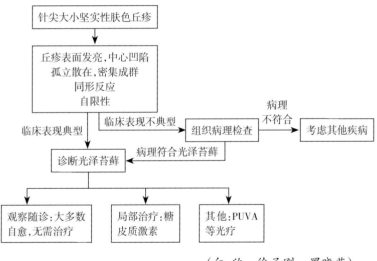

（向　欣　徐子刚　罗晓燕）

参考文献

1. 中华医学会皮肤性病学分会银屑病学组,中华医学会皮肤性病学分会儿童组. 中国儿童银屑病诊疗专家共识(2021). 中华皮肤科杂志,2021,54(07):559-581.

2. BELLINATO F,MAURELLI M,GISONDI P,et al. A systematic review of treatments for pityriasis lichenoides. J Eur Acad Dermatol Venereol,2019,33: 2039.

3. MCMAHON DE,KOVARIKCL,DAMSKY W,et al. Clinical and pathologic correlation of cutaneous COVID-19 vaccine reactions including V-REPP:A registry-based study. J Am Acad Dermatol,2022,86:113.

4. SCHWAGER Z,STERN M,COHEN J,et al. Clinical epidemiology and treatment of lichen planus:A retrospective review of 2 tertiary care centers. J Am Acad Dermatol,2019,81:1397.

5. LEWIS FM,TATNALL FM,VELANGI SS,et al. British Association of Dermatologists guidelines for the management of lichen sclerosus,2018. Br J Dermatol,2018,178:839.

第五章　色素性皮肤病

色素性皮肤病包括色素减退性皮肤病及色素增加性皮肤病,其中色素减退性皮肤病多为影响美观,临床上引起广泛关注,尤其是皮损位于暴露部位时,会导致患儿及家长严重的心理压力。临床上根据色素减退性疾病发生的时间、病因、皮疹分布特点及皮疹的颜色是色素脱失还是色素减退需要考虑多种疾病,具体见表5-1。

第一节　白　癜　风

【概述】

白癜风(vitiligo)为较常见的后天性色素脱失性皮肤病,临床上以皮肤、黏膜和毛囊的黑素细胞缺失为特征。

白癜风的黑素细胞破坏机制目前尚不清楚,可能与遗传、自身免疫、氧化应激、黑素细胞自身破坏、神经精神因素和角质形成细胞功能障碍等多种因素有关。

【诊断】

1. **临床表现**

(1) 本病可发生于任何年龄,多发于儿童和青年,约50%的患者在20岁以前发病,约25%的患者在10岁以前发病,无种族和性别差异,女性初发年龄较男性早。

(2) 本病好发于腔口周围、骨性突起或摩擦部位,典型皮损表现为大小、形态不一的色素脱失斑,边界清楚,白斑周围皮肤可正常或黑素增加(图5-1)。如累及头皮或眉部,局部头发或眉毛颜色可正常或呈白色(图5-2)。

表 5-1 色素减退性疾病的鉴别诊断

项目	白癜风	无色素痣	伊藤色素减少症	贫血痣	斑驳病	白化病	炎症后色素减退
发病时间	后天性	先天性,出生即有或生后不久发现	先天性,出生即有或生后不久发现	先天性,出生即有或生后不久发现	先天性,出生即有	先天性,出生即有或生后不久发现	后天性
发病机制	黑素细胞破坏	黑素转运障碍	不清	局部血管发育障碍	c-KIT 基因突变	酪氨酸酶活性下降或缺失	继发于皮肤炎症
临床特征	完全色素脱失,边界清楚,周围可见色素沉着,进行性加重	色素减退,边缘呈锯齿状或花状,相对大小和形状终身不变	线条状或带状色素减退斑,常合并肌肉或骨骼系统畸形	淡白色斑片,玻片压诊与周围正常组织不易区别;摩擦局部周围发红而白斑区不红	完全色素脱失,白色额发,白斑区可见色素沉着	眼、皮肤和毛发弥漫性色素脱失或色素减退	色素减退斑片,大小及形状与原发病一致
黑素细胞	黑素细胞明显减少或完全缺失	黑素细胞数目正常或减少	黑素细胞数目不清	黑素细胞正常	白斑区黑素细胞缺失;色沉区正常	黑素细胞数目正常	黑素细胞数目正常

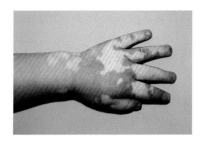

图5-1 白癜风。2岁男童左手部色素脱失斑,周边色素沉着,白斑区域可见色素岛。

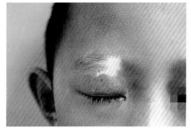

图5-2 白癜风。7岁男童右上眼睑、右眉处色素脱失斑,眉毛、睫毛均有变白。

（3）可单侧或对称性发病,也可呈节段性分布（图5-3）。

（4）皮损可以长期稳定于一处,也可以逐渐增多,甚至泛发全身。

（5）临床上分为四型:即节段型、非节段型、混合型和未定类型。非节段型又进一步分为散发型、泛发型、面颈型、肢端型和黏膜型。

（6）本病可引起眼色素上皮或脉络膜黑素细胞破坏,导致葡

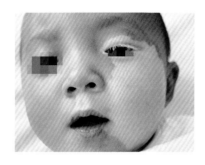

图5-3 白癜风。1岁6个月男童患节段型白癜风,病程8个月。表现为左面部沿三叉神经节段型分布色素脱失斑,左眼睫毛变白。

萄膜炎、脉络膜视网膜脱色和色素性视网膜炎等,但一般不影响视力。耳蜗黑素细胞受累可导致听力损失。少数患儿伴发甲状腺炎、甲状腺功能亢进、甲状腺功能减退、艾迪生病、恶性贫血、糖尿病、斑秃、红斑狼疮、多发性骨髓瘤、硬皮病和自身免疫性多腺体综合征等。

2. **辅助检查**

（1）典型皮损在伍德光下呈亮白色荧光。偏振光皮肤镜下显示毛囊周围色素残留是本病区别于其他色素减退性皮肤病的特点之一。反射式共聚焦显微镜检查中,稳定期白癜风区域色素环完全缺失,交

界处界限清晰,白斑周边的正常皮肤其色素环较为完整,折光性强。

(2) 组织病理学特征:疾病进展期表皮基底层黑素细胞明显减少,晚期黑素细胞完全缺失。白斑边缘或早期皮损的真皮浅层可见淋巴细胞和组织细胞浸润。

(3) 甲状腺功能及其自身抗体、自身免疫性抗体、血常规、空腹血糖及 T 细胞亚类等检查,有助于排除其他伴发疾病。

3. **诊断标准**　典型的白癜风易于诊断,对于早期脱色不完全、边缘模糊的损害,可采用伍德光、皮肤镜、皮肤共聚焦显微镜甚至皮肤病理检查来协助诊断。

【鉴别诊断】

典型的白癜风诊断比较容易,但仍需与一些色素减退性疾病鉴别。

(1) 无色素痣:为先天性发病,白斑出生即有或生后不久出现;相对大小及形状终身不变;白斑边缘不规则,呈锯齿状或泼溅状;为色素减少而非色素缺失;伍德光下呈暗白色荧光;组织病理学显示表皮中存在黑素细胞。

(2) 结节性硬化症:叶状白斑为结节性硬化症的最初表现,临床上有误诊为白癜风的可能,但患儿常有家族史,并可有其他系统受累(如颅内多发皮质结节、视网膜错构瘤、心脏横纹肌瘤及肾脏的囊肿性损害等)和皮肤的其他改变(如面部血管纤维瘤、鲨革样斑、甲周纤维瘤等)。详细的病史、体格检查、影像学检查及 *TSC1*、*TSC2* 基因检测等有助于本病的早期诊断。

(3) 贫血痣:为先天性发病,系受累区血管组织发育缺陷。与白癜风的鉴别要点在于贫血痣用玻片压诊后白斑与周围正常组织不易区分;用手摩擦局部,周围正常皮肤发红而白斑不红;伍德光下白斑不明显。

(4) 斑驳病:为先天性发病,也可表现为边界清楚的完全性色素脱失斑,易误诊为白癜风,两者主要的鉴别要点在于斑驳病为先天性,其白斑出生即有,并终身稳定无发展;而白癜风为后天获得性,极少在新生儿期出现,并随着年龄增长而逐渐加重。此外,斑驳病为常染色体显性遗传,患儿存在 *c-KIT* 基因突变,80%~90% 患儿有白色额发,白斑中心有色素岛,此与白癜风不同。

(5) 白色糠疹:好发于特应性皮炎患儿,以面部最为常见,为色素减退而非色素脱失,故其白斑呈淡白色,边界不清,表面常覆有细小鳞屑,伍德光下呈暗白色无荧光。

【治疗】

目前治疗白癜风的方法较多,应根据患儿病期、白斑面积、白斑部位和患儿年龄等进行选择。白斑累及面积 <3% 的稳定期患儿建议单纯局部治疗,快速进展期及皮损泛发者应给予联合(系统＋局部)治疗。

1. 激素治疗

(1) 局部外用激素:适用于白斑累及面积 <3% 的进展期皮损。<2 岁患儿,可外用中效激素治疗,采用间歇外用疗法较为安全;>2 岁患儿,可外用中强效或强效激素。

(2) 系统用激素:口服激素治疗白癜风存在争议。快速进展期白癜风患儿可以试用,建议口服小剂量激素治疗,推荐口服泼尼松 5~10mg/d 连用 2~3 周,如有必要,可在 4~6 周后再重复治疗 1 次。或泼尼松 0.3~0.5mg/(kg·d),连续使用 1~3 个月,皮损稳定后 1~3 个月内逐渐减量至停用。

2. 光疗 局部及全身光疗:308nm 准分子激光或窄波 UVB 局部,或全身照射是目前公认的操作简便、不良反应小、疗效确切的治疗方法,可安全用于儿童。308nm 准分子激光建议每周治疗 2 次;窄波 UVB 建议每周治疗 2~3 次。

3. 移植治疗 适用于稳定期患儿,尤其适用于未定类型和节段型白癜风。

4. 免疫调节剂 2 岁以上儿童可以外用钙调磷酸酶抑制剂(包括他克莫司软膏及吡美莫司乳膏)。特殊部位如眶周可首选,黏膜部位和生殖器部位也可以使用。该类药物无激素特别是强效激素引起的副作用。基于此类药治疗儿童特应性皮炎的文献和经验,婴儿期白癜风也可应用。

5. **维生素 D₃ 衍生物** 外用卡泊三醇软膏或他卡西醇软膏。可以和光疗、外用激素及钙调神经磷酸酶抑制剂等联合使用。

6. **中医中药** 进展期以驱邪为主,疏风清热利湿,疏肝解郁;稳定期以滋补肝肾、活血化瘀为主,根据部位选择相应引经药。

7. **脱色治疗** 适用于白斑累及体表面积 >95% 的患儿。

8. **遮盖疗法** 适用于暴露部位皮损,采用含染料的物理或化学遮盖剂搽白斑处,使颜色接近周围正常皮肤色,从而改善美观问题。

> 附:白癜风诊断流程图

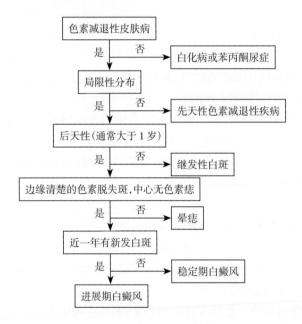

（肖媛媛 邢嬛 王榴慧）

第二节 无 色 素 痣

【概述】

无色素痣(achromic nevus)或色素脱失痣(nevus depigmentosus)

是一种先天性、非家族性、界限清楚的白色斑片。本病最常见于出生时,但也可以在婴幼儿期出现。无色素痣具有皮肤镶嵌模式,可沿Blaschko线呈现泛发的表现,累及一个或多个区域,可伴随相应区域组织器官的改变。

本病病因不明,因多为先天发病,没有家族史,损害局限于一侧,故1967年Coupe提出无色素痣是一种发生学上的畸形,使黑素小体的合成和转运异常。

【诊断】

1. 临床表现

(1)无色素痣通常位于躯干或近端肢体,表现为孤立性边界清晰的类圆形或椭圆形色素减退斑片,边缘锯齿状,类似飞溅的墨点(图5-4)。有时可沿Blaschko线呈现泛发的表现,累及一个或多个区域,还可累及眼部,引起虹膜病变。虽然大多数的病变出生时就有,但在儿童充分暴露在阳光下之前,这些病灶可能难以被识别。

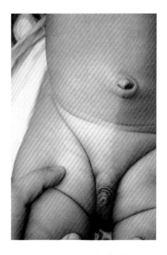

图5-4 无色素痣

50天男婴生后既有右腹部、右大腿节段性分布色素脱失斑,随年龄增长等比例扩大。

(2)皮肤外表现:主要累及神经、眼及肌肉、骨骼等器官组织,可能与色素减退的嵌合体有关,特别是在多个Blaschko线受累的患者中。其中包括伊藤色素减少症,后者最常见的中枢神经系统表现是发育迟缓和智力低下。第二常见的表现是癫痫。最常见的发作类型是全身强直阵挛性发作、部分性发作、肌阵挛性发作和婴儿痉挛。眼科异常也与色素减退嵌合体有关,包括小眼症、上睑下垂、睑球粘连、泪囊狭窄、斜视、眼球震颤、近视、弱视、角膜混浊、白内障、虹膜异色、视网膜变性等。骨骼异常包括身材矮小、面部和四肢不对称、胸部畸形(漏斗胸或鸡胸)脊柱侧弯和各种指/趾异常(并指、多指、短指等)。牙齿改变,如牙齿釉质变化或缺陷,如错构瘤性尖牙。

2. **辅助检查** 无色素痣的白斑不是完全脱色而是色素减退,这点与白癜风不同。伍德光下为灰白色,无荧光。

【鉴别诊断】

1. 临床中与结节性硬化症的色素减退斑有时难以区别,通常情况下,后者数量大于 3 个,且头颅磁共振有典型的改变,有些患儿还有心脏、肾脏等多器官病变,基因检测可予以鉴别。

2. **白癜风** 通常为色素脱失斑,白斑的边缘较为锐利、整齐,伍德光下显示亮白色,荧光明显,而无色素痣在伍德光下为灰白色,无荧光改变。

【治疗】

目前尚无有效的治疗方案。

➤ 附:无色素痣诊断流程图

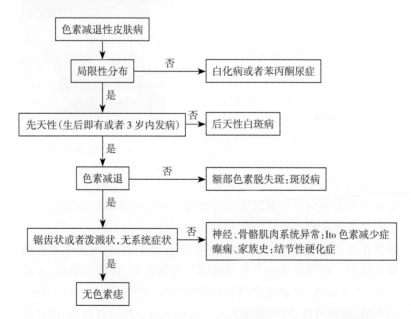

(肖媛媛 邢嬛 王榴慧)

第三节 贫 血 痣

【概述】

贫血痣(nevus anemicus)是一种先天性局限性皮肤血管异常,表现为皮肤上出现形状不规则的苍白斑片,无其他异常。

目前认为本病的病因是局部血管对内源性儿茶酚胺的敏感性增加,从而引起了持续性血管收缩。

【诊断】

1. **临床表现** 在出生时或儿童时期发生,亦可晚发,终身不退。贫血痣在大多数情况下是一种孤立性的表现,通常为形状不规则的苍白斑片(图5-5),但也可见于几种遗传综合征,包括色素血管性斑痣性错构瘤病、神经纤维瘤病和结节性硬化症。

2. **辅助检查** 贫血痣在伍德光下不增强。采用玻片压诊检查时,即用载玻片压迫病变区及毗邻的正常皮肤,贫血痣与压之颜色变浅的毗邻皮肤无法区分。摩擦患处时,浅色斑本身不发红,周围皮肤发红充血,使白斑更趋明显。

【鉴别诊断】

1. 临床中与无色素痣容易相混淆,后者为先天性局限性界限清楚的白色斑片,伍德光下为灰白色,无荧光。

2. 白癜风通常为色素脱失斑,白斑的边缘较为锐利、整齐,伍德光下显示亮白色,荧光明显。

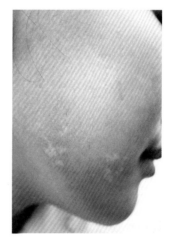

图 5-5 贫血痣

9 岁女孩,右侧面颊部可见多发的圆形及不规则形的色素减退斑。该图显示用手摩擦局部后,白斑区无变化而周围皮肤发红,使得白斑更为明显。

【治疗】

贫血痣没有治疗方法。若患者介意贫血痣外观,则化妆遮瑕可能是一种有效的处理手段。

➢ 附:贫血痣诊断流程图

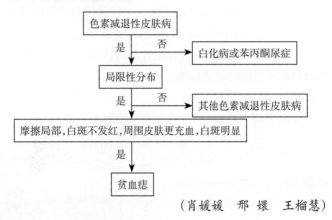

（肖媛媛　邢嬛　王榴慧）

第四节　斑　驳　病

【概述】

斑驳病(piebaldism)又称图案状白皮病(patterned leukoderma)、部分白化病(partial albinism),是一种少见的常染色体显性遗传性皮肤病,临床上以先天性局部皮肤色素完全脱失伴白色额发为特征。

本病发病主要是位于染色体 4q21 区带的肥大细胞/干细胞生长因子受体(mast cell/sterm cell growth factor receptor,c-kit)基因突变,进而引起其编码受体功能的部分缺失,黑素母细胞分化受阻导致。

【诊断】

临床表现

(1) 先天性发病,皮损出生即有。常有家族史。

(2) 最具特征性的改变是白色额发(white forelock),即生后出现的位于前额中线部位的色素消失斑伴白色头发,呈三角形或菱形,可跨越发际(图 5-6)。白色额发可累及 80%~90% 患儿,故为本病的特征性表现。

（3）除白色额发外，患儿体表其他部位也可出现白斑，以躯干和四肢多见。白斑往往出生即有，多呈双侧且不对称性分布，边界清楚。色素完全脱失，酷似白癜风皮损，但其白斑终身稳定，不随年龄增长而变化。其另一特征是色素脱失部位或正常皮肤中有过度色素沉着的斑片，所以其白斑中央可见岛屿状的色素沉着，具特征性（图5-7）。

（4）斑驳病还可伴发其他畸形，如虹膜异常、聋哑、精神发育异常、兔唇、耳和齿畸形等。

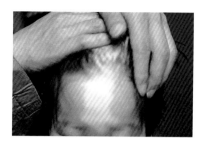

图 5-6　斑驳病。2 岁女童额部可见斑驳病特有的白色额发，及额部正中菱形色素脱失斑。

【鉴别诊断】

1. **白癜风**　鉴别要点在于斑驳病常有家族史，其白斑为先天性，出生即有，终身稳定无变化，并常有白色额发及白斑区岛屿状色素沉着。而白癜风为后天性，往往进行性加重，边缘皮肤常有色素沉着。虽然头皮白癜风其白斑区头发也可变白，但极少为三角形并局限于中线部位，故有助于两者的鉴别。

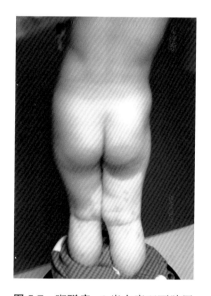

图 5-7　斑驳病。2 岁女童双下肢屈侧对称分布色素脱失斑，散在色素岛。

2. **Waardenburg 综合征**　除斑驳病外，白色额发也可见于 Waardenburg 综合征，但后者常有融合性眉毛、宽鼻根、虹膜异色、内眦异位及神经性耳聋等改变。

【治疗】

本病的治疗目的多为改善美观,故可使用遮盖剂。其他方法如自体表皮移植、皮肤磨削及黑素细胞悬浮液均有治疗成功的报道,未来亦存在基因治疗可能。

➤ 附:斑驳病诊断流程图

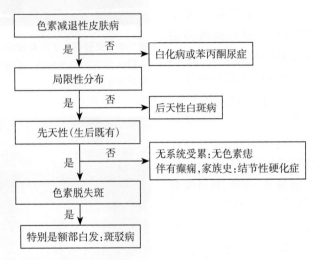

（肖媛媛　邢嬛　王榴慧）

第五节　白　化　病

【概述】

白化病(albinism)是由于先天性酪氨酸酶生成不足、活性减少或缺乏所致的皮肤病,主要为常染色体隐性遗传,少数为性连锁隐性遗传。临床上以皮肤、毛发和眼部色素部分或完全缺失为特征。根据突变的基因和临床表现的不同,本病可分为眼皮肤白化病及眼白化病。

迄今已明确了 18 种可导致白化病的致病基因。根据临床表现和涉及基因的不同,白化病可分为非综合征型白化病(non-syndromic albinism)和综合征型白化病(syndromic albinism)两大类。非综合征型白化病包括眼皮肤白化病 1~7 型(OCA-1~7)和眼白化病的 2 种亚型(OA-1,FHONDA)。其中,除 OCA-5 尚未明确致病基因外,OCA1~4、6~7 分别由 *TYR*、*OCA2*、*TYRP1*、*SLC45A2*、*SLC24A5* 和 *c10orf11/LRMDA* 基因突变所引起。眼白化病的致病基因为 *GPR143*。综合征型白化病不仅具有眼皮肤白化病表型,还伴有其他器官或系统异常,包括赫曼斯基-普德拉克综合征(Hermansky-Pudlak syndrome,HPS)1~10 型(HPS-1~10)和白细胞异常色素减退综合征(chediak-higashi syndrome,CHS)1 型(CHS-1),分别由 *HPS1*、*HPS2/AP3B1*、*HPS3*、*HPS4*、*HPS5*、*HPS6*、*HPS7/DTNBP1*、*HPS8/BLOC1S3*、*HPS9/BLOC1S6*、*HPS10/AP3D1* 和 *CHS1/LYST* 所致。除 OA1 为 X 连锁隐性遗传外,其余均为常染色体隐性遗传。

【诊断】

1. 临床表现

(1) 眼皮肤白化病(oculocutaneous albinism,OCA),又称为泛发性白化病,主要为常染色体隐性遗传,受累患儿全身皮肤、毛发(图 5-8)和眼部色素明显减少或完全脱失。

OCA 可分为 7 型:

1) 眼皮肤白化病 I 型(OCA1):此型既往称为酪氨酸酶阴性型,是由于酪氨酸酶基因(*TYR*)突变引起酪氨酸酶活性明显下降或完全丧失所致。酪氨酸酶是黑色素合成过程中的关键酶。根据其是否残留活性,将 OCA1 进一步分为两个亚型:即 OCA1A 和 OCA1B。前者酪氨酸酶活性完全丧失,故患儿出生时皮肤、

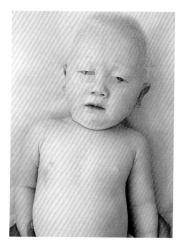

图 5-8　白化病

8 个月男婴,生后全身皮肤呈乳白色,头发及睫毛呈银白色。

毛发和眼部完全缺乏色素,并且终身不变。后者酪氨酸酶活性并没有完全丧失而是显著下降,虽然出生时与 OCA1 临床表现相似,最初也没有色素存在,但因部分酪氨酸酶还保留一定的活性,故随着年龄的

增长,患儿皮肤、毛发和眼部的色素可以略有增加。

2) 眼皮肤白化病Ⅱ型(OCA2):此型既往称为酪氨酸酶阳性型,是P蛋白基因(*OCA2*)突变所致。OCA2与OCA1B的主要区别在于前者出生时毛发有少量色素沉着,可呈银白色、淡白色、黄白色、金色或红色等;而后者出生时毛发色素完全缺失呈白色。由于全身皮肤色素缺乏致使毛细血管显露而呈现粉红色,对紫外线高度敏感。此型色素可随年龄增长而增加,故又称为不完全性白化病。眼部改变具有特征性,由于视网膜和虹膜缺乏色素,儿童期虹膜为透明淡灰色,瞳孔呈现红色,而成年期虹膜常呈现青灰色或淡褐色,患儿常有畏光、视力下降、眼球水平震颤、斜视等。

3) 眼皮肤白化病Ⅲ型(OCA3):此型为酪氨酸酶相关蛋白1基因(*TYRP-1*)基因突变所致,目前报道仅见于黑种人,患者形成的色素不是黑色而是褐色,故临床表现为浅褐色的皮肤和头发,蓝色或浅褐色虹膜。常伴有眼球震颤和视力下降。

4) 眼皮肤白化病Ⅳ型(OCA4):此型为膜相关转运蛋白基因(*SLC45A2*)突变所致。OCA4患儿的临床表现与OCA2相似,但较OCA2为轻。与OCA2的主要区别在于多数患者色素沉着不会随着年龄增长而增加。

5) 眼皮肤白化病Ⅴ型(OCA5):此型致病突变基因不清。

6) 眼皮肤白化病Ⅵ型(OCA6):此型为膜相关转运蛋白基因(*SLC24A5*)突变所致,编码钠/钙离子交换蛋白,该蛋白参与黑素小体的成熟。

7) 眼皮肤白化病Ⅶ型(OCA7):此型为*LRMDA/C10ORF11*基因突变所致,编码富亮氨酸黑色素细胞分化相关蛋白,该蛋白参与黑素细胞分化。

(2) 眼白化病(ocularalbinism,OA),亦称为部分白化病,主要为性连锁隐性遗传,*OA1/GPR143*基因突变所致,编码黑色素体GPCR膜蛋白,该蛋白参与黑色素合成。患儿仅表现为眼部色素部分或完全缺失,而皮肤及毛发色素正常。主要见于女性,眼部特征性改变与OCA相似,只是相对较轻。

2. 辅助检查

（1）组织病理学特征：表皮黑素细胞数目与形态正常，但银染色缺乏黑素。多巴反应既可为阳性，也可为阴性。前者见于酪氨酸酶阳性患儿，表明患儿体内残留形成色素的能力。而后者主要见于酪氨酸酶阴性患儿，表明患儿体内不能形成色素。

（2）临床表现相似时，基因检测有助于分型。

3. 诊断标准 主要依据先天性发病和典型临床特征：即眼、皮肤、毛发色素减退或缺乏，伴有眼球震颤、畏光、视力低下等眼部症状。皮肤和毛发色素减退一般肉眼可以鉴别。眼科检查除肉眼观察虹膜颜色、是否有眼球震颤和视力检查外，常需要借助一些专科设备进行检查，如检眼镜、眼光学相干断层成像（optical coherence tomography，OCT）等。HPS 和 CHS 的诊断需要做较全面的血液学检查，电镜下血小板致密颗粒是否减少或缺失是诊断的金标准。

因白化病表型差异较大，根据临床特征进行亚型的分类诊断十分困难，基因诊断是目前确诊的金标准，也是鉴别诊断和产前诊断最可靠的方法。基因分型诊断的意义在于：①在基因诊断基础上进行干预，以阻断疾病在家族中的遗传；②已患病者确定致病基因类型，以指导对症治疗及了解预后；③个体化的遗传咨询、产前诊断，以指导婚育及优生。

【鉴别诊断】

1. 白癜风 为后天性发病，多呈局限性分布，边缘常有色素沉着，易和白化病鉴别。当白癜风泛发而导致全身弥漫性色素脱失时，可能与白化病相混淆，两者鉴别要点在于白化病为先天性，而白癜风为后天性；白癜风缺乏白化病的眼部特征性损害，如眼球震颤、视力下降等。

2. 苯丙酮尿症 为遗传代谢性疾病，由于基因突变使患儿体内的苯丙氨酸不能正常转化为酪氨酸所致。患儿出生时常表现正常，3~6 个月后眼、皮肤和毛发的颜色逐渐变浅，可能和白化病相混淆。两者的鉴别要点在于前者除了色素改变外，患儿尿液和汗液有特殊的鼠尿味道，同时患儿还有生长发育迟缓、智力低下、惊厥等表现。血液及尿液中苯丙氨酸浓度检查可明确诊断。

3. 白细胞异常色素减退综合征（chediak-higashisyndrome,CHS）除眼、皮肤和毛发出现弥漫性色素减少外,患儿常伴有白细胞吞噬功能障碍,导致发热、肝脾大、淋巴结肿大和黄疸等,还有全血细胞下降和出血倾向。

【治疗】

白化病的主要危害是对外观的影响、眼部损害和易患皮肤癌,目前尚无有效治疗办法,仅限于对症治疗。

患者需尽可能地减少紫外线对眼睛和皮肤的损害。紫外线强烈时,尽量减少外出,或穿长袖衣物,戴帽子、墨镜及涂抹防晒霜等。眼球震颤、头位斜视严重者,可通过手术矫正,改善外观,提高注视质量和外观,但对视力的提高有限。HPS患者因有出血倾向,应避免服用含阿司匹林等成分的药物。分娩、拔牙或行较大手术时,需提前给予相应的预防措施。部分HPS患者静脉输注血管升压素可缓解出血倾向,常作为术前用药。急性期HPS患者可行输血治疗。严重肺纤维化患者可考虑肺移植。炎性肠病可使用激素类药物或其他抗炎治疗。CHS患者可出现严重免疫缺陷,通常需行骨髓移植。

➤ **附:白化病诊断流程图**

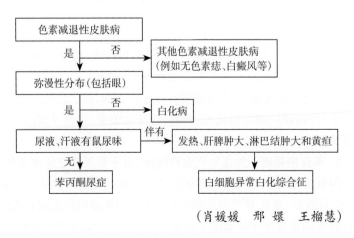

（肖媛媛　邢嫒　王榴慧）

第六节　炎症后色素减退

【概述】

炎症后色素减退(postinflammatory hypopigmentation)为皮肤炎症后继发的色素性改变。

【诊断】

临床表现

(1)炎症后色素减退为继发性改变,后天发生,先有皮肤炎症,随后出现色素减少。

(2)炎症后色素减退可出现在任何炎症后,如湿疹、脂溢性皮炎、线状苔藓、银屑病及硬皮病等,其临床特征为色素减退性斑片,局限于原发病部位,其大小、形状与原发皮损基本一致。如湿疹消退后可能在原有湿疹的部位出现片状淡白色斑片;线状苔藓消退期会在原有皮损部位出现线条状淡白色斑片;银屑病皮损消退后会在原皮损部位出现小片状白色斑片。

(3)其白斑为色素减退而非色素脱失,故白斑为淡白色,边界不清,有时可伴有细小鳞屑,伍德光下呈暗白色。

【鉴别诊断】

1. **炎症后色素减退**　需要与白癜风相鉴别,鉴别要点在于后者的白斑为色素脱失,边界清楚,周围有色素沉着,伍德光下呈亮白色。

2. **儿童花斑糠疹**　也可呈白色,但花斑糠疹常局限于额部和躯干等皮脂溢出的部位,为多发的小片状圆形淡白色斑片,大小和形状一致,伴细小的鳞屑。真菌镜检阳性和伍德光下呈珊瑚样荧光,有助于与炎症后色素减退鉴别。

【治疗】

本病有自愈性,不需特殊处理,以治疗原发病为主。饮食均衡、防晒、润肤有助于皮损早日消退。

➤ 附：炎症后色素减退诊断流程图

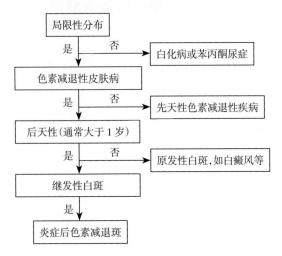

（肖媛媛　邢嬛　王榴慧）

第七节　蒙　古　斑

【概述】

黑素细胞在胚胎时期起源于神经嵴，约11周开始移入表皮。如果一些黑素细胞向表皮移动时未能穿过真皮与表皮交界而停留在真皮，至出生时延迟消失就会导致蒙古斑（Mongolian Spot）的发生。

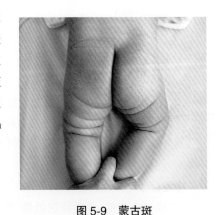

图 5-9　蒙古斑

1 岁男童。其蒙古斑生后即有，位于臀部，表现为蓝色斑片。

【诊断】

1. 临床表现

（1）生后即有。

（2）常见于腰骶部，也可发生在臀部或其他部位。

（3）通常为单个圆形、椭圆形或不规则的浅灰蓝、暗蓝或褐色斑。生后几年内可自行消退，不留痕迹（图5-9）。

2. **辅助检查**　组织病理学示表皮基本正常。真皮中部胶原纤维束之间散在星状或纺锤状黑素细胞，胞质中有色素颗粒。细胞多巴染色为阳性。

【**鉴别诊断**】

蓝痣较蒙古斑颜色更深，界限清楚，可高起皮面，不会自行消退。

【**治疗**】

几年内可自行消退，无需治疗。

➤ 附：蒙古斑诊断流程图

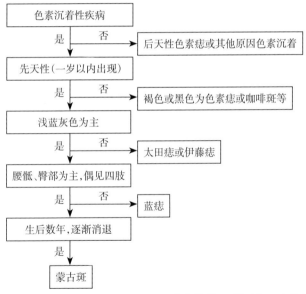

（肖媛媛　邢嬛　王榴慧）

第八节　太　田　痣

【**概述**】

太田痣（Nevus of Ota）于1939年由太田氏首先描述而得名，又称眼上腭部褐青色痣。病因同蒙古斑。但按周围神经分布,提示黑素细胞可能来自局部神经组织。

【诊断】

1. 临床表现

(1) 约 50% 生后即有,其余多在 1 岁以内发病,偶有晚发或妊娠时出现。

(2) 发生于面部三叉神经分布区域,常累及颜面一侧的上下眼睑、颧部及颞部,部分患者同侧巩膜受累,皮损广泛者可波及颊部、额部、头皮、鼻翼及耳部。偶有双侧发病(图 5-10)。

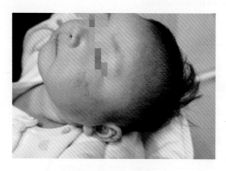

图 5-10 太田痣

8 个月男孩,生后 2 个月右面部出现淡青色斑片,渐扩大。

(3) 皮损为褐色、青灰、蓝色、黑色或紫色斑片,可成网状或地图状分布,偶有结节出现。

2. 辅助检查 组织病理学示真皮浅层胶原纤维之间黑素细胞散在分布。

【鉴别诊断】

1. **蒙古斑** 出生即有,随年龄增长而消退,眼和黏膜不受累,组织病理学示黑素细胞在真皮中位置更深。

2. **蓝痣** 为界限清楚的丘疹、斑块或结节,好发于手足背及面部,病理示真皮中黑素细胞聚集成团。

【治疗】

可选用强脉冲光结合调 Q 激光器、皮秒激光进行治疗。

➤ 附:太田痣诊断流程图

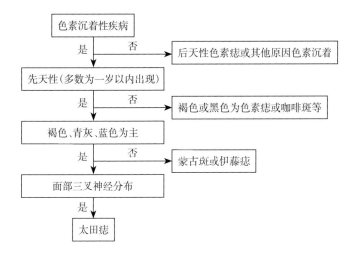

（肖媛媛　邢嬛　王榴慧）

第九节　咖　啡　斑

【概述】

咖啡斑又称咖啡牛奶斑(café-au-lait spots),病因不清,正常人群发病率为 10%~20%,少数可与多发性神经纤维瘤病、结节性硬化病或奥尔布赖特综合征(Albright syndrome)等合并发生。

【诊断】

1. 临床表现

（1）出生时即有或从幼儿期开始出现。

（2）全身任何部位均可发生。

（3）皮损为数毫米至数厘米大小的淡褐色斑,边缘规则,形状不一,表面光滑(图 5-11)。

2. **辅助检查**　组织病理学示基底层黑素细胞数目增多,表皮内黑素总量增加,可有散在的巨大的黑素颗粒(巨大黑素体)。巨大黑素体见于成人神经纤维瘤病患者的咖啡斑中,正常人、奥尔布赖特综合征和神经纤维瘤病患儿的咖啡斑中一般无巨大黑素体。

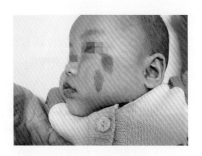

图 5-11 咖啡斑
该女婴左面部可见两片边缘清楚的褐色斑片,生后出现。

【鉴别诊断】

患者出现 6 个或 6 个以上直径大于 1.5cm 的咖啡斑时(青春期前患者直径大于 0.5cm),提示有神经纤维瘤病的可能。

【治疗】

一般不需治疗,出于美观考虑,可试用强脉冲光、调 Q 激光器、点阵激光、皮秒激光等进行治疗。

➤ 附:咖啡斑诊断流程图

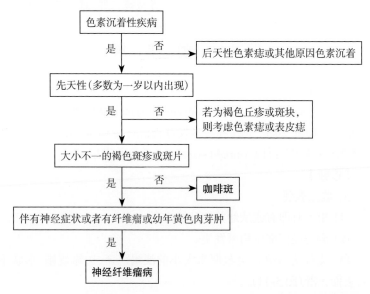

(肖媛媛　邢嫚　王榴慧)

第十节 雀　　斑

【概述】

雀斑(freckles)为常染色体显性遗传性疾病,为发生在日晒部位皮肤上的黄褐色色素斑点。

【诊断】

1. 临床表现

(1) 多在 5 岁左右出现,女性多于男性。

(2) 多见于面部,亦见于手背、颈及肩背部上方等暴露部位。

(3) 皮损为针尖至米粒大圆形或椭圆形淡褐色或黄褐色斑疹,对称分布,无自觉症状。夏季皮损数目增多,颜色加深,冬季相反。随年龄增长,数目增多,青春期最明显(图 5-12)。

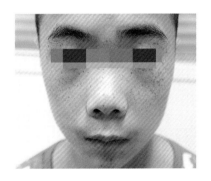

图 5-12　雀斑

13 岁男童。双颊部及鼻部可见大量对称性分布的针尖大小褐色斑点,与日晒有关,夏季斑点数目增多,颜色加深。

2. 实验室检查　组织病理学示表皮基底层尤其表皮突部位色素颗粒增多,但黑素细胞数目并不增加。雀斑中的黑素细胞较邻近正常皮肤的黑素细胞多巴染色阳性更明显,树突状突起更明显。

【鉴别诊断】

1. **着色性干皮病**　持续的雀斑样损害可以是轻型着色性干皮病的唯一症状,但其较雀斑发生早,颜色较黑,冬季不减轻。

2. **黑子亦称雀斑样痣**　可分布于皮肤任何部位,颜色较深,散在分布,日晒后颜色不加深,数目不增多。病理表现为表皮和真皮交界处黑素细胞增多。

【治疗】

1. 防晒。

2. 可选用强脉冲光、调 Q 激光器等进行治疗,有较好的临床疗效。近年来点阵激光、皮秒激光等也被大量应用于雀斑的治疗中。

➢ 附:雀斑诊断流程图

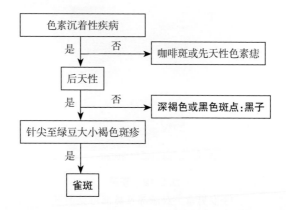

（肖媛媛　邢 燨　王榴慧）

────── 参考文献 ──────

1. 中国中西医结合学会皮肤性病专业委员会色素病学组.白癜风诊疗共识
　　(2021 版).中华皮肤科杂志,2021,54(2):105-109.

2. SACHS C,LIPSKER D. Nevus anemicus and bier spots in tuberous sclerosis complex. JAMA Dermatol,2016,152:217-218.

3. VAASSEN P,ROSENBAUM T. Nevus anemicus as an additional diagnostic marker of neurofibromatosis type 1 in childhood. Neuropediatrics,2016,47: 190-193.

第六章 毛发甲病

第一节 儿童秃发

【概述】

毛发作为皮肤附属器一部分,是体表显著可见的标志。儿童秃发依据发生时间可分为先天性和获得性两大类,本节重点介绍临床上常见的儿童获得性秃发性疾病——斑秃(alopecia areata,AA)。另外,某些情况下秃发可为某些皮肤病和系统性疾病提供重要的诊断线索,如儿童常见的感染性皮肤病——头癣、非感染性皮肤病——结缔组织相关疾病等。

引起斑秃的病因尚不完全清楚,目前认为 AA 是遗传因素和环境因素共同作用所致的毛囊特异性自身免疫性疾病。

【诊断】

1. **临床表现** 是一种突然发生的非瘢痕性秃发,流行病学的研究显示我国 AA 的患病率为 0.27%。本病可发生在皮肤任何附毛发的部位,以头皮毛发受累多见。起病急,典型表现为头皮出现圆形、卵圆形秃发斑,严重者累及全头皮,甚至眉毛、睫毛、体毛等,致全秃或普秃。患者常无自觉症状,受累区域皮肤边缘可发红或正常皮肤色。部分患者可合并甲改变,表现为甲板点状凹陷、纵嵴、糙甲等。秃发模式多样,可表现为斑片型(单灶、多灶)(图 6-1),网状型,匍行型(匍匐形、马蹄形)(图 6-2),弥漫型,全秃,普秃(图 6-3)。其中,匍匐形脱发是指发际处局灶或完全性脱发,表现为自枕部经由耳上、颞缘至额前发际呈环状的脱发。而马蹄形脱发与匍匐形脱发相反,仅累及前额部、顶颞部,余四周发际并无受累。全秃是指全部头发脱落。普秃是

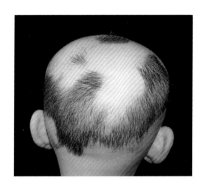

图6-1 4岁8个月女孩,病史3年,头皮散在秃发斑,无红斑,无萎缩,发硬

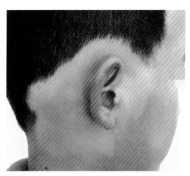

图6-2 耳上方弧形秃发斑

指全身所有毛发均脱落。

按照脱发的进展情况,斑秃分为活动期、静止期和恢复期。活动期:脱发面积扩大或数量增加,拉发试验阳性。静止期:毛发脱落静止,拉发试验阴性。恢复期:脱发区可见新发生长。

脱发严重程度评估,按照美国国家斑秃基金会制定的脱发严重程度SALT(severity of alopecia tool)评估方法,S0表示无脱

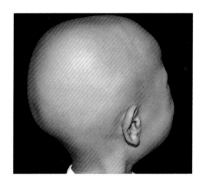

图6-3 1岁10个月女孩,病史8个月,头发、眉毛、睫毛全部脱落

发,S1为脱发面积<25%,S2为脱发面积25%~49%,S3为脱发面积50%~74%,S4为脱发面积75%~99%,S5为脱发面积100%。其中脱发面积<25%为轻度,25%~49%为中度,≥50%为重度。

2. 辅助检查

(1)实验室检查:一般为协助明确是否合并其他自身免疫性疾病等或鉴别诊断而完善相关检查,如甲状腺功能、甲状腺自身抗体检查、抗核抗体等,必要时行头皮组织病理学检查或真菌镜检查协助鉴别诊断。

(2) 皮肤镜检查：皮肤病简便易操作，在斑秃的诊断、鉴别诊断中发挥重要作用。常见的皮肤镜表现为黑点征、黄点征、感叹号发、断发、锥形发等。其中感叹号发和黑点征一般提示疾病活动期。黄点征一般提示疾病稳定期。

(3) 拉发试验：检查前需要 3 天不洗头，用拇指和示指拉起一束毛发，约五六十根，自发根向发梢拉动，如拉下 >6 根定义为阳性。

3. **诊断标准** 斑秃的诊断依据临床表现和皮肤镜检查即可做出，常不需要进行特殊检查。诊断要点包括：①头部秃发斑，头皮无红斑、萎缩、质地发硬等变化。②疾病活动期拉发试验阳性。③皮肤镜可见黑点征、断发、感叹号发等。

【鉴别诊断】

典型的斑秃诊断较容易，但有时仍需与一些表现为脱发的其他疾病鉴别，如拔毛癖、休止期脱发、瘢痕性脱发等（表 6-1）。

表 6-1 常见秃发疾病的鉴别诊断

	斑秃	休止期脱发	拔毛癖	瘢痕性脱发
发病情况	突然发生、66% 患者 30 岁以前发病	病理情况下或生理状态改变时如新生儿或产后（生理性）	学龄前儿童青春期早期	物理、化学因素、(感染性、结缔组织病等)皮肤疾病等引起毛囊皮脂腺不可逆损伤
临床特点	一个或数个边界清楚的圆形、卵圆形或不规则形的脱发区，局部头皮正常、光滑，无鳞屑和炎症反应	发生脱发前 2~4 个月常有诱发因素存在。每天脱发一般为150~400 根甚至更多。晚期表现为弥漫性的头发脱落，但一般不会全秃	主要特征是紧贴头皮分布的短的头发断端，头发残根长短不一。有反复拽发、扭转和摩擦毛发的习惯	永久性脱发。在脱发处可见原发病皮损表现及瘢痕形成，瘢痕周围可有色素沉着及断发

续表

	斑秃	休止期脱发	拔毛癖	瘢痕性脱发
病理特点	早期主要表现为毛囊周围淋巴细胞浸润,晚期毛囊逐渐萎缩、数目减少	处于休止期的毛囊数量增多,毛囊本身无炎症。毛发轻拉试验阳性。镜检发现脱落的毛发近端呈棒状或杵状	通常无需病理诊断	各种原因所致的毛囊破坏或消失、毛囊周围炎症反应
皮肤镜	活动期:黑点征、感叹号样发、断发非活动期:黄点征、毳毛	单一毛发的毛囊单位数量增加黄点征/空毛囊直立再生发	长短不一的断发,部分毛发纵裂(末梢分叉)郁金香样发V字征火焰征	各种瘢痕性脱发特点不一,头癣表现为毛发断裂、逗号样发、螺旋样发

【治疗】

本节主要对斑秃的治疗进行详细的探讨,其余各种瘢痕性脱发将在涉及相关原发疾病时进一步探讨。目前,斑秃尚无特效治疗方法,尤其在儿童,发病年龄越早,病情越重,越难恢复。因其主要影响美观,所以不适合使用不良反应大且无确切疗效的方法。建议注意保持健康的生活方式和充足睡眠、均衡饮食,如合并其他免疫病则需积极治疗。

(一)局部治疗

1. 局部外用

(1) 糖皮质激素:2019 年国内斑秃指南推荐外用糖皮质激素作为轻至中度斑秃的主要外用药物,重症斑秃可选择强效糖皮质激素封包治疗。但因该病治疗周期长,需注意毛囊炎、毛细血管扩张和局部皮肤萎缩等的发生,封包患者需注意监测糖皮质激素系统吸收的副作用。

（2）米诺地尔：主要用于稳定期斑秃患者，该药发挥作用与浓度相关，文献报道 5% 米诺地尔疗效优于 2% 米诺地尔，但需注意儿童容易出现面颈部多毛的副作用。

（3）其他：包括钙调神经磷酸酶抑制、10% 辣椒素酊、0.5% 蒽酚霜（蒽林）、维 A 酸类药物等均曾报道有一定作用。

2. **局部注射** 可短期局部多点皮下或皮内注射糖皮质激素，如复方倍他米松注射液和曲安奈德注射液。应注意长期使用全身吸收的不良反应和局部皮肤萎缩，以及注射时的疼痛，年长儿童可考虑此方法，但停药亦可复发。

3. **局部免疫疗法** 重症斑秃患者可选择此方法，不能用于急性活动期患者。常用的致敏剂包括二苯环丙烯酮和二丁基酯角鲨烯酸。其不良反应主要包括接触性皮炎、淋巴结肿大、色素沉着等。

（二）系统治疗

1. **糖皮质激素** 仅用于急性进展期和秃发面积较大的重症斑秃患儿，不应作为常规治疗。有文献建议使用泼尼松 0.5~0.8mg/(kg·d)，维持 2~3 个月，之后逐渐减量。

2. **其他** 口服药物复方甘草酸苷、白芍总苷胶囊为一种双向的免疫调节剂。在儿童斑秃治疗中运用较为广泛，安全性好。国内有应用复方甘草酸苷联合白芍治疗儿童重症斑秃，有效率约为 80%。此外，还可补充维生素、微量元素、配合其他中医中药治疗。

（三）新的选择

近几年 Jak 抑制剂的出现，为斑秃的治疗提供了新的前景。2022年，FDA 批准巴瑞替尼用于成人斑秃的治疗。其他如微针、富血小板血浆注射治疗为年长患儿治疗也提供了新的选择。

（四）替代治疗

为减轻斑秃对患儿精神和心理的影响，可让患儿在公共场合佩戴假发等饰品。

> **附:儿童秃发诊治流程图**

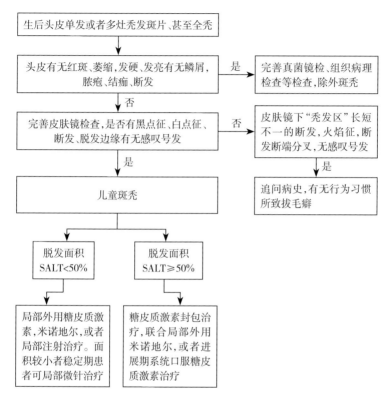

生后头皮单发或者多灶秃发斑片、甚至全秃

头皮有无红斑、萎缩,发硬、发亮有无鳞屑,脓疱、结痂、断发 →是→ 完善真菌镜检、组织病理检查等检查,除外斑秃

否

完善皮肤镜检查,是否有黑点征、白点征、断发、脱发边缘有无感叹号发 →否→ 皮肤镜下"秃发区"长短不一的断发,火焰征,断发断端分叉,无感叹号发

是 ←→ 是→ 追问病史,有无行为习惯所致拔毛癖

儿童斑秃

脱发面积 SALT<50%

脱发面积 SALT≥50%

局部外用糖皮质激素,米诺地尔,或者局部注射治疗。面积较小者稳定期患者可局部微针治疗

糖皮质激素封包治疗,联合局部外用米诺地尔,或者进展期系统口服糖皮质激素治疗

(刘元香 张 斌 高 宇)

第二节 儿 童 甲 病

甲板是甲母质的终末产物,紧贴甲床至远端与甲下皮分离。近端甲母质发育成甲板背侧,远端部分形成甲板的腹侧。甲单元的不同解剖部位损伤所致的临床表现各异。根据发生时间可分为先天性甲病和获得性甲病。同时,儿童甲病可作为皮肤疾病和全身其他系统疾病的诊断线索。甲病临床表现多种多样,有时疾病名称即体现甲改变的体征,如甲纵嵴、甲横沟、甲凹点等。有些皮肤病可累及或合并甲的改

变,如银屑病甲改变、扁平苔藓甲改变、斑秃甲改变或手足口病甲改变等。因此,认识甲改变的临床表现有助于甲病的诊断。甲改变的常见体征见表6-2。

表6-2 甲改变的常见体征

名称	特点
甲萎缩或无甲	表现为甲板局部或全部缺如,分先天和后天所致
反甲(匙状甲)	甲板中心凹陷、周边翘起,呈匙状
钩甲	甲板肥厚,长而弯曲,呈鸟爪状
甲凹点	甲板表面点状凹陷
甲横沟(博氏线)	甲板表面横行凹陷可一条或多条
甲纵裂	甲板变薄、部分或全部纵行裂开
甲纵嵴	甲板表面沿着甲的长轴的纵向条纹
甲分离	甲板从甲床分离
裂片样出血	甲下线状裂片出血
甲肥厚	甲板增厚、甲下角化过度
甲胬肉	甲板萎缩、缺如,甲床被甲上皮生长覆盖或两者融合
纵向黑甲	甲板纵行棕黑带,颜色浅棕至黑色,严重整个指甲受累
白甲	点状、线状或全白甲

值得指出的是,婴幼儿时期,一些甲的体征可为生理性改变,如匙状甲、近段甲皱襞色素沉着等。本节将主要介绍临床工作中常见的甲营养不良和儿童先天性厚甲。

一、甲营养不良

【概述】

甲营养不良(onychodystrophy)是指各种原因造成的指甲形态和结构异常的统称。

本病可由先天性和获得性因素所致。前者为常染色体显性遗传，如甲髌综合征、外胚层发育不良、毛囊角化病等。后者与多种因素造成的甲损伤有关，如感染、外伤、长期接触某些物理、化学因素、药物、银屑病、扁平苔藓、系统性红斑狼疮及其他自身免疫相关等皮肤或系统性疾病、营养元素缺乏等。

【诊断】

1. **临床表现** 甲板形态异常包括甲面粗糙、甲分离、甲纵裂、甲层裂、甲横沟、甲萎缩等，严重患者可出现甲床破坏甚至甲缺如。除此之外，还可能出现短甲、反甲、薄甲、厚甲、扁平甲、嵌甲、钩甲等。甲板颜色呈现发黄、发绿等改变，当累及二十甲时，称为"二十甲营养不良"（图6-4），一些临床常见的皮肤病及行为均可引起甲的改变。

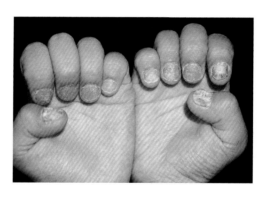

图6-4 双手10指甲板粗糙，表面可见点状凹陷，脱屑，以双手拇指，右手示指为著，可见甲板增厚，表面粗糙脆裂

（1）临床上几种常见皮肤疾病所致甲改变，①寻常性银屑病："顶针甲"改变，凹陷常深、大、分布不规则，甲分离伴红斑样边缘；②脓疱性银屑病可见甲下积脓、甲板增厚、失光泽、灰黄；③扁平苔藓甲：甲变薄、纵裂、缺如，翼状胬肉形成（图6-5）；④斑秃甲：点状凹陷常小、浅、分布较规则；⑤手足口病甲：常见甲板分离、新甲自行长出；⑥甲

137

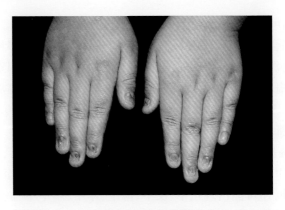

图6-5 6岁8个月女孩,扁平苔藓甲患者,双手除小指外,余甲甲板萎缩,翼状胬肉形成

癣:甲板灰黄、污浊、增厚。

(2)儿童咬甲/剔甲:是临床上引起儿童甲改变的一个常见原因,本病学龄期和青春期常见,常与各种因素所致的精神心理紧张等因素有关。临床表现多样,可有甲板粗糙、变薄、萎缩,形态不规则;甲周皮肤常同时受累,出现红斑,水肿,甚至继发感染等。其中,习惯性刺激变形(habit-tic deformity)是剔甲癣的一种特殊类型,常累及大拇指。临床表现为甲板表面受损,中央可凹陷,裂隙,周围伴横嵴,形似"圣诞树样"或"倒杉树"样外观。近端甲皱襞皮肤干燥可与甲板分离。

2. **辅助检查**

(1)甲活检:可协助非特异性甲改变时甲病的诊断。

(2)甲真菌镜检/培养:协助诊断真菌感染所致甲病。

(3)皮肤镜:通过对甲皱襞、甲板的检查,协助系统性疾病或皮肤病所致的甲改变。

3. **诊断标准** 根据甲的体征改变结合原发病皮损表现,必要时结合实验室检查(真菌镜检或组织病理学)可诊断。

【治疗】

本病原则上要针对引起甲营养不良的皮肤原发病及系统性疾病

进行治疗。部分儿童病例有自限性,需注意甲单元的皮肤护理,予以一般支持治疗如补充维生素等,可以自行恢复。

二、先天性厚甲

先天性厚甲(pachyonychia congenita)是一种罕见的先天性甲畸形,临床以甲板明显增厚变硬为特点。本病常为常染色显性遗传,与角蛋白 *K6*、*K16* 或 *K17* 突变相关。目前本病分Ⅳ型,以Ⅰ型和Ⅱ型为主。

【诊断】

1. 临床表现

(1) 本病患儿出生时即发病或生后 2~3 个月发病,甲增厚变黄,随年龄增长逐渐加重。甲远端可翘起,甲板严重角化过度、质硬、修剪困难。本病可伴有掌跖角化,肘、膝、四肢伸侧毛囊角化,偶见疣状增生样损害。还可伴有掌跖多汗、声音嘶哑。

(2) 临床上分为Ⅳ型,Ⅰ型(Jadassohn—Lewandowsky 综合征):最常见,表现为厚甲、严重时甲脱落、掌跖角化、躯干部及四肢毛周角化、大疱、口腔黏膜白斑、毛发异常(多毛和扭曲发等)、声音嘶哑、掌跖多汗等表现。Ⅱ型:除Ⅰ型表现外,一般无口腔黏膜白斑,但可有胎生牙、多发性囊肿等。Ⅲ型:少见,厚甲、掌跖角化相对轻,可伴有角膜白斑、白内障等眼部损害。Ⅳ型:除具备Ⅲ型表现外可见喉损害,智力障碍等。

2. **辅助检查** 基因检测:有助于本病的确诊。

3. **诊断标准** 依据生后发病或生后不久发病、手足甲增厚、变硬等特点不难诊断,基因筛查可协助诊断。

【鉴别诊断】

需与其他先天性疾病引起甲改变者鉴别,详见表6-3。

【治疗】

本病尚无有效疗法。局部他扎罗汀(0.1%)软膏、水杨酸软膏及润肤剂外用可一定程度上缓解掌跖角化,甲的改变可尝试外科手术缓解症状。

表 6-3　其他伴有甲增厚的先天性疾病

名称	甲受累表现
外胚层发育不良	甲增厚、变薄、甲分离
大疱性表皮松解症	反复水疱史导致甲剥离,甲床瘢痕形成导致甲增厚、缩短。甲母质受累可导致甲变薄、萎缩
先天性大脚趾甲排列不齐	大踇趾甲板侧偏、甲板可增厚,可引起甲沟炎

➤ 附:儿童甲病诊治流程图

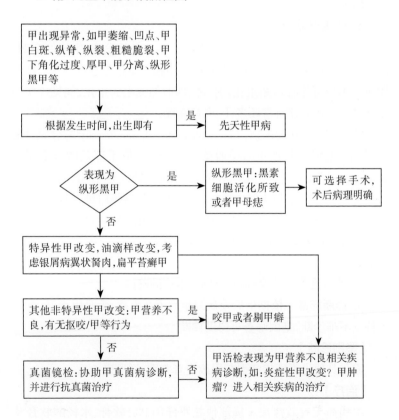

参考文献

1. DAROACH M, DOGRA S, BHATTACHARJEE R, et al. Pachyonychia congenita responding favorably to a combination of surgical and medical therapies. Dermatol Ther, 2019, 32 (5): e13045.

2. 中华医学会皮肤性病学分会毛发学组. 中国斑秃诊疗指南(2019). 临床皮肤科杂志, 2020, 49 (2): 69-72.

（刘元香　张　斌　高　宇）

第七章 感染性皮肤病

感染性皮肤病主要包括病毒性皮肤病、细菌性皮肤病、真菌性皮肤病及螺旋体感染性皮肤病等。但在临床中,患者就诊时往往多表现为全身散在的红色斑疹、斑丘疹或水疱样皮损,这样的皮损,称为发疹性皮疹。针对由病原微生物引发的发疹性皮疹的诊断与鉴别诊断,将在第一节中详述。除此之外,局限于皮肤某个解剖部位的病毒性、细菌性及真菌性皮肤病分别于第二节、第三节及第五节详述。螺旋体感染将在第四节中详述。

第一节 发疹性皮肤病

临床中,儿童患者经常出现全身散在红色斑疹、斑丘疹、丘疹,甚至水疱,这样的皮损称为发疹性皮疹。可以引发发疹性皮疹的病因包括感染性疾病(细菌性、病毒性、支原体)和非感染性疾病(川崎病、药疹、朗格汉斯细胞组织细胞增生症等)。本章节仅涉及感染性疾病引发的发疹性皮肤病。针对麻疹样发疹性皮肤病(包括非感染性)的鉴别诊断见表 7-1。水疱型发疹性皮疹包括单纯疱疹、水痘、带状疱疹,也将在本章节中详述。此外,隶属于细菌感染的猩红热及由支原体感染引发的皮肤黏膜炎,因其临床表现也呈现为发疹样皮疹,故也将在本章节中详述。

一、麻疹

【概述】

麻疹(measles)是全球范围内发生的一种高度传染性的病毒感染

表 7-1　麻疹样发疹性皮肤病的鉴别诊断

疾病	病因	病史（发热与皮疹间隔）	体格检查				辅助检查		伴随症状
			结膜炎	鼻炎	咽痛	黏膜疹	血常规	C反应蛋白	
麻疹	麻疹病毒	3~5 天	++	++	±	++	白细胞↓	正常	全身淋巴结肿大
风疹	风疹病毒	1 天	±	±	±	±	白细胞↓,淋巴细胞↑	正常	耳后淋巴结肿大
幼儿急疹	人类疱疹病毒 6/7 型	1~5 天	-	±	-	-	白细胞↓,淋巴细胞↑	正常	耳后,颈后,易惊厥,腹泻
传染性单核细胞增多症	EB 病毒	不确定	±	±	++	±	白细胞第 1 周增加异型淋巴细胞 >10%	正常/↑	肝脾淋巴结肿大
川崎病	不明	不确定	+	-	±	-	白细胞增加,中性粒细胞↑,血小板计数↑	↑	单侧颈部淋巴结肿大心脏受累
麻疹样药疹	致敏药物	不确定	±	±	±	±	白细胞略升高肝功能异常	正常/↑	全身淋巴结肿大

性疾病。感染以出疹前出现发热、不适、咳嗽、鼻卡他和结膜炎为其特征的三联症。暴露于该病毒后,约90%的易感个体将出现麻疹。接触传染期预计为出现皮疹前5日至出现皮疹后4日。

麻疹是由麻疹病毒(measles virus,MeV)引起的急性呼吸道传染病。麻疹病毒属副黏病毒科,为RNA病毒,人类是其自然宿主,麻疹患者是唯一传染源。病毒通过直接接触或飞沫传播,病毒可在飞沫中存活2小时,所以即使没有人与人直接接触,麻疹也可在公共场所传播。潜伏期为10~14天,5岁以下未接种疫苗的儿童或接种了疫苗但是未产生抗体的学龄儿童均易感。病后可产生持久免疫力,大多获得终身免疫。

【诊断】

1. 临床表现

(1)典型麻疹

1)潜伏期:多为6~18天,平均10~14天,接受过特异性抗体被动免疫或主动免疫者可延长至28天。潜伏期末可有低热或全身不适。

2)前驱期:持续3~4天,有发热、咳嗽、鼻塞、流涕、结膜充血、畏光、流泪等眼鼻卡他症状是本病的特点。科氏斑是前驱期的特征性黏膜斑,表现为上下磨牙相对的颊黏膜处出现灰白色斑丘疹,直径为0.5~1mm,周围有红晕,也可累及整个颊黏膜,并可蔓延至唇黏膜,发疹后2~4天消退,可留有暗红色斑点。

3)出疹期:持续3~5天,一般在卡他症状和全身中毒症状达到高峰时开始出皮疹。出疹顺序为耳后发际-颜面、颈部-躯干-四肢-手掌/足底。皮疹为充血性斑丘疹,随着皮疹增多,颜色加深呈暗红色,少数为出血性,部分融合成不规则片状,疹间仍有正常皮肤(图7-1),不伴瘙痒。出疹时全身不适及呼吸道症状加重,体温可高达40℃,病程中可伴随畏光、厌食、腹痛、腹泻、呕吐、淋巴结肿大和肝脾大,重者可伴有脑及肺损害。

4)恢复期:皮疹按出疹顺序消退,伴糠麸样细小脱屑及浅褐色色素沉着。体温下降,全身及呼吸道症状好转。整个病程一般为10~14天。

（2）不典型麻疹

1）轻型麻疹：多见于有部分免疫者，如潜伏期内接受过免疫球蛋白或 <8 个月有母亲被动抗体的婴儿。皮疹稀疏、色浅、消退快，消退后无色素沉着或脱屑，无并发症，很少有黏膜斑。

2）重型麻疹：多见于营养不良、免疫力低下者。皮疹密集融合，可为出血性斑丘疹，高热、全身中毒症状重，叫伴有消化道出血、咯血、血尿、血小板减少等。部分患者疹不出透、色泽暗淡或皮疹骤退，有血压下降、四肢厥冷等循环障碍表现，病死率高。

3）异型麻疹：主要见于接种过麻疹灭活疫苗但失败或免疫缺陷者，再次感染麻疹野生型病毒株者。

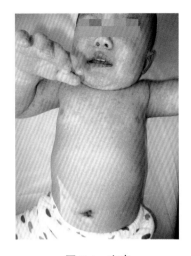

图 7-1　麻疹

1 岁男童。颜面、躯干弥漫分布大量红色、暗红色斑疹、斑丘疹，部分融合。

皮疹表现多样，可为水疱、瘀斑、紫癜和肢端水肿；出疹顺序不规则，易并发肺炎，伴高热，但鼻炎、结膜炎少见。

（3）并发症：麻疹易并发中耳炎、喉炎、肺炎、脑炎和心肌炎。肺炎是最常见的并发症。亚急性硬化性全脑炎是一种麻疹病毒感染所致的致命性中枢神经系统退行性病变疾病，主要发生于早年有麻疹病毒感染史的儿童，可于感染后数月至数十年（多见于 6~11 年）发病，表现为癫痫发作、人格改变、昏迷和死亡。

2. 辅助检查

（1）血常规：白细胞总数减少，淋巴细胞比值增高。

（2）病原相关检查

1）麻疹血清特异性 IgM 抗体：具有早期诊断价值，但在发疹的前 3 天内，其滴度水平可能未达检测阈值，故发疹 72 小时内 IgM 阴性者，需在 72 小时以后进行二次取材化验；且对于接种过麻疹疫苗的患者，不能仅凭 IgM 阴性除外麻疹。

2) 咽部分泌物或尿液中分离病毒或 RT-PCR 检测病毒 RNA：对免疫力低下不能产生特异性抗体的患者尤其有诊断价值。

3. **诊断标准** 发病前有麻疹接触史,有发热、咳嗽、流涕,口腔有麻疹黏膜斑(科氏斑)及特殊的斑丘疹,应考虑为麻疹,结合实验室检查明确诊断。

【鉴别诊断】

其他病毒感染也可以引起麻疹样皮疹(见表 7-1),如风疹病毒、肠道病毒、EB 病毒、人类疱疹病毒 6 型、细小病毒 B19,还应注意和麻疹样药疹、川崎病、猩红热相鉴别。

【治疗】

对麻疹病毒尚无特效的抗病毒药物,主要是对症、加强护理和预防并发症。

1. **一般治疗** 卧床休息、保持室内清洁通风和适宜温度,多饮水,给予易消化营养丰富的食物。

2. **对症治疗** WHO 推荐给予所有儿童两剂维生素 A 治疗(确诊时及确诊次日);发热时宜用物理降温,高热可用小剂量退热药物;剧烈咳嗽时可用祛痰镇咳药;惊厥或烦躁不安者可给予镇静剂如苯巴比妥、地西泮或水合氯醛等。

3. **并发症治疗**

(1) 肺炎:轻者仅对症治疗,疑有细菌感染者可选用抗生素,重者可短期使用糖皮质激素并辅以必要的支持疗法。

(2) 喉炎:镇静、吸氧、雾化等,宜选用 1~2 种敏感抗生素,严重者应用糖皮质激素,喉梗阻进展迅速者应考虑气管切开。

(3) 麻疹脑炎:处理同病毒性脑炎。

【预防】

预防麻疹的关键措施是对易感者接种麻疹疫苗,提高其免疫力。

1. **控制传染源** 对麻疹患者应早发现、早报告、早隔离、早治疗。一般隔离至出疹后 5 天,合并肺炎者延长至出疹后 10 天。对接触麻疹的易感儿童应隔离检疫 3 周,并给予被动免疫。

2. **保护易感人群** 接种麻疹减毒活疫苗,初种年龄为 8 月龄,复种年龄为 18~24 月龄。对年幼或体弱的易感者在接触麻疹患者后 5 天内立即给予免疫血清球蛋白 0.25ml/kg 进行被动免疫,可预防发病或减轻症状。免疫有效期为 3~8 周,以后应主动免疫。

3. **切断传播途径** 流行期间易感儿童应避免到人群密集的场所。无并发症的患儿可在家隔离,减少传播。

二、风疹

【概述】

风疹(rubella)是一种病毒感染,典型特点是皮疹、发热和淋巴结肿大。皮疹一般是红色的散在斑丘疹,始发于面部,向下扩展。通常 3 日内消退,但也可持续至 8 日。

风疹是由风疹病毒感染引起的急性传染病。风疹病毒属披膜病毒科,是 RNA 病毒。妊娠早期母亲感染风疹病毒,可通过胎盘感染胎儿,可能发生流产、死产或胎儿畸形,此种胎儿畸形称为先天性风疹综合征,主要通过飞沫传播。潜伏期为 14~21 天,平均 18 天,早春季好发,患者是唯一的传染源。

【诊断】

1. **临床表现**

(1)前驱期:短,仅 1~5 天。临床症状轻微,可有低热、全身不适、头痛和上呼吸道感染症状。

(2)发疹期:发热第 1 天或次日出疹,始发于面部,由头向足部蔓延,24 小时内遍及全身,掌跖少见。皮疹呈淡红色散在斑丘疹或类似于猩红热样皮疹(图 7-2)。病初软腭

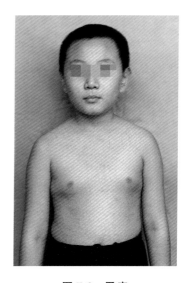

图 7-2 风疹

10 岁男童。额部、耳周、颈部、躯干大量淡红色斑疹,直径 3~7mm。图示为躯干部位皮疹。

黏膜可见黏膜疹,伴有淋巴结肿大,以枕部、耳后、颈后淋巴结肿大更明显。

(3) 消退期:3~5 天后皮疹沿发疹顺序消退,有细小糠麸样脱屑,但无色素沉着。发热、淋巴结肿大也逐渐消退。

(4) 并发症:包括关节痛和关节炎,尤其是青春期后的女孩或妇女;肝炎、心肌炎、肾炎、脑炎、溶血性贫血和血小板减少性紫癜等较少见。

(5) 先天性风疹综合征:无免疫力的孕妇感染风疹病毒后可通过胎盘传给胎儿致病,尤其是妊娠前 16 周的感染者。轻者可呈隐性感染,严重者可出现死胎、流产、各类先天畸形如先天性心脏病、白内障、听力障碍。1/3 的病例在新生儿期有相应表现,如出生低体重、血小板减少、溶血性贫血、骨发育不良、肝脾大及脑炎等,偶可导致"蓝莓松饼综合征"。

2. **辅助检查**

(1) 血常规:白细胞正常或减少,淋巴细胞增多,可出现异型淋巴细胞及浆细胞。

(2) 病原相关检测:检测血清风疹特异性抗体 IgM 和 IgG,或检测风疹病毒 RNA 均有助于临床诊断。

3. **诊断标准**　　主要根据接触史,全身症状轻微,有红色斑疹、耳后及枕后淋巴结肿大等进行临床诊断。如果临床表现不典型时,可进行相关实验室检查确诊,多采用 ELISA 和间接免疫荧光技术检查特异性 IgM 抗体。

【鉴别诊断】

需与麻疹、传染性单核细胞增多症、幼儿急疹等鉴别(见表 7-1)。

【治疗】

本病是传染病,应隔离治疗。一般以对症为主,不需要特殊治疗。皮疹瘙痒时可外用炉甘石洗剂。但先天性风疹综合征患儿应根据病情给予相应治疗。

【预防】

1. **控制传染源**　　患者应隔离患儿至出疹后 5 日。出疹前传染性最强。

2. **保护易感人群** 注射风疹疫苗是预防和控制风疹流行最有效的手段。孕早期妇女应避免接触风疹患者,若已经接触,应检测风疹抗体,建议阳性者终止妊娠,阴性者注射高效价免疫球蛋白进行被动免疫。

3. **切断传播途径** 流行期间易感儿童应避免到人群密集的场所。患者应在家隔离,减少传播。

三、幼儿急疹

【概述】

幼儿急疹(exanthema subitum)又称婴儿玫瑰疹、第6病,主要是由人类疱疹病毒6型(human herpesvirus 6,HHV 6)引起的一种急性传染病,多见于婴幼儿。多见于6月龄至3岁的婴幼儿,尤其是6~12月龄的婴儿。全年都可发病,春季最常见。

HHV-6和HHV-7是幼儿急疹的致病原,主要通过污染的唾液传播,其他少见方式包括经血或干细胞移植传播。

【诊断】

1. **临床表现**

(1) 潜伏期:多为1~2周,平均9~10天。

(2) 发热期:起病急,突然高热,体温最高为39.5~40.5℃,持续3~5天。高热初期可伴惊厥,发生率约10%。高热期间一般情况良好,可有食欲缺乏、烦躁不安或轻咳。明显的高热与轻微的症状、体征不相称是此病的重要特点。

(3) 出疹期:病程第3~5天体温骤退至正常,热退同时或热退后1~2天内出现皮疹。皮疹为玫瑰色斑疹或斑丘疹,压之褪色,很少融合。先发生在躯干,后迅速累及颈、上肢、下肢,偶累及面部(图7-3)。少数伴有颈部淋巴结肿大、眼睑水肿和前囟膨隆。软腭和悬雍垂可见红色黏膜疹。皮疹持续1~2天快速消退,无色素沉着及脱屑。悬雍垂和舌腭交界处的溃疡是特征性表现。

(4) 并发症:发热初期可致高热惊厥,一般预后良好。偶并发脑炎和血小板减少性紫癜。

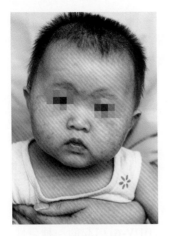

图7-3　幼儿急疹
6个月男婴。3天高热消退后，全身突发皮疹，表现为淡红色斑疹、斑丘疹，主要分布为头面部和躯干。

2. 辅助检查

（1）血常规：白细胞总数减少，淋巴细胞比值增加，也可随后出现白细胞总数增多。

（2）病毒相关检测：血清 HHV-6/7 型 IgG、IgM 抗体阳性有助于诊断，早期诊断应选择病毒抗原检测，抗原阳性结果可作为确诊的依据。

3. 诊断标准　幼儿急疹的临床诊断基于其典型特征：幼儿发热 3~5 日，随之骤然退热并出现皮疹，很少需要进行实验室评估。对于大多数由 HHV-6 型引起玫瑰疹的患儿，至皮疹出现时，病毒血症已经消退。免疫功能受损的患儿，以及表现不典型或有并发症的患儿可能需要进行病毒学检查。

【鉴别诊断】

应与其他发热发疹性疾病如风疹病毒、肠道病毒等感染，药物疹及川崎病相鉴别（见表7-1）。

【治疗】

本病一般不需特殊治疗，主要是对症处理，尤其是高热期，可用物理降温或小量退热剂，哭闹烦躁使用镇静剂，发生惊厥应及时给予苯巴比妥或地西泮等抗惊厥药物。

【预防】

隔离患儿至出疹后 5 天。本病传染性不强，预防措施可参照呼吸系统疾病。

四、传染性单核细胞增多症

【概述】

传染性单核细胞增多症（infectious mononucleosis，IM），简称传单，

是由 EB 病毒(Epstein-Barr virus,EBV)感染引起的急性感染病,儿童发病较多。临床表现多样化,以发热、咽痛、淋巴结肿大和肝脾大、外周血中单核细胞和异型淋巴细胞增多及血清特异性 EBV 抗体阳性为特征。

EBV 是一种广泛传播的疱疹病毒,通过易感者与 EBV 携带者亲密接触而传播。还没有从环境来源中发现 EBV,这提示人类是其主要宿主。EBV 主要通过唾液途径传播,在口腔上皮细胞及 B 淋巴细胞内进行复制,循环的 B 淋巴细胞将病毒播散至网状内皮系统并刺激产生 T 细胞应答。传染性单核细胞增多症的发生被认为是由于病毒复制和免疫细胞的增殖共同导致的临床现象。潜伏期平均为4~8 周。

【诊断】

该病病程长短差异较大,伴随症状多样化。典型表现为发热、咽痛、淋巴结肿大。

1. **临床表现** 潜伏期为 5~15 天。约 40% 有前驱症状,表现为全身不适、头痛、头晕、发热、畏寒、食欲缺乏、恶心、呕吐及腹泻等。

(1)发热:体温 38.5~40℃,热型不定,部分患者伴有寒战,热程不一,数日至数周,但也可长达 2~4 个月。虽有发热,但中毒症状并不显著。

(2)淋巴结肿大:为本病的主要表现,有 70% 以上患者有淋巴结肿大,全身淋巴结均可受累,浅表淋巴结以颈部最为明显,中等硬度,表面光滑,无明显压痛。肿大淋巴结消退缓慢,常需数周至数月。肠系膜淋巴结肿大可引起腹痛。

(3)咽峡炎:半数以上患者有咽痛及咽充血。扁桃体可充血肿大,少数可有溃疡或灰白色假膜,易剥脱。腭部及咽弓处可见小出血点,牙龈可肿胀。喉头及气管水肿可致上呼吸道阻塞。

(4)皮疹:10%~20% 的患者发病后 4~10 日出现皮疹,呈多形性,主要分布于躯干及前臂伸侧。以丘疹及斑丘疹常见(图 7-4),也可有荨麻疹或猩红热样皮疹,罕见出血性及水疱样皮疹,持续约 1 周,亦可反复出现。但当在疾病急性期给予阿莫西林治疗后,90%~100% 的

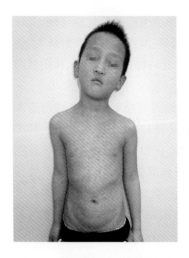

图 7-4　传染性单核细胞增多症
6 岁 4 个月男童。头面、躯干、四肢可见暗红色斑疹，部分融合。患儿伴发热，咽痛等不适。化验查血单核细胞增高，异型淋巴胞 14%，EBV-IgM 阳性。

患者可出现麻疹样的发疹，通常发生在用药后的 5~10 天，不是真正的药物过敏反应，而是由于 B 细胞激活而产生的抗原-抗体免疫复合物反应。其他激惹药物包括甲氧西林、大环内酯类、左氧氟沙星、头孢氨苄。

（5）肝脾大：20%~60% 的患者有肝大，并伴有急性肝炎症状，如食欲缺乏、恶心、呕吐、腹泻、腹痛、黄疸等。肝功能异常，个别患者可发生肝衰竭。约 50% 的患者起病一周出现脾大，一般为轻度，偶可发生脾破裂。

（6）其他症状：儿童可发生角膜炎、结膜充血、"草莓舌"、支气管炎、肺炎、腮腺肿大。急性期可发生心肌炎、心包炎，以及出现中枢神经系统症状，如惊厥、昏迷，甚至发生无菌性脑膜炎或周围神经炎，后期可发生血小板减少性紫癜等。也可发生肾炎、胃肠道出血等。

（7）恢复期：发病 2~4 周后，全身症状逐渐消退，但乏力可持续较久。淋巴结及肝脾大则需数周至数月才恢复正常。偶有复发，但病程短、病情轻。

（8）严重并发症：多数预后良好。急重症患儿可并发多器官损害，如心肌炎、粒细胞缺乏症、血小板减少症、肝肾衰竭、喉梗死、继发感染等，患者死亡率较高。

2. 辅助检查

（1）血常规。白细胞总数早期多正常或偏低，发病 1 周后，白细胞总数增高，一般为 $(10\sim20)\times10^9/L$，偶可高达 $(30\sim60)\times10^9/L$。异型淋巴细胞增多 >10% 或其绝对值超过 $1.0\times10^9/L$，具有诊断意义。但异型淋巴细胞并不是 EBV 感染特征性的指标,也可见于其他感染或药物过敏时。外周血以单核细胞和淋巴细胞增多为主,占总数的 60%以上,婴幼儿可高达 90%。

(2) 病原学检查。①EBV 抗体测定:急性期衣壳抗原 VCA-IgM阳性,恢复期衣壳抗原 VCA-IgG 阳性;②分子生物学检测:PCR 检测血液、唾液、尿液中的 EBV DNA、特异性及敏感性均高。

3. **诊断标准**

(1) 临床表现:有发热、咽炎、全身淋巴结肿大时,应考虑本病,腭部瘀点也有诊断价值。

(2) 实验室检查。外周血常规:白细胞总数增高,血小板减少;淋巴细胞比例增多,异型淋巴细胞超过 10%;嗜异性凝集试验阳性;抗EB 病毒抗体 VCA-IgM 阳性提示本病。

【鉴别诊断】

1. **病毒性肝炎** 传染性单核细胞增多症并发黄疸及 ALT 升高者应与病毒性肝炎相鉴别。病毒性肝炎发热一般 <39℃,且大部分肝炎患者无发热,淋巴结增大持续时间短,异型淋巴细胞总数 <10%,血清 EBV 抗体阴性,而病毒性肝炎血清标志物阳性。

2. **巨细胞病毒(cytomegalovirus,CMV)所致单核细胞增多综合征** 该病也可同时有发热、肝功能异常、肝脾大,但 CMV 感染很少引起咽痛及淋巴结肿大,血清中 CMV 抗体 IgM 测定及 CMV 病原检测阳性可确诊。

3. **急性淋巴细胞白血病** 该病比传染性单核细胞增多症临床表现严重,骨髓中淋巴细胞增多,以幼稚淋巴细胞为主。

4. **慢性活动性 EB 病毒感染** 表现为持续的或反复发作传染性单核细胞增多症样症状,如长期间断发热、肝脾淋巴结肿大等,称为慢性活动性 EB 病毒感染(chronic active EBV infection,CAEBV)。诊断儿童慢性活动性 EB 病毒感染需满足以下标准:①传染性单核细胞增多症样症状反复或持续≥3 个月。②外周血中 EBV DNA 水平高于 1×10^{25} 拷贝/g 或受累组织中 EBV-EBERs 原位杂交或 EBV-LMPI 免疫组织化学染色阳性。③受累组织或者外周血中 EBV 感染 T 细胞或

NK 细胞。④排除目前已知的自身免疫性疾病、肿瘤性疾病、HIV 及先天或继发免疫缺陷性疾病。

【治疗】

1. 对症治疗　大多数传染性单核细胞增多症为自限性疾病,治疗以对症支持为主。急性期卧床休息,注意口腔清洁及水电解质平衡。高热者可结合物理降温或解热剂,咽痛发热者注意有无细菌感染。继发感染者选用敏感抗生素,但避免使用氨苄西林或阿莫西林等药物,以免发生"超敏反应性"皮疹。

2. 严重并发症者,如重症肝炎、喉头水肿、心肌炎、溶血性贫血、血小板减少及中枢神经系统症状者,可用糖皮质激素。同时可静脉注射丙种球蛋白,儿童 200~400mg/(kg·d),疗程 3~5 天,以减轻症状。

3. 抗病毒治疗　早期使用更昔洛韦,儿童 5~10mg/(kg·d),视病情使用 3~7 天。亦可用干扰素肌内注射治疗。

4. 急性期呼吸道隔离,对患者分泌物及污染物要严格消毒。恢复期仍可存在病毒血症。EBV 疫苗尚在研制阶段。

五、手足口病

【概述】

手足口病(hand,foot,and mouth disease,HFMD)是一种临床综合征,以口腔黏膜疹和手足(可能还有其他部位)出现斑疹、斑丘疹或水疱疹为特征。

手足口病是由肠道病毒感染引起的一种儿童常见传染病,以柯萨奇病毒 A16 型(Cox A16)、肠道病毒 71 型(EV 71)最常见,近年来其他病毒(如柯萨奇病毒 A6 和 A10)引起的手足口病病例也逐渐增加,均属于小 RNA 病毒。5 岁以下的儿童多发,同一儿童可因感染不同血清型的病毒而多次发病。

人类是已知的人肠道病毒的唯一宿主。患者和隐性感染者都是传染源。主要通过粪-口途径传播,也可通过疱液、呼吸道分泌物和污染的物品传播。

【诊断】

1. 临床表现

（1）潜伏期多为 2~10 天,平均为 3~5 天。临床症状轻微,多为发热、乏力。

（2）出疹期主要表现为手、足、口、臀等部位斑丘疹、丘疹、水疱,可伴有或不伴有发热。口腔疱疹多见于舌、颊黏膜、硬腭等处(图 7-5)。

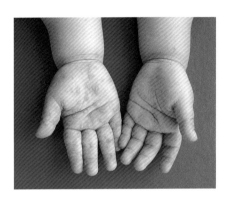

图 7-5 手足口病

3 岁男童,病史 2 天。双手掌可见对称、散在分布的水疱,大小如米粒,水疱周围可见炎性红晕。

（3）疱疹性咽峡炎主要由柯萨奇病毒 A 组、B 组或埃可病毒引起,特征性表现为软腭、悬雍垂、扁桃体、咽部和颊黏膜等部位的痛性水疱和浅溃疡,可以单独发生,也可以是手足口病的临床表现之一。

（4）手足口病后甲损害一般发生在手足口病发病后 1~2 个月,由于病毒感染引起甲母质暂时性生长停滞,导致新甲与旧甲离断。

（5）重症病例,少数患者病情进展迅速,伴有神经、呼吸或循环系统并发症,即为重症病例,主要由肠道病毒 71 型感染所致,低年龄儿多见。

1）神经系统受累:少数病例发生中枢神经系统损害,如无菌性脑膜炎、脑炎、脑干脑炎、脑脊髓炎、急性迟缓性麻痹等。多发生在病程 1~5 天内,表现有精神差、烦躁、肢体抖动、嗜睡、头痛、呕吐、肌无力、颈项强直等。

2）呼吸系统受累：可发生肺水肿、肺出血、肺功能衰竭等。多发生于 3 岁以下的儿童，表现为呼吸增快、浅促、呼吸困难、口唇发绀、咳嗽加重，咳白色、粉红色泡沫痰或血性液体，肺部可闻及湿啰音。

3）循环系统受累：临床表现为心动过速或心动过缓、面色灰白、皮肤花纹、四肢冰凉、血压降低或休克。

2. 辅助检查

（1）血常规：白细胞计数正常或降低，病情危重者白细胞反而明显升高。

（2）部分病例有轻度丙氨酸氨基转移酶（ALT）、天门冬氨酸氨基转移酶（AST）、肌酸激酶同工酶（CK-MB）升高，病情危重可有血糖和肌钙蛋白升高。

（3）血清相关病毒 IgM 抗体阳性，疱液、咽拭子、气道分泌物或粪便中可分离出肠道病毒或肠道病毒核酸检测阳性。

（4）重症病例应完善脑脊液检查、头颅 MRI 检查、胸部 X 线、心电图等检查。

3. 诊断标准　根据流行病学史、急性起病，手、足、口及臀部皮疹可做出临床诊断。少数病例皮疹不典型，可结合病原学或血清学检查明确诊断。

有以下表现者（尤其是 3 岁以下患儿），有可能短时间内发展为重症病例：①持续高热不退；②精神差、呕吐、易惊、肢体抖动、乏力；③呼吸、心率增快；④末梢循环差，出冷汗；⑤高血压；⑥高血糖；⑦外周血白细胞计数、血小板计数明显升高。

【鉴别诊断】

应与其他发热发疹性疾病进行鉴别，见表 7-1。重症病例应注意与其他病毒引起的脑炎或脑膜炎、肺炎、心肌炎进行鉴别。

【治疗】

手足口病有自限性，普通病例预后良好。主要是对症支持治疗。注意隔离，避免交叉感染。清淡饮食，预防脱水。做好口腔、皮肤护理及对症处理。

重症病例应尽早转至感染科诊治,及时进行呼吸支持、维持循环、控制血压等治疗。利巴韦林、奎纳克林和金刚烷胺均已被用于治疗肠道病毒-71型重症手足口病。糖皮质激素与丙种球蛋白对进展快、持续高热、惊厥频繁者可酌情使用。大剂量丙种球蛋白的日剂量需匀速静脉滴注,速度不宜过快,以免增加心肺负荷。

【预防】

1. **控制传染源**　患者应隔离治疗。

2. **保护易感人群**　我国目前临床上已有灭活肠道病毒-71型疫苗,但因缺乏免疫持久性的研究数据,尚未纳入儿童免疫规划。

3. **切断传播途径**　流行期间易感儿童应避免到人群密集的场所去。注意环境卫生,勤洗手换衣。

六、单纯疱疹

【概述】

单纯疱疹(herpes simplex)是由人类单纯疱疹病毒(herpes simplex virus,HSV)感染所致。HSV具有很强的传染性,主要通过接触感染者的疱液、口腔黏膜、眼黏膜、生殖器黏膜而被感染。原发感染消退后,病毒可长期潜伏在局部感觉神经节中,此时病毒仍具有传染性,某些诱因如发热、受凉、暴晒、情绪激动、消化不良或机械刺激等可导致机体细胞免疫功能暂时低下,病毒被再次激活而使疾病复发。

单纯疱疹是由人类单纯疱疹病毒感染所致,根据抗原性质不同分为HSV-Ⅰ型和HSV-Ⅱ型。HSV-Ⅰ型感染大多发生于面部、口周等,HSV-Ⅱ型感染常见于成人生殖器部位及新生儿。

【诊断】

1. **临床表现**

(1)原发性单纯疱疹

1)疱疹性齿龈口腔炎(herpetic gingivostomatitis):又称疱疹性龈口炎(herpetic stomatitis),是原发型单纯疱疹最常见的类型,大多为HSV-Ⅰ感染,好发于1~5岁儿童,潜伏期约5天。皮损表现为迅速发生的簇集性小水疱,很快破溃形成白色斑块,继而转为上覆淡黄色假膜的表浅溃疡,可伴发热、咽痛及局部淋巴结肿痛。整个病程约2周。

2)新生儿单纯疱疹(neonatal herpes simplex):大多为HSV-Ⅱ经产道感染所致,多见于早产儿及缺乏获得性母体IgG的新生儿,一般于出生后4~6日起病。临床表现为喂养困难、高热、黄疸、呼吸困难、肝脾大等,皮肤(尤其是头皮)、口腔黏膜、结膜出现水疱、糜烂。皮疹播散或出现神经系统症状者病情凶险,死亡率高。

3)疱疹性湿疹(herpetic eczema):又名Kaposi水痘样疹(Kaposi varicelliform eruption),是在特应性皮炎或其他皮肤病(脂溢性皮炎、脓疱疮、疥疮等)基础上感染单纯疱疹病毒所致。表现为原皮损区及其周围皮肤突然出现多发的,有脐凹的水疱性皮疹,并可伴有发热、局部淋巴结肿大等全身症状(详见Kaposi水痘样疹章节)。

4)接种性单纯疱疹(inoculation herpes simplex):是HSV直接接种于擦伤或正常皮肤内所致。接种后经过5~7日的潜伏期,在接种处形成一个质硬丘疹,而后形成大疱或不规则的散在性水疱,可伴局部淋巴结肿大,但全身症状轻微。若接种于指尖,则发生深在性疼痛性水疱,呈蜂窝状外观或水疱融合后转变为大疱,称为疱疹性瘭疽(herpetic whitlow),常易被误诊为化脓性感染。

5)疱疹性脑炎(encephalitis herpes):临床表现与其他病毒性脑炎极为相似,可有发热、头痛、颈项强直、畏光、精神紊乱、昏迷等脑炎症状。

(2)复发性单纯疱疹:原发性HSV感染后,在机体抵抗力下降或一些诱发因素刺激下,单纯疱疹可复发,多在同一部位,也可在不同部位,以面部和生殖器部位最常见。复发性生殖器疱疹多见于成年人。儿童复发性单纯疱疹常发生于面部,表现为红斑上的群集小水疱(图7-6),严重时出现糜烂结痂,反复多次

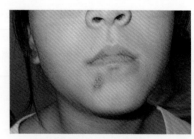

图7-6 单纯疱疹

10岁女童。患儿右侧下颌部位可见水肿性红斑基础上米粒大小成簇水疱和脓疱,伴明显疼痛。

后局部可遗留凹陷性瘢痕。

2. 辅助检查

(1) 血清抗体检测：血清中可检测出 HSV 特异性 IgM 及 IgG 型抗体，IgM 型抗体更有诊断价值。

(2) 病原相关检查

1) 聚合酶链反应(PCR)法检测：取皮损或疱液用 HSV 共同引物扩增 HSV 的特异性 DNA 片段。

2) 疱液病毒培养与接种：是诊断的金标准，用干燥的细针吸取疱液置于消毒的试管内，立即送往实验室进行培养和接种。

3. 诊断标准　常见的单纯疱疹多为复发型，根据其临床特点，如成群的水疱，易侵犯皮肤与黏膜交界处，多见于发热后，自觉症状有灼热及痒感等，即可诊断。新生儿感染单纯疱疹有发生疱疹性脑炎的风险，需密切关注。

【鉴别诊断】

单纯疱疹需与带状疱疹、脓疱疮鉴别。对于某些少见的原发性感染者如疱疹性齿龈口腔炎，鉴别诊断需考虑链球菌感染、白喉、鹅口疮、阿弗他口炎、柯萨奇病毒感染、白塞病及史蒂文斯-约翰逊(Stevens-Johnson)综合征，有时需配合特殊的实验室检查。

【治疗】

无并发症的轻度单纯疱疹无需特殊治疗，局部外用即可。严重的原发性单纯疱疹和反复发作的复发型单纯疱疹可考虑系统治疗。

1. 局部治疗　以外用收敛、干燥和防止感染的药物为主，可外用抗病毒药物如阿昔洛韦乳膏、喷昔洛韦乳膏等，预防或继发感染时外用莫匹罗星软膏、夫西地酸乳膏、复方多黏菌素 B 软膏等。原发性齿龈口腔炎应保持口腔清洁，可予以 1∶1 000 的苯扎溴铵溶液含漱。严禁使用糖皮质激素类药膏。

2. 系统治疗　对于有免疫缺陷或免疫抑制状态的患者，建议系统治疗。

(1) 阿昔洛韦：①口服，每次 20mg/kg，每日 3~4 次，并联合应用丙种球蛋白。②单纯疱疹性脑炎采用静脉滴注 10mg/(kg·次)，每 8 小时一次,连用 10 日。

(2) 伐昔洛韦:>3 岁儿童也可使用伐昔洛韦,10~15mg/(kg·d),分 2 次空腹口服,连用 5 天。

(3) 丙种球蛋白静脉输注:若全身症状重、基础条件差的情况下,可在抗病毒治疗基础上加用,400~500mg/(kg·d),共 3~5 日。

七、Kaposi 水痘样疹

【概述】

Kaposi 水痘样疹(Kaposi varicelliform eruption)又名疱疹性湿疹,是在特应性皮炎或其他皮肤病基础上感染病毒所致。

本病的基础皮肤病最常见的是特应性皮炎,偶尔可发生于脂溢性皮炎、脓疱疮、疥疮、落叶性天疱疮、家族性慢性良性天疱疮、鱼鳞病样红皮病、Darier 病、蕈样肉芽肿、塞扎里(Sezary)综合征或其他炎症性皮肤病等。在这些疾病的基础上感染病毒可引发本病,这些病毒包括单纯疱疹病毒、牛痘病毒、天花病毒、猴痘病毒及柯萨奇 A16 病毒等,以 HSV-Ⅰ感染最为常见。

【诊断】

1. **临床表现**　本病好发于 3 岁以内的儿童。感染病毒后,经过约 10 天 (5~19 天)的潜伏期,可出现高热、全身不适、嗜睡等中毒症状,随后迅速出现大量群集的水疱,迅速进展为脓疱,也可先出现红色丘疹,而后很快变为水疱、脓疱,基底明显红肿,部分水疱可见脐凹,部分皮疹为出血性,呈血痂和黑痂(图 7-7)。2~3 天后皮疹可融合成片,但附近仍可见散在分布的典型皮疹。皮疹常局限于面部、肩部或臀部等原有基

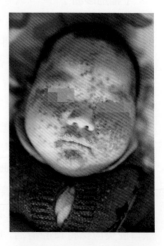

图 7-7　Kaposi 水痘样疹
5 个月男婴。湿疹病史 3 个月。水痘样皮疹发生于原湿疹皮损上,使得原湿疹渗出增多,出现大片糜烂和结痂,部分皮损处可见脐凹样损害。

础皮肤病的部位,少数也可发生于正常皮肤上,甚至为全身性,皮疹附近的淋巴结肿大。

2. **辅助检查**

(1)血清抗体检测:血清中可检测出特异性病毒 IgM 及 IgG 型抗体,IgM 型抗体更有诊断价值。

(2)病原相关检查:聚合酶链反应(PCR)法检测:取皮损或疱液用疑似致病病毒的引物扩增相应的特异性 DNA 片段。

(3)其他检查:血常规常可见白细胞减少,合并细菌感染时白细胞可增高,也可有嗜酸性粒细胞增多。部分患儿血清 IgE 增高。

3. **诊断标准**　在原有炎症性皮肤病的基础上,突然发生多数脐凹状水疱和脓疱、伴血痂和黑痂,有单纯疱疹感染或其他可疑病毒患者接触史,即可诊断。

【鉴别诊断】

主要与原有炎症性皮肤病继发细菌感染相鉴别,如脓疱疮等。

【治疗】

1. **宣传教育**　有特应性皮炎等基础皮肤病的患者,应避免与单纯疱疹患者密切接触。同时本病患者应当接触隔离,避免传染给他人。

2. **局部治疗**　以消炎、收敛、抗菌、防止继发感染为原则,有明显渗出时可用 0.1% 依沙吖啶溶液湿敷,皮损干燥后可外用莫匹罗星软膏、夫西地酸乳膏或 1% 新霉素霜等。

3. **系统治疗**

(1)抗病毒治疗:病情严重者予以阿昔洛韦静脉输注,病情相对较轻者可口服阿昔洛韦或其衍生物,如伐昔洛韦、泛昔洛韦等,用法用量同单纯疱疹。

(2)输注丙种球蛋白注射液:全身症状重、基础条件差时,可在抗病毒治疗的基础上加用,400~500mg/kg,每日 1 次,共 3~5 日。

八、水痘和带状疱疹

【概述】

水痘(varicella,chickenpox)和带状疱疹(herpes zoster)均由水

痘-带状疱疹病毒(varicella-herpes zoster virus,VZV)感染引起的病毒性皮肤病。

病毒初次感染表现为水痘或隐匿性感染,常见于儿童;初次感染后病毒可沿着周围神经达到脊髓后根的神经节长期潜伏,当机体抵抗力下降时,潜伏的病毒被激活发生再次感染而引起带状疱疹。

【诊断】

1. 临床表现

(1)水痘:水痘是儿童常见的急性呼吸道传染病,以学龄前儿童多见,传染性极强。潜伏期9~23天,多为14~17天。出疹前可伴短暂的轻微症状如发热、全身不适、咽痛、咳嗽、头痛等,之后迅速进入出疹期。皮疹首发于躯干部,逐渐蔓延至头面部和四肢,呈向心性分布,以躯干为多,面部和四肢较少,掌跖更少。初起为红色斑丘疹,数小时后即变成绿豆大小的水疱,呈椭圆形,中央有脐凹,周围有红晕(图7-8)。水疱壁易破,常有瘙痒,部分在数小时后形成脓疱。经过2~4天水疱干燥结痂,脱痂后可有色素沉着,若无继发感染,一般不遗留瘢痕。口腔外阴黏膜亦可受累出现红斑水疱。出疹期为4天,皮疹陆续分批出现,因此同一部位可见斑疹、丘疹、水疱、结痂等不同时期的皮疹,又称"四世同堂"。自然病程为10~14天。

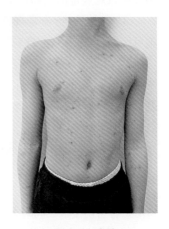

图7-8　水痘

9岁男孩。面部、躯干散在分布米粒至绿豆大小的水疱、结痂,躯干部继发传染性脓疱疮,表现为糜烂、渗出和结痂。

水痘异型:

1)大疱型水痘:较少见,通常见于<2岁儿童,可见2~7cm大小的大疱,常由单个水疱发展而成,疱壁破裂后形成糜烂面,而后结痂痊愈,一般不留瘢痕。

2)出血性水痘:常见于营养不良、恶性肿瘤等使用免疫抑制剂及长期使用糖皮质激素治疗的患者,可出现泛发性出血性水疱,伴高热及严重的全身症状。

3)新生儿水痘:通常在分娩时由母体传染所致。

4)成人水痘:较儿童水痘症状更重,前驱期长,可伴高热、全身症状明显,皮疹数目较多,瘙痒明显。

5)并发症:水痘的并发症并不多见,偶可发生,主要是继发感染,如坏疽,严重者可有败血症或脓毒血症。

(2)带状疱疹:带状疱疹在起病前一般先有轻度发热、疲倦无力、全身不适、食欲缺乏,以及患处皮肤灼热感或神经痛等前驱症状,但也有无前驱症状而发疹者。皮损表现为患处先有不规则红斑,而后在红斑基础上迅速出现簇集性粟粒大小或绿豆大小的丘疹、丘疱疹,迅速发展成水疱,疱液澄清,疱壁紧张发亮,周围有红晕,疹间皮肤正常(图7-9),伴局部淋巴结肿大、疼痛。一般在发病后 2~5 日内不断有新发皮疹陆续出现,数日后疱液可混浊,部分破裂形成糜烂面,最后干燥结痂,痂脱而愈,愈后可留有暂时性色素沉着,一般不留瘢痕。皮损沿一侧周围神经支配区皮肤呈带状分布,好发于肋间神经或三叉神经分支支配区域,也可见于腰腹部、四肢及耳部。一般不超过身体中线。

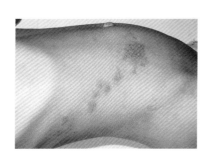

图 7-9 带状疱疹

6 岁男童。右侧腰肋部沿带状分布的暗红斑,其上可见簇集分布的米粒至绿豆大小水疱,局部水疱融合。

2. 辅助检查

(1)血常规:白细胞大多正常或轻微升高。

(2)病原相关检测

1)快速诊断:刮取新鲜疱疹基底细胞涂片,瑞氏染色见多核巨细胞,吉姆萨染色可见细胞内包涵体。

2)抗体检测:水痘发疹后 7~10 天血清中即可发现有中和抗体及补体结合抗体,约 14 天达高峰,补体结合抗体滴度检测可辅助诊断。

3）血清或疱液 VZV 的 DNA 检测：采用 PCR 方法，特异性及敏感性均高。

3. 诊断标准

（1）水痘诊断标准：①流行病学提示近期接触过水痘或带状疱疹患者。②临床出现发热（有或无），躯干和头面部出现向心性皮疹、分批出现斑疹和水疱等。临床则可诊断。③实验室检查：免疫荧光检查和病毒性检查有助于确诊水痘。

（2）带状疱疹的诊断标准：临床根据簇集性水疱或丘疹，沿神经走向排列成带状，单侧分布，有明显的神经痛等症状，即可诊断，必要时可用 PCR 检测 VZV DNA 和病毒培养予以确诊。

【鉴别诊断】

水痘需要与丘疹性荨麻疹、手足口病、单纯疱疹、脓疱疮等鉴别。

【治疗】

1. 水痘　一般以对症支持为主，室内保持通风透气，可使用抗病毒药物，防治并发症。

（1）对症治疗：发热期应卧床休息，给予易消化的饮食和充足的水分，避免搔抓，勤换衣服，皮疹破溃后可使用抗生素药膏预防感染。

（2）抗病毒治疗：早期可给予阿昔洛韦、伐昔洛韦口服，疗程 3~5 天，重症者可延长至 10~14 天，具体剂量参照单纯疱疹部分。

（3）局部治疗：以干燥、消炎和促进创面愈合为主，可外用阿昔洛韦乳膏或喷昔洛韦乳膏，水疱破溃后可予以莫匹罗星软膏、夫西地酸乳膏或那氟沙星软膏等预防感染。

（4）防治并发症：皮肤继发感染应加用抗生素药膏外用，重症患者可静脉使用丙种球蛋白 400~500mg/(kg·d)，连用 3~5 天。

（5）自出疹前 1 天至皮疹结痂期间均有传染性，一般水痘患者应在家中隔离至水疱全部结痂。尽量避免与易感儿童及孕妇接触。

2. 带状疱疹　对于一般患者以休息、止痛、缩短病程、防止继发感染和后遗神经痛为原则。

一般处理和抗病毒治疗同水痘。儿童带状疱疹治疗前，需明确患儿是否存在免疫缺陷。有研究表明，免疫缺陷儿童发生带状疱疹，早期使用阿昔洛韦治疗可显著减轻病毒在内脏的播散、降低病死率。下面主要介绍带状疱疹神经痛的治疗。

（1）神经痛的药物治疗：对于轻至中度疼痛，可给予对乙酰氨基酚等非甾体抗炎药或曲马多；中至重度疼痛可使用钙通道调节剂如加巴喷丁、普瑞巴林等，但不建议用于 12 岁以下儿童。

（2）物理治疗：紫外线、频谱治疗仪、红外线等局部照射可促进水疱干涸和结痂，缓解疼痛。

九、猩红热

【概述】

猩红热（scarlet fever）是 A 组 β-溶血性链球菌引起的急性呼吸道传染病。其临床特征为发热、咽峡炎、全身弥漫性红色皮疹和疹退后脱屑。少数患儿病后可出现变态反应性心、肾、关节的并发症。

链球菌能产生 A、B、C 三种抗原性不同的红疹毒素，引起迟发型超敏反应，其抗体无交叉保护力，均能引起发热和猩红热样皮疹，还可抑制吞噬系统功能和 T 细胞的功能，触发内毒素出血性坏死反应。此外，链球菌还可产生链激酶纤维蛋白酶，可溶解血块并阻止血浆凝固，透明质酸酶（扩散因子）能溶解组织间的透明质酸，以上两种反应有利于细菌在组织内扩散。该菌对热及干燥抵抗力较弱，加热 56℃ 30 分钟及一般消毒剂均可将其杀灭，但可在痰及脓液中生存数月。

【流行病学】

1. **传染源**　主要是患者和带菌者。

2. **传播途径**　主要通过空气飞沫传播，也可经皮肤伤口或产道感染引起"外科型猩红热"或"产科型猩红热"。

3. **易感人群**　儿童为主要的易感人群。感染后可产生较久的抗菌及抗毒素免疫能力。抗菌免疫主要来自 M 蛋白的抗体，具有型特异性，可抵抗同型菌侵袭，但对不同型别链球菌感染无保护作用。红疹毒素抗体可长期存在，但由于红疹毒素有 5 种血清型，无交叉免疫，抗体仅能抵抗同种，故感染另一种红疹毒素的 A 组链球菌仍可再发病。

4. 流行病学特点

（1）本病一年四季均可发病，以冬春季节多，夏秋季节少。

（2）任何年龄均可发病，但以儿童多见，尤以 4~15 岁儿童好发。

（3）本病多见于温带地区。我国北方常有流行，长江流域多为散发，华南则很少见。

【诊断】

1. 临床表现　潜伏期通常为 2~7 天，临床表现各种各样，轻重差别较大。可分以下几种类型。

（1）普通型：在流行期间大多数患者属于此型，临床表现为：

1）发热：体温约达 39℃，可伴有头痛、不适等全身中毒症状。

2）咽峡炎：表现咽痛、吞咽痛，局部充血并可有脓性渗出液，腭部可见充血或出血性黏膜疹，可早于皮疹出现。颌下及颈部淋巴结肿大。

3）皮疹：发热后 24 小时内开始出疹。始于耳后、颈和上胸部，24 小时迅速蔓延全身。48小时达高峰，此时体温也最高。典型皮疹是在弥漫性充血的皮肤上出现均匀分布的粟粒大小的丘疹，压之褪色，疹间皮肤红色，伴有痒感，因与毛囊一致，故呈鸡皮样，称为"鸡皮样疹"，触之有砂纸感（图 7-10）。偶有带脓头的粟粒疹，皮肤指压迹（用手按压皮肤，压时白色，去压后

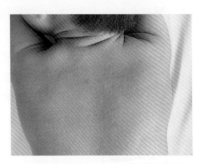

图 7-10　猩红热

4 岁男孩。皮疹 2 天，伴咽痛、发热。此图示后背部弥漫红斑，上有鸡皮样丘疹。

红疹又出现）阳性。手足心及面部充血但无皮疹，面部口鼻周围皮肤发白，形成"口周苍白圈"。腋窝、肘窝、腹股沟、腘窝等皮肤皱褶处皮疹密集，夹有针尖大小出血点，形成明显的红色线条，称为巴氏线。发疹同时可见舌乳头肿胀，称为"杨梅舌"。皮疹达高峰后，继之依出疹顺序开始消退，一般 2~3 天退尽，重者可持续约 1 周。疹退后开始皮

肤脱屑,皮疹越多脱屑越明显,面部及躯干部常为糠屑状,掌跖、指/趾处由于角质层较厚,可呈片状完整脱皮及套状脱皮。

(2) 轻型:体温不太高,热程短,有急性咽峡炎及扁桃体炎症状。皮疹轻,仅见上胸部及锁骨部,需仔细观察,否则常被遗漏。由于近年来抗生素早期及广泛应用,轻型病例增多。

(3) 脓毒型:自应用抗生素以来脓毒型猩红热已少见。脓毒型猩红热多见于卫生及营养差的儿童。此型患儿咽峡炎显著,渗出物多,有大片脓性假膜,局部黏膜可坏死而形成溃疡。病原菌侵犯邻近组织,可引起扁桃体周围脓肿、咽后壁脓肿、中耳炎、乳突炎、鼻窦炎、颈淋巴结炎。血行播散可引起败血症,并可引起迁徙性脓肿,如化脓性关节炎、骨髓炎、心包炎、心内膜炎、肝脓肿、肺脓肿和化脓性胸膜炎,以及感染中毒性休克等。

(4) 中毒型:临床表现主要为毒血症,可有高热、头痛、剧烈呕吐甚至神志不清,以及中毒性心肌炎及感染性休克。咽峡炎不重但皮疹很明显,可为出血性。若发生休克,则皮疹隐伏。有报道该型患儿可有中毒性胃肠炎、肝炎、急性肾功能不全等。本型猩红热临床少见,但死亡率高。

(5) 外科型(包括产科型):病原菌从伤口或产道侵入体内而致病,无咽峡炎及草莓舌。皮疹首先发生在伤口周围,然后向全身蔓延。一般症状轻,预后良好,可从伤口分泌物培养出病原菌。

2. **并发症**

(1) 化脓性并发症:多见于脓毒型猩红热。婴幼儿常在病程中并发中耳炎,有摇头、拒乳、抓耳等动作,易继发乳突炎。

(2) 中毒性并发症:见于中毒性猩红热。一般持续时间短,预后良好。

(3) 变态反应性并发症:见于病程2~3周,偶可并发肾小球肾炎、心肌炎、风湿性关节炎、风湿热等。

3. **辅助检查**

(1) 血常规:白细胞总数升高(10~20)×10^9/L,中性粒细胞 >80%,严重者可出现中毒颗粒。

（2）C 反应蛋白测定：常在发病第 3 天升高，持续 1 个月，可作为是否细菌感染或有无风湿热活动的判定指标。

（3）病原学诊断：可用咽拭子或其他病灶的分泌物培养溶血性链球菌。

（4）抗链球菌抗体检查：常用抗链球菌溶血素抗体（ASO），一般在发病后 7 天开始升高，14 天后阳性率约为 60%，4~6 周达高峰，可持续 12 个月或几年。发病早期大量使用抗生素或免疫抑制剂，可使 ASO 持久阴性。如果 ASO 升高，合并 C 反应蛋白升高，血沉快，结合临床，可考虑风湿活动。

4. **诊断标准** 有与猩红热或咽峡炎患者接触的流行病学史，未患过猩红热有助于诊断。临床有发热、咽峡炎及典型皮疹，疹退后有脱屑等猩红热的特征表现。外周血白细胞及中性粒细胞升高。咽拭子或分泌物培养见 A 组链球菌。

【鉴别诊断】

1. **其他咽峡炎** 在出皮疹前咽峡炎与一般咽峡炎较难区别，如疱疹性咽峡炎及其他细菌感染，需行病原学检测进行鉴别。

2. **金黄色葡萄球菌感染** 有些金黄色葡萄球菌可产生红疹毒素，引起猩红热样皮疹。如皮肤有感染灶，应与外科型猩红热区别。金黄色葡萄球菌皮疹消退快，无脱皮现象，病原学检测为金黄色葡萄球菌。

3. **其他** 出疹性传染病如麻疹、风疹、幼儿急疹、传染性单核细胞增多症，一般少有猩红热样皮疹，且各自有相应的临床特征。

4. **川崎病** 多见于 4 岁以下儿童，持续发热 1~2 周，可出现草莓舌、猩红热样皮疹，手足指/趾末端硬性肿胀及膜状脱皮，血小板增多。

5. **药疹** 可呈猩红热样皮疹，伴有荨麻疹样皮疹及多形性皮疹，出疹前有服药史或接触史，无咽峡炎及杨梅舌。

【治疗】

治疗不仅要消除患者临床症状，还要注意根除体内细菌以预防继发迁徙性化脓性病灶和引起的变态反应并发症。

1. **一般治疗** 进行呼吸道隔离，急性期应卧床休息，给予易消化食物，补充水分及营养，防止继发感染。

2. **抗菌治疗** 目前,A 组链球菌仍对青霉素敏感,故作为首选药。对青霉素耐药的 A 组链球菌仅占 4%~5%。普通患者青霉素剂量为 5 万 U~10 万 U/(kg·d),对病情严重者 20 万 U~40 万 U/(kg·d),分 2 次静脉滴注。用药后,80% 的患儿约 24 小时退热,约 3 天症状缓解,皮疹渐退。疗程约 14 天彻底清除病灶。对青霉素过敏者可选用大环内酯类等其他抗生素治疗。对病情严重者可输新鲜血浆或静脉注射丙种球蛋白支持。若发生感染中毒性休克,应及时补充血容量、纠正酸中毒和使用血管活性药物。

【预防】

患儿住院或家庭隔离,待咽培养 3 次阴性且无化脓性并发症出现时,方可解除隔离。咽拭子持续阳性者应延长隔离期。

托幼机构发生猩红热患者时,应严格密切观察接触者(包括工作人员),患儿要隔离治疗 1 周,对接触者做咽拭子培养,可疑患儿应早期治疗。对带菌者亦可口服青霉素类药物治疗 1 周。流行期间,儿童少到公共场所,房屋常通风换气。

十、肺炎支原体诱发的皮疹黏膜炎

【概述】

肺炎支原体是社区获得性肺炎的主要原因,可引起许多肺外表现,包括皮肤黏膜疹。肺炎支原体诱发的皮疹黏膜炎(mycoplasma pneumoniae-induced rash and mucositis,MIRM)是在 2015 年命名的,旨在将支原体相关的黏膜皮肤疾病与 Stevens-Johnson 综合征/中毒性表皮坏死松解症(SJS/TEN)和多形红斑区分开来。

【流行病学】

MIRM 主要累及儿童和青少年(平均年龄 12 岁),男性更常见,罕见成人病例报告。MIRM 最常发生在冬季。儿童是肺炎支原体的主要宿主,通过个人接触密切的呼吸道飞沫传播。肺炎支原体感染的特点是潜伏期长(长达 4 周)和感染后数周无症状携带。虽然只有约 25% 的肺炎支原体感染患者出现皮肤黏膜疹,但已有报道社区可出现暴发性 MIRM。

【病因及发病机制】

肺炎支原体引起的皮肤黏膜疹确切发病机制尚不清楚。

【诊断】

1. **临床表现** 典型的 MIRM 表现为较为严重的黏膜炎症,以及稀疏散在、形态各异的皮肤病变。大多数患者在皮肤黏膜疹出现前一周有咳嗽,全身不适及发热等前驱症状。

(1) 黏膜损害:绝大多数患者有 2~3 处黏膜部位受累,全部患者都累及口腔,表现为口唇黏膜出血性结痂,舌体及颊黏膜糜烂。大多数患者有眼部受累,以双侧化脓性结膜炎最为常见,也可出现畏光及眼睑水肿。约 60% 的患者发生泌尿生殖道改变,可累及外阴、阴道、阴茎(包括尿道口)和阴囊,有时也可累及鼻黏膜及肛周。

(2) 皮疹改变:MIRM 的皮疹形态各不相同,以水疱性病变最为常见,皮疹通常散发于躯干及四肢,偶有累及面部,皮疹呈现靶形、丘疹或环状改变(图 7-11)。

(3) 临床变异:除典型的皮疹改变外,部分患者可表现为角层下脓疱疹,还有部分患者可仅表现为黏膜受累。

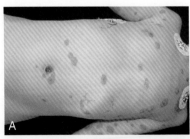
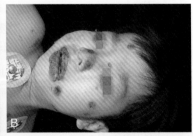
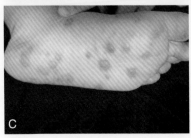

图 7-11 肺炎支原体诱发的皮疹黏膜炎
6 岁男孩,持续发热和咳嗽 15 天,全身皮疹 6 天。图 A 示躯干散在红色斑疹,丘疹,丘疱疹,可见明显靶形;图 B 示双眼渗出性结膜炎改变,口腔、舌、咽后壁、硬腭及颊黏膜可见红斑,白色渗出物;图 C 示足部可见弥漫性红斑,明显张力性水疱。

2. 辅助检查

（1）急性期：C 反应蛋白、红细胞沉降率均可升高。

（2）病理学：具有与多形红斑、Stevens-Johnson 综合征/中毒性表皮坏死松解症相同的病理改变，即坏死角质形成细胞和血管周围浸润稀疏的淋巴细胞。

3. **诊断标准**　当儿童或青少年出现黏膜炎或皮肤黏膜疹，并有明确的前驱症状，即此前一周出现咳嗽、不适、发热时，均应怀疑 MIRM。肺炎支原体感染的实验室证据可支持该诊断。本病的诊断标准包括：

（1）皮疹受累面积不足体表面积的 10%。

（2）两个及以上黏膜部位受累。

（3）存在少量水疱性病变或散在分布靶形损害。

（4）肺炎支原体感染的临床和实验室证据。

【鉴别诊断】

MIRM 的鉴别诊断包括其他以黏膜炎和皮疹为特征的疾病。

1. **多形红斑**（erythema multiforme，EM）　目前认为 EM 在大多数情况下是由单纯疱疹病毒感染引起的。在临床上可通过病变的形态和分布与 MIRM 鉴别。EM 通常表现为急性发作的典型靶形损害，皮损中央可出现水疱甚至大疱。可累及嘴唇，但极少累及多个黏膜。而 MIRM 患者更容易出现住院时间延长、呼吸道并发症和黏膜后遗症。

2. **Stevens-Johnson 综合征/中毒性表皮坏死松解症**（Stevens-Johnson syndrome/toxic epidermal necrolysis，SJS/TEN）　该病是一种严重的黏膜皮肤反应，最常由药物引发，其特征是广泛的表皮坏死和剥脱。大约 90% 的病例可累及黏膜。接触过既往已知致敏药物可为诊断提供线索。

3. **副肿瘤性天疱疮**（paraneoplastic pemphigus，PNP）　本病是一种罕见的自身免疫性、水疱性疾病，与潜在的淋巴增生性疾病有关，表现为严重的侵蚀性口炎和多形性皮疹。在儿童中，最常见的潜在肿瘤是巨大淋巴结病。直接免疫荧光和间接免疫荧光均可确诊。

【治疗】

1. **基础治疗**　最初的处理与疑似 SJS/TEN 患者类似，包括立即住院评估患者病情,以确认诊断、评估严重程度、咨询皮肤科和传染病,以及开始支持性治疗,包括黏膜和皮肤护理、眼部护理、液体和营养,以及疼痛管理。

2. **对症治疗** 有肺炎支原体感染的临床和实验室证据的患者采用针对肺炎支原体的经验性抗生素治疗(大环内酯类抗生素)。对于 MIRM 广泛涉及黏膜的患者,经常使用系统性糖皮质激素用以试图减少炎症和疼痛,可以使用泼尼松 1~2mg/(kg·d),连续 1~2 周。也可配合使用丙种球蛋白治疗。

【预后】

MIRM 的预后一般良好,大多数患者可完全康复,但约 10% 的患者会发生黏膜皮肤后遗症,包括炎症后色素改变和生殖器、眼部并发症,如瘢痕和粘连。约 9% 的病例出现眼部后遗症,包括角膜溃疡、失明、粘连、眼干和眼睫毛脱落。罕见的并发症包括限制性肺疾病或慢性闭塞性支气管炎、持续性皮肤病变和 B 淋巴细胞减少。

➤ 附:发疹性皮肤病诊疗流程图

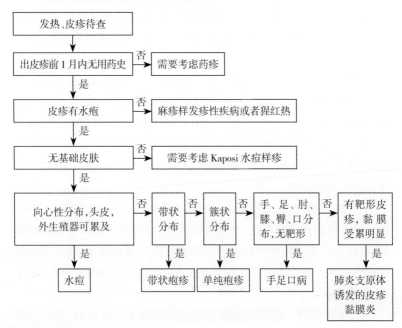

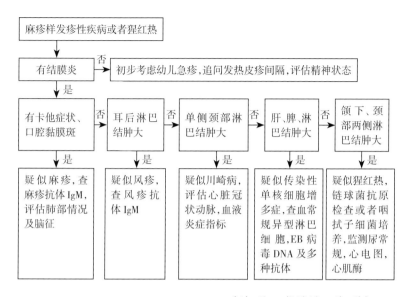

（刘　盈　肖媛媛　陈　载）

第二节　病毒性皮肤病

病毒性皮肤病是由病毒感染引起的皮肤黏膜病变,病毒是感染性皮肤病中常见的病原体之一。病毒感染会产生各种临床表现,其症状轻重主要取决于机体的免疫状态,同时也与病毒的毒力有关。由于病毒的性质和种类不同,其引起皮肤疾病的临床表现亦不相同。发疹性皮肤病一节中已经介绍了一些常见的病毒性皮肤病,下面主要介绍新生物型病毒性皮肤病,如各种疣等。

一、疣

【概述】

疣(verruca)是由人乳头瘤病毒(human papillomavirus,HPV)感染皮肤黏膜所引起的良性赘生物。HPV 属于乳头瘤病毒科,有 200 种以上,大多数类型的 HPV 可引起特定类型的疣,并好发于某些特定部位,如 HPV-1 与 12 岁以下的儿童跖疣相关,HPV-2 更常见于手部疣,外生殖器疣与 HPV-6/11 有关。大部分类型的 HPV 很少致病,只有免疫低下或患有疣状表皮发育不良的情况下才表现出致病性。HPV感染相当常见,许多人在一生中都会经历感染。婴幼儿少见,以青壮年最常见。本病传染源为患者和病毒携带者,主要通过直接或间接接触传播,肛周和生殖器疣大多通过性接触传染,也可通过皮肤破损部位进行传播。一般潜伏期为 1~20 个月,平均 4 个月。HPV 感染可为临床型、亚临床型或潜伏型。临床型可以肉眼判断,亚临床型只能通过辅助检查才能辨别(如醋白试验)。

【诊断】

临床上有以下几种常见类型:

1. **寻常疣**(verrucae vulgaris, common warts) 俗称"刺瘊""瘊子",多发生于 5~20 岁,仅 15% 发生于 35 岁以后。HPV-1、HPV-2、HPV-4、HPV-27、HPV-57 和 HPV-63 与其相关。寻常疣可发生于皮肤的任何部位,但以手部多见。寻常疣小如针尖,大者直径可超过 1cm,平均约 5mm。典型的寻常疣初期为针尖大小丘疹,后逐渐增大为隆起的圆形丘疹,表面粗糙,质地坚硬,可呈乳头瘤样增生,经常摩擦刺激可导致出血(图 7-12)。寻常疣好发于手部,特别是手指和掌部。发生于甲周者,称为甲周疣;发生于甲下皮、甲床者,称为甲下疣,并常见于咬甲癖患者;疣体细长突起伴顶端角化者称为丝状疣,好发于颈、额和眼睑。疣体表面呈参差不齐的突起者称为指状疣,好发于头皮和趾间。

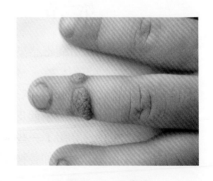

图 7-12 寻常疣

手部黄豆大小丘疹,呈乳头瘤样增生,表面粗糙,可见点状血痂。

2. **跖疣**(verruca plantaris, foot warts) 发生在足底的寻常疣,以足部承重点,特别是跖骨的中部区域为多,外伤、摩擦、汗液刺激均可促进其发生,HPV-1、HPV-2、HPV-4、HPV-27、HPV-57 与其相关。

皮损多表现为淡黄色或褐黄色胼胝样斑块或扁平丘疹，表面粗糙，边界清楚，边缘绕以稍高的角质环（图7-13），去除角质后，其下方有疏松的角质软芯、可见毛细血管栓塞而形成的小黑点，若含有多个角质软芯，称为镶嵌疣。

3. **扁平疣**（verrucae plant，flat warts） 好发于儿童和青少年，相关的HPV型别包括HPV-3、HPV-10、HPV-28、HPV-29和HPV-41。它好发于颜面、手背和前臂，提示日光暴露可能是扁平疣的一种风险因素。典型的皮损表现为2~4mm的米粒至黄豆大小顶部扁平的丘疹，肤色较白者，皮疹呈轻微的红色或褐色，肤色较黑者，皮疹出现色素沉着（图7-14）。扁平疣多骤然出现，数目较多且密集。搔抓后皮损可呈串珠样排列，即自体接种反应或Koebner现象。

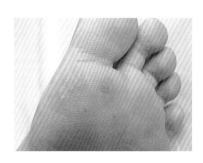

图 7-13 跖疣
足底多发灰黄色丘疹，表面粗糙、角化，疣体周边可见角质环。

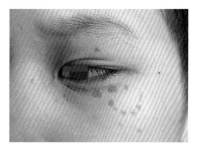

图 7-14 扁平疣
左侧面部可见褐色扁平丘疹，部分皮疹呈同形反应。

皮肤疣的诊断基于临床表现。削去跖疣或寻常疣表面覆盖的角化过度皮屑后通常可以发现毛细血管出血，这一特征可有助于诊断，必要时可结合组织病理学检查及皮肤镜表现诊断。不同类型疣的组织病理学有差异，但均具有颗粒层、棘层上部细胞空泡化和电镜下核内细胞颗粒等共同特征，可伴有角化过度、角化不全、棘层肥厚和乳头瘤样增生等。寻常疣的典型皮肤镜表现为多发性乳头样增生（蛙卵样模式），分布于乳头中央较大的红色点状或线状出血，出血周围可见晕周。跖疣的典型皮肤镜表现为疣状黄色无结构区,少量不规则分布的点状、环状或线状出血。出血颜色可为红色、褐色或黑色。扁平疣的典型皮肤镜表现为亮褐色至黄白色背景,红色点状出血。

【鉴别诊断】

丝状疣需与皮赘鉴别,后者为有蒂的皮色丘疹。丝状疣也可能有蒂,但其有指状角化性突起。跖疣应与鸡眼进行鉴别。鸡眼可能掩盖正常皮肤纹理,但没有血栓性毛细血管。扁平疣需与毛发上皮瘤、汗管瘤及扁平苔藓相鉴别。扁平疣、毛发上皮瘤和汗管瘤均好发于眼睑附近,但组织病理完全不同。儿童扁平苔藓少见,且发生于面部少见,瘙痒明显,多有黏膜损害,皮损呈紫红色,表面有 Wickham 纹,病理检查有助于鉴别。若疣状丘疹或斑块出现不规则生长、溃疡和/或治疗抵抗,应考虑为皮肤恶性肿瘤的可能,如鳞状细胞癌和无色素性黑素瘤。

【治疗】

主要采用外用药物治疗和物理治疗,系统药物治疗多用于皮损数目较多或久治不愈者。治疗方法取决于疣的类型(即寻常疣、跖疣、扁平疣或丝状疣)和对皮损部位所造成的影响、治疗副作用、临床医生专业技术,以及患者意愿。对于儿童来说,是否能耐受治疗相关不适感也会影响治疗方法的选择。

1. **寻常疣和跖疣** 外用水杨酸和液氮冷冻疗法是寻常疣和跖疣的最常见治疗方式。

2. **难治性疣** 难治性疣的最佳治疗方法还不明确。采用接触性变应原(方正酸二丁酯、二硝基氯苯和二苯基环丙烯酮等)进行局部免疫治疗、皮损内使用博来霉素和外用氟尿嘧啶等治疗方法可能有效。

3. **扁平疣** 冷冻疗法和外用药物治疗(如水杨酸、外用维 A 酸、咪喹莫特和氟尿嘧啶)是最常用的方法。

4. **丝状疣** 鉴于丝状疣比较小且有蒂,最常见的治疗方式为手术切除和冷冻疗法。手术切除丝状疣可以通过外科剪"剪断"或削刮去除。

二、传染性软疣

【概述】

传染性软疣（molluscum contagiosum）是由痘病毒科传染性软疣病毒（molluscum contagiosum virus, MCV）感染引起的传染性疾病。MCV通过皮肤与皮肤的直接接触传播，还可通过自身接种（搔抓或接触皮损）而传播。该病毒的潜伏期为1周至6个月，但通常为2~6周，多累及儿童和免疫功能低下者，在特应性皮炎、湿疹等皮肤病患者中发病率更高。人类是MCV目前已知的唯一宿主。

【诊断】

MCV会引起慢性局部感染，可出现于除手掌和足底外的身体任何部位。最常见的受累部位包括躯干、腋窝、肘前窝和腘窝，以及腹股沟皱褶处。眼睑病损可引起结膜炎，口腔黏膜受累罕见。典型皮损为直径3~5mm的半球形丘疹，呈肤色或珍珠色，表面有蜡样光泽，中央有脐凹（图7-15），内含乳白色干酪样物质，即软疣小体。

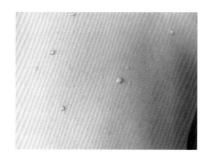

图7-15 传染性软疣
后背部米粒、绿豆大小半球形丘疹，灰白色，有蜡样光泽。

一般根据皮损的特征性表现即可诊断。必要时，组织学检查可以明确临床诊断。传染性软疣皮损处的苏木素和伊红染色通常可见含嗜酸性细胞质包涵体（也称为软疣小体或Henderson-Paterson小体）的角质形成细胞。皮肤镜检查有助于支持传染性软疣的临床诊断。典型的皮损是中央有脐凹并伴白色至黄色的多叶状无定形结构。

【鉴别诊断】

儿童主要与扁平疣、粟丘疹等疾病鉴别。对于免疫抑制患者，隐球菌病、组织胞浆菌病或马尔尼菲青霉菌感染所致的皮损可能与软疣皮损相似，应考虑这些疾病的可能性。

【治疗】

1. 物理治疗　可用局部刮除、人工挤压、激光、液氮等物理方法治疗，可在无菌条件下用专用的刮勺、有齿镊或弯曲血管钳将软疣夹破，挤出内容物，然后外用络合碘等以防止细菌感染。

2. 外用药物　斑蝥素或 1% 西多福韦软膏，具有无痛及无创伤特点，儿童及家属容易接受，但起效较慢。合并细菌感染时先外用抗生素药膏如莫匹罗星软膏，感染控制后再行上述治疗。

3. 本病预防主要是避免搔抓，幼儿园或集体生活勿共用衣物和浴巾。

三、儿童尖锐湿疣

【概述】

尖锐湿疣是由人乳头瘤病毒（human papillomavirus，HPV）感染引起，通常表现为肛周或生殖器区域的肉色或色素沉着性的疣状丘疹或斑块，通过性接触或非性接触途径感染 HPV 而发生。非性接触感染 HPV 可能是低龄儿童尖锐湿疣最常见的原因。虽然成人尖锐湿疣通常由 HPV 6 和 HPV 11 引起，但儿童患者病损中检出的 HPV 类型则更加多样化。与皮肤疣相关的 HPV 类型（如 HPV 1~4 及其他类型）经常在儿童肛门生殖器病损中检出。尖锐湿疣患儿的平均年龄为 2.8~5.6 岁，女童占多数。

【诊断】

1. **儿童感染 HPV 可能的途径**

（1）异体接种：看护者与儿童在非性接触过程中可能传播 HPV，如洗澡或换尿布。

（2）自体接种：儿童自身其他皮肤或黏膜部位感染的 HPV 可传播到肛门生殖器部位造成病变。

（3）性虐待：儿童尖锐湿疣患者中曾遭受性虐待的估计比例差异很大，范围为 <10%~90%。儿童年龄越大，因性虐待而感染 HPV 的可能性随之增大。

（4）围产期或产前传播：新生儿可能在阴道分娩过程中通过母亲被感染的生殖道感染 HPV。

（5）通过污染物传播：有人提出通过污染物传播是 HPV 的一种感

染途径,如污染的毛巾或内裤。然而,仅有极少的儿童尖锐湿疣病例可能是由接触污染物引起。

2. **临床特点**　最初表现为直径数毫米的肉色、粉色或棕色的柔软湿润的丘疹。在数周至数月内,这些丘疹可能会融合形成"菜花样"的大斑块(图7-16)。男孩的尖锐湿疣最常于肛周区检出,而较少出现在阴茎。女孩的病损可能出现于肛周区、外阴、处女膜、阴道前庭和/或尿道周围区域。肛门生殖器疣也可能发生于阴道或直肠的内部黏膜表面。尽管偶有病变出现瘙痒或疼痛,但尖锐湿疣通常无症状。极少数情况下可发生出血。

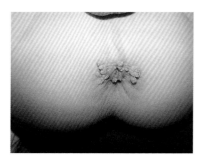

图 7-16　尖锐湿疣

肛周可见大量粉红色丘疹,顶端稍尖,融合成菜花状增生物。

3. **诊断**　一般通过临床检查即可诊断尖锐湿疣。很少需要进行活检,活检仅适用于诊断不明确或疣体表现出非典型特征(如溃疡)的患者。尖锐湿疣常见的组织病理学特征包括明显的棘层肥厚伴不同程度的乳头瘤样增生和角化过度、空泡化的挖空细胞(不如其他病毒性疣显著)、粗糙的透明角质颗粒。

【鉴别诊断】

应与儿童生殖器部位的其他皮肤病相鉴别。

1. **传染性软疣**　是儿童常见的皮肤病毒感染。发现有中央脐凹的光滑圆形肤色丘疹支持诊断传染性软疣。

2. **角锥形肛周丘疹(婴儿肛周突起)**　是孤立的肛周肉质突起,发生于青春期前的儿童。病变出现在肛门前方,直径小于2cm。女童最常受累。角锥形肛周丘疹通常会逐渐自行消退。

3. **扁平湿疣**　出现于肛门生殖器区域的湿润丘疹和小斑块,具有高度传染性。梅毒血清学检测有助于诊断。

4. **表皮痣**　出生时或儿童早期出现的少见皮肤病变,常为肤色至色素沉着过度的疣状丘疹或斑块,沿 Blaschko 线分布。

【治疗】

因儿童尖锐湿疣常可自行消退(75%),故可考虑观察或保守治疗。最常用的局部用药是咪喹莫特和鬼臼毒素。外科手术和激光治疗通常仅用于疣体分布广泛或体积较大(如≥1cm)或局部治疗无效的患儿。外科治疗方法包括冷冻疗法、电干燥术、二氧化碳激光消融和外科减疣或切除。

选择何种治疗方法主要受患儿对治疗耐受能力的强烈影响。幼儿常惧怕引起疼痛的治疗(如冷冻疗法),进行手术和激光消融治疗时通常需要局麻或全麻。因此,局部治疗常被用作儿童尖锐湿疣的初始治疗。

避免将 HPV 经自体接种或异体接种至肛门生殖区是预防尖锐湿疣的主要方法。目前,HPV 疫苗在多个国家已获准接种于青春期前的男孩和女孩,接种疫苗被证实可显著减少尖锐湿疣等 HPV 相关感染发生率,并明显减少宫颈癌变率。

➢ 附:非先天性皮肤赘生物诊治流程图

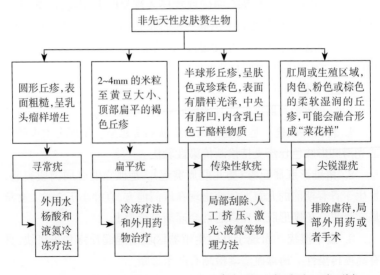

(刘盈 肖媛媛 陈戟)

第三节 细菌性皮肤病

【概述】

在皮肤科,细菌性皮肤病是最为常见的感染性皮肤病,其中大部分是由球菌感染引起的。球菌性皮肤病根据临床表现及发病机制可分为两类:一类是原发性感染,是由致病菌直接侵入皮肤引起的,抗生素治疗有效。由于病变深浅不同,临床表现亦不相同,如侵犯表皮上部可形成脓疱疮;侵犯毛囊口周围表现为毛囊炎;侵犯毛囊深部及附近组织时形成疖;多数毛囊深处及其周围组织受累则形成痈。另一类是继发性感染,是在原有皮肤病的基础上发生的感染,病原菌常为多种细菌混合,临床表现也无特征性表现。如特应性皮炎时,由于细菌的侵入及生长繁殖,可使原有病变加重、病程延长。另外,在我国虽然儿童基础免疫程序中包括了卡介苗接种,在预防结核病特别是可能危及儿童生命的严重类型结核病(如结核性脑膜炎、粟粒型结核病)等方面具有相当明显的作用,但临床上还可见到一些由结核分枝杆菌引起的皮肤感染,临床医师也需要与其他感染相鉴别。

一、脓疱疮

【诊断】

1. **临床表现** 脓疱疮(impetigo)俗称"黄水疮",是儿童最常见的细菌感染性皮肤病。主要由金黄色葡萄球菌或溶血性链球菌感染所致,温度高、湿度大、外伤、搔抓、免疫力低下等因素可诱发本病。临床可分为以下型别:

(1)非大疱型脓疱疮:非大疱型脓疱疮(non-bullous impetigo)又称接触传染型脓疱疮(impetigo contagiosa)或寻常型脓疱疮(impetigo vulgaris),是脓疱疮最常见的一型,约占70%。可发生于任何部位,但以口周、外鼻孔、耳郭和四肢等暴露部位为多。皮损初起为红色斑点或小丘疹,迅速转变成脓疱,周围有明显的红晕,疱壁薄,易破溃、

糜烂,脓液干燥后形成蜜黄色厚痂(图
7-17)。自觉瘙痒,皮损线状分布常提
示与患者搔抓有关。陈旧的痂一般于
6~10 日后脱落,不留瘢痕。少数病情
严重者可有全身中毒症状伴淋巴结炎,
甚至引起败血症或急性肾小球肾炎。

(2) 大疱型脓疱疮:大疱型脓疱疮
(bullous impetigo)主要由噬菌体Ⅱ组 71
型金黄色葡萄球菌所致,多见于儿童,
成人也可以发生,特别是 HIV 感染者。
皮损好发于躯干和四肢,初起为散在水
疱,在 1~2 日内迅速增大至直径 2cm

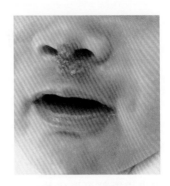

图 7-17 脓疱疮
鼻周可见片状红斑基础上的
干涸脓疱,覆有蜜黄色结痂。

以上的浅表性大疱,疱液开始为淡黄色,清亮;约经 1 日后,疱液变混
浊,疱壁松弛,由于重力作用,脓液沉积,形成特征性半月积脓现象(图
7-18)。由于疱壁薄,脓疱常很快破溃,通常所见皮损多为疱破后遗留
的浅表糜烂面,糜烂面干燥后形成淡黄色脓痂,痂脱落后可留有暂时
性色素沉着或色素减退。

(3) 深脓疱疮:深脓疱疮又称臁疮(ecthyma),主要由溶血性链球
菌感染所致,多累及营养不良的儿童或老人。好发于小腿或臀部,也
可发生于其他部位。皮损初起为脓疱,渐向皮肤深部发展。典型皮损
为坏死表皮和分泌物形成的蛎壳状黑色厚痂,周围红肿明显,去除痂
后可见边缘陡峭的碟状溃疡(图 7-19)。患者自觉疼痛明显,病程为
2~4 周或更长。

(4) 新生儿脓疱疮(impetigo neonatorum):是发生于新生儿的大疱
型脓疱疮。致病菌与其他年龄组的致病菌相同,其传染源主要来自婴
儿室的工作人员、产妇本人或家属等;其次为污染的尿布或床单等所
致。此外,营养不良,气候湿热,过度包裹及其他使皮肤易发生浸渍等
因素,对引起本病也起着一定的作用。由于新生儿皮肤薄嫩,免疫功
能尚未发育完善,尤其是早产儿或 IgG 水平低者,感染后易全身泛发,
可并发肺炎、脑膜炎、葡萄球菌性烫伤样皮肤综合征、败血症等而危

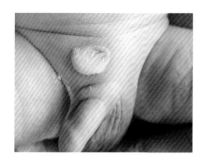

图 7-18　大疱型脓疱疮

腹部蚕豆大小脓疱形成,水疱周围有红晕,疱壁松弛,疱液呈黄色,沉积于疱底,呈现典型的半月形积脓现象。

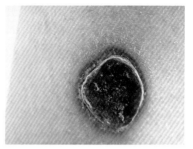

图 7-19　深脓疱疮

胫前可见核桃大小的蛎壳样脓痂,周围有明显炎性红晕。压迫痂皮可有脓汁溢出。

及生命。

2. **诊断**　本病依据发病季节、临床特点、有传染性等容易诊断。

3. **辅助检查**　对皮损分泌物、脓液进行细菌培养及药敏试验,有助于疾病的诊断及治疗。取材时用无菌棉签蘸取灭菌注射用水或生理盐水,易于菌株的获取;有完整脓疱者则用无菌注射器抽取疱液,直接接种于血平皿或培养液中;如有结痂,取痂下分泌物进行培养,有利于提高培养阳性率。

【鉴别诊断】

寻常型脓疱疮有时需与水痘、丘疹性荨麻疹等进行鉴别。不典型的单发脓疱疮还需与体癣鉴别,后者真菌镜检阳性,可帮助诊断。新生儿脓疱疮主要与遗传性大疱性表皮松解症和葡萄球菌性烫伤样皮肤综合征相鉴别。

【治疗】

感染性皮肤病的治疗是选择局部还是全身应用抗生素,取决于多种因素,但感染的部位和范围是首要的。局部治疗适于局部的轻至中度感染,当皮损广泛,尤其是有发热、蜂窝织炎、淋巴结炎等合并症时,则需要联合系统治疗。一般治疗步骤如下,①明确病原菌:对皮损分泌物、脓液进行细菌培养及药敏试验,有助于疾病的诊断及治疗。

②清洁:正常洗澡,淋浴为佳。皮损渗出较少时,直接使用 75% 酒精消毒;皮损广泛、渗出较多时,使用 0.1% 乳酸依沙吖啶溶液、1%~3% 硼酸溶液、0.02% 呋喃西林溶液、1:2 000 盐酸小檗碱溶液或 1:5 000 高锰酸钾溶液等冷湿敷。③疗程:治疗持续时间虽无统一的规定,但疾病复发常由于疗程不足所致。因此,一般应遵循以下原则:轻至中度皮肤感染只需局部用药治疗,见效后再用 3 日以上;重度皮肤感染则需要加用口服药物,见效后再使用约 1 周。停用口服药后,仍需使用外用药 1 周以上。如果出现坏死,则需行外科手术及时去除坏死组织,再使用抗生素治疗。日常生活中应注意皮肤卫生,所用衣物用具应清洗消毒,对各种瘙痒性皮肤病应及时治疗,同时对患者进行适当隔离。

治疗原则:对于无并发症的轻至中度局限性皮损,以局部治疗为主;对于皮损广泛及有系统感染合并症的患者,以系统应用抗生素为主。外用药以杀菌、收敛、防止感染进一步扩散为原则,常用的有莫匹罗星、夫西地酸、复方多黏菌素 B、杆菌肽等外用抗生素药膏。系统治疗临床首选耐 β-内酰胺酶药物(如苯唑西林)或头孢菌素。对头孢类抗生素过敏时,如病原菌来源为社区获得性甲氧西林耐药菌株,首先推荐选用夫西地酸,如病原菌为医院获得性甲氧西林耐药菌株,首选万古霉素或利奈唑胺。

二、毛囊炎、疖、痈

【概述】

毛囊炎(folliculitis)、疖(furuncles)和痈(carbuncles)是一组累及毛囊及其周围组织的细菌感染性皮肤病,主要病原菌为金黄色葡萄球菌,疾病程度从轻到重发展。

【诊断】

毛囊炎、疖、痈的临床表现及诊断见表 7-2。

表 7-2 毛囊炎、疖、痈临床特点

项目	毛囊炎	疖	痈
定义	单个毛囊细菌感染发生化脓性炎症(图 7-20)	毛囊及毛囊深部周围组织的感染,多发及反复发作者称为疖(图 7-21)	相邻近的多个毛囊感染,炎症融合(图 7-22)
诱因	不清洁、搔抓及机体抵抗力低下	长期携带金黄色葡萄球菌、糖尿病、肥胖、不良的卫生习惯,以及免疫功能缺陷状态	抵抗力低下者,如糖尿病、肥胖、不良卫生习惯,以及免疫功能缺陷状态
病原菌	金黄色葡萄球菌	金黄色葡萄球菌,肛门生殖器部位的复发性疖可继发于厌氧菌感染	金黄色葡萄球菌
临床表现	初起为与毛囊口一致的红色坚实性丘疹,迅速发展成丘疹性脓疱,中间贯穿毛发,四周红晕有炎症,继而干燥结痂	局部出现红、肿、热、痛的小结节,以后逐渐肿大,呈锥形隆起。数日后,结节中央因组织坏死而变软,出现黄白色小脓栓;红、肿、痛范围扩大。再数日后,脓栓脱落,排出脓液,炎症便逐渐消失而愈	初为弥漫性浸润性紫红色斑疹或斑块,表面紧张发亮,触痛明显,之后局部出现多个脓头,有较多脓栓和血性分泌物排出,伴有组织坏死和溃疡形成,可见窦道,局部淋巴结肿大。愈合缓慢,伴有瘢痕形成

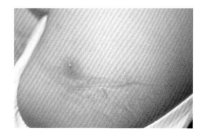

图 7-20 毛囊炎
腰腹部可见圆形红斑基础上一个米粒大小的毛囊性脓疱。

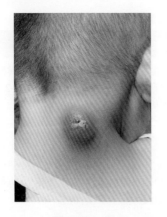

图 7-21 疖

颈后可见一鹌鹑蛋大小炎性肿物,中心表面有脓疱、脓痂,无波动感,伴有明显触痛。

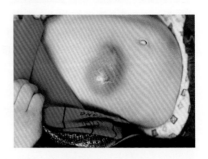

图 7-22 痈

腹部可见红色斑块,表面紧张光亮,上有多个脓头,触之有波动感及压痛。

【鉴别诊断】

痈应注意与脓癣鉴别,后者常表现为红肿的痈状斑块上多发毛根处小脓疱,患处毛发常易折断及拔出,真菌检查阳性。

【治疗】

1. **局部治疗** 适用于一般毛囊炎和早期轻症疖肿,治疗原则同脓疱疮。早期可同时辅以超短波、远红外线和半导体激光等物理治疗。

2. **系统治疗** 多发性毛囊炎及疖可给予口服抗生素,如疖肿、痈累及范围较广、全身症状明显可静脉给予抗生素。抗生素选择同脓疱疮。对于慢性反复发作患者应积极寻找有无糖尿病、贫血等基础疾病或诱因。

3. **手术治疗** 晚期已化脓破溃的疖和痈应及时切开引流,切忌挤捏和早期切开,尤其是发生在鼻孔及上唇"危险三角区"者。

三、丹毒和蜂窝织炎

【概述】

丹毒(erysipelas)和蜂窝织炎(cellulitis)是一组累及皮肤、皮下组织的弥漫性细菌感染性皮肤疾病。

【诊断】

丹毒和蜂窝织炎的临床表现及诊断见表7-3。

表7-3 丹毒和蜂窝织炎临床表现及诊断

项目	丹毒	蜂窝织炎
累及范围	皮肤、皮下组织内淋巴管及其周围组织的急性皮肤炎症(图7-23)	疏松结缔组织炎症(图7-24)
诱因	鼻部炎症、足癣、甲真菌病、小腿溃疡、慢性湿疹、糖尿病、机体抵抗力低下	常继发于局部化脓性感染,细菌通过皮肤创面侵入,或由淋巴和血行感染所致
病原菌	溶血性链球菌	多由溶血性链球菌和金黄色葡萄球菌感染引起,也可由大肠埃希菌、厌氧菌、流感嗜血杆菌引起
好发部位	好发于足背、小腿和面部等处,多为单侧发病	好发于四肢、面部、外阴和肛周
严重程度	病损较浅,浸润较轻	病损较深,浸润较重
临床表现	起病急剧,表现为水肿性红斑,界限清楚,表面紧张灼热,迅速扩大,局部皮损具有红、肿、热、痛的表现。可有不同程度的全身中毒症状和周围淋巴结肿大。皮损一般在4~5日达到高峰,消退后局部留有轻度色素沉着和脱屑	皮损初起为肿胀性、浸润性红斑,界限不清,迅速扩散至周围组织,局部皮温高,疼痛明显。严重者可发生水疱、深部化脓和组织坏死。常伴有高热、寒战和全身不适,可有淋巴结炎、淋巴管炎,甚至败血症。慢性蜂窝织炎又称硬结性蜂窝织炎,皮肤呈硬化萎缩改变,类似硬皮病,有色素沉着或潮红、灼热,但疼痛不明显

【鉴别诊断】

丹毒需与接触性皮炎和类丹毒鉴别。类丹毒常发生于手部,很少有显著的全身中毒症状。皮损处无发热、触痛,色泽不如丹毒鲜亮。常有海鲜类食物接触史。而蜂窝织炎常需与深静脉栓塞及真菌、病毒、昆虫叮咬等引起的蜂窝织炎样表现相鉴别。

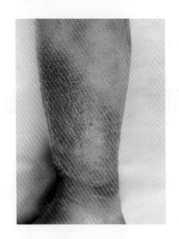

图 7-23　丹毒

小腿部境界清楚水肿性红斑,表面紧张灼痛。

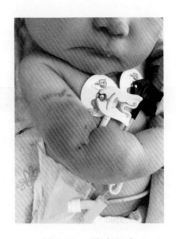

图 7-24　蜂窝织炎

右上肢肘部可见弥漫性水肿性红斑,伴有触痛。肘部皮疹中心可见两个米粒大小脓疱。伴有发热,外周血象 WBC 30.85×10^9/L,中性 59.1%,CRP>160mg/L。

【治疗】

治疗原则:早期、足量、静脉给予有效的抗生素为主,可缓解全身症状,防止复发。积极去除诱因,治疗足癣、溃疡、鼻窦炎及颜面部感染病灶,下肢损害应抬高患肢。

1. **局部治疗**　同疖和痈。皮损中间软化并有波动感时,则需要及时手术切开引流。同时抬高患肢,注意皮肤清洁,及时处理小创口。

2. **系统治疗**　首选青霉素或头孢菌素,对青霉素过敏者可选用克林霉素、罗红霉素、阿奇霉素、克拉霉素或万古霉素。一般于 2~3 日后体温可恢复正常,需持续用药约 2 周,以防止复发。眶周蜂窝织炎除加强抗生素治疗外,应及时使用 X 线或 CT 检查了解眼窝及鼻旁窦情况,并可在应用足量敏感抗生素同时短期联用糖皮质激素,如地塞米松 0.3~0.5mg/(kg·d),可明显缓解症状,缩短病程。同时加强支持疗法,对于高热、全身症状明显者应及时给予对症处理。

四、葡萄球菌性烫伤样皮肤综合征

【概述】

葡萄球菌性烫伤样皮肤综合征(staphylococcal scalded skin syndrome，SSSS)主要是由凝固酶阳性、噬菌体Ⅱ组71型金黄色葡萄球菌引起的一种急性感染性皮肤病。原发感染灶多位于鼻咽部，其次为皮肤创伤处、结膜和血液，新生儿多位于脐部或泌尿道。致病菌在原发感染灶释放表皮剥脱毒素，后者经血行播散至表皮颗粒层，通过结合并破坏桥粒芯蛋白-1，导致颗粒层细胞松解、表皮剥脱而致病。表皮剥脱毒素主要通过肾脏代谢，而新生儿或婴幼儿肾脏排泄缓慢，使毒素在血清中含量增高并播散全皮肤引起损害。

【诊断】

1. **临床表现**　本病多见于5岁以内的婴幼儿。病初患儿可有鼻炎、化脓性咽炎、皮肤化脓性感染或外伤、结膜炎，新生儿常有脐部或泌尿道感染。皮损初起为眼周、口周红斑，迅速波及躯干、四肢，以褶皱部位及脐部为重。特征性表现是在弥漫性红斑基础上出现无菌性脓疱或松弛性大疱，稍用力摩擦，表皮很快就发生剥脱，露出鲜红水肿性糜烂面，状似烫伤，尼氏征阳性(图7-25)。手足皮肤可呈手套或袜套样剥脱。皮损经过2~3日后渗出减少，开始出现结痂和干燥脱屑。由于口、眼的运动使口周、眼周的皮损表现为放射状皲裂，但无口腔黏膜损害，为本病的另一个特征。急性期患儿自觉皮肤疼痛，触痛明显，表现为拒抱，还常伴有发热、厌食、腹泻或结膜炎等症状。病情轻者1~2周后可痊愈，不留瘢痕；病情严重者可继发肺炎、细菌性

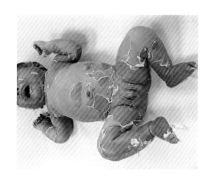

图7-25　葡萄球菌烫伤样皮肤综合征
全身可见弥漫潮红，大面积表皮剥脱，露出鲜红水肿糜烂面，状似烫伤，Nikolsky sign 阳性。口周有明显的放射性皲裂和结痂。

心内膜炎或败血症等危及生命。

2. **实验室检查**

（1）血常规：大致正常或白细胞轻度升高。

（2）细菌培养：一般对皮肤原发感染灶、咽部、外鼻腔、眼分泌物进行细菌培养，新生儿发生的SSSS还需对脐部、外阴部皮损进行细菌培养明确致病菌。

（3）血培养：在儿童常为阴性。

（4）生化、胸部X线及心电图检查：了解患儿有无系统累及情况。

（5）典型的病理表现：表皮细胞变性、坏死，表皮棘细胞与颗粒细胞层有不同程度的松解、裂隙和水疱形成。真皮细胞炎症反应轻微，仅在血管周围有少量细胞浸润。但本病一般不需行病理检查即可确诊。

3. **诊断** 根据起病急骤，表皮剥脱似烫伤，口周放射状皲裂、不累及口腔黏膜等特点，再结合触痛、拒抱等明显的自觉症状可以诊断本病。

【鉴别诊断】

本病需与中毒性表皮坏死松解症相鉴别。后者多发生于大龄儿童，主要由于药物过敏引起，皮损表现多形，常有口腔黏膜损害，死亡率高。病理为表皮全层坏死，表皮下水疱。发生在新生儿的SSSS需与新生儿脓疱疮相鉴别。新生儿脓疱疮皮疹以脓疱为主，无表皮松解现象，Nikolsky sign 阴性。

另外，本病的顿挫型易发生在大龄儿童，表现为弥漫分布猩红热样红斑伴皮肤触痛，尤其是屈侧部位（图7-26），但一般不会出现水疱，患者 Nikolsky sign 阴性。这种皮损和猩红热很相似，

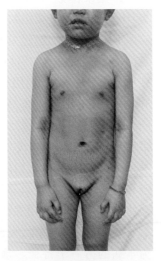

图 7-26 葡萄球菌烫伤样皮肤综合征（顿挫型）

眼周、口周、颈、腋窝、肘窝、脐周及腹股沟等部位潮红色斑片，触痛明显。颈部可见大量针头大小的脓疱，融合成脓糊。

但无杨梅舌和腭部瘀点表现。

【治疗】

治疗包括早期使用有效抗生素、支持治疗及皮肤护理。

1. **系统治疗**

（1）首选耐β内酰胺酶半合成青霉素（如苯唑西林或氯唑西林）或头孢菌素，疗程7~10日。对青霉素过敏时，可选用克林霉素、复方磺胺甲噁唑（禁用于新生儿及2个月以下婴儿）或夫西地酸。住院患者（如重症监护室、手术后置管患者等）出现SSSS，首选万古霉素或利奈唑胺治疗。如果用药7日后临床表现无改善，应再次进行细菌培养并做药敏试验，根据结果调整相应抗生素种类。

（2）支持疗法：注意维持水和电解质平衡，尤其是口周皮损影响患儿进食的阶段。严重病例可静脉使用丙种球蛋白治疗，一般建议给予1g/(kg·d)，或400mg/(kg·d)，疗程1~3日。

2. **局部治疗**

（1）急性期：由于皮损似烫伤，故护理原则同烫伤患者，如放置于消毒房间，应用烫伤支架；保持室内合适的温度、湿度；新生儿应置于暖箱内以保持体温；护理和陪住人员严格执行消毒隔离制度。由于疼痛剧烈及表皮剥脱，应尽量减少搬动患者的次数；皮损面积较小时，可用生理盐水或1∶8 000高锰酸钾溶液外洗或湿敷后涂抹莫匹罗星软膏、夫西地酸乳膏，或复方多黏菌素B软膏等外用抗生素；皮损面积较大时，可用凡士林油纱贴敷于表皮剥脱区，不必每日揭除，按时用聚维碘酮消毒即可。

（2）恢复期：由于自觉皮肤干痒，因此可应用润肤霜剂。

五、皮肤结核

【概述】

皮肤结核病（tuberculosis cutis）是由结核分枝杆菌所致的皮肤感染。可以是结核分枝杆菌直接侵犯皮肤，或由其他脏器结核灶内的菌经血行或淋巴系统播散至皮肤所致。由于结核分枝杆菌的数量、毒力及机体抵抗力的差异，临床表现可分为不同类型。因原发性皮肤结核、疣状皮肤结核、寻常狼疮、瘰疬性皮肤结核等在儿童少见,故本节仅介绍在儿童可发生的苔藓样结核疹和卡介苗接种后皮肤并发症。

(一) 苔藓样结核疹

【诊断】

苔藓样结核疹(lichenoid tuberculid)曾被认为是一种血行播散性结核,但也有人认为可能是一种结节病样反应。

1. 临床表现 突然发病。主要发生于四肢,呈对称性,皮疹为豌豆大小的棕紫色扁平丘疹,有时顶端有细小的脱屑(图7-27),有时可排列成环状或簇状。皮疹消退后留有棕色的色素沉着,不形成瘢痕。

2. 实验室检查

(1) 结核菌纯蛋白衍生物(PPD)试验:经常阴性。

(2) X线等影像学检查有助于除外肺和其他脏器的结核感染。

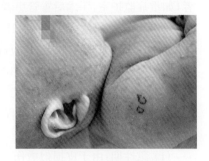

图 7-27 苔藓样结核疹

有卡介苗接种史。全身大量丘疹、斑丘疹,米粒、绿豆大小,部分有少量鳞屑。

(3) 组织病理学表现:真皮上部有较多的结核结节,偶有干酪样坏死。

【鉴别诊断】

本病需与朗格汉斯细胞组织细胞增生症鉴别,后者可以累及多个器官系统,但多发生于皮肤、骨骼。最常见的皮疹表现为泛发性淡红色至红棕色米粒大小的丘疹,可伴出血。组织病理基本改变是朗格汉斯细胞的大量增生。电镜下细胞内可见 Birbeck 颗粒。

【治疗】

如患儿全身情况良好,无免疫缺陷,胸部 X 线检查、细菌学检查无结核播散的征象,可不必治疗。

（二）卡介苗接种后皮肤并发症

【概述】

卡介苗（Bacille Calmette-Guérin，BCG）是一种活的减毒的牛型结核分枝杆菌，接种 BCG 后，结核菌素试验会转为阳性。卡介苗接种后皮肤并发症（complication of BCG vaccination）并不少见。卡介苗接种可能会出现异常反应、并发症，偶尔还会诱发其他疾病。其中，异常反应包括局部强反应、淋巴结强反应。并发症包括瘢痕疙瘩、骨髓炎、播散性卡介菌病、寻常狼疮。可诱发的疾病包括湿疹、银屑病、过敏性紫癜。本部分着重介绍异常反应中的局部强反应和全身播散性卡介菌病。

1. **卡介苗接种后局部强反应** 局部强反应是指在卡介苗接种后，局部脓肿或溃疡直径 >10mm，愈合时间 >12 周为接种强反应。强反应的发生可能由于两方面因素所致，一是儿童免疫状态的个体差异；二是注射菌苗因素。

【诊断】

（1）临床表现：慢性病程，长期不愈。BCG 注射后 1~2 个月，局部出现肿块，逐渐增大，中心缓慢软化形成脓肿、破溃，严重者可产生顽固性溃疡，溃疡边缘不齐，表面有稀薄分泌物（图 7-28），并伴有超出正常反应的淋巴结肿大。

（2）实验室检查

1）PPD 试验：阳性。

2）干扰素-γ 释放试验：阴性。

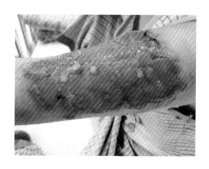

图 7-28 卡介苗接种后皮肤并发症
患儿出生时接种卡介苗，40 余天后，在接种部位出现边界清楚的红色溃疡性斑块，皮疹持续存在。颈部两侧、双腋下及双腹股沟可触及肿大淋巴结，PPD 强阳性，TB-Spot 显示阴性。图示左上臂外侧可见约 7cm×10cm 溃疡，周边可见隆起性堤状损害，疼痛明显。

3）X 线等影像学检查：有助于除外肺和其他脏器的结核感染。

4）组织病理学表现：结核性肉芽肿，可见干酪样坏死。

（3）诊断标准：卡介苗接种后局部强反应为局部脓肿或直径 >10mm 的溃疡，愈合时间 >12 周。

【鉴别诊断】

本病应与其他表现为溃疡型皮损的皮肤结核相鉴别，如瘰疬性皮肤结核、溃疡性皮肤结核。其中，瘰疬性皮肤结核是由结核分枝杆菌经局部淋巴结、骨与关节结核病灶直接蔓延或经淋巴管蔓延至邻近皮肤所致；而溃疡性皮肤结核通常为自身接种结核分枝杆菌的表现，是结核分枝杆菌直接接种或经淋巴结或血液播散至机体开口部的结果。

【治疗】

接种后局部出现红肿、硬结、溃疡、水疱、瘢痕、脓肿等情况，一般不需处理，注意保持局部清洁，防止继发感染，不可自行排脓或提前去除结痂。

卡介苗为皮内注射，严禁皮下或肌内注射，正确的操作可以有效地减少局部不良反应的发生。

2. **全身播散性卡介苗病**　本病除发生于患有确定的免疫缺陷病，如重度联合免疫缺陷病（severe combined immunodeficiency disease，SCID）、慢性肉芽肿病（chronic granulomatous disease，CGD）及白细胞介素-12/干扰素 γ 通路缺陷和获得性免疫缺陷综合征等患者外，还可发生于一些未确定的免疫缺陷性疾病患者或无明显免疫缺陷的儿童。多数患儿的共同特征是不能产生干扰素-γ 或对干扰素-γ 不发生反应。现已证明，在 BCG 接种异常反应出现之前，一些原发性免疫缺陷病（primary immunodeficiency disease，PID）往往未被诊断。许多 PID，如 SCID、CGD 和分枝杆菌易感性疾病往往均是接种 BCG 出现并发症后才被诊断。

【诊断】

（1）临床表现：接种 BCG 后数月至数年发病。首先出现局部淋巴结肿大、破溃、愈合慢，随之出现多处或周身淋巴结肿大。临床表现与结核病症状相吻合,如长期低热,偶有高热,体重下降或不增,易合并机会性感染。从淋巴系统逐步累及至内脏器官,以肝、脾、肺脏多见,并发胸腔积液、腹水。

(2) 实验室检查

1) PPD 试验:阳性。

2) 干扰素-γ 释放试验:阴性。

3) 皮损组织或淋巴结活检,进行细菌培养,菌株鉴定为牛型分枝杆菌可确诊本病。

4) 基因检测有助于判别患儿是否为原发性免疫缺陷病,并指导预后。

(3) 诊断标准

1) 存在结核分枝杆菌感染的病原学依据(涂片、培养或活检结核分枝杆菌阳性)。

2) 播散:除接种部位外,全身至少有 2 处通过血、骨髓培养或病理活检证实为阳性。

3) 与分枝杆菌感染相一致的全身综合征:典型临床表现包括发热、体重减轻、贫血和死亡。

【鉴别诊断】

本病应与慢性肉芽肿病鉴别。后者也是一种原发性免疫缺陷病,属于吞噬细胞功能缺陷的原发性免疫缺陷病,初期症状为皮肤表现及化脓性淋巴结炎,还可并发反复的慢性肺炎、肛周脓肿、化脓性关节炎、扁桃体炎等。通过 NBT 及中性粒细胞呼吸爆发试验检测可协助诊断,最终依靠基因诊断来明确。

【治疗】

目前尚无统一的治疗方案。由于 BCG 对吡嗪酰胺天然耐药,因此多数情况下采用异烟肼 + 利福平 + 乙胺丁醇三联治疗,病情加重者,加用利奈唑胺,并辅以免疫增强剂、丙种球蛋白或对症治疗。

本病的预防甚为困难,但对有明确免疫缺陷的患者应慎重使用BCG,艾滋病患者和使用免疫抑制剂患者禁止接种 BCG。

> **附：皮肤软组织细菌感染诊疗流程**

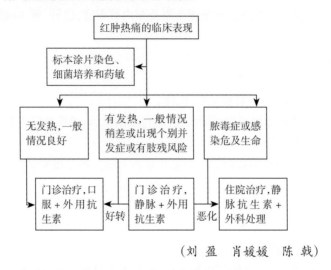

（刘 盈 肖媛媛 陈 载）

第四节 胎 传 梅 毒

【概述】

胎传梅毒通常由母体血流中的梅毒螺旋体（*Treponema pallidum*，TP）经胎盘传播引起，偶尔由分娩时直接接触感染灶引起。TP 在妊娠期间任何时候都可通过胎盘传播，但传播概率随妊娠进展而增加。人类是 TP 唯一的自然宿主。胎传梅毒是重大的公共卫生问题，据估计，全球每年有 100 万例妊娠并发胎传梅毒，可导致死产、早产或一系列临床表现。大多数病例的发病原因是母亲没有接受产前检查，或在妊娠前或妊娠期间没有对梅毒进行充分治疗。

【诊断】

1. **早期胎传梅毒** 早期被定义为 2 岁前出现临床表现的胎传梅毒。未接受治疗的婴儿通常在出生后 3 个月内出现临床表现，最常为出生后 5 周内。60%~90% 的胎传梅毒活产新生儿在出生时没有症状。出生时是否存在体征取决于宫内感染和治疗的时间。

皮疹为多形性，常泛发对称，类似获得性二期梅毒。最常见的为两型:即水疱-大疱型皮损、斑丘疹及丘疹鳞屑型皮损。其中后者较常见,多见于掌跖、外生殖器、臀部,表现为铜红色丘疹、斑疹,可有或无鳞屑(图 7-29);外阴及肛周等潮湿部位可见扁平湿疣,无痛可有瘙痒;头部可有虫蚀样脱发(图 7-30)。

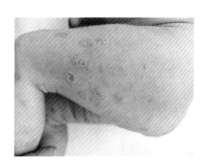

图 7-29 梅毒
人腿伸侧散在分布直径 1~2cm 的圆形或椭圆形斑疹,大部分损害边缘呈领圈状脱屑。

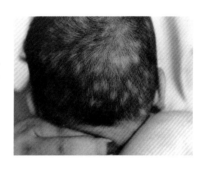

图 7-30 梅毒
头皮可见虫蚀状脱发斑。看护人有将食物嚼碎喂患儿的习惯,1 年前外阴曾有无痛溃疡,后自愈,之后手背出现红疙瘩,RPR 为 1:16,TPHA 阳性,FTA-ABS 阳性。患儿 RPR 为 1:32,TPHA 阳性,FTA-ABS 阳性。

皮肤外损害包括:①口腔可有黏膜斑;②眼梅毒:颗粒状眼底边缘产生的"盐与花椒"状色素斑为晚期胎传梅毒的特殊标记;③可有梅毒性鼻炎及喉炎表现:鼻部分泌物多,鼻塞;④可有肝脾淋巴结肿大、贫血、血小板降低、蛋白尿和低蛋白血症等表现;⑤神经系统受累可有梅毒性脑膜炎表现。

2. 晚期胎传梅毒 发生于出生 2 岁以后,最常发生于 7~15 岁。症状类似于获得性三期梅毒,由早期损害的瘢痕及感染所致的器官功能受损所致。

标记性损害包括哈钦森(Hutchinson)三联症(Hutchinson 牙、间质性角膜炎、神经性耳聋)、桑葚齿、马鞍鼻、口腔周围放射状皲裂、硬化性骨损害(前额圆凸、佩刀胫、胸锁骨关节肥厚、clutton 关节)等。

炎症性损害包括肉芽肿性损害及树胶肿;视网膜炎、肝脾大、关节积液、骨膜炎;神经系统受损(无症状神经梅毒、麻痹性痴呆、脊髓结核);心血管损害(主动脉瘤、主动脉关闭不全、心肌梗死)。

3. 隐性胎传梅毒 即胎传梅毒未经治疗,无临床表现,梅毒血清学试验阳性,脑脊液检查正常。年龄小于 2 岁者为早期隐性胎传梅毒,大于 2 岁者为晚期隐性胎传梅毒。

4. 实验室检查

(1) 常规检查:血常规检查可出现红细胞、血红蛋白降低;尿常规检查可出现梅毒肾病改变,如蛋白尿,转氨酶、心肌酶可增高,可出现低蛋白血症。

(2) 病理变化:血管周围有浆细胞、淋巴细胞、巨噬细胞等炎症细胞浸润,浆细胞为诊断线索。

(3) 影像学检查:X 线检查可发现下肢长骨出现软骨炎、骨炎及骨膜炎。

(4) 梅毒螺旋体暗视野显微镜检查:皮损处可阳性。

(5) 梅毒血清特异性检查

1) 快速血浆反应素试验(RPR)/甲苯胺红不需加热血清试验(TRUST):是筛查、疗效观察、判断复发和再感染指标,可作为常规试验或大量人群的筛查,患儿抗体滴度 4 倍升高或为母体的 4 倍时有诊断意义。

2) 梅毒螺旋体血凝试验(TPHA)/梅毒螺旋体颗粒凝集试验(TPPA):属于梅毒抗原血清学试验,是用梅毒螺旋体成分、抗原决定簇及重组抗原和合成肽检测抗螺旋体抗体,特异性和敏感性均高,一般用于确证试验。

3) 其他。①荧光螺旋体抗体血清试验(FTA-ABS):特异性高、阳性可确诊,70% 患者治疗后仍为阳性。②19-S-IgM 抗体:梅毒感染最早抗体,不能通过胎盘,由感染患儿产生,阳性可确诊。③神经梅毒时脑脊液性病研究实验室试验(VDRL)阳性,细胞数及蛋白量增高。

【鉴别诊断】

新生儿胎传梅毒的鉴别诊断包括其他先天性感染(弓形虫病、风疹、巨细胞病毒、单纯疱疹病毒感染和新生儿脓毒症),以及其他因素引起的新生儿肝炎、胎儿水肿、长骨异常和皮肤损害。病史特征、其他临床表现和/或实验室检查常可鉴别。

【治疗】

1. **胎传梅毒**　首选青霉素治疗,治疗应及时、足量、正规,母乳喂养患儿应停母乳喂养,患儿父母确诊后应同时治疗。

2. **驱梅方案**

(1) 早期胎传梅毒

1) 脑脊液异常者:水剂青霉素,疗程 10~14 天;1 周以内新生儿每次 5 万 U/kg,静脉滴注,每 12 小时一次;大于 1 周,每次 5 万 U/kg,每 8 小时一次。或普鲁卡因青霉素 G:每次 5 万 U/kg,肌内注射,10~14 天。青霉素皮试阳性时选用口服红霉素,每日 7.5~12.5mg/kg,分 4 次服,疗程 30 日,8 岁以下儿童禁用四环素。

2) 脑脊液正常者:苄星青霉素 5 万 U/kg,肌内注射,共 1 次(分两侧臀肌);如无条件检查脑脊液者,可按脑脊液异常者治疗。

(2) 晚期胎传梅毒:普鲁卡因青霉素 G,每日 5 万 U/kg,肌内注射,连续 10 日为一个疗程;对较大儿童的青霉素用量,不应超过成人同期患者的治疗量。

3. **"J-H"反应**　由于青霉素治疗后引起大量螺旋体死亡,释放异种蛋白,导致治疗后 3~12 小时出现发热、无力、全身皮疹。多发生于 RPR 滴度较高患者的治疗初期。预防方法为:泼尼松(1~2mg/kg)预防治疗 3 天;半量青霉素治疗 3 天后开始正规驱梅治疗。

4. **随访**　驱梅疗程结束后,第一年,每 3 个月复查血清一次,第二年开始,每半年一次,复查 2~3 年。如 RPR/TRUST 滴度不变且大于 1∶8 或滴度升高,需重新治疗,并行脑脊液梅毒血清学检查。

5. **治愈标准**　正规驱梅治疗后临床症状消失,且随访 2 年内梅毒血清反应由阳性转为阴性或血清学固定(RPR/TRUST<1∶8 不变),脑脊液检查阴性。

> 附:胎传梅毒诊疗流程

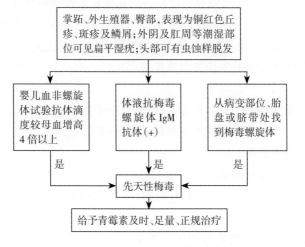

（刘 盈 肖媛媛 陈 载）

第五节 真菌性皮肤病

一、头癣

【概述】

头癣（tinea capitis）是指真菌感染头皮和头发所致的疾病，常见于儿童，高发年龄为3~7岁。通过接触患病的人和动物及其污染物传染。病原菌为毛癣菌属、小孢子菌属和奈尼兹皮菌属。近年来，由于饲养宠物的增多，以犬小孢子菌为代表的亲动物性真菌成为我国主要的流行病原体。

引起头癣的致病菌按照生态学特点可分为亲人性、亲动物性和亲土性皮肤癣菌。亲人性皮肤癣菌以紫色毛癣菌为代表，主要通过人传人感染。亲动物性皮肤癣菌以犬小孢子菌为代表，主要通过动物传染人。亲土性皮肤癣菌以石膏奈尼兹皮菌为代表，主要通过土壤传染人。

【诊断】

1. **临床表现** 头癣根据致病菌和机体反应的差异,可分为白癣、黑点癣、黄癣和脓癣四种类型。

(1)白癣:致病菌多为犬小孢子菌,其次为须癣毛癣菌。初起为少量毛囊性红色丘疹,很快扩大形成头皮灰白色鳞屑性脱发斑。病发在距头皮 3~4mm 处均匀一致地折断,病发根部有灰白色菌鞘包绕。皮疹常呈卫星状分布(图 7-31),自觉瘙痒。大部分患者青春期可以自愈。

(2)黑点癣:致病菌多为紫色毛癣菌和断发毛癣菌,可在家族内互相传染。常自儿童期开始感染,病程慢性,可延续数年。皮损最初为头皮上散在点状鳞屑斑,此后扩大呈丘疹、偶有小脓疱,外观酷似脂溢性皮炎,病发紧贴头皮折断,呈黑色小点状(图 7-32),一般不能自愈。病程长者可形成秃发。

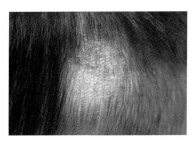

图 7-31 白癣
颞部头皮可见鳞屑性斑片,表面毛发大部分脱落。

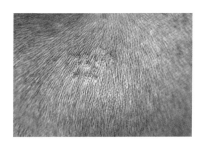

图 7-32 黑点癣
顶部头皮可见一处断发斑,有的断发呈现典型的黑点表现。

(3)黄癣:致病菌为许兰氏毛癣菌。临床表现最初为黄红色斑点,逐渐形成毛囊性脓疱,脓疱破裂后形成蝶形蜜黄色痂皮,痂皮边缘翘起,中心黏着,中央有毛干穿过。该痂皮由密集的菌丝和上皮碎屑组成,有鼠臭味,易粉碎。去除痂皮后,可见红色潮湿的基底面,严重者可见较深的溃疡。久之可形成萎缩性瘢痕,造成永久性脱发。

(4)脓癣:白癣和黑点癣中的炎症较重者,可形成头皮脓肿。多由犬小孢子菌、须癣毛癣菌等引起。本病起病急,患处出现毛囊化脓性感染,形成一片或数片红肿的痈状隆起,质地软,有波动感,外观如"脓肿",但无细菌性脓肿的大量脓液及严重的红、肿、热、痛。挤压时毛囊口可有少量浆液或稀薄脓液流出。毛发松动,极易拔出,症状严重者可形成萎缩性瘢痕,造成永久性脱发(图7-33)。常伴耳后、颈、枕部淋巴结肿大,轻度疼痛或压痛。部分患儿还可诱发癣菌疹(图7-34)。

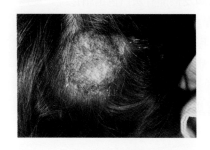

图 7-33 脓癣

头顶部可见边界清楚的痈状隆起斑块,斑块中心可见稀薄脓液流出。

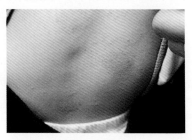

图 7-34 癣菌疹

躯干可见散在约粟粒大小的红色丘疹。

2. 辅助检查

(1) 真菌直接镜检:白癣可见发外包绕密集排列的圆形孢子。黑点癣为发内成串排列的链状孢子。黄癣可见发内菌丝或关节孢子和气泡,黄癣痂中可见鹿角菌丝和孢子。

(2) 真菌培养:可进一步帮助确定致病菌种。必要时可根据药敏试验结果调整用药。

(3) 伍德光检查:白癣为亮绿色荧光。黑点癣无荧光。黄癣为暗绿色荧光。

(4) 皮肤镜检查:逗号样发(图7-35)、螺旋状发(图7-36)、"Z"字形发(图7-37)、条码样发(图7-38)是头癣特征性的皮肤镜下表现。此外,也可见断发、黑点征、黄点征、脓疱等表现,但这些并非头癣的特有表现。

3. 诊断标准
头癣根据病史、症状及体征结合辅助检查如真菌镜检不难做出诊断。主要诊断要点如下:

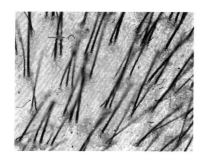

图 7-35　逗号样发

头癣病灶区可见逗号样发。

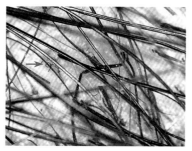

图 7-36　螺旋状发

头癣病灶区可见螺旋状发。

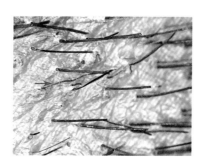

图 7-37　"Z"字形发

头癣病灶区可见"Z"字形发。

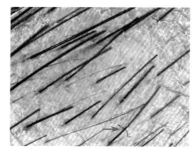

图 7-38　条码样发

头癣病灶区可见条码样发。

（1）典型临床表现、皮肤镜表现。

（2）真菌学检查阳性，包括真菌镜检阳性、真菌培养分离到皮肤癣菌、伍德光检查可见特征性的荧光病发。

（3）排除头皮脂溢性皮炎、银屑病、斑秃、红斑狼疮、毛发扁平苔藓、拔毛癣、头皮化脓性穿掘性毛囊周围炎、梅毒性脱发等疾病。

【鉴别诊断】

头癣诊断比较容易，但仍需与一些疾病鉴别：白癣、黑点癣、黄癣需与斑秃、脂溢性皮炎、银屑病、石棉状糠疹鉴别。脓癣需与头皮脓肿、毛囊炎鉴别（表 7-4）。

表 7-4 需与头癣相鉴别的疾病

疾病名称	病因或诱因	好发部位	皮疹特点	相关检查	其他
斑秃	神经、精神因素可能是诱因	多在头部,可累及眉毛、睫毛等	无自觉症状的突然的毛发脱落,头皮皮无萎缩光滑,无炎症	牵拉试验阳性	除部分全秃、普秃外,多数可以恢复
脂溢性皮炎	与皮脂分泌增多有关	皮脂溢出部位,如头皮、面部、鼻唇沟、眉毛区、耳周及皮褶处	有细小干性或油腻性鳞屑,基底潮红,无明显断发	真菌镜检:部分患者可见糠秕孢子菌	婴儿脂溢性皮炎常在3周龄至2月龄内逐渐减轻,痊愈
银屑病	遗传、免疫、感染、内分泌等多因素	可单在头皮,多数全身均有	边界清楚,覆有厚的鳞屑性红斑,皮损处毛发呈束状	强行剥离鳞屑,可见点状出血。真菌镜检:阴性	皮损处毛发无折断及脱落,常伴有其他部位皮损
石棉状糠疹	病因不明	头皮	主要为毛发鞘、糠状鳞屑,毛囊口糠状隆起	真菌镜检:阴性	白色厚痂的头发及头皮无异常改变
头皮脓肿	细菌感染	头皮	脓肿表面可有多数瘘孔,挤压后邻近或远处的瘘孔有脓汁溢出,波动感明显	真菌镜检:阴性。细菌培养常可培养出金黄色葡萄球菌	
毛囊炎	细菌感染	主要发生于多毛的部位	孤立散在的米粒大小的毛囊性丘脓疱疹,不互相融合,无断发或脱发	真菌镜检:阴性。细菌培养常可培养出金黄色葡萄球菌	

【治疗】

1. **治疗原则** 采用综合治疗,内服和外用结合,遵循"剃、洗、擦、煮、服"五字方针。其中,以内服抗真菌药物最为重要。

2. **治疗方案**

(1) 内服。灰黄霉素:儿童 15~25mg/(kg·d),分 2 次口服,疗程 6~8 周,服药期间同时进高脂餐以便于药物吸收。特比萘芬:体重 <20kg 者 62.5mg/d,体重 20~40kg 者 125mg/d,体重 >40kg 者 250mg/d,疗程 4~8 周。伊曲康唑:儿童 3~5mg/(kg·d),最大剂量为 200mg/d,最好在进餐后服药,疗程 4~8 周。氟康唑:儿童 3~6mg/(kg·d),最大剂量为 200mg/d,疗程 4~8 周。对于小孢子菌所致头癣,建议选用灰黄霉素或伊曲康唑。对于毛癣菌所致头癣,建议选用特比萘芬。如果疗效欠佳,可以考虑适当延长疗程或换用其他抗真菌药。服药治疗时,治疗前、后和治疗中应每两周检查一次肝肾功能及血常规。治疗前行真菌镜检和培养,之后每两周复查一次真菌镜检,连续三次镜检阴性再结合临床方可认为治愈。

(2) 局部外用药物治疗:治疗头癣除应用口服药物外,局部的理发、洗头、擦药、消毒等措施对缩短疗程也是非常重要的。具体做法是:①每周理发一次。②皮疹上的病发用镊子拔除,所有去除的毛发均应焚毁。③理发工具、与患儿头部接触的生活用品均需煮沸或用含氯消毒剂消毒。④每日早晚各用温水和肥皂洗头一次,擦干后早晨外涂抗真菌药物,晚上局部外涂聚维碘酮,疗程至少 8 周。

(3) 脓癣治疗:在内服抗真菌药的基础上,脓癣炎症反应较重者可短期口服糖皮质激素,一般可用泼尼松 1~2mg/(kg·d),早晨 1 次顿服。患儿年龄越小,炎症反应越重,激素剂量越需足量。通常足量需 2 周,然后再 1~2 周减停。如同时有细菌感染需加用抗生素,因继发感染多为金黄色葡萄球菌,故多数患儿用一代头孢口服 1 周即可。炎症反应明显时,外用治疗时应避免刺激性药物,通常可用 1∶2 000 小檗碱溶液、0.1% 的乳酸依沙吖啶溶液、0.1% 的高锰酸钾溶液或聚维碘酮湿敷。然后外用抗细菌药膏,如莫匹罗星软膏、夫西地酸乳膏或复方多黏菌素 B 软膏 1~2 周;也可外用抗细菌、真菌、炎症的复方制剂2周,待红肿消退后再使用单方抗真菌类制剂。注意切忌脓肿切开引流和清创,因手术切开后伤口不易愈合,同时还可加重炎症和全身毒性反应,后者可危及生命,且遗留较大瘢痕。

3. **预后** 虽然大部分头癣的预后良好,但黄癣及严重的脓癣,特别是切开引流者仍可遗留永久性瘢痕性秃发。

二、体癣和股癣

【概述】

由皮肤癣菌寄生在人体光滑皮肤上(除手足、毛发、甲板以外的皮肤)所引起的浅表性皮肤真菌感染,统称为体癣(tinea corporis)。股癣(tinea cruris)指发生于腹股沟、会阴、肛周和臀部的皮肤癣菌感染,是发生于特殊部位的体癣。

本病可由患者直接接触污染的澡盆、毛巾或患病动物的皮毛等引起。亦可由患者原有手癣、足癣、头癣、甲癣蔓延所致。体癣和股癣的主要致病菌是红色毛癣菌、须癣毛癣菌等皮肤癣菌。

【诊断】

1. **临床表现**

(1)体癣多见于面部、躯干和上肢(图7-39)。

(2)股癣见于腹股沟、股内侧、会阴和臀部(图7-40)。

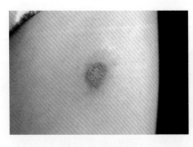

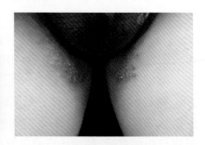

图7-39 体癣
左大腿可见一边界清晰略隆起的环形损害,其上可见鳞屑和少许黄褐色结痂,中心有消退趋势。

图7-40 股癣
左大腿可见一边界清晰略隆起的环形损害,其上可见鳞屑和少许黄褐色结痂,中心有消退趋势。

（3）儿童的炎症反应常较成人重。

（4）一般急性期自觉瘙痒明显，炎症反应较重时，可出现既痒且痛的感觉，慢性期可无自觉症状或明显减轻。

（5）典型皮疹为首先在受侵犯的局部出现红斑或丘疹，甚至水疱或脓疱，皮疹呈离心性扩大，形成一个表面脱屑的圆形损害。此后中心可逐渐好转，边缘则隆起，可有活动性红斑、丘疹及水疱出现，慢慢向外扩大并可互相融合。

（6）部分患儿因用药不当，可使皮疹呈泛发性红色丘疹、斑块，表面较多渗出、痂屑，类似湿疹样改变，亦称为难辨认癣（tinea incognita）（图 7-41）。

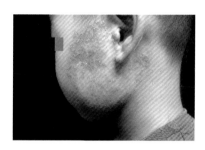

图 7-41 难辨认癣
左面部可见片状分布针尖大小红色丘疹，部分融合成斑块，表面可见少许痂屑。皮损边界不清晰。

2. **辅助检查**

（1）真菌直接镜检：皮疹鳞屑中可见真菌菌丝。

（2）真菌培养：根据培养物的菌落形态、颜色、边缘、生长速度及显微镜下的形态做出菌种鉴定。

3. **诊断标准** 体癣和股癣根据病史、症状及体征结合辅助检查一般不难诊断。主要诊断要点如下：

（1）典型临床表现。

（2）真菌学检查阳性：包括真菌镜检阳性、真菌培养分离到皮肤癣菌。

【鉴别诊断】

体癣和股癣诊断一般不难，但仍需与一些疾病鉴别：体癣应与神经性皮炎、玫瑰糠疹、钱币状湿疹、环状肉芽肿相鉴别；股癣应与红癣、反向性银屑病、家族性良性慢性天疱疮相鉴别（表 7-5）。

【治疗】

1. **治疗原则** 清除致病菌，快速缓解症状，清除皮损，防止复发。以外用抗真菌药物为主，必要时可联合口服抗真菌药物。

表 7-5　需与体癣和股癣相鉴别的疾病

疾病名称	病因或诱因	好发部位	皮疹特点	相关检查
神经性皮炎	精神因素	颈部两侧、项部、肘伸侧、腘窝、骶尾部、腕部、踝部	皮疹为扁平多角形丘疹,苔藓样变,无渗出	组织病理:表皮角化过度棘层肥厚,表皮突延长,可伴有轻度海绵形成,真皮毛细血管增生,血管周围有淋巴细胞浸润,真皮浅层可见成纤细胞增生伴有纤维化
玫瑰糠疹	病因不明	躯干和四肢近端	常呈椭圆形,红色斑片中间有细碎的鳞屑,而四周圈状边缘上有一层游离缘向内的细薄鳞屑,斑片的长轴与肋骨或皮纹平行	组织病理:表皮可见灶性角化不全,轻度棘层增厚,海绵形成和细胞内水肿,真皮浅层有中度血管扩张,水肿和淋巴细胞浸润
钱币状湿疹	病因不明	手背及四肢伸侧、背部	散在的硬币大小的圆形红色斑片,其上可发生丘疹、水疱、轻度糜烂、渗出和结痂等急性或亚急性表现	组织病理:亚急性或慢性皮炎改变
环状肉芽肿	病因不明	双手或足部	早期表现为色彩鲜艳的红色或红棕色的斑块,融合成环状。随后环的中部皮肤变平,可为红色或亮红色	组织病理:真皮内栅栏状肉芽肿改变,病灶中心为变性的胶原,周围见栅栏状或放射状排列的组织细胞、淋巴细胞、成纤维细胞等浸润

疾病名称	病因或诱因	好发部位	皮疹特点	相关检查
红癣	细小棒状杆菌感染	腹股沟、腋窝等皱褶部位	界限清楚的砖红色或黄褐色斑片,上覆糠秕状鳞屑	用革兰氏染色或加10%氢氧化钾液油镜下可见细菌和菌丝。在伍德光下显现珊瑚红荧光
反向性银屑病	病因不明	腋窝、乳房下、腹股沟等皮肤皱褶部位	光泽的红斑,无典型的干燥云母状鳞屑,鳞屑极少	组织病理:与寻常性银屑病相似,但表皮增生程度轻,表皮海绵形成明显
家族性良性慢性天疱疮	*ATP2Cl*基因突变	颈部、腋窝、腹股沟	成群水疱,疱液早期清亮很快混浊,破裂后留下糜烂面或结成厚痂	组织病理:有明显的棘层松解,基底层上形成裂隙,绒毛或大疱,在基底细胞层上方棘细胞的不规则组合形成塌墙样的外观

2. 治疗方案

（1）局部外用药物治疗:外用抗真菌药物为治疗首选,每日 1~2 次,疗程 2~4 周。外用药以咪唑类和丙烯胺类最为常用,也可以选择阿莫罗芬、利拉萘酯等其他外用抗真菌药物。对于炎症较重的体股癣患者,可使用同时含有抗真菌药物和糖皮质激素的复方制剂,如复方曲安奈德益康唑乳膏,但应用时间应控制在 1~2 周,之后改用单方抗真菌药物直至皮损清除。

（2）口服药物治疗:外用药治疗效果不佳、合并毳毛受累、皮损泛发或反复发作,以及免疫功能低下患者,可用联合口服抗真菌药物治疗。常用特比萘芬和伊曲康唑,剂量同头癣治疗,疗程 1~2 周。

3. **预后**　本病预后较好,部分患者皮损消退后局部遗留暂时性的炎症后色素沉着。

三、甲癣和甲真菌病

【概述】

甲癣(tinea unguium)是指由皮肤癣菌侵犯甲板和/或甲床所致的病变。甲真菌病(onychomycosis)是由皮肤癣菌、酵母菌及非皮肤癣菌性霉菌引起的甲感染。

甲的真菌感染常继发于手足癣,也可由外伤后直接侵犯甲板形成。甲癣最常见的致病菌为红色毛癣菌。本病在成年人较常见,在儿童中相对少见。

【诊断】

1. **临床表现** 根据真菌侵犯甲的部位和程度,临床上将甲真菌病分为五种类型。

(1) 白色浅表型:甲板浅层有云雾状白色混浊,点状或不规则片状,表面稍有凹凸不平或脱屑。

(2) 远端侧位甲下型:在甲的前缘和侧缘甲板增厚混浊,甲板呈黄、褐、灰白色不等(图7-42)。

(3) 近端甲下型:近端甲板粗糙肥厚、凹凸不平,受累部位多呈灰白色。

(4) 甲内型:主要由苏丹毛癣菌侵入甲板内引起,甲板增厚呈灰白、黄褐色。

(5) 全甲营养不良型:是各

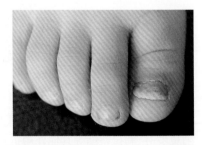

图7-42 远端侧位甲下型甲真菌病
右足大踇趾甲前缘和侧缘甲板增厚混浊,甲板呈黄色。

型甲真菌病发展的最后结果,整个甲板增厚,甲下堆积鳞屑,或甲板萎缩,甲结构完全丧失;甲板远端或大部分毁损,甲床表面残留粗糙角化堆积物。甲真菌病患者无自觉症状,偶可继发甲沟炎,出现红、肿、热、痛等炎症表现。

2. 辅助检查

（1）真菌直接镜检：刮取碎甲及甲下碎屑，镜下可见真菌菌丝。

（2）真菌培养：根据培养物的菌落形态、颜色、边缘、生长速度及显微镜下的形态做出菌种鉴定。注意尽可能地接近健甲与病甲交界处的活动损害部位取材，确保标本的质和量，以提高诊断的阳性率。

（3）组织病理检查：当直接镜检和培养均阴性，临床又不能排除甲真菌病时可行甲切片，PAS染色，发现菌丝或孢子后可确诊。

3. 诊断标准

甲真菌病根据病史、症状及体征结合辅助检查一般不难诊断。主要诊断要点如下：

（1）典型临床表现。

（2）真菌镜检、真菌培养和甲病理中任一检查阳性。

【鉴别诊断】

甲癣及甲真菌病应与其他甲病相鉴别，如银屑病、扁平苔藓、线状苔藓、湿疹等引起的甲改变等（表7-6）。

表7-6 需与甲癣和甲真菌病相鉴别的疾病

疾病名称	病因或诱因	好发部位	皮疹特点	相关检查
甲银屑病	病因不明	所有甲均可受累，指甲比趾甲更易受累	不规则点状凹陷，甲床鲑鱼斑，甲剥离伴红斑样边界	组织病理：符合银屑病改变
甲扁平苔藓	病因不明	通常累及所有指/趾甲	甲变薄、隆起和裂隙，背侧翼状胬肉	组织病理：符合扁平苔藓改变
甲线状苔藓	病因不明	通常局限在1~2个指/趾甲	甲变薄、纵嵴和远端甲剥离，局限于甲板一侧	组织病理：符合线状苔藓改变
甲湿疹	病因不明	指甲受累更常见，多伴有手湿疹	不规则点状凹陷和博氏线，甲下角化过度，慢性甲沟炎	组织病理：符合皮炎/湿疹改变

【治疗】

1. 治疗原则 甲真菌病以药物治疗为主。口服药物治愈率高于外用药物,但外用药物不良反应少,与其他药物无相互作用。根据临床分型,甲损害程度和致病菌的不同,采用不同的治疗方案。

2. 治疗方案

(1) 局部外用药物治疗:儿童甲生长速度较快,局部外用药物治疗可取得较好疗效。对白色浅表型、远端侧位型甲真菌病,可优先考虑外用抗真菌药物治疗。目前,国内上市的专用于治疗甲真菌病的外用抗真菌药物仅有 5% 阿莫罗芬搽剂。可在治疗前先用指甲锉尽量刮去病甲,以利于药物渗入,之后外涂抗真菌药物,每周 1~2 次,坚持 3~6 个月,直至新甲生成为宜。但由于此药价格较贵,且说明书不推荐儿童使用,临床上儿童应用并不多,可用其他外用抗真菌药物代替,每日 1~2 次。

(2) 口服药物治疗:近端甲下和全甲受累者,除外用药外,需口服抗真菌药物治疗。目前常用药物有特比萘芬和伊曲康唑,应用剂量同头癣治疗,治疗周期为手指甲 8 周,足趾甲 12 周。

3. 预后 甲真菌病是皮肤真菌病中较为顽固难治的一种,有时临床治愈后还可能再发。推荐对完成口服药物治疗的患者持续应用外用药物,以降低复发或再感染概率。

四、花斑糠疹

【概述】

花斑糠疹(pityriasis versicolor),旧称花斑癣,俗称汗斑,是由马拉色菌所致的皮肤浅表慢性真菌感染。该菌正常情况下在皮肤寄生,在特殊情况下致病。

本病在热带和亚热带地区多发。青壮年好发,但儿童也不少见。易感因素包括机体免疫状态受抑制、接受糖皮质激素治疗、糖尿病、严重烧伤、营养不良、出汗过度、慢性感染等。

【诊断】

1. 临床表现 皮损特征为黄豆至甲盖大小的圆形或卵圆形色素

沉着或减退斑,雨滴状或融合成片,表面覆盖淡棕褐色细薄糠状鳞屑(图7-43)。好发于躯干、腋下、面、颈等皮脂腺丰富部位,婴幼儿尤以额部、颈部常见(图7-44)。

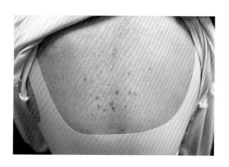

图 7-43 花斑癣。背部散在分布米粒至蚕豆大小的黄棕色斑片,边界清楚,表面附着少许细碎鳞屑。

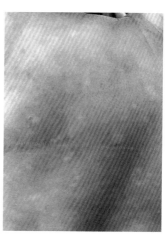

图 7-44 花斑癣。背部可见大量有细碎鳞屑的圆形色素减退性斑片,边界清楚。

2. **辅助检查**

(1) 真菌直接镜检:皮屑直接镜检可见马拉色菌的假菌丝及芽孢。

(2) 伍德光检查:可见黄褐色荧光。

(3) 真菌培养:由于马拉色菌是人体表面正常定植菌,故单纯培养出马拉色菌不能诊断花斑糠疹。除厚皮马拉色菌外,大多数马拉色菌需在含脂质的培养基上生长。

3. **诊断标准** 本病根据临床表现诊断一般不难。主要诊断要点如下:

(1) 典型临床表现。

(2) 真菌镜检和/或伍德光检查阳性。

【鉴别诊断】

根据临床表现和实验室检查,花斑糠疹诊断并不困难。本病常需与白癜风、玫瑰糠疹、脂溢性皮炎、贫血痣、无色素痣相鉴别(表 7-7)。

表 7-7　需与体癣和股癣相鉴别的疾病

疾病名称	病因或诱因	好发部位	皮疹特点	相关检查
白癜风	病因不明	暴露、摩擦及皮肤褶皱部位	色素脱失斑,常为乳白色,也可为浅粉色,表面光滑无皮疹。白斑界限清楚,边缘色素较正常皮肤增加,白斑内毛发正常或变白	伍德灯下可见瓷白色荧光
玫瑰糠疹	病因不明	躯干和四肢近端	常呈椭圆形,红色斑片中间有细碎的鳞屑,而四周圈状边缘上有一层游离缘向内的细薄鳞屑,斑片的长轴与肋骨或皮纹平行	组织病理:表皮可见灶性角化不全,轻度棘层肥厚,海绵形成和细胞内水肿,真皮浅层有中度血管扩张,水肿和淋巴细胞浸润
脂溢性皮炎	病因不明	皮脂溢出部位如头皮、面部及腋窝、腹股沟、前胸、脐部等处	暗红色油腻性斑片,上覆油腻性鳞屑或痂,严重时可出现糜烂、渗出。头皮可表现为头皮屑	真菌镜检:可见马拉色菌孢子但无菌丝
无色素痣	病因不明	躯干、下腹、四肢近端	大小不一的苍白色局限性色素减退斑脱色不完全,界限模糊不规则,有时边缘呈锯齿状,周围几乎无色素增生晕	组织病理:皮损局部多巴染色阳性的黑素细胞数目减少

续表

疾病名称	病因或诱因	好发部位	皮疹特点	相关检查
贫血痣	血管组织发育异常	躯干,尤其是胸背部,面部和四肢也可受累	单个或多个圆形、卵圆形或不规则形状的浅色斑	以玻片压之,则与周围变白的皮肤不易区分;以手掌白斑部位,周围的皮肤发红,而浅色斑不红

【治疗】

1. **治疗原则**   本病以外用抗真菌药物治疗为主,必要时可联合口服抗真菌药物。

2. **治疗方案**

(1)局部外用药物治疗:抗真菌制剂外用,如联苯苄唑、咪康唑、克霉唑、益康唑、特比萘芬等,每日 1~2 次。二硫化硒或酮康唑洗浴,每晚 1 次。症状消失后再用 1 周。

(2)口服药物治疗:皮疹面积大且单纯外用效果不佳者,可口服伊曲康唑,剂量同头癣,连续 7 天。由于特比萘芬口服后不经汗液排泄,故口服特比萘芬治疗花斑糠疹无效。

3. **预后**   由于马拉色菌为人体皮肤常驻菌群,难以永久清除,故本病容易复发。改变环境因素如穿透气性好的衣服,出汗后立即擦干,勤洗澡和换衣有利于减少复发。

五、孢子丝菌病

【概述】

孢子丝菌病(sporotrichosis)是由申克孢子丝菌复合体所引起的皮肤、皮下组织及其邻近淋巴系统的慢性感染,偶可播散全身,引起多系统性损害。

目前认为申克孢子丝菌复合体包括申克孢子丝菌、球形孢子丝菌、巴西孢子丝菌、墨西哥孢子丝菌和卢艾里孢子丝菌等,其中球形孢子丝菌在我国最常见。孢子丝菌广泛存在于自然界中,是土壤、木材及植物的腐生菌。皮肤外伤后接触到被孢子丝菌污染的物质是本病的主要传播途径。

【诊断】

1. **临床表现** 本病以皮肤受累为主,主要见于皮肤暴露部位,偶可累及内脏,可分为皮肤型和皮肤外型。皮肤外型主要是孢子丝菌经血行播散侵犯体内各系统,或经呼吸道感染。皮肤型又分为固定型、淋巴管型和皮肤播散型。

(1) 固定型孢子丝菌病:好发于面部、颈部和躯干等位置,常局限在初发部位,皮损可表现为丘疹、脓疱、结节、浸润性斑块、溃疡、肉芽肿等(图 7-45)。

(2) 淋巴管型孢子丝菌病:外伤植入处出现皮下结节,病程延长,沿淋巴管出现新的结节,排列成串(图 7-46)。

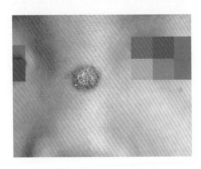

图 7-45 固定型孢子丝菌病

鼻根部可见直径 1cm 大小的炎性斑块,边界清晰,边缘略隆起,表面可见环形痂屑。

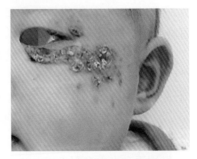

图 7-46 淋巴管型孢子丝菌病

左眼睑下外方可见横向分布的大片红色斑块,表面覆盖黑褐色痂,周边散在卫星灶样损害。

(3) 皮肤播散型孢子丝菌病:此型少见,主要继发于淋巴管型,通过自身接种或血行播散而引起皮肤散在性多发损害,皮损泛发,全身散在或局部密集。可伴有发热等全身症状。主要发生于免疫力低下或免疫缺陷患者。

（4）皮肤外型孢子丝菌病：即系统型孢子丝菌病，好发人群与皮肤播散型相同，此型罕见。根据其受累器官不同，可分为骨/关节孢子丝菌病；气管/肺孢子丝菌病；眼孢子丝菌病以及孢子丝菌脑膜炎等。

2. 辅助检查

（1）真菌直接镜检：取病灶渗出液、脓液及痂皮、组织块等进行直接镜检涂片，镜下可见真菌孢子。由于菌量较少，直接镜检通常难以发现孢子丝菌。

（2）真菌培养：脓液或组织真菌培养有孢子丝菌生长。孢子丝菌培养较为容易，真菌培养阳性是临床诊断孢子丝菌病的主要手段。

（3）组织病理检查：主要为组织细胞为主的肉芽肿和中性粒细胞浸润形成的化脓性炎症。在脓肿和多核巨细胞中 PAS 染色有时可找到孢子或星状体。

3. 诊断标准　孢子丝菌病需根据病史、症状及体征结合真菌检查结果诊断。主要诊断要点如下：

（1）典型临床表现。

（2）真菌镜检、真菌培养和组织病理检查中任一检查阳性，三者中真菌培养阳性率最高。

【鉴别诊断】

从孢子丝菌病的临床特点结合真菌学检查结果，诊断并不困难。但应与游泳池肉芽肿、疣状皮肤结核、着色芽生菌病、梅毒树胶肿、上皮样肉瘤等鉴别（表 7-8）。

表 7-8　需与孢子丝菌病相鉴别的疾病

疾病名称	病因或诱因	好发部位	皮疹特点	相关检查
游泳池肉芽肿	海鱼分枝杆菌感染	四肢易受外伤部位	初发为孤立的结节或脓疱，逐渐扩大，破溃后形成有痂的溃疡或疣状外观，可沿淋巴管播散，类似淋巴管型孢子丝菌病	组织病理有时可见抗酸染色阳性的杆菌，组织或分泌物培养出海鱼分枝杆菌，PPD 和 T-spot 阳性

续表

疾病名称	病因或诱因	好发部位	皮疹特点	相关检查
疣状皮肤结核	结核分枝杆菌感染	手指和手背等暴露部位	疣状结节,呈环状排列,四周有红晕,挤压有少量脓液,消退后有萎缩性网状瘢痕	组织病理有时可见抗酸染色阳性的杆菌,组织或分泌物培养出结核分枝杆菌,PPD 和 T-spot 阳性
着色芽生菌病	裴氏着色霉、疣状瓶霉等暗色真菌感染	暴露部位	初发为粉红色小丘疹,逐渐扩大为突出的结节,融合成斑块,高出皮肤之上。表面疣状或乳头瘤样增生,呈污秽状,常有溃疡并结褐色的痂,压之有少量脓液溢出。皮损表面常有黑点	真菌镜检或组织病理可见硬壳小体
梅毒树胶肿	梅毒螺旋体感染	四肢伸侧、前额、头部、臀部等处	初发为皮下小硬结,逐渐增大,与皮肤粘连,形成浸润性斑块,中心软化,发生溃疡,排出血性脓液	梅毒血清学试验阳性
上皮样肉瘤	病因不明	四肢的末端、头颈和躯干	生长缓慢的结节或斑块,如侵犯真皮,可能引起溃疡,进展期皮损可表现为线状排列的溃疡性结节	组织病理:真皮及皮下组织内呈结节状的肿瘤团块,瘤体由上皮样细胞和梭形细胞交织而成,周边细胞可呈栅状排列,肿瘤细胞体积较大

【治疗】

1. **治疗原则** 本病治疗以口服抗真菌药物为主,具体的治疗方案需根据患者的个体化差异调整。

2. **治疗方案**

(1)口服药物治疗:首选伊曲康唑,儿童剂量为 5mg/(kg·d)。或特比萘芬 5~6.5mg/(kg·d)。亦可用 10% 碘化钾溶液,成人剂量为 10ml/次,每日 3 次。目前,儿童无推荐剂量,可根据体重酌减。此药可使肺结核病播散,故需完全排除结核时方可使用。疗程均为 3~6 个月。

(2)其他治疗方案:对于一些无法接受药物治疗的患者,可给予温热疗法,可用 45℃ 电热器局部加温,每日 3 次,每次 30~60 分钟。对固定型孢子丝菌病,如药物治疗效果不理想、皮损局限、周围纤维组织包裹明显,可考虑外科手术治疗。

3. **预后** 本病预后整体较好,但由于病变较深,可遗留瘢痕。

➤ 附:头癣诊治流程图

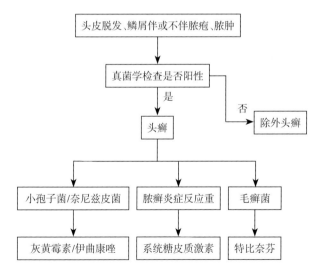

(周亚彬 肖媛媛 陈戟)

参考文献

1. WORLD HEALTH O. Measles vaccines：WHO position paper，April 2017-Recommendations. Vaccine，2019，37（2）：219-222.

2. 中国头癣诊疗指南工作组. 中国头癣诊断和治疗指南（2018 修订版）. 中国真菌学杂志，2019，14（1）：4-6.

第八章　荨麻疹及血管性水肿

第一节　荨　麻　疹

【概述】

荨麻疹（urticaria）是皮肤科最常见的疾病之一，可以单独发生，也可以是系统性疾病在皮肤的表现。临床特征为突然出现的大小不等的风团伴瘙痒，通常在 24 小时内消退，但新的皮损会反复出现，可同时伴有血管性水肿。荨麻疹发病率较高，15%~20% 的成年人一生中至少发作过一次。在儿童，急性荨麻疹比慢性荨麻疹更为常见，因流行病学资料较少，确切的发病率尚不清楚，有文献报道儿童荨麻疹的总发病率为 3%~6%，其中慢性荨麻疹约占 0.3%。

病因复杂，多数急性荨麻疹可找到病因，但慢性荨麻疹的病因难以明确。可将病因分为外源性和内源性。外源性因素多为暂时性，常见的为冷热、搔抓、摩擦、压力等物理刺激、食物、食物添加剂、药物、植入物及运动等；内源性因素多为持续性，常见的为感染、自身免疫、系统性疾病、吸入物、肥大细胞对 IgE 高度敏感性、劳累、精神紧张、情绪波动及内分泌改变等，其中由感染引起的急性荨麻疹儿童比成人更常见。

儿童急性荨麻疹大多数与感染相关，主要是上呼吸道感染，部分为胃肠道和尿路感染。病原体以病毒（腺病毒、肠道病毒、轮状病毒）和细菌（链球菌、肺炎支原体）等最为常见。儿童慢性荨麻疹病因复杂，多数情况下难以明确，约 10% 由物理刺激所致，少数可能与病毒（如EB 病毒）,细菌（幽门螺杆菌、链球菌、葡萄球菌等）,原虫及蠕虫等有关。药物可为儿童荨麻疹的诱发因素之一，以青霉素、头孢、磺胺、血清、疫苗等最为常见。食物并不是儿童荨麻疹的主要因素,尤其是慢性荨麻疹,极少与食物有关。

荨麻疹的发病机制较为复杂,至今尚不完全清楚,可能涉及感染、变态反应、假变态反应和自身反应性。其中,肥大细胞活化并脱颗粒,释放组胺、白三烯和前列腺素等炎症介质,导致真皮水肿是荨麻疹发病的中心环节。诱导肥大细胞活化并脱颗粒的机制包括免疫性、非免疫性和特发性。免疫性包括 IgE 介导和补体系统介导,非免疫性可直接由肥大细胞释放剂引起或由于花生四烯酸代谢障碍所致。还有少数荨麻疹患者目前尚无法阐明其发病机制,甚至可能不依赖于肥大细胞活化。

【诊断】

1. **临床表现**　荨麻疹临床表现为风团、血管性水肿,或两者同时出现。

风团包括三个典型表现(图 8-1):①中央肿胀,大小不等,外周几乎总存在一圈反应性红斑;②多为瘙痒,少数为烧灼感;③起病短暂,风团持续数分钟至数小时(不超过 24 小时)后可自行消退,消退后不留痕迹,但会反复出现。

血管性水肿典型表现(图 8-2):①突然出现的真皮深层及皮下组织肿胀,红色或皮肤色,并常累及黏膜下;②有时表现为疼痛而非瘙痒,持续时间比风团长,可以长达 72 小时。

此外,如果消化道受累,可出现恶心、呕吐、腹痛及腹泻等症状。支气管及喉头受累,可出现咽喉发堵、胸闷、气促、呼吸困难,甚至窒息而危及生命。

按发病模式、结合临床表现,可将荨麻疹进行临床分类,不同类型荨麻疹其临床表现有一定差异,详见表 8-1。

2. **辅助检查**

(1)急性荨麻疹:急性荨麻疹和慢性自发性荨麻疹急性发作者,需详细询问病史,了解有无过敏因素;对考虑感染因素引起者,需进行血常规和 C 反应蛋白检查,以进行有效的对因治疗。

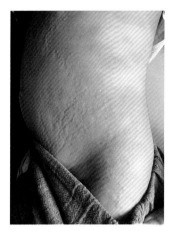 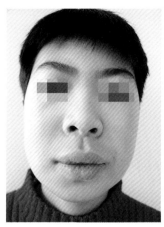

图 8-1 荨麻疹	图 8-2 血管性水肿
图示躯干部典型风团表现。	图示口周、眼周血管性水肿表现。

表 8-1 荨麻疹分类

分类	亚类	定义
自发性	急性自发性荨麻疹	自发性风团和/或血管性水肿,病程≤6 周
	慢性自发性荨麻疹	自发性风团和/或血管性水肿,病程 >6 周
诱导性 物理性	人工荨麻疹(皮肤划痕症)	机械切力后 1~5 分钟内局部形成条状风团
	冷接触性荨麻疹	遇到冷的物体(包括风、液体、空气等)在接触部位形成风团
	延迟压力性荨麻疹	垂直受压后 30 分钟至 24 小时局部形成红斑样深在性水肿,可持续数天
	热接触性荨麻疹	皮肤局部受热后形成风团
	日光性荨麻疹	暴露于紫外线或可见光后诱发风团

续表

分类	亚类	定义
物理性	振动性血管性水肿	皮肤被振动刺激后数分钟内出现局限红斑和水肿
	胆碱能性荨麻疹	皮肤受产热刺激如运动、进辛辣食物、情绪激动时诱发的直径2~3mm风团,周边有红晕
非物理性	水源性荨麻疹	接触水后诱发风团
	接触性荨麻疹	皮肤接触一定物质后诱发瘙痒、红斑或风团

(2) 慢性自发性荨麻疹:对于慢性患者如病情严重、病程较长或对常规剂量的抗组胺药治疗反应差者,可依据病史进行相关检查,如怀疑与食物过敏有关,可查血清 sIgE 抗体,必要时可进行口服食物激发试验以确诊。怀疑与系统性疾病有关,可查肝肾功能、免疫球蛋白、红细胞沉降率、补体和自身抗体等。怀疑与幽门螺杆菌、EB 病毒、链球菌、原虫和蠕虫等慢性感染有关,可做病原体相关检查。慢性荨麻疹的实验室检查必须基于患儿的病史和临床特征,不建议盲目的进行全面筛查。

(3) 诱导性荨麻疹:可依据怀疑的因素行相关的皮肤激发试验。人工荨麻疹行人工划痕试验;冷接触性荨麻疹行贴冰试验;延迟压力性荨麻疹行压力试验($0.2~0.5kg/cm^2$,$10~20$ 分钟);热接触性荨麻疹行热激发试验;日光性荨麻疹行紫外光和各种波长的可见光诱导试验;震动性荨麻疹可采用振荡器 Vortex 进行震动试验;胆碱能性荨麻疹行运动和热水浴诱发试验;水源性荨麻疹采用与体温相同的湿布接触皮肤 20 分钟;接触性荨麻疹行皮肤点刺试验。若上述方法可诱发风团出现,则可诊断相应类型的诱导性荨麻疹。

3. **诊断标准**　荨麻疹的诊断主要依靠临床表现,而非实验室检查。根据风团时起时落,24 小时内消退,不留痕迹,诊断不难。但荨麻疹虽诊断容易,确定病因却较困难。应进行详尽的采集病史和全面体检,包括可能的诱发和缓解因素、病程、发作频率、皮损持续时间、昼夜发作规律、风团大小、数目、风团形状及分布、是否合并血管性水肿、伴随瘙痒或疼痛程度、消退后是否有色素沉着。除此之外还要询问既往史,如过敏史、感染病史或内脏疾病史、外伤史、手术史、用药史、心理及精神状况、月经史、生活习惯、环境及既往的治疗反应等。

荨麻疹诊断明确后,还应对疾病进行分类,有利于选择合适的治疗方法及评估预后(见表8-1)。同一患者可以同时存在两种或两种以上类型的荨麻疹,如慢性自发性荨麻疹合并人工荨麻疹。延迟压力性荨麻疹可以同时存在震动性荨麻疹等。

【鉴别诊断】

荨麻疹最主要的鉴别诊断为荨麻疹性血管炎,可通过病史及病理检查鉴别,后者通常风团持续 24 小时以上不消退,皮损恢复后留有色素沉着,病理提示有血管炎性改变。此外,还需鉴别临床表现为风团或血管性水肿的皮肤科其他疾病,如荨麻疹型药疹、血清病样反应、丘疹性荨麻疹、金黄色葡萄球菌感染、系统性幼年型类风湿关节炎(Still 病)、ACE 抑制剂所致的血管性水肿和遗传性血管性水肿等。儿童的一些自身炎症性疾病也可表现为荨麻疹样皮损,需注意鉴别,尤其是合并周期性发热、浆膜炎、淋巴结肿大和关节炎的小婴儿。

【治疗】

荨麻疹基本治疗原则为发现和清除潜在的病因和/或诱发因素,缓解症状;治疗目的是使症状完全缓解。

1. 急性荨麻疹

(1)积极明确并祛除病因:对于明确感染引起者应给予有效抗感染治疗,对于过敏引起者应避免接触过敏原。

(2)抗组胺药:首选第二代非镇静类抗组胺药,如西替利嗪、氯雷他定和地氯雷他定等;儿童应用抗组胺药需注意年龄限制,按照目前我国的药品说明书,第二代抗组胺药中,除盐酸左西替利嗪口服溶液可应用于 6 个月以上儿童、盐酸西替利嗪滴剂和氯雷他定干混悬剂可应用于 1 岁以上儿童,大多数第二代抗组胺药的年龄限制在 2 岁以上。现有盐酸西替利嗪及氯雷他定可以应用于 6 个月以上婴幼儿的文献报道。第一代抗组胺药物,如氯苯那敏或苯海拉明,由于其说明书无明确年龄限定,充分评估风险后可使用,但应注意第一代抗组胺药物对儿童有潜在的中枢抑制作用,并且对儿童的认知能力有不良影响,故尽量不用于儿童,尤其要避免长期应用。新生儿和早产儿应用抗组胺药尚缺乏循证医学证据。

(3) 糖皮质激素:对于严重的泛发性荨麻疹或合并头、面、手足严重水肿的患儿,可使用地塞米松 0.3~0.5mg/(kg·d)静脉滴注或肌内注射(或相当剂量泼尼松口服),疗程 3~5 天,症状缓解后停用。

(4) 肾上腺素:用于急性荨麻疹有严重过敏反应表现者,需立即给予 1∶1 000 的肾上腺素 0.01mg/kg 肌内注射(或按体重<10kg,0.1mg;10~25kg,0.15mg;25~50kg,0.3mg;>50kg,0.5mg)。

2. 慢性自发性荨麻疹

(1) 患者教育:使患者对本病的病因、发病机制及治疗方法的选择有详细了解。使其了解本病病因不明,病情反复发作,病程迁延,除极少数并发呼吸道或其他系统症状,绝大多数呈良性经过。

(2) 病因治疗:应尽量通过详细询问病史和进行全面系统检查,寻找和清除病因,如不能去除则应尽量避免各种诱发加重因素,对于感染引起者应合理选择抗生素给予抗感染治疗。

(3) 控制症状:药物选择应遵循安全、有效和规律使用的原则,以提高患者生活质量为目的,并根据患者的病情和对治疗的反应制订并调整治疗方案。

1) 一线治疗:首选第二代非镇静或低镇静抗组胺药,治疗有效后逐渐减量,以达到有效控制风团发作为标准。慢性荨麻疹疗程≥1 个月,必要时可延长至 3~6 个月或更长时间。第一代抗组胺药疗效确切,但因中枢镇静、抗胆碱作用等不良反应限制其临床应用,因此不推荐儿童使用,尤其不能长期使用。

2) 二线治疗:对常规剂量使用 1~2 周后不能控制症状,可选择更换品种、联合用药或在患者知情同意的情况下增加 2~4 倍剂量。但应注意第一代抗组胺药对儿童中枢神经系统和认知能力的影响,权衡利弊后酌情使用。

3）三线治疗:若二线治疗 2~4 周后症状仍持续,可考虑在二线治疗的基础上使用三线治疗,如生物制剂、环孢素、糖皮质激素、静脉注射免疫球蛋白等。奥马珠单抗(Omalizumab,抗 IgE 单抗)治疗慢性自发性荨麻疹取得初步成效,目前国内已批准用于 12 岁以上常规 H_1 抗组胺药治疗效果不佳的慢性自发性荨麻疹。任何时候如病情加重,可予以短疗程口服激素治疗。

3. **中医中药** 在治疗荨麻疹中有一定疗效,但需要辨证施治。

➢ 附:血管性水肿及荨麻疹的诊疗流程图

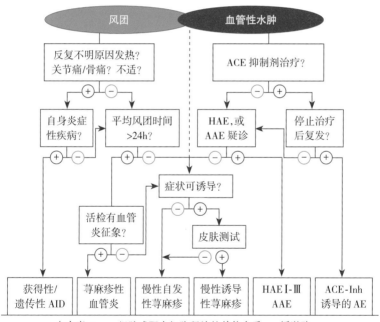

风团和血管性水肿的鉴别思路

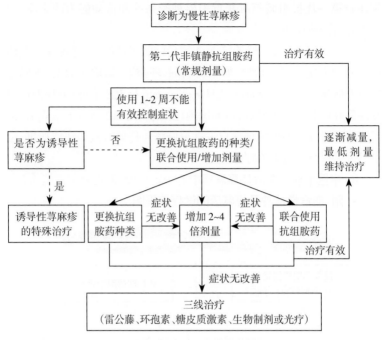

慢性荨麻疹的治疗流程图

（王 珊 邢 嬛 钱秋芳）

第二节 血管性水肿

【概述】

血管性水肿（angioneurotic edema），又称血管神经性水肿或巨大荨麻疹。是由食物、吸入物、药物和物理因素等引发的皮肤或黏膜的局限性暂时性水肿。可分为获得性血管性水肿和遗传性血管性水肿。遗传性血管性水肿因反复喉头水肿窒息，死亡率高达30%。

一、获得性血管性水肿

获得性血管性水肿和遗传性血管性水肿两者发病机制明显不同。该病发病主要是血管扩张、渗透性增高导致的真皮深部和皮下组织的局限性水肿。获得性血管性水肿发病诱因与荨麻疹相似,药物、食物、吸入物、感染、蚊虫叮咬、冷、热等物理刺激均可诱发。

【诊断】

1. **临床表现**　获得性血管性水肿常与荨麻疹伴发,亦可单独发生。典型表现为:①突然出现的真皮深层及皮下组织肿胀,红色或皮肤色,并常累及黏膜下;②有时表现为疼痛而非瘙痒,持续时间比风团长,可长达72小时。

通常累及组织疏松部位,如眼睑、口唇、耳垂和外生殖器,口腔、舌、喉的黏膜也可受累,亦可见于非松弛部位的皮肤如手足肢端。通常在夜间发病,醒时被发现。咽喉受累时可出现胸闷、喉部不适、声嘶、呼吸困难,甚至引起窒息死亡;消化道受累时可有腹痛、腹泻等表现。一般不伴发热、乏力等全身症状。

2. **辅助检查**　同本章第一节荨麻疹。

3. **诊断标准**　根据典型临床表现诊断,如果患者同时存在典型风团发作,则可诊断为荨麻疹。

【鉴别诊断】

1. **接触性皮炎**　有刺激物接触史,皮疹为接触部位,边界清晰的红斑、水疱。

2. **丹毒**　由溶血性链球菌引起的急性皮肤炎症,皮损为边界清楚的水肿性红斑,可伴畏寒、发热等全身症状。

3. **虫咬症**　与蚊虫叮咬有关,叮咬处可出现大片红肿斑,若发生于眼睑、手足背、阴囊、包皮、口唇等组织疏松部位,水肿明显,有蚊虫叮咬痕迹。

4. **梅克松-罗森塔尔综合征**(Melkersson-Rosenthal syndrome)在颜面发生非凹陷性水肿,以上、下唇多见。可有面部神经麻痹和皱襞舌。组织病理学检查可鉴别诊断。

【治疗】

同本章第一节荨麻疹。水肿严重时可酌情全身应用糖皮质激素;出现喉头水肿症状时,应立即给予吸氧及拟交感神经药物,如1:1 000肾上腺素;有窒息危险时,应立即做气管切开术。

二、遗传性血管性水肿

遗传性血管性水肿（hereditary angioedema，HAE），是一种罕见的、以反复发作的皮下和/或黏膜下水肿为特征的遗传性疾病，不伴荨麻疹或瘙痒。HAE 是一种常染色体显性遗传性疾病，已知的发病相关基因包括补体 1 酯酶抑制剂基因、FⅫ基因、纤维蛋白溶解酶原基因，以及血管生成素 1 基因。发病率为 1/10 000~1/50 000。

【病因及发病机制】

补体 1 酯酶抑制剂（C1 esterase inhibitor，C1-INH）是一种丝氨酸蛋白酶抑制剂，是血浆中补体、纤溶、凝血和激肽形成几大系统的重要调节因子。典型的 HAE 是由于编码 C1-INH 的基因 *SERPINGl* 突变导致的 C1-INH 量的减少和/或功能缺乏，从而使缓激肽过度产生引起，后者是强效血管舒张介质，有增强血管渗透性的重要作用，介导血管性水肿的发生。这种与 C1-INH 突变相关的 HAE 称为HAE-C1-INH，其再分为两型，Ⅰ型患者血中 C1-INH 浓度低伴功能缺陷（占 85%）；Ⅱ型为血中 C1-INH 量正常但功能缺陷（占 15%）。由于其他基因突变所导致的 HAE 称为 HAE-nCl-INH。2000 年，Bork 等报道了与凝血因子Ⅻ有关的 HAE，为 X 连锁显性遗传病，仅发生于女性。近几年又相继发现纤维蛋白溶解酶原基因（plasminogen，PLG）和血管生成素 1 基因（angiopoietin 1，ANGPT 1）突变，可能是造成HAE-nCl-INH 的原因。此外，尚有部分患者的发病机制不清。

【临床表现】

好发于儿童或少年，多有遗传史，家族中常有多个患者，约 50% 患者在 10 岁以前发病，青春期突然加重，约 50 岁可缓解。

患儿临床表现为突然发作的局部组织水肿，具有发作性、反复性及非凹陷性的特点。水肿无痒感，不伴有荨麻疹，大多数由轻微外伤或撞击诱发，发作前偶有皮肤环状红斑。水肿可持续 2~3 天，以后自然缓解，消退后不留痕迹。发作间隔不定，短则几天，长可间隔数年。水肿可发生于身体的任何部位，以四肢及面部多见。

40%~80% 患儿可出现胃肠道受累症状，腹痛为主要症状，反复发作的腹部绞痛有时可与急性阑尾炎混淆。腹部胀满、恶心、呕吐也是常见症状。腹部超声检查可见肠壁水肿和腹腔积液。

上呼吸道及喉头黏膜水肿也可受累,出现憋气、声音嘶哑等,有25%的患者可出现窒息症状而导致死亡,常见于30岁左右的患者。

【诊断】

Ⅰ型和Ⅱ型 HAE-C1-INH 的诊断依据包括相关临床病史和发作期间的体格检查表现,并至少有两套补体检查结果符合该病标准。这两套检查应至少间隔1个月。确诊 HAE-C1-INH 需要证明 C4 水平低且 C1-INH 蛋白减少和/或功能降低。有血管性水肿家族史强烈支持该诊断,但家族史不是诊断的必要条件,因约1/4患者有新发突变。此外,对于临床疑诊的患者,亦可采取大剂量抗组胺药尝试性治疗,如果大剂量抗组胺药不能阻止血管性水肿发作,则可完善补体相关检查评估是否存在 HAE。大多数患者都不需要通过基因检测确诊 HAE-C1-INH。

【治疗】

抗组胺药和糖皮质激素对该病的治疗无效。肾上腺素仅对极少数患者有效。HAE 的治疗可分为急性期治疗和预防性治疗,而预防性治疗又包括短期预防性治疗和长期预防性治疗。

1. **急性期治疗** 主要包括 C1-INH 替代疗法、缓激肽抑制剂、冻干新鲜血浆及对症治疗等方法。C1-INH 替代疗法包括血源性 C1-INH(pd-C1-INH)和重组人 C1-INH(rh C1-INH);缓激肽抑制剂包括激肽释放酶抑制剂艾卡拉肽和缓激肽受体拮抗剂艾替班特。缺乏以上药物时,可选择输入血浆,但其安全性仍存在争议。如同时伴有急性喉头水肿发作应及时实行气管插管、必要时行气管切开术。

2. **预防性治疗**

(1)短期预防治疗:当 HAE 患者进行拔牙等小型操作前仅需行短期预防性治疗,在操作时输注 C1INH 浓缩剂即可,在没有 C1INH 浓缩剂的情况下,也可试用新鲜冰冻血浆或同化激素达那唑治疗,在接受治疗前5天至治疗后2天连续服用。

(2)长期预防治疗:如果 HAE 患者每个月病情发作超过1次,或因症状发作而生活不能自理的时间超过 5 天,或有上呼吸道梗阻史,均应给予雄激素(达那唑、康立龙等)、抗纤溶制剂(6-氨基己酸及氨甲环酸,长期应用需注意有血栓倾向)或 C1INH 浓缩剂进行长期预防性治疗。目前,拉那利尤单抗已获我国批准用于 12 岁及以上患者遗传性血管性水肿复发发作的长期治疗,它是一种强效、高度特异性血浆激肽酶释放抑制剂,通过抑制活化的血浆激肽释放酶预防 HAE 患者水肿发作,接受治疗的患者平均发作率显著降低,生活质量明显改善,安全性好。

（王　珊　邢　嬛　钱秋芳）

· 参考文献 ·

1. 中华医学会皮肤性病学分会免疫学组. 中国荨麻疹诊疗指南(2018 版). 中华皮肤科杂志,2019,52(1):1-5.
2. 马琳. 儿童皮肤病学. 北京:人民卫生出版社,2014.

第九章 药 疹

第一节 轻 型 药 疹

【概述】

药疹（drug eruption）又名药物性皮炎（dermatitis medicamentosa），是指药物经各种途径进入体内（如口服、注射、吸入、栓剂、灌注或外用等）后引起的皮肤或黏膜炎症反应。能够引起药疹的药物种类很多，儿童常见的为抗生素、解热镇痛药、抗癫痫药及血制品等。药疹临床表现多样，根据有无系统受累及严重程度，可分为轻型药疹和重症药疹，轻型药疹约占药疹的 90%，主要包括发疹型、荨麻疹型、固定型、多形红斑型、血管炎型及少见的苔藓样型、光敏皮炎型等。

药疹发病原因与个体因素及药物因素相关。不同个体对药物反应的敏感性差异较大，个体遗传因素、酶的缺陷、机体病理或生理状态对药疹的发生均有影响。药疹发病机制复杂，可分为变态反应和非变态反应两大类。多数药疹由变态反应引起，即特定药物诱发特定宿主机体的免疫应答。基于免疫机制的不同，将药疹分四型，即IgE 介导的速发型（荨麻疹型），IgG 介导的细胞毒型（溶血性贫血、中性粒细胞减少及血小板减少型紫癜型药疹），IgG 和药物抗原介导的循环免疫复合物型（血管炎型），T 细胞介导的迟发型（发疹型药疹和重症药疹）。非变态反应引起的药疹少见，发病机制可能与药理作用、过量反应与蓄积作用、参与药物代谢的酶缺陷或抑制、药物的互相作用有关。

【诊断】

1. **临床表现** 药疹临床表现复杂多样,轻型药疹多数仅表现为皮肤黏膜损害,很少出现系统受累或仅出现轻度系统损害,儿童较常见的轻型药疹有以下类型:

(1) 发疹型:亦称为麻疹型或猩红热型,是最常见的药疹类型。以青霉素类、头孢菌素类和含巯基的药物致敏多见,其他抗生素、非甾体抗炎药及抗癫痫药等亦可引起。潜伏期可达 1~4 周,皮疹多在首次用药 1 周内出现,已致敏的个体再次用药后可在 1~2 日内发生。主要累及躯干和四肢近端,可泛发全身,表现为弥漫对称性分布的粟粒大小鲜红色斑丘疹和丘疹,呈麻疹样,可密集融合,自觉瘙痒。通常无黏膜受累(图9-1)。多在停药 2 周后皮疹完全消退,无严重并发症。少数情况下发疹型药疹可能是某些重症药疹的前驱征象,如出现皮疹融合进展为红皮病倾向、发热超过38℃、面部肢端水肿、黏膜受累、皮肤触痛或出现水疱,应警惕发生重症药疹的可能。

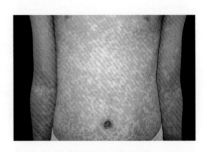

图 9-1 发疹型药疹

11 岁男童,间断发热伴全身皮疹 4 天,伴瘙痒。11 天前曾口服阿莫西林。图中所示为躯干、上肢弥漫分布红色斑疹、斑丘疹,融合成片。

(2) 荨麻疹型:各种药物均可诱发,常见的致敏药物包括 β 内酰胺类药物、血清制品及非甾体抗炎药等。通常在最近一次用药后 1 小时内迅速发生,少数可在数小时或数日后发生。皮损表现为大小不等的风团,形态不规则,伴有明显瘙痒,通常经数小时消失。部分患儿伴有发热、乏力、关节痛和腹痛等症状。致敏药物再次暴露后不仅发作迅速,症状也更为严重,甚至进展为累及多器官系统的全身性过敏反应如喉头水肿、喘鸣、心动过速等,甚至过敏性休克。

(3) 固定型药疹:因每次发病固定在同一处或几处部位,故因此命名。常见的致敏药物为磺胺类、青霉素、四环素及解热镇痛类及苯巴比妥等。好发于口周、肛周和外生殖器等皮肤-黏膜交界部位,以及面部和肢端。急性期表现为一个或数个鲜红色、紫红色,或青紫色水肿性斑疹和斑片,呈圆形或椭圆形,直径数毫米至数厘米,界限清楚,部分中央可出现大疱。极少数患者可泛发全身。患者无发热和不适等全身症状,局部瘙痒和刺痛感常见。病情一般较轻,停药后 1~2 周内可自行消退,留有持久性灰褐色或青灰色炎症后色素沉着斑(图9-2)。重复用药可在原处复发,症状可加重。

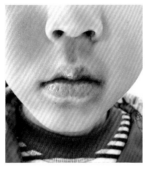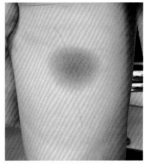

图 9-2　固定型药疹

9 岁男童,口周、下肢反复皮疹 1 年半,"感冒"口服解热镇痛药后口周、下肢出现红斑,数天后颜色变暗,遗留色素沉着。图中所示为口周暗紫色斑片,左下肢屈侧暗紫色斑片,周围轻度红晕。

(4) 多形红斑型:多形红斑多由感染引起,药物诱发的多形红斑不到 10%,常由磺胺类、抗生素、苯巴比妥等药物引起。临床表现与感染引起的多形红斑类似。皮损常对称分布于四肢伸侧,向心性蔓延,面颈部、手掌、足底、四肢屈侧和躯干也可受累。靶形红斑是典型表现,为同心圆状的三区,一般直径不超过 3cm,可由最初的圆形红色斑丘疹进展而来。部分患者可见非典型靶形红斑,即同心圆状的二区皮损。重症患者可伴有口腔、眼部和/或生殖器黏膜受累,以及发热、不适和肌痛等全身症状。多数患者 2~3 周内缓解,皮损消退后可遗留色素沉着。

(5) 紫癜型:即血管炎型,常见的致敏药物为青霉素类、头孢菌素类、磺胺类、米诺环素、丙硫氧嘧啶、苯妥英和别嘌醇等,首次用药潜伏期为 7~10 日,再次暴露可缩短至 2~7 日。双下肢好发,严重时可累及躯干四肢。主要表现为对称分布的紫癜、瘀斑,严重者可伴发热、关节痛、淋巴结肿大、腹痛、血尿等表现。停用致敏药物后数日至数周内消退。

2. 辅助检查

(1) 一般检查:轻型药疹可行血常规检查,部分患者可出现嗜酸性粒细胞升高。可行尿常规、肝肾功能、心肌酶检查评估内脏受累情况。

(2) 皮肤病理:根据不同的临床类型,病理表现不同,无明显特异性,嗜酸性粒细胞浸润常见。

(3) 致敏药物检测:临床较常用的为皮内试验与斑贴试验。皮内试验适用于速发型超敏反应,临床上常用于预测青霉素等药物过敏反应,但有诱发严重过敏反应的风险。斑贴试验对于确定迟发型药疹(如固定药疹及重症药疹)的过敏药物具有很大意义,但阳性率不够高,且需要在过敏反应消退后进行,只能进行回顾性诊断。体外试验包括放射变应原吸附试验、组胺游离试验、嗜碱性粒细胞脱颗粒试验、药物诱导淋巴细胞刺激试验等,安全性高,但结果不稳定,临床尚难普遍开展。

3. 诊断标准 轻型药疹临床表现多样,无明确诊断标准,用药史、潜伏期、既往药物过敏史及皮疹表现等,临床特征是重要的诊断依据,实验室检查及皮肤病理(必要时)可辅助判断,同时需除外具有类似皮损的其他疾病。一般来说,药疹的皮损较其他类似皮损的疾病颜色更鲜红,瘙痒更明显,且多数患者停用致敏药后皮疹出现减轻,对激素治疗反应良好。若出现以上类型的新发皮疹,需询问患者发病前至少 2 个月内的用药史,对既往药物反应的临床病史,以及对用药和症状之间的时间关系进行病历回顾,并结合各种药物导致不同过敏反应的已有认识来识别可疑药物。总之,药疹的诊断要点为具有明确的用药史、一定的潜伏期、相对特异的临床表现、停用可疑药后症状减轻或消失、多数患者对激素治疗敏感、轻型病程呈自限性,必要时结合实验室检查等辅助手段,同时除外具有类似皮损的其他疾病,综合分析,最终正确诊断。

【鉴别诊断】

由于药疹的临床类型表现多样,因此鉴别诊断也较复杂。其中,发疹型药疹是最常见的类型,需与其他发疹性疾病鉴别,儿童发疹型药疹的鉴别诊断见表 9-1。

表 9-1　发疹型药疹鉴别诊断

疾病名称	皮疹与发热时间关系	皮疹特点	辅助检查	伴随症状
猩红热	发热 1~2 天后出疹	全身潮红,弥漫粟粒大小丘疹,呈鸡皮状;口周苍白圈,皱褶处红斑加重	咽拭子培养溶血性链球菌,血常规白细胞升高	咽充血、淋巴结肿大
麻疹	发热 3~5 天后出疹,出疹后继续发热	红色斑丘疹,可融合黏膜灰白色斑疹	麻疹病毒 IgM,麻疹病毒 RNA	结膜充血,卡他症状
传染性单核细胞增多症	无明显时间关系	红色丘疹、斑丘疹,可有风团样或出血性皮损,面部肿胀	异型淋巴细胞,EB 病毒 IgM,EB 病毒 DNA 载量	咽峡炎,软硬腭交界处可有红斑,淋巴结肿大,肝脾大
幼儿急疹	高热 3~5 天后热退疹出	全身红色斑疹、斑丘疹,疹间皮肤正常,3~5 天自行消退	—	一般情况良好
川崎病	无明显时间关系	多形性皮疹;眼结膜、口唇、肛周红;手足硬性水肿及掌跖红斑	白细胞、血小板、C 反应蛋白升高;可出现冠状动脉扩张	颈部淋巴结肿大

其次,荨麻疹型药疹需与感染、食物等诱因引起的荨麻疹鉴别,荨麻疹型药疹皮疹持续时间长,更容易出现手足及关节肿胀等血清病样反应,单纯抗组胺药物治疗效果不佳。固定型药疹可在固定部位反复发生,出现在面部、生殖器部位的固定药疹需与单纯疱疹进行鉴别,后者愈后易遗留浅表瘢痕,一般不会有色素沉着。紫癜型药疹需与过敏性紫癜鉴别。多形红斑型药疹需与川崎病和幼年类风湿关节炎进行鉴别。

【治疗】

轻型药疹一般不伴系统损害或系统损害轻微,在及时停用致敏药后大部分具有自限性。其主要治疗原则为立即停用可疑致敏药物及结构相似的药物,对症支持治疗,预防并发症。系统治疗:可口服盐酸西替利嗪、氯雷他定等抗组胺药,必要时口服小剂量激素,如泼尼松。局部可外用糖皮质激素药膏。

➤ 附:轻型药疹诊治流程图

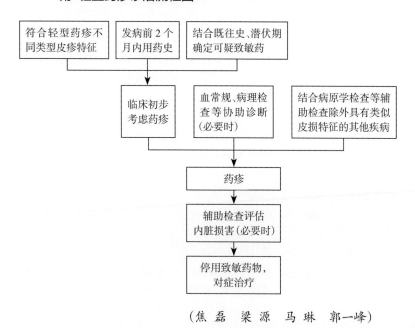

（焦 磊　梁 源　马 琳　郭一峰）

第二节　重 型 药 疹

【概述】

重型药疹是指以皮肤黏膜损害为特征,可造成多脏器损伤,甚至危及生命的药物不良反应,主要包括药物超敏反应综合征(drug induced hyper-sensitivity syndrome,DIHS)/伴嗜酸性粒细胞增多和系统症状的药物反应(drug reaction with eosinophilia and systemic symptoms,DRESS)、Stevens-Johnson 综合征(Stevens-Johnson syndrome,SJS)/中毒性表皮坏死松解症(toxic epidermal necrolysis,TEN)和急性泛发性发疹性脓疱病(acute generalized exanthematous pustulosis,AGEP)。重型药疹相对少见,在所有药疹中发生率不足 10%,是一组皮肤科重症,在各种用药人群中约有 1/10 000 的患者因发生重症药疹而危及生命。

重型药疹发病机制尚不明确,普遍认为遗传、环境及药物本身均参与了重症药疹的免疫发病机制。目前认为 T 细胞所参与的Ⅳ型变态反应是包括 SJS/TEN、DRESS 和 AGEP 在内的重症药疹的重要成因,其中以嗜酸性粒细胞活化为特征的Ⅳb 型反应与 DRESS 发病相关,以细胞毒性 T 细胞活化为特征的Ⅳc 型反应与 SJS/TEN 发病相关,以中性粒细胞活化为特征的Ⅳ型阳性反应与 AGEP 发病相关。近年研究发现某些重症药疹与人类白细胞抗原(human leukocyte antigen,HLA)等位基因型有关。如 *HLA-B*5701* 基因与阿巴卡韦致药物超敏反应综合征有关,*HLA-B*1502* 等位基因型与中国汉族人群中卡马西平诱导的 SJS/TEN 有强关联性,以及 *HLA-B*5801* 与别嘌醇诱导的 SJS/TEN 或 DRESS 相关。

【诊断】

1. 临床表现

(1) DRESS:儿童 DRESS 常见的致敏药物有抗生素(β 内酰胺类、磺胺类、万古霉素、四环素类)、抗癫痫药及非甾体抗炎药。潜伏期长是本病特征之一,可达数天至 8 周,皮肤症状常在开始用药 2~3

周后出现。皮疹是 DRESS 最常见的临床表现,全身鲜红色斑丘疹呈麻疹样发疹是最常见的皮疹类型,常伴瘙痒。随着疾病的进展,还可出现其他多种类型的皮疹如靶形、脓疱、苔藓样或湿疹样皮损,略带紫癜,逐渐融合超过 50% 体表面积甚至发展为超过体表面积 90% 的红皮病样或剥脱性皮炎样表现(图 9-3)。皮疹通常最先累及面部并伴有特征性的颜面尤其是眶周水肿,之后由上向下累及躯干上部和上肢,随后扩展至下肢。停用致敏药物后皮疹仍可持续数月。两种以上皮疹形态、超过 50% 体表面积及面部水肿是 DRESS 最具特征性的表现。儿童 DRESS 黏膜损害发生率低,患者可出现单一黏膜炎症和疼痛,最常见的为口腔或咽部,如唇炎,但不会进展为糜烂。发热是仅次于皮肤表现的第二常见症状,热峰常达 38~40℃。淋巴结肿大是第三常见症状,一般定义为单个淋巴结肿大超过 1cm,对称性分布,且累及 2 个及以上部位,最常见于双侧颈部、腋下和腹股沟,儿童患者更为多见,发生率约占 3/4,而成人约为一半。

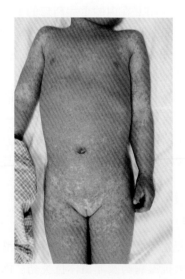

图 9-3　药物超敏反应综合征
5 岁女童,发热伴皮疹 5 天,伴瘙痒。2 周前曾口服头孢类药物。可见全身弥漫分布水肿性斑丘疹,大面积融合。

内脏累及以肝功能损害最为常见,儿童 DRESS 肝脏受累达 73%~84.5%,成人达 75%~94%。在少数患者中,肝损伤可发展为广泛肝坏死和暴发性肝衰竭,这是 DRESS 患者死亡的主要原因。凝血酶原时间延长[国际标准化比值(international normalized ratio,INR)>1.5]、血清胆红素升高或有意识受损的表现,提示急性肝衰竭;而明显升高的 AST 和胆红素伴黄疸,以及存在肝性脑病,是死亡或肝移植的重要预测指标。肾脏是第二常见受累器官,常表现为急性间质性肾炎,出现肌酐水平中度升高、轻度蛋白尿及尿沉渣异常等。此外,可出现间质性肺炎、胸腔积液、心肌炎、心包炎、胃肠炎、胰腺炎、贫血、甲状腺功能减退等多器官损害。血液系统受累通常表现为白细胞升高、嗜酸性粒细胞升高及异型淋巴细胞升高。

(2) SJS/TEN:儿童最常诱发 SJS/TEN 的药物是抗生素、抗惊厥药和解热镇痛药。1/4~1/3 的病例不能明确归因于某一药物。本型属于病谱性疾病,根据表皮剥脱面积(percentage of body surface area,BSA%)不同可分为 Stevens-Johnson 综合征(<10% BSA),SJS/TEN 重叠(10%~30% BSA)和 TEN(>30% BSA)。潜伏期通常为药物治疗最初的 8 周以内,最常见的是持续用药的 4 天~4 周发病。

皮疹常初发于面部、颈部和胸部,然后扩散到其他部位,并呈对称性分布。最初主要表现为粟粒至绿豆大小鲜红色至暗红色斑疹,中央可呈紫癜样,又称为不典型靶形红斑(图 9-4 右图),很快融合成弥漫性、大片状、暗红褐色的红斑,并迅速发展至全身,部分红斑中央出现水疱,进而融合呈大疱,尼氏征(+),甚至大面积融合成片的表皮松解(图 9-5),可导致真皮外露形成大片糜烂面,伴有渗出、皮肤触痛明显。

黏膜受累是 SJS/TEN 的临床特征之一,最常见的是口腔黏膜,唇红和口腔黏膜可出现出血性糜烂(图 9-4 左图),其上附有灰白色膜,口炎和黏膜炎可影响经口摄食,容易导致营养不良和脱水。眼部受累亦常见,急性期主要表现为重度结膜炎并形成假膜,也可发生球结膜水肿、结膜和角膜上皮缺损、角膜溃疡、葡萄膜炎或全眼球炎,伴有疼痛和畏光。部分患者可累及泌尿生殖器黏膜,发生尿道炎、尿潴留、

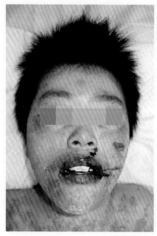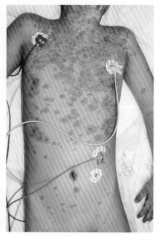

图 9-4　Stevens-Johnson 综合征

10 岁男童,间断发热 5 天,全身皮疹伴瘙痒 4 天。2 周前曾口服青霉胺。全身以面部、躯干为著可见弥漫分布靶形红斑,少量水疱、结痂。口唇见出血性糜烂、结痂。

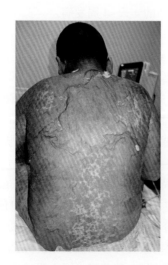

图 9-5　中毒性表皮坏死松解症

9 岁男童,间断发热 7 天,全身皮疹 6 天。全身可见弥漫分布暗红色水肿性斑片,融合成片,表面见水疱、大疱,背部表皮大面积剥脱,尼氏征阳性。

复发性膀胱炎,外阴糜烂、溃疡性阴道炎和阴道粘连等,2/3 的患者可同时累及以上 3 个黏膜部位。其他黏膜受累包括上呼吸黏膜坏死松解引起的支气管阻塞及通气障碍、胃肠道黏膜充血、糜烂、浅表或深层溃疡导致的腹泻甚至血便,肾小管上皮损伤导致的急性肾损伤等,血清转氨酶轻度升高(正常值的 2~3 倍)、急性胰腺功能损伤也可见于 SJS/TEN 患者。

SJS/TEN 急性期一般持续 8~12 天,此后开始再上皮化,通常需 2~4 周恢复。急性期患者因为表皮大面积松解剥脱,容易发生大量体液丢失、低蛋白血症、电解质紊乱、失血性休克伴肾衰竭、胰岛素抵抗(血糖升高)、分解代谢过度状态(血清尿素氮升高)、菌血症及多器官功能障碍等并发症。

(3) AGEP:本病最常见的病因是药物过敏,亦可由感染、昆虫或节肢动物叮咬、接触重金属(如汞)等原因引起。本病在儿童发病率较低,据目前报道,能够引起儿童 AGEP 最常见的药物是 β-内酰胺酶类抗生素,抗真菌药物(如特比萘芬、酮康唑),解热镇痛药(如对乙酰氨基酚),羟氯喹,造影剂等。

AGEP 的皮疹通常发生在用药后 2 周内,其中多数 48 小时内可发生。主要表现为由躯干、间擦部位开始的全身泛发性红斑基底表面密集孤立分布的直径小于 5mm 的无菌性非毛囊性脓疱,可自觉瘙痒或灼痛。脓疱可融合,后期干涸,可出现领圈样脱屑。部分患者皮疹可呈现多形性,可出现靶形损害、水疱或紫癜等皮损。近年来有报道示 AGEP 可合并 TEN 或 DRESS 的临床表现。多数患者可出现发热,发热可先于皮疹发生,亦可在皮疹之后出现。AGEP 通常少有黏膜受累或仅出现轻度受累,黏膜受累通常局限于单个部位,最常见的是嘴唇或颊黏膜。本病部分患者可合并内脏损害,其中肝脏损害较为常见,此外,亦有肾脏、肺功能、心肌受累的报道。

2. 辅助检查

(1) 血常规:DRESS 可出现嗜酸性粒细胞升高、异型淋巴细胞、中性粒细胞升高或降低、血小板降低,AGEP 常出现中性粒细胞升高。

(2) 免疫功能:急性期可出现血清免疫球蛋白(Ig)水平下降。

（3）内脏受累评估：尿常规、肝肾功能、心肌酶、胰酶、电解质、肺部 CT 等检查评估内脏受累情况。

（4）病原学检查：如支原体、呼吸道病毒、咽培养等检查，除外感染引起或合并感染。SJS/TEN 可行皮肤创面细菌培养了解有无继发感染，AGEP 可行脓液细菌培养。DRESS 患者需行疱疹病毒 DNA 检查，了解有无疱疹病毒再活化。

（5）皮肤病理

1）DRESS：无特异性，可出现真皮乳头层血管周围炎，以淋巴细胞浸润为主，可见嗜酸性粒细胞和异型淋巴细胞，有时可见棘细胞层水肿。

2）SJS/TEN：程度不等的角质形成细胞坏死，即从表皮局灶性坏死、基底细胞空泡变性，到表皮全层坏死甚至表皮下大疱形成。真皮浅层可见血管周围少量淋巴细胞、组织细胞及少量嗜酸性粒细胞浸润。直接免疫荧光检查阴性。

3）AGEP：表皮内以中性粒细胞为主的脓疱或微脓肿，角质形成细胞坏死，伴海绵水肿；真皮乳头水肿，真皮浅层和小血管周围可见淋巴细胞、中性粒细胞、嗜酸性粒细胞等炎细胞浸润。

（6）对于特定药物如卡马西平、别嘌醇等引起的重症药疹患者，可行基因检测。

（7）致敏药物检测：斑贴试验临床较为常用，可进行回顾性诊断，需要在过敏反应消退后 6 周~6 个月内进行，但阳性率不高。

3. **诊断标准**　重症药疹的诊断主要根据病史和临床表现，辅以实验室检查及皮肤病理。目前尚无绝对可靠的诊断标准，国际上存在的诊断标准及评分系统主要基于临床表现及实验室检查（表 9-2~表 9-5）。同时，临床医师必须排除所有可能的其他疾病如感染性、肿瘤性、自身免疫性或结缔组织病等。

中毒性表皮坏死松解症严重程度评分（score of toxic epidermal necrolysis，SCORTEN）是 SJS/TEN 进展期预后评分体系，需在患者入院第 1 日和第 3 日进行评分，用于 SJS/TEN 病情严重程度评估和预测死亡率。每项指标占 1 分，分数越高，预测死亡率越高。

表 9-2　DRESS 的诊断标准

Bocquet et al	RegiSCAR	J-SCAR
1. 药疹	1. 急性发疹	1. 斑丘疹,发生时间 >3 周,从开始使用致敏药物后
2. 血液学改变	2. 与药物相关	
✓ 嗜酸性粒细胞计数 >1.5 × 10⁹/L	3. 需要住院	
	4. 发热 >38℃	2. 停用致敏药物后临床症状仍迁延 2 周以上
✓ 出现异型淋巴细胞	5. 肿大淋巴结≥2 个部位	
3. 系统损害		3. 发热 >38℃
✓ 腺体病:淋巴结直径≥2cm	6. 脏器受累≥1 个器官	4. 肝脏受累:ALT>100U/L 或其他器官受累
✓ 肝炎:ALT≥2 倍正常值	7. 血液学改变	5. 白细胞异常(≥1 项)
	✓ 淋巴细胞计数高或低于正常值	✓ 白细胞增多 >11 × 10⁹/L
✓ 间质性肾炎		✓ 异型淋巴细胞 >5%
✓ 间质性肺炎	✓ 嗜酸性粒细胞计数高于正常值	✓ 嗜酸性粒细胞增多症 >1.5 × 10⁹/L
✓ 心肌炎		
	✓ 血小板计数低于正常值	6. 淋巴结病
		7. HHV-6 再活化
以上 1~3 条标准必须满足,其中 2 和 3 中至少满足 1 项	前 1~3 项为必要条件,后 4~7 项中需满足 3 项	满足全部 1~7 项为典型 DRESS,满足 1~5 项为不典型 DRESS

注:欧洲严重药物皮肤不良反应登记处(European Registry of Severe Cutaneous Adverse Reactions to drugs,RegiSCAR);日本严重药物皮肤不良反应研究委员会(Japanese Research Committee on Severe Cutaneous Adverse Reaction to drugs,J-SCAR)。

表 9-3　RegiSCAR 诊断 DRESS 评分系统

评分项目	得分/分
● 发热≥38.5℃	否/不详 =−1,是 =0
● 淋巴结肿大[>1cm,且≥2 个不同部位(右侧 + 左侧不符合)]	否/不详 =0,是 =1

续表

评分项目	得分/分
● 嗜酸性粒细胞增多	
✓ 嗜酸性粒细胞计数	否 $=0$,$(0.7\sim1.49)\times10^9$/ 时 $=1$,$\geqslant1.5\times10^9$/L 时 $=2$
✓ 嗜酸性粒细胞百分比(白细胞 $<4\times10^9$/L 时)	否 $=0$,10%~19.9% 时 $=1$,$\geqslant20\%$ 时 $=2$
● 异型淋巴细胞	否/不详 $=0$,是 $=1$
● 皮肤受累	
✓ 受累面积 >50% BSA	否 $=0$,是 $=1$
✓ 皮疹提示 DRESS($\geqslant$ 两种症状:紫癜样改变(除下肢以外),面部水肿,皮疹融合伴浸润感,银屑病样脱屑)	否 $=-1$,不详 $=0$,是 $=1$
✓ 皮肤活检提示 DRESS	否 $=-1$,是 $=0$
● 器官受累	否 $=0$,1 个器官 $=1$;$\geqslant2$ 个器官 $=2$
✓ 肝脏受累(ALT>2 倍 UNL 或 DBIL>2 倍 UNL 或 AST、TBIL、ALP 均 >2 倍 UNL,且连测 2 天)	
✓ 肾脏受累(肌酐 >1.5 倍基线值且连测 2 天;或蛋白尿 >1g/d,血尿,肌酐清除率下降或 GFR 下降)	
✓ 肺部受累(影像学示肺间质改变;或异常肺泡灌洗液或异常病理;或异常血气结果)	
✓ 心脏/肌肉受累(CK>2 倍 UNL;或 CK-MB/MM 升高;或肌钙蛋白 T>0.01μg/L)	
✓ 胰腺或其他器官受累(淀粉酶和/或脂肪酶 $\geqslant2$ 倍 UNL)	
● 病程 $\geqslant15$ 天	否 $=-1$,是 $=0$
● 除外其他病因,检查 $\geqslant3$ 项目为阴性	否 $=0$,是 $=1$
✓ 抗核抗体	
✓ 血培养(发病 3 天内)	
✓ 血清 HAV/HBV/HCV/衣原体/肺炎支原体	

表 9-4 儿童 SCORTEN 评分 A/B

指标	评分/分
伴有恶性肿瘤	1
入院时表皮剥脱面积大于体表面积 10%	1
心动过速:<6 个月,心率 >162 次/min; 6~12 个月,心率 >144 次/min; 1~6 岁,心率 >132 次/min; ≥6 岁,心率 >120 次/min	1
血清尿素氮 >25mg/dl	1
血清葡萄糖 >210mg/dl	1
血清碳酸氢盐 <21.6mmol/L	1
干细胞移植 *	1

注:*SCORTEN A 不含干细胞移植项(6 项);SCORTEN B 含有干细胞移植项(7 项)。

【鉴别诊断】

1. DRESS 早期主要表现为发疹型皮疹,其鉴别诊断同发疹型药疹。其中,需特别注意的是传染性单核细胞增多症。本病多由 EB 病毒感染引起,典型表现为发热、淋巴结病和咽炎三联症。部分患者可出现面部水肿、肝脾大和黄疸,因此早期不易与 DRESS 鉴别。但其基本不进展为红皮病,系统受累较轻、且单一。需要注意的是,传染性单核细胞增多症在青霉素或头孢菌素类抗生素治疗后可能出现药疹甚至 DRESS,使诊断复杂化。此外,红皮病期的 DRESS 需与其他儿童常见的红皮病类型鉴别,如红皮病性银屑病、特应性皮炎、代谢性疾病如生物素缺乏症及遗传性疾病如奥梅恩综合征(Omenn syndrome)。红皮病性银屑病患者可能有反复的银屑病史,通常继发于药物刺激、寻常性银屑病和脓疱性银屑病。患者红皮病基础上会出现增厚性斑块及层状蛎壳状鳞屑。特应性皮炎引起的红皮病有反复湿疹样症状,可能合并过敏性疾病,内

表 9-5 AGEP 的 EuroSCAR 评分

观察项目	评分/分	观察项目	评分/分	观察项目	评分/分
形态学		**临床过程**		**组织学**	
脓疱		**黏膜受累**		其他疾病	−10
典型的	+2	是	−2	不典型/未做活检	0
不典型的	+1	否	0	中性粒细胞外分泌	+1
不明确的	0	**急性发作(≤10 天)**		角层下和/或表皮内非海绵水肿,伴真皮乳头水肿;或角层下和/或表皮内海绵水肿和/或表未明确说明的脓疱,不伴真皮乳头水肿	+2
红斑		是	0		
典型的	+2	否	−2		
不典型的	+1	**脓疱消退(≤15 天)**			
不明确的	0	是	0		
分布/模式		否	−4	角层下海绵水肿和/或表皮内脓疱,伴表皮乳头水肿	+3
典型的	+2	**发热(≥38℃)**			
不典型的	+1	是	+1		
不明确的	0	否	0		
脓疱后期脱屑		**中性粒细胞绝对值(≥7 000/mm³)**			
是	+1	是	+1		
否/不明确的	0	否	0		

注:明确诊断(8~12 分);极有可能(5~7 分);可能(1~4 分)及非 AGEP(≤0 分)。

脏基本不受累。代谢性疾病及遗传性疾病的患者可能发病较早，全身症状突出。如生物素缺乏症可能出现脱发、视神经萎缩、结膜炎、感染、听力受损及神经系统症状，Omenn 综合征可能出现肝脾大、淋巴结肿大、反复感染、嗜酸性粒细胞升高和血清 IgE 升高，预后差。

2. **儿童 SJS/TEN**　需鉴别的疾病包括自身免疫性疱病如寻常型天疱疮、大疱性类天疱疮、副肿瘤性天疱疮等；大疱性红斑狼疮，重度光毒性皮疹，急性移植物抗宿主病等。儿童患者尤其注意与葡萄球菌性烫伤样皮肤综合征、线状 IgA 大疱性皮病、发热性溃疡坏死性急性痘疮样苔藓样糠疹等鉴别。与葡萄球菌性烫伤样皮肤综合征最主要的鉴别点是其不累及黏膜。线状 IgA 大疱性皮病一般表现为张力性水疱，尼氏征阴性，组织病理学示表皮下疱，疱内以中性粒细胞为主，免疫荧光可协助诊断。发热性溃疡坏死性急性痘疮样苔藓样糠疹皮疹常沿皮纹分布，病变侵及更深，病理可见真皮血管炎表现，皮损恢复后可遗留凹陷性瘢痕。

3. **AGEP**　需与其他无菌性脓疱病鉴别，尤其是全身性脓疱性银屑病，因其在儿童期常无寻常性银屑病史，而以发热、脓疱起病，早期与 AGEP 较难鉴别。脓疱性银屑病通常病程更长，超过 2 周，全身脓疱反复出现，形成脓湖、红斑及广泛脱屑，而 AGEP 发病前常有可疑用药史，病史常不超过 2 周，脓疱破溃后形成薄层鳞屑，随即皮疹消退，皮疹很少反复出现。两者组织病理学均可见表皮内脓疱，但脓疱性银屑病真皮更常见到真皮乳头毛细血管扩张，而若出现坏死角质形成细胞及嗜酸性粒细胞，则更提示 AGEP。

【治疗】

1. **治疗原则**　及时停用可疑致敏药物，对症抗过敏治疗，加强支持治疗及皮肤护理，保护脏器功能，预防并及时治疗并发症。

2. **治疗方案**

（1）立即停用一切可疑致敏药物及类似结构药物。对多系统受累患者可联合眼科、口腔、呼吸、消化、心脏、内分泌、泌尿生殖及重症医学科等进行多学科综合管理。

（2）支持治疗：多饮水，必要时静脉补液以加速药物排泄。加强营养支持，注意水、电解质平衡，纠正低蛋白血症，鼓励尽快经口进食，必要时可进行鼻饲。

（3）糖皮质激素：足量、尽早使用，尤其是症状发作的24~48小时内可以短期系统应用中至高剂量的糖皮质激素，如泼尼松1.5~2mg/(kg·d)或地塞米松0.3~0.5mg/(kg·d)静脉滴注，足量维持3~5天，必要时可给予甲泼尼龙10~20mg/(kg·d)冲击治疗3~5天，依病情变化逐渐减量并改为口服。同时注意使用胃黏膜保护剂以避免大剂量糖皮质激素的刺激作用。系统性糖皮质激素已被公认为改善急性期DRESS临床症状的金标准治疗方法。但激素的用量、用时和减量方式尚不统一，主要依据内脏器官受累严重程度选择。但其用于SJS/TEN的疗效及是否能降低死亡率仍存在争议。虽然早期大剂量系统应用糖皮质激素可有效抑制炎症反应，但会增加潜在败血症的风险、还会延缓皮损愈合。AGEP患者合并内脏损害时可短期、小剂量系统应用糖皮质激素，但其疗效及是否能够缩短病程，仍存在争议。

（4）静脉注射免疫球蛋白：宜早期与系统糖皮质激素联合使用，1g/(kg·d)连续2天静脉滴注或400mg/(kg·d)，静脉滴注3~5天。需要注意的是静脉注射免疫球蛋白不应在没有糖皮质激素的情况下单独使用。

（5）环孢素：早期使用3~5mg/(kg·d)的环孢素有可能减慢SJS/TEN的进展。环孢素是DRESS系统性糖皮质激素疗效不佳的严重脏器受累患者和糖皮质激素禁忌的DRESS患者的二线治疗。但儿童尤其需注意其免疫抑制作用继发感染的风险，其与大剂量糖皮质激素联合应用的患者受益仍需进一步研究。

（6）肿瘤坏死因子抑制剂：近年来，TNF-α在SJS/TEN发病机制中的作用逐渐明确。报告显示，早期输注TNF-α抑制剂可阻止SJS/TEN皮肤剥脱的进展，并促进皮肤剥脱处快速再生新生上皮。

（7）预防感染：严密监测体温和血象变化，以及皮肤创面、管腔上皮器官包括呼吸道、消化道和泌尿生殖道分泌物情况,定期行皮肤、血液、导管、胃管及尿管等标本细菌学检查,以早期发现潜在感染。加强创面及黏膜护理的无菌操作,外用抗生素治疗为主,酌情选用非致敏抗生素系统治疗。

(8)出现相应脏器功能损害时,应对症支持处理,保护受损脏器功能如心肌和肝肾功能,以及胃肠道黏膜和呼吸道黏膜等。

(9)血浆置换:血浆置换可去除患者血浆中的病理性炎症成分,同时补充正常血浆,在内脏损害严重,尤其是肝损害严重且常规治疗抵抗时可考虑使用。

(10)皮肤黏膜护理:TEN急性期如烧伤创面护理,放置消毒房间、应用烫伤支架、铺不粘贴的消毒床单;水疱、大疱应无菌穿刺及时抽取疱液,创面表面贴无菌油纱以保护皮肤,每日2次络合碘消毒,外涂莫匹罗星软膏抗感染,烫伤纱覆盖全部皮肤,注意保持皮肤清洁、防止继发感染;保持室温为30~32℃;护理和陪住人员严格执行消毒隔离制度;由于疼痛剧烈及表皮剥脱,尽量减少搬动患儿的次数。恢复期患儿因皮肤和黏膜上皮细胞、黑素细胞、汗腺和皮脂腺等附属器均处于新生期,皮肤屏障功能不足,注意使用润肤剂和防晒霜以避免皮肤干燥、色素异常甚至瘢痕形成等并发症。

用生理盐水定时清除口腔、眼、肛门及外生殖器部位的分泌物,加强局部清洁、防止继发感染和粘连。抗生素眼药水及可的松眼药水交替点眼,正确处理假膜粘连及角膜溃疡,以免引起眼睑粘连及失明,可请眼科会诊协助诊疗。口腔、肛门及外生殖器部位涂金霉素鱼肝油、制霉菌素鱼肝油或金霉素眼膏,男性患儿包皮处可予以半月形油纱保护以防后期发生包皮粘连。

(11)心理治疗:过程中注意观察患儿情绪和行为变化,如出现异常表现,需及时进行心理治疗,用心理学方法,通过语言或非语言因素,对患者进行训练、教育和治疗,用以减轻或消除疾病对患儿精神、情绪、心理乃至行为的影响,改善心理精神状态,适应家庭、社会和学习环境。

3. **预后** 重型药疹是皮肤科重症,尤其是 DRESS 和 SJS/TEN,可出现多种并发症、后遗症,甚至危及生命。据报道,SJS/TEN 患者总死亡率约为 25%,但儿童患者死亡率小于 10%。DRESS 患者死亡率为 2%~10%,儿童患者死亡率约 3%。DRESS 后期可并发自身免疫性后遗症,包括自身免疫性甲状腺炎、白癜风、斑秃/普秃、自身免疫性溶血性贫血、红斑狼疮、1 型糖尿病等。SJS/TEN 较常见黏膜、眼部和肺部并发症及后遗症,严重时可出现视力损害、失明、闭塞性细支气管炎、支气管扩张和阻塞性肺疾病等。AGEP 无内脏受累者一般具有自限性,病程不超过 2 周,预后良好。但合并多脏器功能障碍的重症患者,亦有一定的死亡风险。

➤ **附:重型药疹诊治流程图**

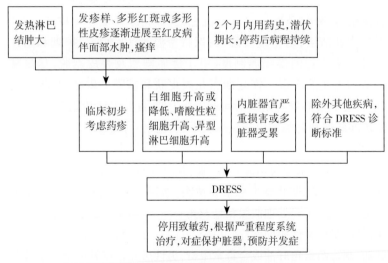

DRESS 诊治流程图

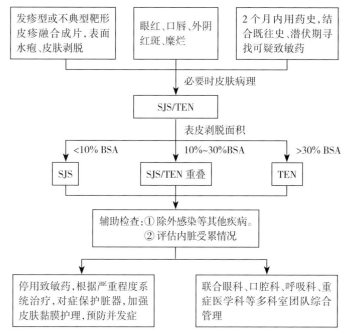

SJS/TEN 诊治流程图

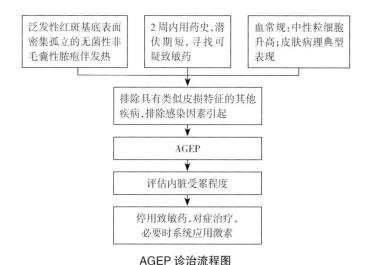

AGEP 诊治流程图

（焦磊 梁源 马琳 郭一峰）

参考文献

1. 马琳. 儿童皮肤病学. 北京:人民卫生出版社,2015.

2. 张学军. 皮肤性病学. 8 版. 北京:人民卫生出版社,2013.

3. PETER H,VERONICA K,ALBERT Y. Harper's Textbook of Pediatric Dermatology. 4th ed. UK:Blackwell Publishing Ltd,2020.

4. 中华医学会皮肤性病学分会药物不良反应研究中心.Stevens-Johnson 综合征/中毒性表皮坏死松解症诊疗专家共识. 中华皮肤科杂志,2021,54(5):376-381.

第十章　虫咬相关性皮肤病

第一节　丘疹性荨麻疹

【概述】

多见于婴幼儿及儿童,成人也可发病。春秋季多发,本质为对昆虫叮咬的过敏反应。

本病与昆虫叮咬有关,如臭虫、跳蚤、蚊、螨虫等,为昆虫叮咬所致的迟发性过敏反应。

【诊断】

1. **临床表现**　皮损好发于躯干、四肢伸侧,散在或群集分布,表现为绿豆至花生大小圆形、纺锤形红色风团样丘疹(图 10-1),瘙痒剧烈,可有伪足,顶端可有小水疱,可发展为半球形隆起的紧张性大疱(图 10-2),液清,周围无红晕。陈旧皮损可表现为较坚实的粟粒大小丘疹,搔抓后呈风团样改变。新旧皮损常同时存在。皮损消退后可遗留色素沉着。

2. **辅助检查**　本病通过临床即可诊断,皮损严重者,可行全血细胞计数检查,了解有无继发感染。

3. **诊断标准**　常发生于暴露部位的红色纺锤形风团样丘疹、丘疱疹,瘙痒剧烈。

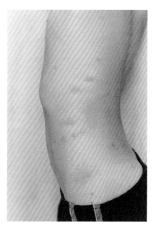

图 10-1　丘疹性荨麻疹。14岁男童,躯干部可见十余个红色纺锤形丘疹。

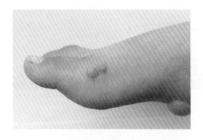

图 10-2 **丘疹性荨麻疹。**5 岁男童，足部可见 3 个厚壁水疱。

【鉴别诊断】

皮损表现为风团样丘疹时，需与荨麻疹鉴别；表现为丘疹、水疱时，需与水痘、接触性皮炎鉴别；表现为大疱时，需与自身免疫性疱病等鉴别（表 10-1）。

【治疗】

1. 注意个人及环境卫生，消灭蚊虫。

2. 口服抗组胺药，外用炉甘石洗剂或糖皮质激素，抗过敏止痒。继发感染时，可外用抗生素抗感染治疗。

表 10-1 丘疹性荨麻疹鉴别诊断

疾病	好发部位	临床表现	辅助检查	鉴别要点
水痘	全身以头面、躯干为主，可累及黏膜	红斑、丘疹、水疱、结痂	急性期，血清或疱液水痘-带状疱疹病毒 DNA 阳性；血清水痘-带状疱疹病毒 IgM 阳性	水痘可伴发热、头痛等全身症状，可累及黏膜，皮损呈向心性对称分布，各时期皮损同时存在。丘疹性荨麻疹不累及黏膜，以躯干及四肢伸侧为主，非对称分布
荨麻疹	全身散在分布	皮损表现为红斑、风团，速起速退，退后无痕迹	—	荨麻疹皮损 24 小时内消退，退后无痕迹。丘疹性荨麻疹皮损消退时间长，退后可留色素沉着
接触性皮炎	接触变应原的特定部位	表现为特定形状、界限清楚的红斑，丘疹，水疱	—	接触性皮炎发生于接触变应原的部位，皮损形状与变应原相似，边界清楚。丘疹性荨麻疹无皮损部位变应原接触史，累及范围广，可多发

续表

疾病	好发部位	临床表现	辅助检查	鉴别要点
大疱性类天疱疮	全身以躯干、四肢屈侧为著,皮损对称分布	正常皮肤或红斑基础上紧张性水疱、大疱	血清 BP180/ 或 BP230 抗体阳性	大疱性类天疱疮好发于躯干、四肢屈侧,对称分布,以红斑、水疱和大疱为主要表现,血清 BP180/BP230 抗体阳性。丘疹性荨麻疹好发于面、四肢伸侧,分布不对称,以质硬丘疹、丘疱疹为主要表现,部分可伴有水疱

➢ **附:丘疹性荨麻疹诊疗流程图**

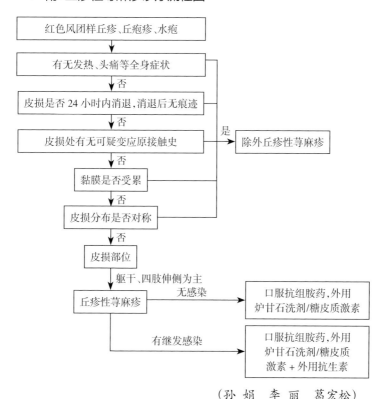

（孙娟　李丽　葛宏松）

第二节　疥　疮

【概述】

疥螨是一种永久性寄生螨,寄生在人和哺乳动物皮肤内,根据宿主不同可分为人型疥螨及动物疥螨。疥疮是由疥螨在人体皮肤表层内引起的接触性传染性皮肤病,通常瘙痒剧烈,夜间为著。

疥疮由人型疥螨通过直接接触传染,如同卧一床,握手等。疥螨除在人身上活动外,还可在衣服、被褥、床单、枕巾、毛巾上生存,离开人体后可存活 2~3 天,因此可通过间接传染。疥螨寄生于人体表皮角质层内,在皮下开凿一条与体表平行迂曲的隧道。

【诊断】

1. **临床表现**　本病好发于指缝、腕部屈侧、肘窝、腘窝、脐周、下腹部、腹股沟、生殖器等皮肤薄嫩处,一般不侵犯头面。但婴儿可累及掌跖和头面。皮损表现为散在分布的针头大小的淡红色丘疹、丘疱疹或水疱,有时可见疥虫在表皮内穿凿的线状隧道(图 10-3)。皮损特点为剧烈瘙痒,夜间为剧。皮损若经久不愈,可继发抓痕、血痂、色素沉着,湿疹样变和脓疱。儿童或成年男性可在阴囊、阴茎等处出现红褐色绿豆大小半球质硬结节,瘙痒剧烈,称疥疮结节(图 10-4)。

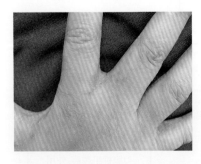

图 10-3　**疥疮**。指间丘疹、丘疱疹及灰白色隧道。

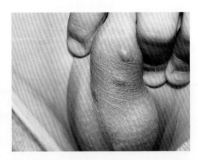

图 10-4　**疥疮**。阴囊暗红色疥疮结节。

还有一种特殊类型的疥疮,即挪威疥,为一种严重疥疮,多发生在身体虚弱或免疫功能低下的患者,其特点为皮肤干燥、结痂、感染、化脓严重,有特殊臭味。

2. **辅助检查**　直接镜检:取隧道盲端或新发的炎性丘疹,皮屑中可检到虫卵或疥螨(图10-5)。

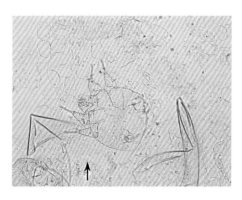

图10-5　**疥疮**。疥螨,显微镜下可见雌性疥螨。

3. **诊断标准**　根据接触史和好发部位,皮损瘙痒,夜间为剧,聚集性发病,一般不难诊断。刮检皮损处皮屑,用显微镜直接镜检发现虫卵或疥螨,可确诊。

【鉴别诊断】

本病需与湿疹、丘疹性荨麻疹、虱病等鉴别,疥疮结节需与痒疹鉴别(表10-2)。

【治疗】

1. **预防**　注意个人卫生,勤洗澡、勤换衣、勤晒被褥,不与患者同居、握手,不和患者衣服放一起,发现患者及时治疗。换下的衣服要煮沸灭虫或用塑料包包扎,1周后待疥螨死亡后清洗。

2. **治疗**

(1) 治疗原则:杀虫、止痒,早发现、早诊断、早治疗,聚集性发病者,同时治疗。

表 10-2 疥疮的鉴别诊断

疾病	好发部位	临床表现	辅助检查	鉴别要点
湿疹	全身均可发生	皮损多形性,可表现为红斑、丘疹、水疱、结痂、脱屑	—	湿疹无传染性及接触史,无特殊好发部位,瘙痒无明显时间特点。疥疮有疥疮患者接触史,好发于指缝、腕屈侧、腋下等皮肤薄嫩处,可见隧道,瘙痒夜间为著,显微镜检可见疥虫
丘疹性荨麻疹	躯干、四肢伸侧	红色风团样丘疹、丘疱疹、水疱	—	丘疹性荨麻疹无接触史,好发于躯干及四肢伸侧。疥疮有疥疮患者接触史,以皮肤薄嫩部位为著,可见丘疹、丘疱疹、隧道
虱病	头皮、躯干或阴部	可见虱或虱卵	显微镜检查可见虱卵	虱病好发于头皮、躯干或阴部,可见虱或虱卵。疥疮好发于皮肤薄嫩部位,显微镜检可见疥虫
痒疹	四肢伸侧	坚实结节,表面肥厚、粗糙	—	痒疹好发于四肢伸侧,为坚实结节,无其他损害。疥疮结节好发于腋下、阴囊,还可见丘疹、丘疱疹、隧道等皮损

(2) 常用药物:成人可用 10% 硫磺软膏、10% 克罗米通乳剂、扑灭司林,儿童可用 5% 硫磺软膏、丁香罗勒乳膏。

用药方法:自颈部以下外用全身皮肤,每天早晚各 1 次,连用 3 天,抹药期间不洗澡,不换衣服。第 4 天洗澡更衣,将污染的衣物煮沸杀虫。治疗后观察 2 周,如无新发皮损,即为痊愈。继发感染者加外用抗生素。

(3) 疥疮结节治疗:外用焦油凝胶、皮损内注射或外用糖皮质激素,也可冷冻治疗。

> ➢ 附:疥疮诊疗流程图

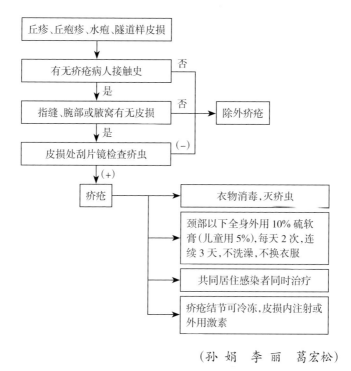

（孙 娟 李 丽 葛宏松）

第三节 虱 病

【概述】

虱病是指虱叮刺皮肤引起的皮肤炎症性传染病。虱叮咬不仅可引起皮肤损害,也可传播斑疹伤寒、回归热、战壕热等疾病。根据寄生部位不同及形态、习性差异,分为头虱、体虱和阴虱,分别寄生于头发、内衣和阴毛。

虱属于昆虫纲,虱目,无翅,在吸血的同时释放唾液中的毒汁,进而引起皮肤的过敏反应。头虱和体虱身体长 2~4mm,半透明,形状细长,背腹扁平,有九个体节,三对腿。阴虱的体形更短更宽,大小为1~2mm,有三对腿。头虱和体虱通过直接及间接接触传播,阴虱主要通过性接触传播。

【诊断】

1. 临床表现

（1）头虱：多累及儿童，成人偶可感染，自觉头皮瘙痒。可寄生于头部，尤其是耳后发际及头后部，发干上附着针头大小白色虱卵，部分患者可寄生于睫毛、胡须。虱叮咬可出现丘疹、皮下出血，常因搔抓引起头皮抓痕、渗液、血痂或继发感染，形成疖肿，日久苔藓化，有剧烈痒感。

（2）体虱：寄生于贴身内衣上，以喙器刺入皮肤吸取血液，常在肩胛、腰部、臀部等处有体虱叮咬引起的红斑、丘疹或风团，中央有一出血点。常因搔抓在皮肤上可见线状抓痕、血痂或继发感染，日久皮肤苔藓化或留色素沉着斑，常因剧痒而影响休息。

（3）阴虱：寄生于阴部或肛周的体毛上，偶可侵犯眉毛或睫毛。阴虱由于活动范围小，常紧紧伏于皮面或阴毛上不动，叮咬皮肤引起剧痒，出现红斑或丘疹，经搔抓可出现表皮剥脱、抓痕、血痂或继发感染，日久皮肤苔藓化或遗留色沉着斑。

2. 辅助检查　用篦子梳头，头虱会附着在梳齿上，有助于肉眼诊断。直接显微镜下观察，虱卵是棕褐色、半透明的附着在发干上的团块。皮肤镜也可以辅助检查到发干上的虫卵。

3. 诊断标准　虱病的诊断主要依靠临床表现，细致的查体和检查发现虱或虱卵即可确诊（图10-6~图10-8）。

【鉴别诊断】

本病需与脂溢性皮炎、毛发管型、丘疹性荨麻疹、寄生虫妄想症鉴别（表10-3）。

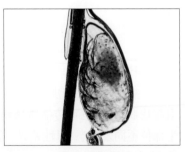

图 10-6　**头虱。**显微镜下见毛发上附着的完整虫卵，可见内容物为孵化中的幼虫。

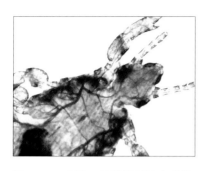

图 10-7　头虱。显微镜下见头虱的
头部和上半部身体。

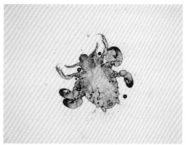

图 10-8　阴虱
显微镜下见阴虱全貌。

表 10-3　虱病鉴别诊断

疾病	好发部位	临床表现	辅助检查	鉴别要点
脂溢性皮炎	头面、躯干皮脂腺丰富的部位	油腻性鳞屑性黄红色、红色斑片	—	脂溢性皮炎为油腻性鳞屑性红斑，无虱或虱卵。虱病可见虱或虱卵，为红色丘疹、抓痕，一般无鳞屑
毛发管型	头部毛干	毛干上嵌套的管状黄白色物质，牵拉时可在毛干上滑动	皮肤镜可见毛干周围白色管状物	毛发管型一般无瘙痒，头皮无皮损。虱病瘙痒，头皮可见丘疹、抓痕，皮肤镜或显微镜检查可见虱卵
丘疹性荨麻疹	躯干、四肢伸侧	红色风团样丘疹、丘疱疹、水疱	—	丘疹性荨麻疹好发于躯干、四肢伸侧，表现为红色风团样丘疹、丘疱疹、水疱，无虱或虱卵，虱病好发于头皮、躯干或阴部，可见虱或虱卵
寄生虫妄想症	无特定好发部位	无原发皮损，仅有抓痕、结痂，感觉异常	—	寄生虫妄想症无原发皮损，无虱或虱卵。虱病可见虱或虱卵

【治疗】

1. **预防**　勤洗头、勤洗澡、勤换衣服,可预防虱病。

2. **治疗**

(1) 灭虱灭卵:内衣裤用开水烫煮或用熨斗熨烫。头虱患者最好把头发剃掉并焚烧,阴虱应剃掉阴毛并焚烧。如家庭或宿舍内其他人患虱病,应同时灭虱。可用 50% 百部酊、5% 苯甲酸苄酯乳剂、1% 林旦香波灭虱及卵。

(2) 对症治疗:对于皮损可外用糖皮质激素或止痒剂,如继发感染可同时外用抗生素制剂。

➤ **附:虱病诊治流程图**

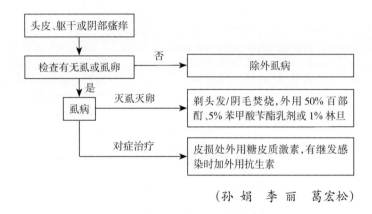

(孙 娟　李 丽　葛宏松)

第四节　蜱　叮　咬

【概述】

蜱为蛛形纲,分为硬蜱和软蜱,通过吸血损害皮肤,同时还可传播森林脑炎、鼠疫、出血热、布鲁氏菌及斑疹伤寒等疾病。常叮咬狗、猫、牛、马、鸟、兔、羊、鸡等动物,偶叮咬人。常栖居于墙壁、石缝、草地、树林及动物巢穴。

蜱虫为人、家畜及野生动物的体外寄生虫,生活史分虫卵、幼虫、若虫、成虫四个时期,幼虫、若虫、成虫均可吸血。吸血时间为 1~2 分钟至 5~6 天。吸血时将蛰肢和口下板同时刺入宿主皮内,在吸血同时分泌抗凝剂或毒素注入皮内。不仅可咬伤皮肤,还可以传播螺旋体、立克次体、病毒、细菌感染。

【诊断】

1. **临床表现**

(1)蜱侵入人体后,用喙器刺入皮肤吸取血液,可停留 1 日至数日,开始叮咬时不觉疼痛,叮咬 24~48 小时局部出现不同程度的炎症反应(图 10-9),轻者仅有红斑,中央有一个虫咬的瘀点或瘀斑,重者瘀点周围有明显水肿性红斑,丘疹或水疱,时间稍久可出现坚硬结节,抓破后形成结节、溃疡,持续数月至数年。

(2)某些蜱虫叮咬人的同时,可将唾液或虫卵中能麻痹神经的毒素注入宿主体内,引起"蜱瘫痪症",表现为上行性麻痹,最后可因中枢神经系统受侵而死亡,多见于儿童。

(3)蜱叮咬还可引起"蜱咬热",表现为蜱吸血 1~2 天后,患者出现畏寒、发热、头痛、腹痛、恶心、呕吐等。

2. **辅助检查**　根据病史及临床症状容易诊断,对于虫体较小者,可借助皮肤镜检查协助诊断(图 10-10)。

3. **诊断标准**　有草地、树下活动史或猫狗等宠物接触史,在体表发现虫体附着可诊断。

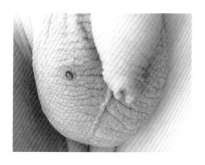

图 10-9　蜱叮咬。6 岁男童,阴囊蜱虫叮咬处红斑,略肿。

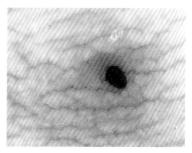

图 10-10　蜱叮咬。图 10-9 患者皮肤镜下表现。

【鉴别诊断】

本病需与色素痣鉴别。色素痣为黑色或黑褐色斑疹、丘疹,一般为逐渐增大,慢性病程。蜱虫叮咬为急性过程,仔细查体可见虫体,容易鉴别。

【治疗】

1. **预防** 消灭家畜体表或畜舍的蜱虫,可用手摘除或喷洒杀虫剂。加强个人防护,进入林区、草地,穿长袖衣衫,扎紧腰带、袖口、裤腿。

2. **治疗**

(1) 发现蜱虫叮咬皮肤时,不可强行拔除,以免口器折断在皮内。可用尖头镊子夹住蜱虫头部,垂直皮肤表面将其拉出。也可用乙醚、氯仿、松节油、旱烟油涂在蜱头部或蜱虫旁点燃蚊香,数分钟可自行松开。

(2) 去除蜱虫后,局部进行消炎、止痒、止痛等对症处理,如创面有继发感染进行抗感染治疗。如发现蜱的口器断在皮内,要手术取出。

(3) 出现全身中毒症状给予抗组胺药或糖皮质激素,如出现蜱虫麻痹或蜱咬热,及时进行抢救。

➢ **附:蜱叮咬诊疗流程图**

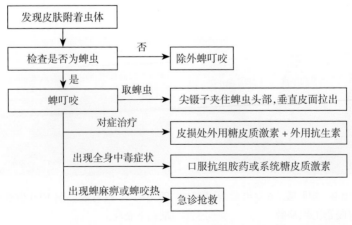

(孙娟 李丽 葛宏松)

参考文献

1. 赵辨. 中国临床皮肤病学. 2 版. 南京：江苏凤凰科学技术出版社，2017.

2. DUE C，FOX W，MEDLOCK JM，et al.Tick bite prevention and tick removal. British Medical Journal Publishing Group，2013，09：347.

第十一章 寻常痤疮

【概述】

寻常痤疮（acne vulgaris）是一种累及毛囊皮脂腺的慢性炎症性皮肤病，最常见于青少年和青春期成人，也可见于新生儿至儿童期及青春期后人群。痤疮皮损好发于面部、颈部、躯干上部等皮脂溢出区，临床表现为粉刺、丘疹、脓疱、结节或囊肿，常并发色素沉着、瘢痕形成，有时甚至导致永久性毁容，给患者带来严重的社会心理障碍。

寻常痤疮是发生于毛囊皮脂腺单位的慢性炎症，其发病机制尚未完全阐明，主要与遗传背景下激素诱导的皮脂腺过度分泌脂质、毛囊皮脂腺导管角化异常、痤疮丙酸杆菌等毛囊微生物增殖，以及炎症和免疫反应等有关。遗传因素在痤疮尤其是重度痤疮发生中起到了重要作用；雄激素是导致皮脂腺增生和脂质大量分泌的主要诱发因素，其他如胰岛素样生长因子-1、胰岛素和生长激素等也可能与痤疮发生有关。

引起痤疮的前提条件是皮脂腺快速发育、皮脂过量分泌及脂质成分改变，导致嗜脂性及厌氧的痤疮丙酸杆菌进一步增殖。毛囊微生物和/或异常脂质通过活化 Toll 样受体进而产生白细胞介素（IL）-1α及其他有关炎症介质。其中，IL-1α被认为是皮脂腺导管角化及微粉刺和粉刺形成的主要因素。随着疾病的发展，脂质大量聚集导致嗜脂及厌氧的痤疮丙酸杆菌进一步增殖，获得性免疫被活化，加重炎症反应诱发毛囊壁断裂，脂质、微生物及毛发等进入真皮，产生异物样反应，可见炎症反应贯穿了痤疮发病的全过程。

目前，已提出可促发痤疮的因素还包括皮肤创伤、饮食习惯、心理压力、胰岛素抵抗等。

【诊断】

1. **临床表现** 青少年寻常痤疮的患病率为 35%~90%。约 20% 的足月新生儿在生后 2~4 周内出现新生儿痤疮,男女发病比例为 4.5:1。婴儿痤疮和儿童中期痤疮相对少见。当出现儿童中期痤疮时,可能提示存在基础疾病。

寻常痤疮一般发生在雄激素敏感性较强的脂溢性部位,包括面部、颈部、前胸部、上背部等。患者可存在一种或多种皮损,包括粉刺(闭合性和开放性)、丘疹、丘脓疱疹、结节和囊肿。

- 粉刺:包括闭合性粉刺和开放性粉刺。闭合性粉刺大多数直径 <5mm,表现为圆顶状、肤色或白色丘疹。开放性粉刺中央有扩张的毛囊口,内含棕黑色的角化物质。

- 丘疹、丘脓疱疹:由粉刺发炎并发展而来,直径通常 <5mm,表现为相对浅表的红色丘疹、丘脓疱疹。

- 结节:累及皮肤深部的炎性结节,一般直径 >5~10mm,常有压痛。

- 囊肿:多发炎性丘疹、结节融合,可形成皮下深在性囊肿。

不同患者之间皮肤受累范围和严重程度差异很大,通常初始表现为前额、鼻部和颏部粉刺,随着疾病的进展,逐渐出现炎性丘疹、脓疱甚至结节,累及面颊、颈部、躯干等部位。痤疮皮损消退后常遗留红斑、色素沉着及瘢痕形成,这与痤疮严重程度、个体差异或不恰当的处理等因素密切相关。

(1)分类:目前临床上青少年痤疮可根据年龄组分类,将 0~18 岁青少年划分为 0~11 岁和 12~18 岁两个年龄组,前者称为儿童痤疮,后者称为青春期痤疮。儿童痤疮中再进一步细分为 4 个亚群,即新生儿痤疮(出生至生后 6 周)、婴儿痤疮(6 周至 1 岁)、儿童中期痤疮(1~7 岁)、青春期前痤疮(7~12 岁/女性初次月经)。

1)新生儿痤疮:多于生后 2 周左右出现,发病率约为 20%,男女比例 5:1,典型表现为红色丘疹、丘脓疱疹,部分可见粉刺。皮损主要累及面部,尤其是面颊、下颏及前额(图 11-1)。新生儿痤疮多见于男婴,皮损通常较轻,且具有自限性,大多数患儿皮损可在 1~3 个月内自然消退,但可遗留瘢痕。

2）婴儿痤疮:临床上婴儿痤疮较新生儿痤疮少见。通常男婴的发病率高于女婴,可于 1 岁之前的任何时间发生,多见于 3~6 月龄小婴儿,可与新生儿痤疮重叠,并可持续至 1 岁后。婴儿痤疮多累及面颊,临床表现较新生儿痤疮严重,可见粉刺、丘疹、脓疱甚至结节和囊肿。此类患儿成年后更易发生痤疮(图 11-2)。

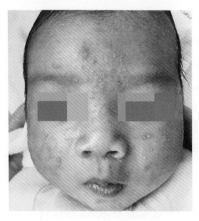

图 11-1　新生儿痤疮
20 天男婴,面颊及前额可见弥漫红色丘疹、丘脓疱疹,局部可见粉刺。

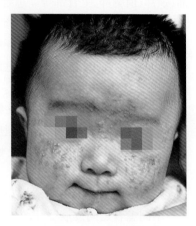

图 11-2　婴儿痤疮
10 月龄女婴,面颊、眉间见粉刺、丘疹、脓疱,个别小结节。

3）儿童中期痤疮:1~7 岁儿童期很少发生痤疮,主要是因为肾上腺的分泌功能在生后 1 岁即进入静止期,直到 7 岁左右肾上腺功能逐渐恢复,肾上腺分泌的雄激素水平才随之升高。因此,如果出现儿童中期痤疮,一定要考虑雄激素增多症的可能。其他潜在原因包括肾上腺功能早现、库欣综合征、先天性肾上腺皮质增生症、性腺或肾上腺肿瘤以及真性性早熟等。

4）青春期前痤疮:可以认为是即将进入青春期的特征性表现,通常早于女孩的阴毛和乳晕发育,或男孩的阴毛发育和睾丸增大。通常认为青春期前痤疮是一种正常变异,并无潜在的内分泌疾病风险。典型皮损为面部 T 区(指前额、鼻部、鼻周及下颏)的粉刺样皮损,炎性损害也可伴随发生(图 11-3)。

5)青春期痤疮:好发于面颊和额部,其次是胸背部和肩部。初发损害为与毛囊一致的圆锥形丘疹,顶端呈黄白色或黑色,即为痤疮早期典型的非炎症性损害——白头粉刺和黑头粉刺;随后可形成炎症性丘疹、脓疱,甚至大小不等的暗红色结节或囊肿,挤压时有波动感,破溃后常形成窦道和瘢痕。皮损一般无自觉症状,炎症明显可伴有疼痛(图 11-4)。

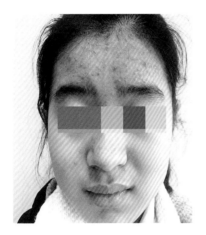

图 11-3 青春期前痤疮

10 岁女童,面部以前额为主,鼻部及面颊散在,闭合性粉刺、炎性丘疹及丘脓疱疹。

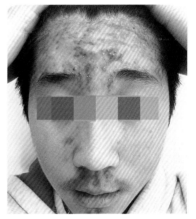

图 11-4 青春期痤疮

14 岁男童,前额及胡须区为主,可见炎性丘疹、丘脓疱疹、结节及炎症后色沉,鼻部可见黑头粉刺。

(2)痤疮严重程度分级:根据痤疮皮损性质及严重程度可将痤疮分为 3 度、4 级。1 级(轻度):仅有粉刺;2 级(中度):除粉刺外还有炎性丘疹;3 级(中度):除有粉刺、炎性丘疹外还有脓疱;4 级(重度):除有粉刺、炎性丘疹及脓疱外还有结节、囊肿或瘢痕。

寻常痤疮根据病史和临床表现即可做出临床诊断。绝大多数患者无需进行实验室检查、影像学检查或皮肤活检,除非用于评估是否存在相关性疾病或进行鉴别诊断。

新生儿痤疮患儿需检查母孕期用药情况,如锂剂、苯妥英钠、糖皮质激素等。大多数患儿的症状在生后数周自愈,如皮损较为广泛,可考虑外用药(超说明书用药)。如果新生儿痤疮患者合并出现性早熟、雄性化和生长发育异常等征象时,需考虑潜在的内分泌疾病、肿瘤、性腺/卵巢疾病的可能,建议皮肤科和内分泌专业医生共同评估。

2. **辅助检查** 大多数婴儿痤疮的患儿身体健康,但少数情况下可能存在内分泌异常。如果患儿病史和查体怀疑内分泌紊乱,则需考虑完善相关实验室检查,如骨龄、黄体生成素、促卵泡激素、游离睾酮和硫酸脱氢表雄酮,转诊至内分泌专科。血清硫酸脱氢表雄酮(DHEAS)或17-羟基孕酮(17-OHP)水平升高提示肾上腺是雄激素产生的来源。DHEAS值为4 000~8 000ng/ml或17-OHP>3ng/ml可能提示先天性肾上腺皮质增生症。最常见的是肾上腺21-羟化酶或11-羟化酶合成缺陷。ACTH刺激试验可作为先天性肾上腺皮质增生症的诊断依据。

如儿童中期出现痤疮,建议完善骨龄、生长发育曲线、激素水平等。如果激素水平异常,需警惕肾上腺、性腺异常和内分泌肿瘤。为确保检查完善,建议转诊至内分泌专科。

3. **诊断标准** 寻常痤疮根据病史、症状及体征不难做出诊断,必要时辅以内分泌相关实验室检查了解有无相关疾病。主要诊断要点如下:

(1)皮损多位于脂溢部位,如面部、背部、肩部、前胸部。

(2)皮损表现:非炎症性皮损包括开放性粉刺和闭合性粉刺,炎症性皮损通常起源于闭合性粉刺发生炎症,并进展为丘疹、脓疱、结节及囊肿,炎症性皮损经治疗后可能遗留持续性红斑、炎症后色素沉着,浅表凹陷性瘢痕或点状/结节状增生性瘢痕。通常同一个患者均有上述所有原发性皮损和继发性皮损表现。

(3)寻常痤疮:可发生于新生儿期至青少年期,对于特殊年龄段的患儿,如1~7岁儿童,出现儿童中期痤疮,需考虑有无雄激素增多症的可能。其他潜在原因包括肾上腺功能早现、库欣综合征、先天性肾上腺皮质增生症、性腺或肾上腺肿瘤及真性性早熟等。需进行内分泌相关实验室检查及评估。

【鉴别诊断】

虽然寻常痤疮很容易被诊断,但还需根据皮损类型考虑以下鉴别诊断:

1. **非炎症性皮损**

(1)粉刺样痣:出生时或儿童期出现,表现为线状排列或片状粉刺。

(2)毛周角化症:表现为由毛囊角栓引起的毛囊性小丘疹,通常见于上臂和下肢伸侧,儿童患者可发生于面部。

(3)血管纤维瘤:是结节性硬化症的面部皮损,表现为淡红色丘疹,好发于鼻部和面颊。

(4)良性的毛囊肿瘤:如毛发上皮瘤、纤维毛囊瘤,通常表现为面部肤色丘疹。

2. **炎症性皮损**

(1)玫瑰痤疮:常见的特征为面中部红斑、毛细血管扩张、丘疹脓疱;寻常痤疮有粉刺而无毛细血管扩张,可以据此鉴别。

(2)口周皮炎:典型表现为分布于口周,甚至眼周和鼻周等部位的簇集红色小丘疹,一般不累及唇红缘且没有粉刺。

(3)毛囊炎:一些毛囊炎患者的临床表现与寻常痤疮类似,如马拉色菌感染等,但此类患者通常无粉刺且皮损形态单一。

(4)药物性痤疮:本病一般表现为较为单一的炎性丘疹样皮损,缺乏寻常痤疮多形性的表现且没有粉刺。

此外,可从患儿发病年龄角度考虑鉴别诊断,如新生儿痤疮需要与细菌性毛囊炎、二期梅毒疹、新生儿一过性脓疱黑变病、嗜酸性毛囊炎、皮脂腺肥大等鉴别。

【治疗】

1. **治疗原则** 痤疮可对患者的身心健康造成不同程度的影响,部分患者会遗留永久性瘢痕,因此早期干预治疗痤疮是非常有必要的。痤疮是一种多因素疾病,临床治疗中应遵循积极预防、综合治疗、个体化治疗、长期维持治疗的原则,积极防治痤疮。

2. **患者教育** 痤疮是一种慢性疾病,需将健康教育、科学护肤及定期随访贯穿于痤疮治疗始终。①健康教育：限制高糖和油腻饮食及奶制品，尤其是脱脂牛奶的摄入，适当控制体重、规律作息、避免熬夜及过度日晒等均有助于预防和改善痤疮发生。此外，痤疮尤其是重度痤疮患者易出现焦虑和抑郁，需配合心理疏导；②科学护肤：痤疮患者皮肤常伴有皮脂溢出，皮肤油腻，皮肤清洁可选用控油保湿清洁剂洁面，去除皮肤表面多余油脂、皮屑和微生物的混合物，但不能过度清洗，忌挤压和搔抓。清洁后，要根据患者皮肤类型选择相应护肤品配合使用。在使用维 A 酸类、过氧化苯甲酰等药物或物理、化学剥脱治疗时易出现皮肤屏障受损，宜选择舒敏保湿类护肤品。此外，应谨慎使用或选择粉底、隔离、防晒剂及彩妆等化妆品，尽量避免化妆品性痤疮的发生；③定期随访：痤疮呈慢性过程，患者在治疗中需要定期复诊，根据治疗反应情况及时调整治疗及护肤方案，减少后遗症发生。

3. 药物治疗　寻常痤疮的治疗应根据其严重程度分级选择相应的治疗药物和手段，1 级和 2 级一般采用局部外用药治疗。2 级以炎症性丘疹和脓疱为主，以及 3 级通常采用抗菌和抗炎联合的治疗方法。4 级即重度痤疮一线治疗为口服药物治疗。

（1）外用药物治疗

1）外用维 A 酸类：维 A 酸是第一种用于治疗痤疮的外用粉刺溶解剂。常用制剂为 0.01%~0.1% 维 A 酸乳膏或凝胶、0.1%~0.3% 阿达帕林凝胶、0.05%~0.1% 他扎罗汀乳膏或凝胶。维 A 酸可使毛囊过度角化正常化，具有溶解粉刺的作用，并可预防新粉刺形成。维 A 酸可有效治疗寻常痤疮的闭合性粉刺及轻度的炎性皮损。其最常见的副作用是局部刺激，临床表现为红斑、干燥和鳞屑。可建议患者逐步增加使用剂量和频率。在多数情况下，外用维 A 酸每日夜间 1 次。与其他外用维 A 酸类药物相比，阿达帕林对皮肤的刺激性最小。维 A 酸类药物可与抗生素和/或过氧化苯甲酰制剂联合使用。对于所有的痤疮患者，外用维 A 酸和抗菌剂的联合治疗仍是首选的方法，因为这种联合治疗可对抗痤疮四种致病因素中的三种：即毛囊异常角化、痤疮丙酸杆菌和炎症。

2）过氧化苯甲酰：过氧化苯甲酰是一种有效的杀菌剂，能迅速降低毛囊内痤疮丙酸杆菌的水平。其使用后产生的氧自由基具有抗菌作用。与外用抗生素相比,尚未观察到细菌对过氧化苯甲酰耐药。有各种剂型可供选择,包括浓度为 2.25%~10% 的肥皂、洗涤剂、凝胶和乳液。过氧化苯甲酰对寻常痤疮的炎症性皮损非常有效。应告知患者,由于其漂白作用,可能会使衣物、床上用品或其他有色织物变白。尽管有些患者注意到外用过氧化苯甲酰有刺激性,但真正发生变应性接触性皮炎的患者很少。

3)壬二酸:壬二酸是一种饱和的二羧酸,其浓度为 15% 的凝胶和 20% 的乳膏,可作为治疗粉刺和炎性皮损的有效辅助手段。它可抑制痤疮丙酸杆菌的增殖,可使异常的毛囊角化正常化。它与外用维A酸类药物相比刺激性较轻微,故其在特应性肤质的患者中应用可能具有优势。此外,它还可以通过阻断酪氨酸酶和抑制黑色素合成来减少炎症后色素沉着。

4)外用抗生素:常用于痤疮治疗的外用抗生素包括红霉素、林可霉素及其衍生物克林霉素、氯霉素、克林霉素及夫西地酸等。外用抗生素因较少出现刺激反应,理论上适用于丘疹、脓疱等浅表性炎性痤疮皮损,但由于外用抗生素的单一疗法易诱导痤疮丙酸杆菌耐药菌株的出现,故不推荐作为抗菌药物的首选,不推荐单独或长期使用,且不建议外用和系统抗生素联合使用,一般建议其与过氧化苯甲酰、外用维A酸类或其他药物联合应用。

(2)系统药物治疗

1)口服抗生素:系统使用抗生素不应作为单一疗法来治疗痤疮,应与外用过氧化苯甲酰和外用维A酸联合使用,以避免产生耐药菌株。宜选用对痤疮丙酸杆菌敏感、兼有非特异性抗炎作用、药物在毛囊皮脂腺单位中分布浓度较高且不良反应小的抗生素类型。首选四环素类药物如多西环素、米诺环素,起始剂量 50~100mg,每日 1~2 次。四环素类药不能耐受或有禁忌证时,可考虑用大环内酯类如红霉素、罗红霉素、阿奇霉素等。疗程建议不超过 8 周。若治疗 2~3 周后无效时要及时停用或换用其他治疗;口服抗生素治疗要保证足够的疗程,并避免间断使用,不可无原则的加大剂量或延长疗程,不建议其作为维持治疗甚至预防复发的措施;联合外用维A酸类药物或过氧化苯甲酰可有效提高疗效并减少痤疮丙酸杆菌耐药性产生;联合光疗或其他疗法,可减少抗菌药物的使用;口服抗生素治疗期间应注意药物的不良反应,较常见的有胃肠道反应、药疹、肝损害、光敏反应、色素沉着和菌群失调等,特别是四环素类药物。少数患者在口服米诺环素时可出现前庭受累(如头晕、眩晕),罕见狼疮样综合征和良性颅内压增高症(如头痛等),发生后应及时停药。四环素类药物不宜与口服维A酸类药物联用,以免诱发或加重良性颅内压增高。8岁以下的儿童,可考虑用大环内酯类抗生素代替。

2)口服维A酸类药物:口服维A酸类药物具有显著抑制皮脂腺脂质分泌、调节毛囊皮脂腺导管异常角化、改善毛囊厌氧环境从而减少痤疮丙酸杆菌繁殖,以及抗炎和预防瘢痕形成等作用,是目前针对痤疮发病的4个关键病理生理环节唯一的口服药物。

异维A酸对治疗炎性痤疮最有效,应尽早使用以降低瘢痕形成风险。常用剂量为每日0.5mg/kg,单次或分次服用,配合含脂饮食以促进吸收。少数情况下,剂量需要超过每日1mg/kg。通常治疗周期为6~8个月,异维A酸总累积剂量>120~150mg/kg能降低停药后痤疮复发的可能性。患者在使用2~4周时会出现皮疹短期加重现象,通常为一过性,反应严重者需要减量甚至停药。

在治疗开始前,应完善血常规、肝功能、血清胆固醇、甘油三酯、肌酐和胆红素等实验室检查。育龄期女性必须强制进行妊娠检查。每个月均应复查转氨酶和血脂水平。通常建议每个月定期行妊娠检查、肝功能、血脂水平和全血细胞计数的检测。

不良反应有剂量依赖性,大多数患者出现唇炎、眼干、鼻干伴鼻血、对日晒的敏感性增加和干燥症等症状。应指导患者规律使用润唇膏、皮肤保湿剂、滋润温和的洁面产品,必要时使用人工泪液。较严重但较少见的不良反应包括肌肉骨骼症状、良性颅内高压、高甘油三酯血症、高胆固醇血症,以及肌腱附着点的骨质增生。

异维A酸是一种强致畸物,可导致异维A酸胚胎病综合征,表现为面部畸形、心脏和中枢神经系统缺陷,以及智力低下。必须对未成年患者的家属提供详细咨询,并签署知情同意书。在整个治疗期间和治疗后的 3 个月内,严格避孕。

关于异维 A 酸的精神不良反应的持续争议中,皮肤科医生指出,异维 A 酸和精神不良事件之间因果关系的结论缺乏具体的科学数据,已经存在明显抑郁症状或抑郁症患者谨用。

维胺酯不良反应类似于异维 A 酸,但相对较轻。

3) 性激素类药物:一些性激素类药物可用于寻常痤疮和激素相关痤疮。这些药物包括口服复方避孕药(即含有雌激素和黄体酮的避孕药)、抗雄激素制剂和糖皮质激素。

a. 口服复方避孕药:通过雌激素抑制卵巢产生雄激素来改善痤疮。复方避孕药含有雌激素(通常以炔雌醇的形式)和孕激素的组合,以避免未拮抗的雌激素诱发子宫内膜癌的风险。常见的副作用包括突然大量出血、乳房压痛、恶心和呕吐、体重增加,与这些药物相关的禁忌证,包括先兆性偏头痛的个人病史,凝血障碍,雌激素依赖性肿瘤史(乳腺癌、子宫内膜癌、肝癌),心脑血管疾病史,长期糖尿病病史,35 岁以上吸烟者,子宫异常出血或肝功能异常史。

b. 抗雄激素制剂:螺内酯是一种抗雄激素药物,其通过阻断雄激素受体来抑制雄激素产生。它是女性寻常痤疮治疗的二线药物,但痤疮并不是其食品药品监督管理局(Food and Drug Administration, FDA)批准的适应证。给药剂量为 50~200mg,分 1~2 次口服。常见的副作用包括乳房压痛、突然大量出血、月经频繁、头晕、头痛和高钾血症,常在高剂量用药时出现。抗雄激素治疗不适合作为非炎性和轻度炎性痤疮的主要单一疗法。

c. 糖皮质激素:糖皮质激素偶可用于寻常痤疮,用以阻断肾上腺分泌雄激素。通常在短时间内高剂量使用,以控制严重的痤疮发作,特别是与异维 A 酸起始或增加剂量时相关的发作。它们也可用于治疗其他严重的结节性痤疮,如聚合性痤疮、暴发性痤疮和自身炎症性疾病相关的痤疮,如滑膜炎-痤疮-脓疱病-骨肥厚-骨炎综合征(synovitis, acne, pustulosis, hyperostosis, osteitis syndrome, SAPHO)、化脓性关节炎-坏疽性脓皮病-痤疮综合征(pyogenic arthritis, pyoderma gangrenosum, acne syndrome, PAPA)和化脓性关节炎-痤疮和化脓性汗腺炎综合征(pyoderma gangrenosum,acne,and suppurative hidradenitis syndrome,PASH)。

4. 物理与化学治疗 物理与化学治疗主要包括光动力、红蓝光、激光与光子治疗、化学剥脱治疗等,作为痤疮辅助或替代治疗及痤疮后遗症处理的选择。

外用 5-氨基酮戊酸可富集于毛囊皮脂腺单位,并代谢生成光敏物质原卟啉IX,经红光(630nm)或蓝光(415nm)照射后发生光化学反应,具有抑制皮脂分泌、杀灭痤疮丙酸杆菌、免疫调节、改善皮脂腺导管角化,以及预防或减少痤疮瘢痕作用,光动力疗法可作为中重度或重度痤疮在系统药物治疗失败或患者不耐受情况下的替代选择方法。此外,单独蓝光照射有杀灭痤疮丙酸杆菌及抗炎作用,单独红光照射具有组织修复作用,可作为中度痤疮的备选治疗。

浅表化学剥脱术主要包括果酸、水杨酸及复合酸等,具有降低角质形成细胞的黏着性、加速表皮细胞脱落与更新、刺激真皮胶原合成、组织修复和轻度抗炎作用,减少痤疮皮损同时改善皮肤质地,临床上可用于轻至中度痤疮及痤疮后色素沉着的辅助治疗。果酸广泛存在于水果、甘蔗、酸乳酪中,分子结构简单,分子量小,无毒无臭,渗透性强且作用安全。治疗方案:应用浓度 20%、35%、50%、70% 的甘醇酸(又名羟基乙酸,来源于甘蔗)治疗痤疮,视患者耐受程度递增果酸浓度或停留时间。每 2~4 周治疗 1 次,4 次为一疗程,增加治疗次数可提高疗效。对炎性皮损和非炎性皮损均有效。果酸治疗后局部可出现淡红斑、白霜、肿胀、刺痛、烧灼感等,均可在 3~5 天内恢复,如出现炎症后色素沉着则需 3~6 个月恢复。治疗间期需注意防晒。

5. 激光治疗 痤疮后红斑可以选择强脉冲光、脉冲染料激光、非剥脱点阵激光(1 440nm、1 550nm、1 565nm)及长脉冲 1 064nm Nd:YAG 激光治疗。

(1) 痤疮后色素沉着:外用改善色素类药物如维 A 酸类药物、左旋维生素 C 等可以使用。果酸、强脉冲光及 Q 开关 1 064nm Nd:YAG 激光也是后遗色素沉着的有效治疗方法。

(2) 痤疮后瘢痕:①萎缩性瘢痕:首选剥脱性点阵激光如二氧化

碳点阵激光治疗,其次选择离子束或铒激光治疗。一些较大的凹陷性瘢痕还可以选择钝针分离、填充或手术切除;②增生性瘢痕与瘢痕疙瘩:治疗均较困难,目前多采用综合治疗,如激素局封注射,激光治疗(染料激光、二氧化碳点阵激光),痤疮导致的瘢痕疙瘩亦可以切除后局部放射治疗。

【预后】

痤疮是一种慢性疾病,并非只是发生在青少年时期的自限性疾病,高达 50% 的患者可持续至成人期。痤疮是一种毁损性疾病,其炎性皮损治疗后,常遗留持续性红斑和炎症后色素沉着,凹陷性、点状或结节状增生性瘢痕是严重丘疹脓疱性痤疮和聚合性痤疮的后遗症。此外,一些聚合性痤疮的患者可形成疼痛性、瘙痒性、损毁性瘢痕疙瘩,尤其是在前胸、肩部和上背部。因此,早期和长期维持治疗痤疮对预防瘢痕等痤疮并发症的发生至关重要,临床医生在关注痤疮患者临床皮损的同时,还需关注患者的心理健康。痤疮患者分级治疗方案见附表。

➤ 附:痤疮诊治流程图

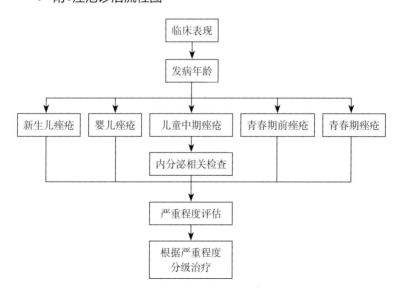

附表 痤疮患者分级治疗方案

痤疮严重程度	临床表现	治疗方案				
		一线推荐	二线推荐	不推荐	女性可选择	维持治疗
轻度(Ⅰ级)	粉刺	外用维A酸	过氧苯甲酰、水杨酸、果酸、中医药	口服和外用抗生素	—	外用维A酸
中度(Ⅱ级)	炎性丘疹	外用维A酸+过氧苯甲酰/外用抗生素,或过氧苯甲酰+外用抗生素	口服抗生素+外用维A酸和/或过氧苯甲酰/外用抗生素、蓝光、果酸、中医药	单一口服或外用抗生素	口服抗雄激素药物	
中度(Ⅲ级)	丘疹、脓疱	口服抗生素+外用维A酸+过氧苯甲酰/外用抗生素	口服异维A酸、果酸、红蓝光、光动力、中医药	单一系统疗法或局部单一疗法	口服抗雄激素药物	
重度(Ⅳ级)	结节囊肿	单独口服异维A酸或+过氧苯甲酰或+外用抗生素。炎症反应强烈者可先口服抗生素+过氧苯甲酰/外用抗生素后,再口服异维A酸	口服抗生素+外用维A酸和/或过氧苯甲酰、光动力疗法、系统糖皮质激素(聚合性痤疮早期可以与口服异维A酸联合使用)、中医药	局部单一疗法、口服抗生素单一疗法	口服抗雄激素药物	单独外用维A酸或+过氧苯甲酰

(田晶 梁源 尉莉)

参考文献

1. PETER H, VERONICA K, ALBERT Y. Harper's Textbook of Pediatric Dermatology. 4th ed. UK: Blackwell Publishing Ltd, 2020: 803-820.

2. SCHACHNER LA, EICHENFIELD L, ANDRIESSEN A, et al. Consensus on neonatal through preadolescent acne. J Drugs Dermatol, 2020, 19: 592-600.

3. 中国痤疮治疗指南专家组. 中国痤疮治疗指南 (2019 修订版). 临床皮肤科杂志, 2019, 48(9): 583-588.

4. THIBOUTOT DM, DRÉNO B, ABANMI A, et al. Practical management of acne for clinicians: An international consensus from the Global Alliance to Improve Outcomes in Acne. J Am Acad Dermatol, 2018, 78(2Suppl 1): S1-S23.e1.

5. BARBIERI JS, SPACCARELLI N, MARGOLIS DJ, et al. Approaches to limit systemic antibiotic use in acne: systemic alternatives, emerging topical therapies, dietary modification, and laser and light-based treatments. J Am Acad Dermatol, 2019, 80: 538-549.

第十二章 血管炎和血管病

第一节 荨麻疹性血管炎

【概述】

荨麻疹性血管炎(urticarialvasculitis,UV)一种少见的皮肤小血管炎。UV的皮损表现为持续性风团,但对抗组胺治疗反应欠佳,消退后常遗留色素沉着。组织学表现为白细胞碎裂性血管炎。UV可累及全身多个系统,常伴有补体下降。

UV大多数病因不明,常见的原因包括药物、感染、肿瘤及自身免疫性疾病。约50%以上UV患者皮损的血管壁、真表皮交界处存在免疫球蛋白、补体及纤维蛋白原沉积。目前,大多数学者认为UV由抗原抗体免疫复合物沉积诱导的Ⅲ型变态反应所致。

【诊断】

1. 临床表现

(1)本病多见于中年妇女,发病年龄大多数为30~40岁,起病时常伴有不规则发热,有时可达38~39℃。

(2)皮肤主要特征为风团样损害,与荨麻疹类似,但风团皮损持续时间长,通常为24~72小时,甚至数天不消失。皮损触之有浸润,有时皮损处可见紫癜。少数病例出现水疱,但无坏死。皮损消退后遗留色素沉着或脱屑。自觉疼痛或烧灼感,瘙痒不明显(图12-1)。

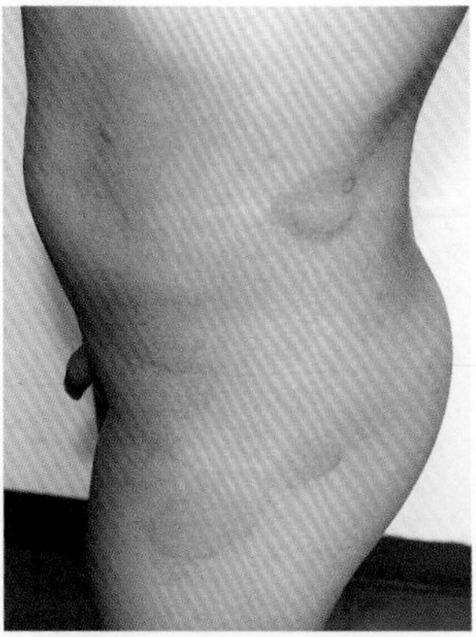

图12-1 左侧腹部及髋关节皮肤圆形或环形风团样损害,持续时间超过24小时不消退

（3）本病常伴有关节痛及关节炎,主要见于四肢关节,偶有关节肿胀,也可有腹部不适,淋巴结肿大等。部分病例出现肾脏损害,少数病例可发生癫痫、脑膜炎及单侧视神经炎等。

（4）皮肌炎、系统性红斑狼疮等自身免疫性疾病的早期症状可以表现为荨麻疹性血管炎,故应注意系统检查并密切观察病程变化。

（5）分类:根据血清补体水平,UV 可分为补体正常的 UV(normocomplementemic,NUV) 和补体下降的 UV(hypocomplementemic,HUV)。HUV 常伴有系统症状,如关节痛、肾损害等,而 NUV 几乎没有(表 12-1)。

表 12-1　HUV 和 NUV 的临床表现和系统累及情况对比

临床特点	HUV	NUV
荨麻疹损害超过 24 小时	95.8%	82.3%
血管性水肿	42.8%	28.3%
发热	21.9%	16.6%
关节炎	43.4%	1.4%
关节痛	76.9%	29.1%
眼部受累	41.4%	1.7%
淋巴结肿大	9.8%	0.6%
肺部受累	27.6%	6.0%
胃肠道症状	19%	9.9%
肾损害	23.9%	4.9%
神经系统损害	7.1%	0.8%
心脏损害	3.1%	0%

2. 辅助检查

（1）血常规:了解白细胞及嗜酸性粒细胞计数。

（2）血清补体:了解补体水平,进一步 UV 的分类。

（3）C 反应蛋白和红细胞沉降速率:了解系统炎症指标,明确 UV 的活动情况。

(4) 尿常规和肾功能：明确是否存在泌尿系统受累。

(5) 自身免疫抗体：抗核抗体、ENA 检查进一步明确是否存在或合并自身免疫性疾病。

(6) 抗中性粒细胞胞质抗体(anti-antineutrophilic cytoplasmic antibody，ANCA)：排除 ANCA 相关的血管炎。

(7) 组织病理学：典型 UV 表现为白细胞碎裂性血管炎，但有时表现为血管周围明显的淋巴细胞浸润、红细胞外溢，而无明显血管炎改变，但血管内皮细胞肿胀、中性粒细胞及嗜酸性粒细胞浸润是 UV 的重要组织学特征。

3. **诊断标准** 根据风团持续时间超过 24 小时以上，伴有疼痛或烧灼感，皮损消退后出现炎症后色素沉着，抗组胺治疗欠佳，组织病理学表现为白细胞碎裂性血管炎改变，可以做出 UV 的初步诊断。同时需要与其他疾病鉴别进一步确诊。Schwartz 等人提出 HUV 的诊断标准(表 12-2)，同时满足两条主要标准和两条次要标准，排除自身免疫性疾病即可诊断。

表 12-2 HUV 诊断标准

主要标准

1. 荨麻疹样损害，持续时间超过 6 个月
2. 低补体血症

次要标准

1. 抗 C1q
2. 活检证实真皮血管炎
3. 关节痛或关节炎
4. 葡萄膜炎或浅表巩膜炎
5. 肾小球肾炎
6. 反复腹痛

【鉴别诊断】

本病需与临床表现为风团样损害的疾病进行鉴别，见表 12-3。

表 12-3　HUV 与临床表现为风团样损害的疾病鉴别

疾病	临床表现	组织病理学	直接免疫荧光	其他
慢性荨麻疹	风团 24 小时内消退；无瘀斑、色素沉着表现	真皮水肿,淋巴细胞及嗜酸性粒细胞浸润,无血管炎	阴性	—
大疱性类天疱疮	水肿性红斑,边缘可见水疱、糜烂	表皮下水疱、真皮嗜酸性粒细胞浸润	IgG/C3 在基底膜带呈线状沉积	BP180、BP230 升高
过敏性紫癜	瘀点、瘀斑、坏死性溃疡、血疱	白细胞碎裂性血管炎、血管壁纤维素样坏死	血管壁 IgA 沉积	—
肿胀性狼疮	荨麻疹样水肿性红斑,分布于光暴部位,愈后无色素沉着	真皮毛囊、胶原束间黏蛋白沉积,未见血管炎	真表皮交界处 IgG/IgM 线状或颗粒状沉积	抗核抗体阳性
嗜酸性蜂窝织炎(Wells 综合征)	荨麻疹样水肿性红斑,四肢多见,有时呈环形	真皮水肿,大量嗜酸性粒细胞浸润,"火焰"征;无血管炎	阴性	
多形红斑	肢端部位靶形损害,有时累及黏膜	表皮坏死,界面改变,真皮浅层淋巴细胞浸润,无血管炎	血管壁可见 IgM/C3 颗粒状沉积及纤维素沉积	单纯疱疹、支原体抗体
冷凝素相关周期热综合征	荨麻疹样水肿性丘疹、红斑、斑块	真皮中性粒细胞浸润,伴有核尘,无血管炎	阴性	NLRP3 基因突变

【治疗】

　　UV 对二代抗组胺药物反应欠佳,而对糖皮质激素反应良好,一般使用中等剂量,但需要注意长期使用激素的不良反应。近年来,生物制剂如奥马珠单抗(IgE 单抗)、利妥昔单抗(CD20 单抗)、阿那白滞素(IL-1β 单抗)显示良好疗效,未来将有广阔的应用前景。免疫抑制剂如硫唑嘌呤、氨甲蝶呤和环磷酰胺单用或联合糖皮质激素也可以用于本病治疗,但需监测药物毒副作用。

> 附:荨麻疹性血管炎诊治流程图

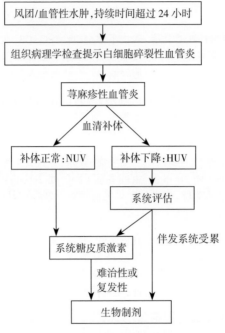

（徐教生　王召阳　李钦峰）

第二节　过敏性紫癜

【概述】

过敏性紫癜(henoch-Schönlein purpura,HSP)是儿童期最常见的一种血管炎性疾病。超过 90% 的 HSP 发生在 10 岁以内,平均发病年龄为 6 岁。HSP 特征性皮损为双下肢对称分布的瘀点、瘀斑,可触及性紫癜或血疱,但血小板计数在正常范围。组织病理学上,HSP 主要累及小血管,为白细胞碎裂性血管炎。HSP常累及关节、胃肠道及肾脏,引起相应症状。

　　HSP好发于秋冬季,诱发因素包括上呼吸道感染、药物、疫苗接种和恶性肿瘤。HSP的具体发病机制尚未完全清楚。目前认为,HSP易感人群在感染等诱发因素下,触发机体的免疫功能紊乱(主要为Th细胞功能失调、调节性B细胞功能异常、内皮细胞损伤),从而产生大量炎症因子,如IL-6、IL-8、TNF-α等诱导淋巴细胞转化为浆细胞,产生大量IgA1,形成免疫复合物沉积在血管壁从而引起全身小血管的炎症反应。

【诊断】

1. 临床表现

　　(1)皮肤损害:好发于四肢伸侧及臀部,对称分布,也可以累及躯干和面部。早期表现为小而分散的瘀点或风团样皮疹,迅速变为可触及性紫癜。单个皮损常在1周内消退,但皮损反复,成批出现。严重者可以出现大片瘀斑,亦可发生水疱、大疱或血疱,甚至坏死形成溃疡(图12-2)。

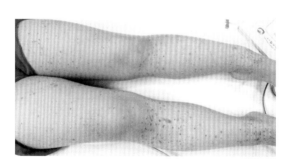

图12-2　双下肢对称分布、新鲜的紫红色瘀点、瘀斑

　　(2)胃肠道症状:可以发生在皮疹之前或之后,也可同时发生。表现为绞痛、呕吐、出血或肠麻痹或肠套叠,甚至肠穿孔。

　　(3)关节症状:可累及多个关节,以踝膝关节最为常见。主要表现为关节痛,也可表现为关节肿胀、关节积液等,一般不导致关节畸形。

(4) 肾脏损害：大部分病变较轻，表现为轻度蛋白尿和血尿，少数病例进展为肾小球病变，仅 1% 的病例进展为终末期肾病。

2. 辅助检查

(1) 血常规：了解有无血小板下降，排除血小板减少性紫癜；了解白细胞计数，是否存在感染因素。

(2) 咽培养、抗 "O"：了解是否存在上呼吸道感染，如链球菌，探查疾病的病因。

(3) 尿常规：进一步明确有无潜血或尿蛋白，了解是否存在肾脏损害。

(4) 凝血功能：了解有无凝血功能障碍所致的出血性疾病。

(5) 组织病理学：HSP 皮损的真皮上部毛细血管及后微静脉呈白细胞碎裂性血管炎改变。

(6) 免疫荧光检查：基底膜带或血管壁 IgA、C3 和纤维素沉积。

3. 诊断标准　根据成批出现的瘀点、瘀斑或可触及性紫癜、伴有胃肠道或关节症状，或肾脏受累表现，血小板计数及凝血功能正常，组织病理学示白细胞碎裂性血管炎改变，免疫荧光为血管壁 IgA 沉积，可以诊断本病。需要与特发性血小板减少性紫癜、变应性皮肤血管炎及 ANCA 相关的血管炎鉴别等。

【鉴别诊断】

1. 特发性血小板减少性紫癜　本病最常见的临床表现也为紫癜，但发病部位不定，大小不一，血常规检查血小板明显下降，伴有多种血小板自身免疫抗体可鉴别。

2. 变应性皮肤血管炎　皮损多样性，常在紫癜及紫癜性斑丘疹上出现血疱、坏死及溃疡形成。组织病理学也表现为白细胞碎裂性血管炎，但较 HSP 病变较深，免疫荧光显示在基底膜带或血管壁上 IgG 和 C3 的沉积。

3. ANCA 阳性相关血管炎　HSP 的 ANCA 为阴性。ANCA 相关血管炎多数病程较急，系统损害显著，组织病理学常伴有肉芽肿形成，愈后不佳。

【治疗】

1. **治疗原则**　本病为自限性,大多数在数周或数月内痊愈。治疗原则是努力寻找病因,去除诱发因素,控制患者急性症状,积极防治并发症。

2. **治疗方案**

(1) 一般治疗:急性期应卧床休息,避免剧烈运动;采取优质低蛋白饮食,补充维生素;消化道出血者应当禁食,予以肠外营养;

(2) 病因治疗:如有感染因素予以积极抗感染;停止可疑食物及药物。

(3) 抗组胺治疗:适用于单纯型紫癜,可同时使用芦丁、维生素 C 及钙剂等。有荨麻疹或血管神经源性水肿时,应用抗组胺药物和钙剂;伴有胃肠道症状可以联合 H_2 受体阻滞剂,如西咪替丁等。

(4) 非甾体抗炎药:当累及关节引起关节疼痛及肿胀时,可予以非甾体抗炎药对症治疗。

(5) 糖皮质激素:适用于严重皮肤损害或关节型、腹型、肾型紫癜。使用激素的指征:①严重消化道病变,如消化道出血时,泼尼松分次口服,或用地塞米松、甲泼尼龙,症状缓解后即可停用;②肾病综合征者可用泼尼松,不少于 8 周;③急进性肾炎可用甲基泼尼松龙冲击治疗,剂量同狼疮性肾炎。

(6) 免疫抑制剂:激素治疗无效者,可加用免疫抑制剂,如环磷酰胺。

(7) 其他治疗:如抗凝治疗、免疫球蛋白治疗、血浆置换及中医中药治疗。

3. **预后**　大多数 HSP 经过积极治疗,愈后良好;少数情况下迁延反复,合并系统受累可造成严重并发症,故早发现、早诊断、早治疗非常重要。

> ➤ 附:过敏性紫癜诊治流程图

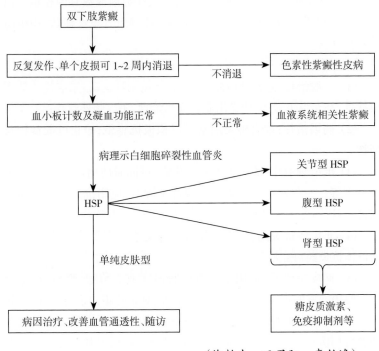

（徐教生　王召阳　李钦峰）

第三节　变应性皮肤血管炎

【概述】

变应性皮肤血管炎（allergiccutaneousvasculitis，ACV）主要累及毛细血管、微动静脉的小血管坏死性血管炎，是白细胞碎裂性血管炎之一。儿童及成人均可受累，以青年女性多见。ACV 主要表现为下肢斑丘疹、可触及性紫癜，常伴有溃疡坏死。可伴有发热、乏力及关节痛等系统症状，部分病例出现内脏受累。

大部分 ACV 病因不明确。可能的致病因素包括感染、异种蛋白或药物，某些肿瘤或自身免疫性疾病。大多数病例病变皮肤的真皮血管可见 IgG、C3 的沉积。本病的发病机制是抗原抗体免疫复合物沉积引起的Ⅲ型变态反应。

【诊断】

1. **临床表现**　皮疹呈多形性，包括红斑、丘疹、斑块、风团、紫癜、水疱、血疱、结节、坏死及溃疡等损害，也可见到网状青斑。最特征性损害为紫癜及继发损害（血疱、坏死及溃疡形成），其他常见的损害为风团样斑块，伴有瘙痒，较荨麻疹风团消退缓慢，继而形成出血性损害。单个皮损通常 3~4 周消退，个别较大溃疡可持续数月。消退可见色素沉着及瘢痕形成（图 12-3）。

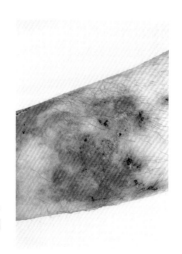

图 12-3　下肢紫红色斑块，中央溃疡、坏死及结痂；周围可见陈旧性褐色斑及瘢痕

约 2/3 的病例出现系统症状，如发热、关节痛、肌肉痛及全身不适等症状。约 1/3 的病例伴发肾脏损害；另有累及胃肠道、肺脏、心脏及中枢神经系统报道。

仅有皮肤受累的称为皮肤型 ACV，伴有系统受累者称为系统型 ACV。

2. **辅助检查**

（1）血常规：合并感染时白细胞计数升高；约 20% 的患者嗜酸性粒细胞升高。

(2) 尿常规:合并肾脏受累时可出现蛋白尿、血尿及管型。

(3) 红细胞沉降速率:大多数病例急性期增快。

(4) 组织病理学:真皮上部小血管为中心的节段性分布的白细胞碎裂性血管炎。重者累及真皮全层。免疫荧光检查可见血管壁上IgG、IgM、C3 及纤维蛋白原沉积。

3. **诊断标准** 根据青少年女性发病、双下肢及踝部可触性紫癜为主的多形性损害,反复发作时应考虑本病。确诊需要进行组织病理学及免疫荧光检查。

【鉴别诊断】

过敏性紫癜:好发于学龄期儿童,平均年龄 6 岁;皮损相对单一,以瘀点、瘀斑为主,常伴有关节痛及腹痛。组织病理学示病变相对表浅,免疫荧光显示 IgA、C3 及纤维蛋白原沉积。依此可与 ACV 进行鉴别。

【治疗】

1. **治疗原则** 仅有皮损时,支持对症治疗,如抗组胺药、非甾体抗炎药等;合并系统损害,可选用糖皮质激素、免疫抑制剂、静脉注射丙种球蛋白等。

2. **治疗方案**

(1) 一般治疗:急性期注意卧床休息、清淡饮食、避免外伤,预防上呼吸道感染,补充多种维生素;抬高患肢,促进血液循环。

(2) 病因治疗:寻找可疑的感染灶,并进行针对性的抗感染治疗;如有可疑食物或药物,注意及时回避。

(3) 糖皮质激素:伴有系统受累或溃疡形成,可以使用糖皮质激素,如泼尼松 1~2mg/(kg·d),待症状明显控制、病情稳定后可逐渐减量。

(4) 免疫抑制剂:对于病情进展快并伴有严重系统受累时,可加用免疫抑制剂,如环磷酰胺 2mg/(kg·d)或每月冲击治疗;此外,还可选用氨甲蝶呤或环孢素。

(5) 其他治疗:如氨苯砜 50~150mg/d,秋水仙碱等药物。

> 附:变应性皮肤血管炎诊治流程图

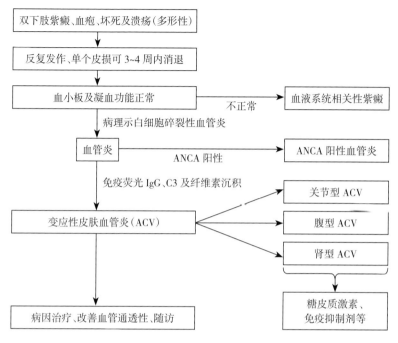

（徐教生 王召阳 李钦峰）

第四节 Sweet 综合征

【概述】

Sweet 综合征(Sweet syndrome,SS),又称急性发热性嗜中性皮肤病,好发于青年女性,儿童少见。本病起病急,主要表现为发热,四肢、面部、颈部疼痛性红色丘疹、水肿性斑块或结节;SS 外周血中性粒细胞增多,组织病理学显示真皮层有密集的中性粒细胞浸润。

SS 的病因尚不明确。大约 50% 的病例与潜在的疾病相关。可能的因素包括感染、药物、肿瘤及其他免疫性疾病,已有外伤引起 SS 的报道。

SS 的发病机制有两种假说:

（1）组织病理学：SS 为白细胞碎裂性血管炎的一个轻型或亚型，因此有学者认为 SS 为免疫复合物沉积介导的Ⅲ型变态反应。

（2）有学者认为 SS 是嗜中性皮肤病的一个亚型，由于 IL-1、IFN-γ、IL-8 及 TNF-α 等炎症因子异常释放引起的级联反应导致中性粒细胞异常聚集，从而导致组织损伤。

【诊断】

1. **临床表现**　本病好发于女性，男女之比为 1∶3，也可发生于儿童，甚至婴幼儿，3 岁以下的儿童中男孩多见，罕见有家族性病例报道。SS 在夏季好发。

SS 特征性的临床表现为突然发生，界限清楚的、疼痛性红色丘疹、水肿性斑块。皮损可融合形成巨大斑块，直径可达 20cm。在皮疹边缘可形成假水疱样外观。少数情况下，可形成脓疱、血疱或溃疡。皮损以多发为主，亦可单发，好发于头面部及四肢远端。皮损消退后一般不留瘢痕。SS 很少累及皮外其他器官，有文献报道眼部、口腔及肺部可受累（图 12-4）。

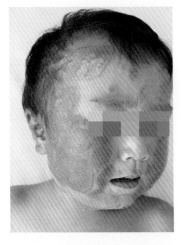

图 12-4　面部多发大小不等的水肿性斑块，边缘隆起，似假性水疱

根据不同的发病因素，SS 可以分为四种亚型，包括经典型或特发型、妊娠相关型、药物相关型及恶性肿瘤相关型。其中与 SS 相关的常见肿瘤为血源性肿瘤，如急性髓细胞性白血病、淋巴瘤、骨髓增生异常综合征等。

本病常伴有末梢血白细胞计数增高（60%），中性粒细胞比例增高（70%），红细胞沉降速率增快（90%），免疫球蛋白及补体检测多数为正常。针刺反应阳性率高（80%），极少数 ANCA 阳性。

2. **辅助检查**

（1）组织病理学：真皮乳头水肿，真皮层可见大量中性粒细胞浸润和细胞核碎裂。偶见表皮下水疱形成。有些病例可见白细胞碎裂性血管炎。直接免疫荧光 IgM、IgA、IgG 阴性,而有些病例显示 C3 沉积。

(2) 血常规:白细胞计数增高,中性粒细胞比例升高。合并有血液系统肿瘤时,常伴有贫血。

(3) 红细胞沉降速率:多数病例红细胞沉降速率增快。

(4) 尿常规:肾脏受累时可出现血尿或蛋白尿。

3. **诊断标准** 参考 Drescher 诊断标准(表 12-4),SS 的诊断需满足两条主要标准和两条次要标准。

表 12-4 Drescher 诊断标准

主要标准
1. 突发疼痛性红斑、斑块,可伴有水疱、脓疱或大疱
2. 真皮以中性粒细胞为主的浸润,无明显的白细胞碎裂性血管炎

次要标准
1. 发病前出现非特异性的呼吸道或胃肠道感染、进行疫苗接种或合并炎症性疾病、造血系统疾病、实体肿瘤或妊娠
2. 发热或全身不适
3. 急性期检查:血常规 >20mm/h;C 反应蛋白升高;外周血分叶核细胞超过 70%;白细胞大于 8 000/mm^3
4. 对糖皮质激素或碘化钾反应极好

【鉴别诊断】

本病需与持久性隆起性红斑、变应性皮肤血管炎、多形红斑等鉴别(表 12-5)。

【治疗】

一般建议系统使用糖皮质激素,抗感染治疗无效。儿童泼尼松 2mg/(kg·d) 口服,病情稳定后可逐渐减量至停药,疗程 1~2 个月。激素停药后约有 30% 复发,复发病例可延长疗程或加用免疫抑制剂,如氨甲蝶呤;或联合氨苯砜等;其他治疗包括碘化钾、秋水仙碱等。大多数病例预后良好,顽固病例需要筛查合并疾病;文献报道,部分病例皮损消退后继发皮肤松弛。

表 12-5　鉴别诊断

项目	Sweet综合征	持久性隆起性红斑	变应性皮肤血管炎	多形红斑
症状	常伴发热和皮疹疼痛	无发热，皮疹疼痛不定	可有发热、紫癜、溃疡；伴疼痛	多数不发热，皮损瘙痒，不痛
皮损形态	水肿性丘疹、斑块，假水疱	红色、紫色或肤色结节和斑块	多形性损害，丘疹，紫癜、血疱、溃疡等	水肿性丘疹、斑块，可见靶型损害
好发部位	面、颈、四肢	关节伸侧	双下肢	四肢末端
病理改变	表皮下水肿，真皮全层密集中性粒细胞浸润，可见核碎裂	真皮中上部白细胞碎裂性血管炎	真皮全层白细胞碎裂性血管炎，红细胞外渗	表皮坏死、界面皮炎，真皮浅层淋巴细胞浸润
对糖皮质激素反应	极好	不定	好	好
病程	1~2个月；不留瘢痕	通常持续5~10年，愈后留有瘢痕	易迁延，愈后留有瘢痕	一般2~3周痊愈，不留瘢痕

➤ 附：Sweet综合征诊治流程图

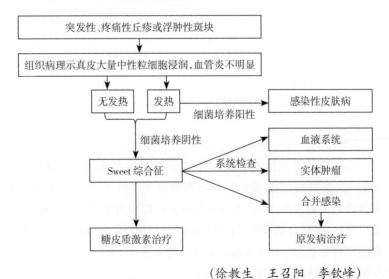

（徐教生　王召阳　李钦峰）

第五节 青斑样血管病

【概述】

青斑样血管病(livedoidvasculopathy,LV),是一种慢性、复发性、节段性透明血栓性疾病,主要累及双下肢,表现为疼痛性紫癜、溃疡,愈合后形成象牙白色萎缩性瘢痕,又称白色萎缩(atrophie blanche)。组织病理学表现为真皮血管内透明血栓形成,而无白细胞碎裂性血管炎改变。LV好发于青年女性,夏季多见。

尚不明确。可能与慢性静脉功能不全、毛细血管内压力增加有关;皮损的组织病理学可见真皮血管内血栓形成,但患者凝血功能和纤溶活性正常,而血管内皮细胞的血栓调节素表达升高,提示内皮细胞损伤促发了LV。LV可与自身免疫性疾病伴发,提示免疫机制也可能参与了LV的发病。

【诊断】

1. 临床表现 皮损常对称分布于足部及小腿,特别好发于踝关节,极少数病例可发生于其他部位。早期表现为下肢局灶性疼痛性紫癜,可以轻度坏死或水疱形成。病情进展形成溃疡及结痂。溃疡大小不一,常伴有剧烈疼痛。溃疡缓慢愈合,常遗留星状象牙白色萎缩性瘢痕。病变区可见色素沉着,毛细血管扩张及网状青斑等表现(图12-5)。

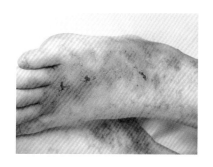

图 12-5 双下肢疼痛性瘀斑、星形溃疡,周围可见不规则白色瘢痕

2. 辅助检查

(1)组织病理学:病变区可见血管壁纤维素样坏死、管腔内白色血栓形成,周围组织内可见红细胞外渗,未见典型血管炎改变。萎缩区呈硬皮病样外观,其下血管扩张,深层血管内皮细胞增生。免疫荧

光检查血管壁上发现纤维蛋白、C3 和 IgM 沉积。

(2) 血常规：大多数正常。

(3) 凝血功能：大多数正常。

(4) 红细胞沉降速率：正常或轻度增快。

(5) 抗核抗体、ENA：多数阴性，合并自身免疫性疾病时呈阳性。

(6) ANCA：多数阴性。

(7) 心磷脂抗体：阴性。

3. **诊断标准**　根据临床表现及组织病理学检查可确诊。需除外原发或继发高凝状态，尤其是抗磷脂抗体综合征、纤溶蛋白溶解异常及周围血管病。

【鉴别诊断】

抗磷脂抗体综合征：与 LV 相似，抗磷脂抗体综合征多见于女性，病理表现为血栓形成。但抗磷脂抗体综合征可以累及多个部位动静脉，导致临床症状多样。累及胎盘血管导致习惯性流产、胎儿宫内窘迫或发育迟缓等表现。多数伴有免疫性血小板减少。患者外周血中心磷脂抗体阳性。

【治疗】

1. **治疗原则**　减少诱发因素、抑制血栓形成，促进溃疡愈后，降低复发概率。

2. **治疗方案**　主要目的是抑制血栓形成。

(1) 抑制血小板聚集，防止血栓形成：低剂量阿司匹林；双嘧达莫，每次 50mg，每天 3 次。

(2) 扩张血管，改善循环：己酮可可碱，每次 400mg，每天 3 次。

(3) 抗凝治疗：肝素，每次 5 000U，每天 3 次，皮下注射；利伐沙班（低分子量肝素）和华法林（2~5mg，口服或静脉）也可以选择。推荐监测国际标准时间（INR）为 2.5~3。

(4) 抗纤溶治疗：tPA，每次 10mg，静脉注射，连续用 14 天；达那唑，4mg/(kg·d)，口服。

(5) 静脉注射免疫球蛋白：1~2g/kg，每 4~8 周给药。

(6) 生物制剂：近年来有学者使用巴瑞替尼，2mg/d 口服；或阿达木单抗 40mg/次,每 2 周一次,治疗顽固性 LV 疗效良好。

> 附:青斑样血管病诊治流程图

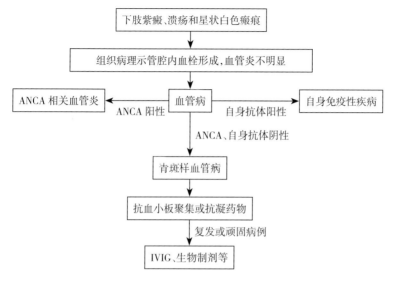

（徐教生　王召阳　李钦峰）

第六节　色素性紫癜性皮病

【概述】

色素性紫癜性皮病(pigmentary purpuric dermatosis,PPD),是一组临床表现为瘀点或紫癜的良性皮肤病,组织病理学均呈毛细血管炎改变。PPD 好发于下肢,大部分呈慢性经过,反复发作,约 2/3 病例可逐渐好转或最终消失。本组疾病包括进行性色素性紫癜性皮病(Schamberg 病)、色素性紫癜性苔藓样皮炎(Gougerot-Blum 病)、毛细血管扩张性环状紫癜(Majocchi 病)、湿疹样紫癜(Doucas and Kapetanakis病)和金黄色苔藓。

病因不明。本病好发于下肢,运动可加重,提示本病与重力和静脉压升高有关。有些药物、感染、食物等因素可诱发 PPD。病变血管周围浸润的 CD4⁺ 淋巴细胞与 CD1a⁺ 的朗格汉斯组织细胞接触,提示为辅助性 T 淋巴细胞介导的免疫反应,未发现免疫复合物的沉积。

【诊断】

1. 临床表现

(1) 进行性色素性紫癜性皮病:又称 Schamberg 病,以青壮年男性多见,也可发生于各年龄段的儿童。初期为群集的针尖大小红色瘀点,融合呈不规则斑片,逐渐向外扩展,中央部因含铁血黄素沉着呈棕褐色,周围皮损不断新发呈胡椒粉状。病变好发于小腿及踝关节,可向心性发展。皮损反复迁延,可持续多年,大多数最后痊愈(图 12-6)。

(2) 色素性紫癜性苔藓样皮炎:又称 Gougerot-Blum 病,好发于中年男性。皮损为细小铁锈色苔藓样丘疹,常融合形成界限不清的斑块。皮疹好发于小腿,亦可发生于大腿及躯干下部。

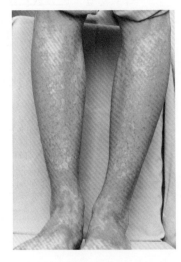

图 12-6　双下肢对称分布的紫红色瘀点、瘀斑,中央消退,周围可见新鲜损害

(3) 毛细血管扩张性环状紫癜:又称 Majocchi 病,好发于青春期儿童及青壮年。初期为紫红色环状斑疹,直径 1~3cm,并逐渐向外环状、弧形或半环形扩展,中央皮损可消失,因伴有含铁血黄色沉积呈黄色或褐色。病变好发于小腿,可向上蔓延。

(4) 湿疹样紫癜:又称瘙痒性紫癜,多见于成年男性,常在夏季发病,皮疹发展快,分布广泛,迅速累及躯干及四肢,在皱褶部位显著。表现为红色斑点或紫癜,伴有剧烈瘙痒,患者常因搔抓,皮疹湿疹化、苔藓化而鳞屑增加。多数 3~6 个月后消退,但仍可反复,少数持续数月或数年。

(5) 金黄色苔藓:临床较为少见,因病变呈金黄色或棕黄色而得名,多发生于年轻人,儿童约占 17%。皮疹特点为局灶、群集的苔藓样丘疹,常分布于一侧肢体。病变常顽固不易消退,仅有少数可以自行消退。

2. 辅助检查　大多数在正常范围。完善血常规、凝血功能排除其他血小板异常或凝血功能障碍引起的紫癜;完善类风湿因子、抗核抗体及病毒抗体等检查了解可能伴发的疾病。

组织病理学:早期真皮上部和真皮乳头毛细血管内皮细胞肿胀,管腔变窄,毛细血管周围有大量淋巴细胞、组织细胞浸润,可见红细胞外溢;陈旧性损害中炎症较轻,可见毛细血管扩张,常见不等量的含铁血黄素沉着。

3. 诊断标准　根据上述临床表现,本病诊断不难。但需要与过敏性紫癜、湿疹及蕈样肉芽肿等鉴别。

【鉴别诊断】

1. 过敏性紫癜　皮疹以瘀点、瘀斑为主要特征,多数约 1 周消退,成批反复发作,常伴有关节及胃肠道症状。过敏性紫癜组织病理学为白细胞碎裂性血管炎。多数过敏性紫癜病程为 2~3 个月。根据临床表现、组织病理学及病程可与 PPD 鉴别。

2. 湿疹　需与湿疹样紫癜进行鉴别。湿疹常发生于四肢,原发损害为水肿性丘疹、斑块,有渗出倾向,常常反复发作,组织病理学表现为表皮的水肿或肥厚,而湿疹样紫癜以瘀点、紫癜样丘疹,继发皮肤肥厚为主要表现,组织病理学符合 PPD。

3. 蕈样肉芽肿　对于持续不消退的 PPD 需要警惕以泛发紫癜为表现的蕈样肉芽肿。此时进行组织病理学检查对鉴别诊断非常有帮助。

【治疗】

1. 治疗原则　本组疾病可持续数年,对大多数治疗无明显效果,但因 PPD 多为自限性疾病,因此不建议过度治疗。积极去除诱发因素,降低血管通透性,改善患者自觉症状,缩短病程为本病的治疗原则。

2. 治疗方案

(1) 降低血管通透性:芦丁片,每次 20~40mg,每天 3 次;维生素 C,

每次 100mg,每天 3 次。

（2）外用药物:糖皮质激素或钙调磷酸酶抑制剂改善瘙痒;多磺酸黏多糖乳膏,每日 2 次。

（3）光疗或激光治疗:窄波 UVB、PUVA 及 595nm 脉冲染料激光等治疗有效。

（4）中医中药:清热除湿、活血化瘀等辨证施治。

3. 预后 尽管 PPD 慢性病程,反复发作,但是大多数经过数月或数年可自行消退。

➤ **附:色素性紫癜性皮病的诊治流程图**

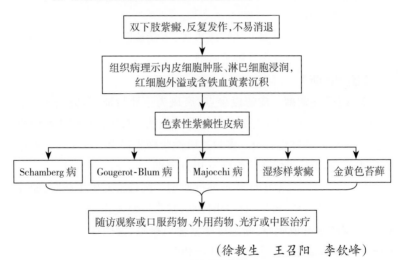

（徐教生 王召阳 李钦峰）

参考文献

1. DE PEROSANZ-LOBO D,FERNANDEZ-NIETO D,BURGOS-BLASCO P, et al. Urticarial vasculitis in COVID-19 infection:a vasculopathy-related symptom? J Eur Acad Dermatol Venereol,2020,34(10):e566-e568.

2. NAVARRO-NAVARRO I,JIMENEZ-GALLO D,VILLEGAS-ROMERO I, et al.Use of omalizumab in the treatment of hypocomplementemic urticarial vasculitis. Dermatol Ther,2020,33(2):e13237.

3. SONG Y,HUANG X,YU G,et al. Pathogenesis of IgA vasculitis:an up-to-date review. Front Immunol,2021,12:771619.

4. FRATICELLI P,BENFAREMO D,GABRIELLI A. Diagnosis and management of leukocytoclastic vasculitis. Intern Emerg Med,2021,16(4):831-841.

5. NOFAL A,ABDELMAKSOUD A,AMER H,et al. Sweet's syndrome:diagnostic criteria revisited. J Dtsch Dermatol Ges,2017,15(11):1081-1088.

第十三章　结缔组织疾病

第一节　皮肤型红斑狼疮

【概述】

红斑狼疮（lupus erythematosus，LE）是一种累及多器官的非特异性自身免疫性疾病，其免疫学改变复杂多样，包括天然免疫系统的异常激活，自身反应性 T、B 细胞增殖活化，多种自身抗体的产生，细胞因子分泌及其受体表达的异常，免疫复合物清除功能障碍，补体系统缺陷，NK 细胞功能异常等。临床表现较复杂且多变，常以缓解和复发交替出现，可累及多个脏器和器官，病程呈慢性迁延。皮肤型红斑狼疮（cutaneous lupus erythematosus，CLE）包括三种红斑狼疮特异性皮肤病：即急性皮肤型红斑狼疮、亚急性皮肤型红斑狼疮和慢性皮肤型红斑狼疮。CCLE 包括盘状红斑狼疮、肿胀性红斑狼疮、深部红斑狼疮（也称狼疮性脂膜炎）、冻疮样红斑狼疮及苔藓样皮肤型红斑狼疮-扁平苔藓（lupus erythematosus-lichen planus，LE-LP）重叠综合征。CLE 可作为系统性红斑狼疮（systemic lupus erythematosus，SLE）的一种表现，也可独立于 SLE 而发生。

【诊断】

1. **急性皮肤型红斑狼疮**　急性皮肤型红斑狼疮（acute cutaneous lupus erythematosus，ACLE）常为 SLE 患者的皮肤表现，也有少数患者表现为单纯的 ACLE 皮损，可能先于 SLE 其他症状数月甚或数年出现，但也可能伴随急性 SLE 的其他症状和体征。

局限性 ACLE 的面部皮疹称面颊疹或蝴蝶斑，其特点是红斑分布于患者面颊部（面颊和鼻梁），鼻唇沟不受累（图 13-1）。受累区域的皮

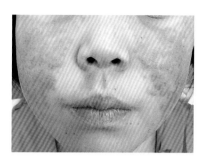

图 13-1　急性皮肤型红斑狼疮
面部红斑 1 个月,日晒后加重。ANA
1∶2 560,ESR 68mm/h,CRP30.77g/L,
ENA 除 ds-DNA 阴性外均为阳性。
面部可见蝶形红斑,表面可见毛细血
管扩张,无水疱及鳞屑。

温会升高,伴有水肿。红斑可持续数小时、数日或数周,消退后不留瘢痕(可留有色沉),并且常常复发,尤其是在日光暴露后。泛发性 ACLE 表现为红色斑丘疹(麻疹样皮疹),主要累及日晒部位的皮肤。手臂和手部的伸侧是常见的受累部位。本病不同于皮肌炎的一个重要特征是 ACLE 患者指关节处的皮肤往往无皮损受累。

　　局限性和泛发性 ACLE 典型的组织学表现与交界性皮炎一致,包括角质形成细胞凋亡、表皮基底细胞层空泡形成、真皮浅层淋巴组织细胞浸润及真皮黏蛋白沉积,但这些病理特征有时不典型。

　　2. 亚急性皮肤型红斑狼疮　亚急性皮肤型红斑狼疮(subacute cutaneous lupus erythematosus,SCLE)常伴有 SLE,具有典型的光敏感性。10%~15% SCLE 的患者后续会出现 SLE 严重的临床表现(如严重的中枢神经系统或肾脏疾病)。临床表现包括两种:

　　(1) 环形红斑型:好发于面部,也可见于躯干、四肢。为水肿性红斑,向周围扩大成环状或弧状,邻近的融合成多环状或脑回状,内侧缘覆细小鳞屑,外边缘鲜红色,水肿隆起,愈后遗留色素沉着(图 13-2)。

　　(2) 丘疹鳞屑型:皮疹较广泛,好发于曝光部位如面部、颈上胸"V"形区、背部、上臂和前臂外侧等处。为红色丘疹和斑片,表面有鳞屑(图 13-3)。

　　相比于盘状红斑狼疮(discoid lupus erythematosus,DLE),SCLE 的组织病理学检查显示毛囊栓和角化过度更少,血管周围和皮肤附属器的淋巴细胞浸润往往更表浅。还存在基底膜空泡形成和真皮内黏蛋白沉积。基底膜通常轻度或不存在。

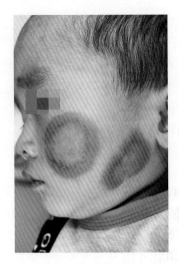
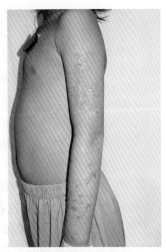

图 13-2 亚急性皮肤型红斑狼疮。 面部及四肢皮损 2 个月。面部可见直径 5cm 环形水肿性红斑，浸润性明显，边缘隆起，中央可见色素沉着及皮肤萎缩，内侧可见少许黏着性鳞屑。

图 13-3 亚急性皮肤型红斑狼疮。 左上肢可见黄豆大小浸润性红色丘疹及斑块，表面覆有银白色鳞屑。

3. **慢性皮肤型红斑狼疮** 慢性皮肤型红斑狼疮（chronic cutaneous lupus erythematosus，CCLE） 包括盘状红斑狼疮、肿胀性红斑狼疮、深部红斑狼疮（狼疮性脂膜炎）、冻疮样红斑狼疮、红斑狼疮/扁平苔藓重叠综合征。

（1）盘状红斑狼疮：是 CCLE 最常见的类型，在 10% 的病例中，DLE 是 SLE 的第一症状，在诊断 DLE 后数年内可进展为 SLE。DLE 最常累及面部、颈部和头皮（图 13-4），但也可发生在

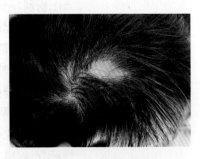

图 13-4 盘状红斑狼疮
头顶部皮损 6 年，逐渐增大。头顶部可见一指甲盖大小红色斑块，有浸润感，表面光滑，皮损处无毛发生长。

耳部。典型皮损为不连续的、红色的、有些硬化的斑块,表面覆盖着黏附性鳞屑,剥离鳞屑可见其背面有毛囊角栓。这些斑块往往缓慢扩展,其外周有活动性炎症,斑块愈合后遗留中心凹陷性瘢痕、萎缩、毛细血管扩张,以及色素沉着过度和/或色素减退。

DLE 的病理检查通常显示有角化过度、毛囊角栓、基底细胞液化变性,以及在真皮表皮交界处、真皮血管及皮肤附属器附近有单个核细胞(主要是淋巴细胞)浸润。基底膜通常增厚,也存在真皮黏蛋白沉积。

(2)肿胀性红斑狼疮:临床表现为曝光部位(尤其是面部、上躯干、乳沟、手臂伸侧)出现慢性、粉红色至紫罗兰色的荨麻疹性或水肿性斑块或结节。也可出现环形斑块,没有鳞屑和瘢痕。病变常呈环状,有时呈半圆形。不同病程的患者预后良好,部分患者可能会自发缓解。治愈后无瘢痕或色素异常。

组织病理学显示有中度至密集、浅表和深在的血管周围淋巴细胞浸润,主要为 CD3$^+$/CD4$^+$ 淋巴细胞。此外,真皮乳头层和真皮网状层存在黏蛋白沉积。大多数病例没有界面皮炎样改变。少数患者有局灶性界面改变。

(3)深部红斑狼疮(狼疮性脂膜炎):表现为硬化的斑块或结节,伴或不伴上覆皮肤的改变。斑块或结节可出现在头皮(图 13-5)、面部、上臂、胸部(尤其是乳房)、腰部、侧腰、大腿上部或臀部,通常有压痛或疼痛。少见的情况下,患者的受累部位可出现溃疡和钙化(图 13-6)。深部红斑狼疮消退后可能会留下凹陷的脂肪萎缩区域。

组织病理学检查显示血管周围的单个核细胞浸润和脂膜炎,表现为透明样脂肪坏死伴单个核细胞浸润和淋巴细胞性血管炎。DIF显示真皮表皮交界处有免疫沉积物可以支持诊断。

(4)冻疮样红斑狼疮:表现为暴露于寒冷中的对称肢端区域(手指背侧和边缘区域、脚趾尖、脚跟、耳朵、鼻子)出现的鲜红色至红蓝色的触痛性丘疹、结节或斑块(图 13-7)。肢端区域的结节可形成溃疡。

4. LE-LP 重叠综合征　皮肤表现通常为持久的萎缩性红蓝色至

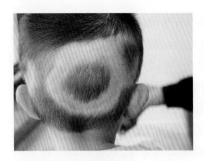

图 13-5 狼疮性脂膜炎。皮损生后 3 个月出现。枕后部可见环形红色萎缩性斑块伴脱发。

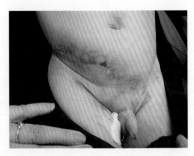

图 13-6 狼疮性脂膜炎。右腹部下方可见网格状暗红色斑疹,表面可见溃疡,溃疡表面可见少许结痂及白色鳞屑。网格状红斑的右后侧可见暗红色浸润性斑块。双侧腹股沟溃疡面被纱布覆盖。

紫罗兰色斑块或斑片。最常受累的部位是四肢末端,尤其是手掌和足底。指/趾甲往往受累,并可能导致无甲(甲缺失)。通常不伴有光敏性和瘙痒。

组织病理学检查可能显示扁平苔藓的特征(角化过度、颗粒层增厚、不规则棘层肥厚、色素失禁)和红斑狼疮的特征。同样,DIF 显微镜检查可能显示扁平苔藓和红斑狼疮特征,前者包括细胞样小体 IgM 染色阳性和丝状纤维蛋白,后者包括免疫球蛋白和补体沿真皮表皮交界处呈线性颗粒状沉积。

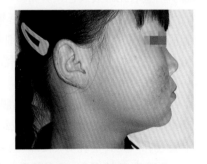

图 13-7 冻疮样红斑狼疮

面部双颊及耳郭可见浸润性圆形红斑,其上可见大量毛细血管扩张及色素减退,鳞屑不明显。

5. **新生儿红斑狼疮** 新生儿红斑狼疮(neonatal lupus erythematosus, NLE)是一种由母亲自身抗体(主要为 Ro/SSA、La/SSB 抗体)通过胎盘进入胎儿体内导致的获得性被动性自身免疫病。临床以一过性皮肤损害和/或先天性心脏传导阻滞为主要表现。

本病主要表现为皮肤环形红斑和先天性心脏传导阻滞。皮损有自限性,一般于生后 6 个月内自行消退,心脏病变则持续存在。文献报道,亚洲人群 NLE 以皮肤表现为主,心脏传导阻滞发生率低,且多为一度房室传导阻滞。

(1)皮肤表现:皮疹多出现于生后数天至数周,也有的生后即发。典型皮疹为多发性环形或椭圆形红斑,大小不等(图 13-8)。皮损主要分布在日光暴露部位,如头皮和颜面,也可发生于四肢和躯干。皮疹多于生后 6 个月内自行消退而不留痕迹,少数皮损消退后遗留色素沉着或萎缩。

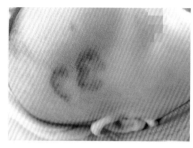

图 13-8　新生儿红斑狼疮

皮损生后 10 天发现,为额部水肿性、半环状红斑,持续不退。

(2)先天性心脏传导阻滞:可表现为一度、二度或三度房室传导阻滞。

(3)实验室检查:几乎所有 NLE 患儿和母亲均有抗 SSA 和/或抗 SSB 抗体阳性,抗 SSA 和/或抗 SSB 抗体阳性已经成为 NLE 血清学诊断标志。

关于 CLE 诊断、预防、活动性评估及预后的建议详见表 13-1。

表 13-1　CLE 诊断、预防、活动性评估及预后的建议

建议	强度	同意度
建议进行病灶活检以从组织学上确认 CLE 的临床诊断	强烈推荐	100%
建议进行特殊染色和免疫组织学检查以确认诊断(如 PAS、阿利新蓝、CD123、MxA)	弱推荐	100%
在鉴别诊断困难的情况下,建议使用直接免疫荧光(DIF)。建议对未暴露在光线下的病变部位进行分析	强烈推荐	100%
不建议对暴露在光线下的非病变皮肤进行 DIF	不推荐	100%
在特殊情况下(如排除 CLE,或区分 CLE 和多形性日光疹),建议由经验丰富的研究人员进行标准化的光刺激试验	弱推荐	100%

续表

建议	强度	同意度
建议使用 2019 EULAR/ACRSLE 分类标准区分 CLE 与 SLE	强烈推荐	100%
建议每年和/或在临床/实验室指标发生变化时重新评估 2019 EULAR/ACR SLE 分类标准	弱推荐	100%
在 CLE 患者中,建议根据 2019 EULAR/ACRSLE 分类标准中列出的血液和尿液参数以进行诊断以及监测疾病活动和毒药副作用	强烈推荐	100%
根据临床和/或实验室检查结果,建议进行器官特异性诊断或转诊给合适的专家	强烈推荐	100%
建议将心血管危险因素监测作为基本诊断的一部分	强烈推荐	90.1%
建议 CLE 患者参加癌症筛查检查(皮肤、结肠、妇科、前列腺)	强烈推荐	100%
除穿防晒衣外,建议全病程在暴露区域持续使用防晒霜,无论疾病严重程度和局部/全身药物使用情况如何	强烈推荐	100%
建议使用皮肤型红斑狼疮面积和严重程度指数(CLASI)或修订版 CLASI(RCLASI)来评估 CLE 中的疾病活动度和严重程度	弱推荐	100%
建议使用 CLASI 或 RCLASI 来监测治疗反应	弱推荐	100%
建议使用皮肤病生活质量指数(DLQI)或 Skindex-29 量表来评估 CLE 患者的生活质量	弱推荐	100%

【鉴别诊断】

　　大约 50% 的 SLE 患者、10% 的 DLE 患者及所有的 ACLE 患者都符合美国风湿病学会(American College of Rheumatology,ACR)/欧洲抗风湿病联盟(the European League Against Rheumatism,EULAR)发布的 SLE 分类标准(表 13-2),而不一定有全身(器官)受累,这一新标准可以更好的区分 CLE 和 SLE。CLE 除需与 SLE 相鉴别外,不同 CLE 亚型还应与其他疾病相鉴别(表 13-3)。

表 13-2　ACR/EULAR SLE 分类标准

入围标准	抗核抗体滴度曾≥1∶80(HEp-2 细胞方法) ① 如果不符合,不考虑 SLE 分类 ② 如果符合,进一步参照附加标准
附加标准	• 如果该标准,可以被其他比 SLE 更符合的疾病解释,不计分 • 标准至少一次出现就足够 • SLE 分类标准要求至少包括 1 条临床分类标准以及总分≥10 分可诊断 • 所有的标准,不需要同时发生 • 在每个定义维度,只计算最高分

临床分类标准	临床表现	权重/分
全身状态	发热	2
皮肤症状	非瘢痕性秃发	2
	口腔溃疡	2
	SCLE 或 DLE	4
	ACLE	6
关节炎	≥2 个关节存在滑膜炎或疼痛,晨僵≥30 分钟	6
神经精神症状	谵妄	2
	精神错乱	3
	癫痫	5
浆膜炎	胸膜或心包渗出液	5
	急性心包炎	6
血液疾病	白细胞减少症	3
	血小板减少症	4
	自身免疫性溶血	4
肾脏病变	尿蛋白 >0.5g/24h	4
	Ⅱ或Ⅴ型狼疮肾炎	8
	Ⅲ或Ⅳ型狼疮肾炎	10

续表

免疫学分类标准	临床表现	权重(分)
抗磷脂抗体	aCL>40,GPL 或 aβ₂-GPI>40,GPL 或 LA 阳性	2
补体	C3 或 C4 下降	3
	C3 和 C4 下降	4
高特异性自身抗体	抗 dsDNA 抗体或抗 Sm 抗体阳性	6
SLE 分类标准≥10 分		

表 13-3　不同 CLE 亚型的鉴别诊断

鉴别诊断	疾病
ACLE	—
局限型	皮肌炎、玫瑰痤疮、脂溢性皮炎、面癣、丹毒、口周皮炎
泛发型	病毒性或药物性皮疹、多形红斑、中毒性表皮坏死松解症
SCLE	体癣、寻常性银屑病、蕈样肉芽肿、多形红斑/中毒性表皮坏死松解症、离心性环状红斑、匐行性回状红斑、药疹、钱币状湿疹、脂溢性皮炎
DLE	面癣、光化性角化病、寻常狼疮、结节病
LEP	各种形式的脂膜炎、皮下结节病、结节性多动脉炎、恶性淋巴瘤(尤其是皮下脂膜炎样 T 细胞淋巴瘤)、深部硬斑病、皮下环状肉芽肿
CHLE	冻疮、冻疮样狼疮(肢端皮肤结节病的慢性形式)、肢端血管炎/血管病变
LET	淋巴细胞浸润症/可触及游走性弧形红斑、多形性日光疹、假淋巴瘤、B 细胞淋巴瘤、斑块样皮肤黏蛋白病、日光性荨麻疹

　　NLE 如出生时即发现,需要与胎传梅毒鉴别。胎传梅毒是梅毒螺旋体由母体经胎盘进入胎儿血液循环中所致。皮疹表现为暗红色斑疹、斑丘疹、丘疹或脓疱,好发于手掌、唇、口、肛门和外阴等处,常融合成片,表面潮湿或有皮屑。出生至数周后发病者,需要与急性环状荨麻疹、体癣、儿童环状红斑、花斑癣、玫瑰糠疹、朗格汉斯细胞组织细胞增多症和自身炎症综合征等进行鉴别。

【治疗】

虽然获批治疗 CLE 的药物很少,但经验性和超适应证治疗的现象很常见,包括多种局部治疗和系统用药。对于局限性 CLE 皮损,外用糖皮质激素和外用钙调磷酸酶抑制剂是一线治疗。对于泛发或严重的 CLE 皮损和/或对局部治疗抵抗病例,可以联合系统治疗。

1. 系统治疗

(1) 抗疟疾药:所有专家均推荐将抗疟药物(尤其是羟氯喹)作为 CLE 皮损泛发或严重患者的一线系统治疗。为了避免不可逆性视网膜损伤风险,建议羟氯喹每日剂量≤5mg/kg,氯喹每日剂量≤2.3mg/kg,同时避免联用两种药物。此外,建议在抗疟治疗前检查 G6PD 活性;在用药前及治疗的每年(连续 5 年)进行一次眼科检查。如果存在视网膜损伤的危险因素,则于治疗后的每年均进行一次眼科检查。

(2) 系统性糖皮质激素:对于皮损严重或泛发性活动性 CLE 患者和全身受累的 CLE 患者,除了抗疟药外,建议将系统性糖皮质激素作为一线治疗。当 CLE 得到控制时,建议逐渐减少至停止系统性使用糖皮质激素。在逐渐减量期间和停用系统性糖皮质激素后,建议继续使用抗疟药物或其他激素替代用药进行治疗。为了降低糖皮质激素相关副作用的风险,建议无系统受累的 CLE 患者不宜长期使用糖皮质激素进行维持治疗。

(3) 沙利度胺:沙利度胺作为难治性 CLE(尤其是 DLE 和亚急性 CLE)的二线治疗,最好与抗疟药一起使用。

(4) 维 A 酸类药物:作为难治性 CLE(尤其是角化过度皮损和疣状红斑狼疮)的二线治疗,最好是联用抗疟药。

(5) 氨苯砜:作为难治性 CLE 的二线治疗,尤其是 CLE 大疱性皮损或大疱性系统性红斑狼疮,最好是联用抗疟药和系统性糖皮质激素。为了降低严重副作用的风险,建议在开始氨苯砜治疗前检查 G6PD 活性和 *HLA-B*13:01* 等位基因。此外,建议氨苯砜从低剂量(50mg/d)开始,并根据治疗反应和副作用增加剂量。氨苯砜的剂量不得超过上限 1.5mg/(kg·d)。

(6) 氨甲蝶呤(MTX):可作为难治性 CLE(尤其是亚急性 CLE)的二线治疗。推荐以低剂量开始,通常每周少于 15mg 或 20mg,最好是皮下注射。同时建议每周补充 5~10mg 的叶酸,以减少 MTX 治疗期间的副作用。建议在长期使用 MTX 期间定期监测血常规和肝酶水平。

(7) 吗替麦考酚酯(MMF)和其他免疫抑制剂:作为难治性 CLE 的第三线治疗,最好是联用抗疟药。MMF 初始剂量建议为 500mg,每日 2 次,根据治疗反应和副作用适当增加或减少剂量。同时建议霉酚酸(MPA)作为 MMF 的替代选择。至于其他免疫抑制剂,建议使用硫唑嘌呤、环磷酰胺和环孢素用于无系统受累的 CLE。

(8) 贝利尤单抗:作为活动性 SLE 患者中出现泛发、难治性 CLE 皮损的四线治疗,尤其是在系统性糖皮质激素逐渐减量期间复发的急性 CLE 皮损患者。

2. 局部治疗

(1) 糖皮质激素:外用糖皮质激素作为所有 CLE 皮损的短期(可长达数周)一线治疗。但头皮部位受累可能需要局部长期外用糖皮质激素。另外,皮损内注射糖皮质激素可治疗局限性难治性 DLE。

(2) 钙调磷酸酶抑制剂:用于治疗 DLE 和其他活动性水肿性 CLE 皮损(特别是面部皮损)的一线替代选择。

(3) 外用维 A 酸类药物:作为疣状红斑狼疮和其他 CLE 过度角化皮损的二线治疗,尤其是外用糖皮质激素或外用钙调磷酸酶抑制剂难治的病例。

(4) 脉冲染料激光:当局部和系统用药的常规治疗失败时,脉冲染料激光可作为难治性、非活动性 DLE 的四线治疗。

对于只有皮肤损害的 NLE,一般只需避光防护,皮损可自行消退,不需口服或外用皮质激素类药物。如皮疹明显可外用中、低效类糖皮质激素类霜剂或软膏。对于合并心脏传导阻滞或全血细胞减少的患儿,可应用小剂量糖皮质激素治疗。严重的心脏传导阻滞(如三度房室传导阻滞)可能危及生命,需要植入心脏起搏器。

另外,因紫外线可能诱发或加重病情,故所有红斑狼疮患者平时应尽量避免日晒和紫外线暴露(如荧光灯、卤素灯),外出可使用帽子、伞和防晒霜。避免使用引起光敏反应的药物和食物。注意保暖,避免外伤、劳累、不健康饮食等不良刺激。

➤ 附:皮肤性红斑狼疮诊疗流程图

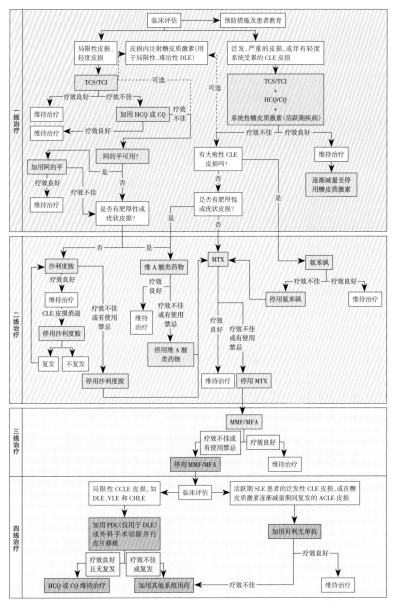

（刘 盈 徐教生 钱 华）

第二节 幼年局限性硬皮病

【概述】

儿童硬皮病的主要类型是幼年局限性硬皮病(juvenile localized scleroderma,JLS),是一种病因不明的结缔组织疾病。皮肤与内脏器官的主要致病性改变是微血管功能异常与损伤,免疫活化伴自身抗体产生,以及以胶原和其他细胞外基质蛋白的沉积为特点的组织纤维化。根据皮肤和皮肤外受累的特征可鉴别 JLS 与系统性硬化症(systemic sclerosis,SSc)。JLS 患者存在皮肤受累,下方肌肉组织和/或骨性结构也常会部分受累,但很少累及神经系统,且无 SSc 典型的内脏器官(即肺和消化道)受累。本节主要介绍皮肤科常见的 JLS 诊疗特点。

【诊断】

1. 根据皮损分布及其他相关表现可分为 5 种类型

(1) 带状硬皮病:是儿童最常见的 JLS 类型。纤维化带通常在躯干为横向,在四肢为纵向。在活动期,病变边缘呈红色,同时病变中央呈蜡样象牙色;在非活动期,病变呈色素减少或过度。如果疾病损害浅部或深部的皮下脂肪、肌肉、筋膜,可导致皮肤下方组织固定,患者出现关节、肢体的严重畸形及活动障碍。发生于面部或头皮,在急性炎症期后呈凹陷的象牙色外观,呈刀砍状(图 13-9),通常局限于面部一侧,常伴头发和眉毛缺失及面部发育不对称。在进展过程中,患者会出现癫痫发作、头痛及受累侧面部肌无力。口周皮肤受累可能延伸至口腔并导致严重的牙科问题,如乳牙过早脱落、恒牙萌出延迟或异常,以及无骨生长。

(2) 局限性(斑块状)硬斑病:比较常见。初为圆形、椭圆形紫红色水肿性斑片(图 13-10),逐渐扩大,表面有光泽,以后逐渐变硬。呈蜡黄色或象牙色,表面光滑无皱纹,无汗,无毛发。数年后硬度减轻,逐渐萎缩,中央色素脱失。斑块散在分布,数量少,仅累及 1 个或 2 个解剖部位。

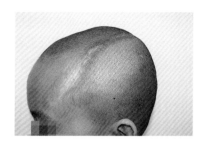

图 13-9　带状硬皮病

头部可见到带状萎缩,凹陷明显,呈"刀砍形"。

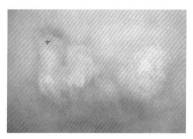

图 13-10　斑块状硬皮病

背部可见两片象牙白色斑块,触之皮革硬度,周围可见红斑。

（3）泛发性硬皮病:该类型 JLS 的特征为斑块≥4 个、累及≥2 个解剖部位且互相融合。泛发性硬斑病可为浅表性或深在性。该病通常累及躯干和腿部（图 13-11）,肢端区域（手指、足趾或耳）也可受累。

（4）全硬化性（深部）硬皮病:最少见,致残性最高的一种 JLS,主要累及脂膜或皮下组织。特征为躯干、四肢、面部和头皮存在广泛性全层皮肤受累,指尖和足趾常不受累。通常有肢体的环周、不对称受累,累及皮肤、皮下组织、肌肉和骨。在这种侵袭性疾病中,深部肌肉骨骼萎缩迅速进展导致皮肤溃疡和重度关节挛缩,故预后不良。

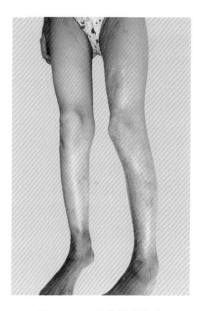

图 13-11　泛发性硬斑病

双下肢以左侧为著可见广泛分布淡黄色硬化性斑片,伴有萎缩。

（5）混合性硬皮病:同时存在≥2 种上述类型,最常见的是局限性硬斑病与线状硬皮病重叠。

2. **实验室检查** JLS 的诊断不依赖于实验室检查。通常常规检查如全血细胞计数、血生化检查和尿液分析结果均正常。大部分患者抗核抗体滴度增高,与疾病累及较深有关(如关节挛缩、肌萎缩和肢体缩短等表现),但与疾病亚型或发病年龄无关。约 50% 的患者类风湿因子轻度升高,且与泛发性硬斑病的发生、是否伴关节炎和皮损数量相关。自身抗体检测有利于区分其他结缔组织疾病,如混合性结缔组织病或系统性红斑狼疮等。

皮肤病理变化主要在真皮胶原纤维和小动脉。早期可以发现真皮内间质水肿,胶原纤维分离及真皮上层小血管周围的轻度淋巴细胞浸润。临床水肿硬化期,可以发现胶原纤维肿胀,血管周围细胞浸润消退,小血管及胶原纤维周围酸性黏多糖增加。硬化萎缩期则出现胶原纤维均质化,与表皮平行排列的胶原纤维束增加,胶原纤维数量明显增多,以致向深部扩展到汗腺。真皮层与皮下组织胶原致密或透明化,胶原过度沉积,汗腺和毛囊皮脂腺萎缩,皮下脂肪缺失和稀疏的淋巴细胞浸润。

【鉴别诊断】

需要与以下导致皮肤硬化的疾病进行鉴别。

1. **结缔组织痣** 为真皮错构瘤,特征是胞外真皮基质成分(胶原及弹性蛋白,和/或蛋白聚糖)异常增生。病变可为单发或多发,且边界不清。浅表皮肤外观通常正常,需进行皮肤活检确诊。

2. **游走性红斑** 在早发阶段可能类似于局限性硬斑病。皮损通常平坦、无瘢痕,可能有瘙痒或烧灼感,但通常无疼痛。游走性红斑为环形,但病灶形状差异较大,少数为圆形。游走性红斑具有游走性且无中央硬结的特征,据此可予以鉴别。

3. **嗜酸性筋膜炎** 特征为肢体筋膜和皮下组织炎症和硬化,不累及手、足和面部。急性起病,伴四肢对称性疼痛性水肿,随后出现进行性硬化伴外周血嗜酸性粒细胞增多。皮肤出现不规则的"橘皮征",当硬化过程主要在深部时,皮肤表面通常看似正常,下方组织却有边界不清的硬结。

4. **局部脂肪营养不良** 特征为小面积皮下脂肪丢失。在纯化人胰岛素出现之前,注射部位药物性脂肪营养不良是胰岛素治疗常见的并发症,但目前十分少见。其他药物也可导致局部脂肪萎缩,如注射用糖皮质激素和抗生素。

5. **GVHD病变** 为边界清楚的坚硬斑块,通常好发于躯干下部,可能缓慢延伸至更广泛范围。有时皮损可伴有甲营养不良性改变,包括竖纹、甲剥离和甲襞毛细血管扩张。

6. **早期炎症性的局限性硬皮病** 可以出现毛细血管扩张,需要与毛细血管扩张性血管畸形鉴别。

【治疗】

治疗的目的是阻止疾病进展,促使疾病缓解,达到不活动状态,减少后遗症,提高生活质量。具体治疗方法的选择取决于疾病的类型、病变部位、活动性与严重程度、皮外受累情况及治疗方法的可行性。对于活动期(尤其是泛发性或全硬化性硬皮病、髋关节性或累及面部的进行带状性硬皮病)患儿,由于存在严重的皮外受累风险,应早期选择全身系统性治疗,从而改善预后及降低损伤严重程度。

1. **患者教育至关重要** 应着重解释局限性硬皮病与系统性硬皮病的区别,以及预后、治疗方法及疗程,治疗药物的副作用等,应坚持治疗,鼓励孩子正常上学,进行正常的社会活动等。

2. **药物治疗** 推荐氨甲蝶呤作为一线治疗,采用每周1次的方案,即氨甲蝶呤 $15mg/m^2$(最大剂量为 25mg/周),每周单次口服或皮下给药,至少持续24个月,之后减量至停药。在 MTX 治疗期间,可联合全身性糖皮质激素治疗作为辅助过渡治疗,给药方案有两种:①口服泼尼松[$1\sim2mg/(kg\cdot d)$,最大剂量60mg/d],持续 $2\sim3$ 个月后逐渐减量;②静脉用甲泼尼龙[$20\sim30mg/(kg\cdot d)$,最大剂量 1 000mg/d],每个月连用 3 日,持续 $2\sim3$ 个月后缓慢减量。

目前,随着生物制剂的兴起,IL-6 抑制剂(tocilizumab)、CD20 拮抗剂(rituximab)、TNF 拮抗剂(infliximab)和酪氨酸激酶抑制剂(imatinib)等在临床上均有成功治疗儿童 JLS 的病例报道。

局限性硬斑病可仅外用糖皮质激素、维生素 D_3 衍生物或钙调磷酸酶抑制剂、咪喹莫特、曲尼司特、吡非尼酮等。

3. **物理治疗**　中剂量紫外线 A1 能有效改善局部硬皮病患者的皮肤柔软度,减少皮肤厚度,且安全性好。目前,家用紫外线仪器市场上已经有售卖,方便选择和使用。

4. **其他疗法**　也可以联合使用活血化瘀中药。

➤ 附:2019 年欧洲幼年局限性硬皮病诊疗流程图

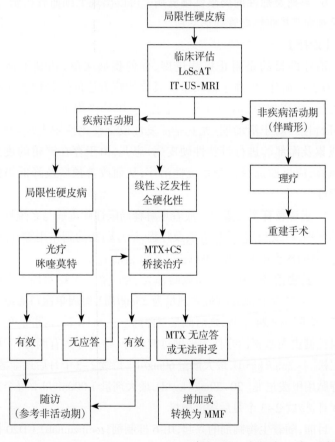

（刘　盈　徐教生　钱　华）

第三节 幼年型皮肌炎

【概述】

幼年型皮肌炎(juvenile dermatomyositis,JDM)是一种罕见的自身免疫性结缔组织疾病,表现为对称性四肢近端伸肌炎症性肌病和特征性皮疹。好发于5~10岁儿童,女孩比男孩更易患病。本病病因尚不明确,目前认为是由具有遗传易感性的个体发生自身免疫反应引起,这种反应可能由感染、药物或恶性肿瘤等触发因素引起。

【诊断】

1. 皮肤表现

(1)以眼睑为中心的特征性紫红色水肿性皮损,即Heliotrope征(图13-12)。

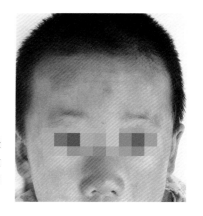

图13-12 皮肌炎。面部可见轻度水肿性红斑,眼睑肿胀。辅助检查 ANA 1:320。双侧髋部 MRI 示肌肉符合皮肌炎改变。

(2)指/趾关节伸侧紫红色丘疹,可伴萎缩、色素减退和毛细血管扩张,即Gottron疹(图13-13)。

(3)指/趾关节伸侧、膝肘关节伸侧及内踝紫红色脱色斑,即Gottron征。

（4）甲襞毛细血管扩张。

（5）面部、前额、颈部、肩后部、上胸部 V 字区、上肢伸侧和手背、指背对称性紫红色斑（图 13-14）。

（6）皮肤钙质沉着常见于儿童患者，好发于外伤部位（图 13-15）。

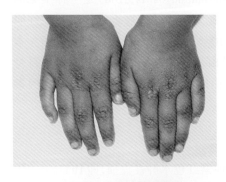

图 13-13　皮肌炎。手背 Gottron 丘疹。

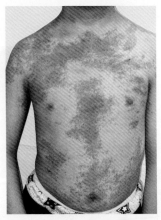

图 13-14　皮肌炎。前胸、腹部丘疹、融合成浸润性斑块，上覆鳞屑。

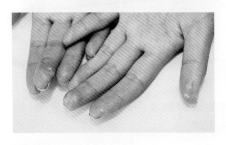

图 13-15　皮肤钙沉着。14 岁女孩，有皮肌炎病史，双手指端掌侧皮下结节，绿豆至黄豆大小，质硬，不可推移。

(7) 血管萎缩性皮肤异色病。

(8) 其他:非典型皮疹包括一过性红斑、多形红斑、荨麻疹、结节性红斑、光感性皮炎、血管炎、雷诺现象等,还包括头皮的皮肤异色病样皮损、肘膝部脓疱疹、向心性靶形红斑、水疱大疱性损害、牙龈毛细血管扩张、脂膜炎和皮下脂肪萎缩等。

2. 系统表现

(1) 肌炎:主要表现为对称性四肢近端肌无力,尤其是伸肌群。随疾病进展,所有肌群均可被累及。急性期可有肌痛和压痛。

(2) 肺部疾病以间质病变为主,表现为弥漫性间质纤维化,还可有吸入性肺炎、胸膜炎、肺不张、肺气肿等。

(3) 心脏病变常表现为心律失常或房室传导阻滞,是皮肌炎患者死亡的主要预测因素。

(4) 关节病变、肾脏疾病、胃肠道疾病、神经病变和雷诺现象提示可能重叠其他结缔组织疾病,如系统性红斑狼疮、类风湿关节炎、硬皮病等。

(5) 恶性肿瘤:成年皮肌炎患者的内脏恶性肿瘤患病率显著增高,但儿童患者无此趋势。

3. 辅助检查

(1) 常规检查:贫血、白细胞增多、蛋白尿、血沉增快等。

(2) 免疫学异常:抗核抗体可阳性,核型不定。抗 Mi、PM1 和 Jo1 抗体可检出,阳性率不高。

(3) 血清肌酶水平:肌酸激酶(CK)、门冬氨酸氨基转移酶(AST)、丙氨酸氨基转移酶(ALT)、乳酸脱氢酶(LDH)和醛缩酶(ALD)显著升高,是肌肉损伤的敏感指标。CK 和 ALD 是横纹肌组织含有的酶,特异性高。

(4) 尿肌酸:24 小时排泄量 >200mg,是疾病活动的指标。

(5) 肌电图:肌源性损害。

(6) 组织病理学:皮肤活检的特征性表现非常轻微,包括表皮萎缩,基底细胞液化变性。真皮改变包括间质黏蛋白沉积和少量淋巴细胞浸润。Gottron 疹的病理表现为苔藓样浸润,有棘层增生但没有表皮萎缩。肌肉局灶性或弥漫性炎症,淋巴细胞为主的炎症细胞在肌纤维和小血管周围浸润。肌纤维肿胀,甚或萎缩坏死。严重时肌纤维断裂,呈颗粒状或空泡变性,巨噬细胞吞噬退行性变肌肉的碎片。晚期肌纤维结构消失,被结缔组织取代。有时见钙沉着。

(7) 肌肉 MRI:多个肌群弥漫性信号增强。特别是 T_2 加权脂肪抑制序列成像(如 STIR 序列成像),可显示肌肉炎症呈水肿表现(高信号)。因此,为避免肌活检和肌电图的并发症,全身或大腿和肩部肌肉的 MRI 被越来越多地用于儿童期炎症性肌病的诊断。

4. 诊断标准

(1) 肢带肌(肩胛带肌和四肢近端肌)和颈前屈肌对称性软弱无力,有时尚有吞咽困难或呼吸肌无力。

(2) 肌肉活检可见受累的肌肉有变性、再生、坏死、吞噬作用和单一核细胞浸润表现。

(3) 血清中骨骼肌酶增高,特别是肌酸激酶、氨基转移酶、乳酸脱氢酶和醛缩酶。

(4) 肌电图为肌病表现。

(5) 皮肌炎的典型皮疹:眼眶周围水肿伴眼睑紫红斑,指关节背侧红斑、丘疹、甲周毛细血管扩张;肘膝关节伸侧,上胸三角肌区红斑鳞屑性皮疹和面部皮肤异色病样改变。

确诊为皮肌炎:具有 3~4 项标准加上皮疹。

确诊为多发性肌炎:需 4 项标准(无皮疹)。

可能为皮肌炎:2 项标准加上皮疹。

可能为多发性肌炎:3 项标准(无皮疹)。

【鉴别诊断】

通过典型的皮肤损害和显著的肌肉症状,配合辅助检查可以较容易的与其他结缔组织疾病鉴别。同时,还要与其他能引起近端肌无力的疾病,如各种感染性肌病、遗传性肌病、神经肌肉性疾病、可以累及肌肉的内分泌代谢性疾病和中毒性肌病相鉴别(表 13-4)。

【治疗】

治疗目标包括控制基础炎性肌炎,以及预防和/或治疗并发症(如挛缩和钙质沉着)。

表 13-4　儿童特发性炎症性肌病的鉴别诊断

仅有肌无力
- 肌营养不良

肢带肌营养不良、营养不良性疾病、面肩胛臂营养不良、其他营养不良
- 代谢性肌病

肌肉糖原贮积症（糖原贮积性疾病）、脂质贮积性疾病、线粒体肌病
- 内分泌性肌病

甲状腺功能减退、甲状腺功能亢进、库欣综合征或外源性类固醇性肌病、糖尿病
- 药物诱导性肌病

患者摄入下述药物或进行生物学治疗：他汀类、α-干扰素、糖皮质激素、羟氯喹、利尿剂、两性霉素 B、卡因类麻醉剂、生长激素、西咪替丁、长春新碱
- 神经肌肉传导性疾病

重症肌无力
- 运动神经元疾病

髓性肌萎缩

肌无力伴或不伴皮疹
- 病毒：肠病毒、流感病毒、柯萨奇病毒、埃可病毒、细小病毒、脊髓灰质炎病毒、乙肝病毒、人类嗜 T 细胞病毒
- 细菌和寄生虫：葡萄球菌、链球菌、弓形虫、旋毛虫、莱姆螺旋体
- 其他风湿性疾病：系统性红斑狼疮、硬皮病、幼年特发性关节炎、混合结缔组织病、特发性血管炎
- 其他炎症性疾病：炎症性肠病、腹腔疾病

仅有皮疹，没有肌无力现象
- 银屑病、湿疹、过敏

1. **病因治疗**　如抗感染,筛查恶性肿瘤等。

2. **药物治疗**

(1) 糖皮质激素:是治疗的首选药物,早期足量用药缓慢减量维持。应用指征是发现活动性的肌肉病变。肌肉受累检查要全面,即便是肌酶正常的患者,出现肌电图和肌活检的异常,或其中之一加上MRI 或肌肉超声的异常,就应考虑肌肉病变。一般用量为泼尼松每日 $1{\sim}2mg/(kg\cdot d)$,最大剂量 80mg/d,每日分 2 次给药,持续用药 $1{\sim}2$ 个月,待症状好转、肌力恢复、肌酶恢复正常后进行逐渐减量。6 个月后逐渐减量至最大剂量的 50% 左右,总疗程可达 $2{\sim}3$ 年。过快减量或骤然停药可导致肌酶复升,症状再现。也可选择冲击疗法,甲泼尼龙 $15{\sim}20mg/(kg\cdot d)$,连续 3 日,减量为 $2{\sim}3mg/(kg\cdot d)$ 维持。

(2) 免疫抑制剂:对糖皮质激素反应不佳或不能耐受大剂量者,可以加用氨甲蝶呤 $15mg/m^2$ 或硫唑嘌呤 $2{\sim}3mg/(kg\cdot d)$。也可应用环磷酰胺、苯丁酸氮芥和环孢素等。

(3) 静脉注射免疫球蛋白:通常以 2g/kg(最大剂量 70g) 的剂量单次给药。最初可以每 2 周给药 1 次,共 5 剂,然后每个月给药 1 次,最长持续 2 年。

(4) 生物制剂:生物制剂正越来越多的用于治疗自身免疫性疾病,英夫利昔单抗(或阿达木单抗)、利妥昔单抗、阿巴他塞、Janus 激酶(JAK)信号转导及转录激活蛋白抑制剂等均有报道可以使患者受益。

(5) 钙质沉着的治疗:硫代硫酸盐是一种抗氧化剂和血管扩张药,它能螯合并溶解钙质沉积,并促进周围神经元单位的血管形成,从而缓解疼痛。

(6) 辅助治疗:包括使用防晒霜,避免过度日晒,外用糖皮质激素或钙调磷酸酶抑制剂治疗局部皮肤病,物理疗法(包括活动度训练、肌力训练和有氧训练),补充钙剂(1 000mg/d) 及维生素 D(1 000U/d) 以预防骨质疏松。

➢ 附:皮肌炎诊疗流程图

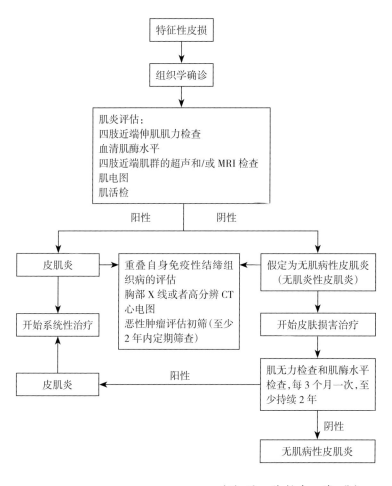

（刘　盈　徐教生　钱　华）

参考文献

1. LU Q,LONGH,CHOWS,et al. Guideline for the diagnosis,treatment and long-term management of cutaneous lupus erythematosus. Journal of

autoimmunity,2021,09(123):102707.

2. ZULIAN F,CULPO R,SPEROTO F,et al.Consensus-based recommendations for the management of juvenile localised scleroderma. Ann Rheum Dis,2019,78(8):1019-1024.

第十四章 疱 病

第一节 大疱性类天疱疮

【概述】

大疱性类天疱疮（bullous pemphigoid,BP）是一种获得性自身免疫性大疱性疾病,好发于年龄大于 60 岁老年人,偶见儿童及婴儿发病。临床上以躯干、四肢出现张力性大疱为特点,可累及黏膜。病理为表皮下大疱,多数患者血清中有抗表皮基底膜带自身抗体。

本病病因不明,研究表明大疱性类天疱疮抗原由表皮基底细胞产生。BPAG1 是细胞内蛋白,为构成半桥粒的主要成分,分子量为230KD;BPAG2 是一个跨膜蛋白,分子量 180KD,BPAG2 跨越基底细胞浆膜,细胞外部分为胶原结构。多数大疱性类天疱疮患者体内存在抗基底膜自身抗体,主要是 IgG 和 C3,也有 IgM 或 IgE 等。免疫电镜定位 IgG 和 C3 在基底细胞膜下方透明板内。因抗原与血清抗体结合后一系列的免疫反应导致基底膜在透明板部位的分离,故临床上出现表皮下疱。

【诊断】

1. **临床表现** 大疱性类天疱疮患者皮损前驱表现多种多样,但典型皮损为正常皮肤或红斑上发生张力性厚壁水疱或大疱,多数皮疹广泛,体表任何部位均可受累,最常见于下腹部、股内部、腋下、腹股沟和前臂屈侧(图 14-1~图 14-3)。皮损常伴瘙痒,有时有灼烧感,尼氏征通常阴性。部分患者可有黏膜损害,多在皮损泛发期和疾病后期发生,主要累及口腔、外阴、肛周等处黏膜。本病病程数周至十余年,与天疱疮相比,死亡率低,预后较为良好。

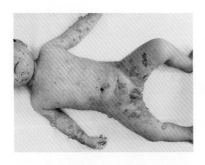

图 14-1 大疱性类天疱疮。患儿正常皮肤或红斑上可见张力性厚壁水疱或大疱，常见于下腹部、股内部、腋下、腹股沟和前臂屈侧。

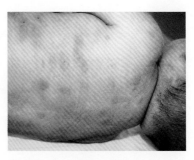

图 14-2 大疱性类天疱疮。患儿躯干部位大片水肿性红斑，互相融合。

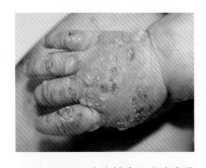

图 14-3 同一大疱性类天疱疮患儿手背部皮损
大片水肿性红斑基础上可见糜烂、水疱及结痂。

2. 辅助检查

（1）组织病理学：表皮下疱，疱内主要为嗜酸性粒细胞浸润，少量中性粒细胞。

（2）免疫荧光：直接免疫荧光示表皮基底膜带线状 IgG 及 C3 沉积。部分患者间接免疫荧光检查示血清中可见抗基底膜带循环抗体。

（3）约半数患者可有周围血嗜酸性粒细胞升高，血清 IgE 常升高。

3. 诊断标准 皮肤损害以不易破裂的张力性水疱、大疱为特征，口腔较少受累，尼氏征阴性。组织病理学检查可见表皮下疱，无棘层松解，真皮有大量嗜酸性粒细胞、中性粒细胞及淋巴细胞浸润。直接免疫荧光见基底膜区有一连续线状的荧光带，主要是 IgG 的沉积。间接免疫荧光有部分患者血清中抗体效价高。国内学者为方便临床实践通常采用简单的分类方法，皮损面积 <10% 体表面积为轻度，

10%~50% 为中度,>50% 为重度,本共识采取国内学者分类方法。

【鉴别诊断】

1. 线状 IgA 大疱性皮肤病为环形红斑和张力性水疱,尼氏征阴性,表皮基底膜带线状 IgA 沉积。

2. 大疱性多形红斑为红斑基础上的松弛性大疱,壁薄易破。病理检查水疱位于表皮内,可有感染史或病前用药史。

【治疗】

治疗的目的是用最小剂量的药物抑制病情活动,局限性大疱性类天疱疮仅外用糖皮质激素就可达到治疗目的。对于泛发性严重性病例则要系统治疗,口服糖皮质激素是治疗的首选药物。根据皮损范围、严重程度选择剂量。儿童可口服泼尼松 3~5mg/(kg·d),一般在皮疹完全控制后的 7~10 天开始减药。减药时的三个原则:①开始减药速度快些,最初的 3~4 周,可每周减总量的 10%,以后每 2~4 周减一次;②初始给药剂量越大,开始减药的幅度越大;③应密切观察病情变化,一旦有新出皮疹,则应暂停减药,可加用外用激素药物,一般无需加大口服剂量。通常类天疱疮的口服激素控制剂量比天疱疮稍低。当病情控制后逐渐减至维持剂量,总服药时间为 2~3 年。对重症病例采用大剂量泼尼松仍未能控制者,可考虑用冲击疗法,方法是甲基泼尼松龙 20mg/(kg·d)静脉滴注,连续给予 3 天冲击后仍使用原来的口服剂量。

在糖皮质激素治疗期间,应注意不良反应,如高血压、糖尿病、溃疡病、消化道出血;继发细菌或真菌感染,如口腔白念珠菌感染、肺炎;水电解质紊乱及精神神经症状等;长期服用者应注意白内障、骨质稀疏,以及腰椎压缩骨折、股骨头无菌性坏死等的发生,一旦出现应予以相应处理。为预防不良反应的发生,对长期服用激素者宜同时给予保钾药物,如鱼肝油丸、钙片用于预防骨质疏松;氢氧化铝凝胶、胃膜素或 H_2 受体拮抗剂预防胃溃疡;10% 枸橼酸钾或缓释钾片预防激素引起的电解质紊乱。并应定期监测患者血压、血尿常规、便潜血、血糖、电解质及胸部 X 线检查等。

部分患者可给予柳氮磺吡啶、氨苯砜、米诺环素或烟酰胺治疗。

局部治疗包括清洁创面,防止感染等(具体方法详见本章第三节"天疱疮")。皮疹渗出较多时可用高锰酸钾药浴,红斑损害外用糖皮质激素,口腔糜烂可用过氧化氢溶液漱口。

➤ 附:大疱性类天疱疮诊疗流程图

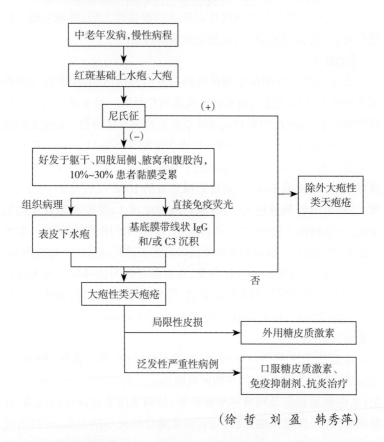

(徐 哲 刘 盈 韩秀萍)

第二节 线状 IgA 大疱性皮病

【概述】

线状 IgA 大疱性皮病(linear iga bullous dermatosis,LABD)又称儿童慢性大疱病,是一种发生于儿童和成年人的慢性获得性表皮下水疱病。

本病有自行缓解倾向,典型临床表现为腊肠样环形排列的水疱。

大部分患者病因不详,为特发性。IgA 抗体的靶抗原主要为 BP180、BP230 和 LAD285 抗原。患者血清中的 IgA 抗体、IgG 抗体与 BP180 抗原结合,提示 BP180 抗原是表皮中的主要抗原。患者水疱 内和水疱下有明显的活性中性粒细胞和嗜酸性粒细胞浸润,血管周 围淋巴细胞浸润,皮损处 TNF-α、γ 干扰素和 IL-8 等细胞因子明显升 高,提示这些细胞和细胞因子可能参与发病。文献报道,多种药物可 诱发本病,如万古霉素等抗生素和非甾体抗炎药是常见的诱发本病 的药物。

【诊断】

1. 临床表现　本病可发生于任何年龄,急性起病,慢性病程,有 两个发病高峰,一是小于 5 岁的儿童,二是大于 60 岁的老年人,女性 稍多于男性。

皮损局限或广泛分布于头面部、躯干及四肢,临床表现为红斑基 础上或外观正常的皮肤上出现水疱和大疱,环状、腊肠样和串珠样水 疱性皮疹有特征性(图 14-4、图 14-5)。疱壁紧张,疱液清亮,尼科利 斯基征阴性。部分患儿皮疹表现为多形红斑样,部分水疱破裂,出现

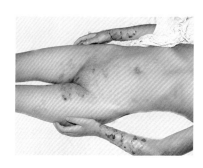

图 14-4　线状 IgA 大疱性皮病。患 者躯干、双前臂及腹股沟区可见花 环状分布的水疱,疱壁紧张,疱液清 亮,少数疱液呈血性。可见水疱干瘪、 结痂。水疱消退处遗留色素沉着和 色素减退斑。

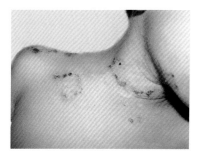

图 14-5　线状 IgA 大疱性皮病。患 者头颈部花环状分布的水疱。

糜烂和结痂。患者可出现黏膜损害,最常见的受累部位为口腔。少数可局限于皮肤或黏膜。自觉瘙痒,大多数患者经过数年可缓解。

2. **辅助检查**

(1) 组织病理学:表皮下水疱,真皮乳头内中性粒细胞为主的浸润,可见少量嗜酸性粒细胞。

(2) 免疫荧光:直接免疫荧光示表皮基底膜带线状 IgA 沉积,可见 C3 沉积。间接免疫荧光检查显示少数患者血中存在循环 IgA 抗基底膜带自身抗体,也可发现 IgG 抗体,但滴度明显比 IgA 抗体低。

3. **诊断标准** 根据临床表现、组织病理学为表皮下水疱,真皮乳头内以中性粒细胞为主的浸润,直接免疫荧光检查发现皮损周围皮肤基底膜带有 IgA 线状沉积,即可基本确诊。儿童多在学龄前发病,大疱发生于面部、口周、外阴周围,病程有自限性,且以后发病逐渐减轻,多在青春期前缓解。

【鉴别诊断】

1. **大疱性类天疱疮** 周身紧张性大疱、血疱,组织病理学为表皮下疱,疱内以嗜酸性粒细胞为主的浸润,直接免疫荧光见基底膜带 IgG 及 C3 沉积。

2. **疱疹样皮炎皮疹** 对称性分布,痒感明显,常有麸胶敏感性肠病。直接免疫荧光检查真皮乳头有颗粒状 IgA 沉积。

【治疗】

局限性小面积皮疹者外用糖皮质激素辅以对症支持治疗一般可控制病情。全身泛发者应加用系统治疗。与其他以 IgA 抗体致病为主的大疱病类似,氨苯砜是治疗线状 IgA 大疱性皮病的首选药物。不良反应大部分较轻。但患者于治疗前最好先排除葡萄糖-6-磷酸脱氢酶缺乏症,因患有该症者用氨苯砜治疗可出现严重溶血。治疗宜从小剂量开始以减少不良反应的发生,$1 \sim 2mg/(kg \cdot d)$ 使用 2 周左右病情改善后减量维持。需定期检查血常规和肝功能,注意有无骨髓移植和药物性肝损伤的发生。儿童可加大剂量至 $25 \sim 50mg/d$,使用期间应注意不良反应的发生。近年来,氨苯砜难以购买,也可以用柳氮磺吡啶或中小剂量糖皮质激素治疗。柳氮磺吡啶 $5 \sim 10mg/(kg \cdot d)$,2 岁以下小儿禁用。如有胃肠道刺激症状,除强调餐后服药外,也可改为小剂量多次服用,甚至可每小时一次,减轻症状;多饮水,防止出现尿路结石,肾功能不全患者应减少剂量。可用泼尼松 1~2mg/(kg·d) 治疗,对大部分患者有较好的疗效,待皮疹控制后逐渐减量。还可选用的治疗药物有四环素联合烟酰胺、秋水仙碱、环孢素和硫唑嘌呤等药物。本病有一定的自限性,2~3 年后可自行缓解,少数患者可持续至青春期,但病情常逐渐减轻。因此,治疗上应避免过度治疗,且应注意观察治疗的不良反应。

> ➤ 附:线状 IgA 大疱性皮病诊疗流程图

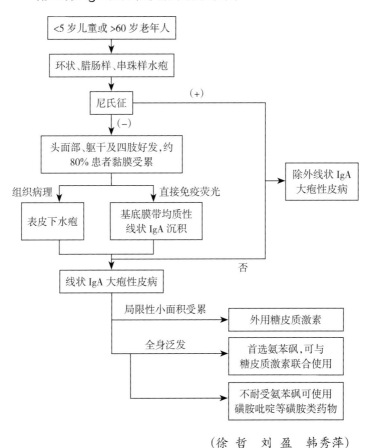

（徐 哲 刘 盈 韩秀萍）

第三节 天 疱 疮

【概述】

天疱疮（pemphigus）是一种严重的慢性、复发性自身免疫性大疱性疾病，传统上将天疱疮分为四型：即寻常型、增殖型、落叶型、红斑型，均以周身出现水疱大疱样皮疹，疱破后出现糜烂面为主要临床表现。本病病因不明，患者体内形成的自身抗体特异性沉积在表皮棘层细胞之间，棘层松解导致表皮内出现水疱。

天疱疮是皮肤黏膜自身免疫性大疱性疾病，由抗表皮中桥粒芯糖蛋白 1（Dsg1）和 3（Dsg3）的自身抗体 IgG 与抗原结合后，激活蛋白水解酶，致细胞间黏附性丧失、棘层松解，出现薄壁水疱尼氏征阳性，为临床诊断的重要依据。

【诊断】

1. **临床表现** 本病多数发生于中年以上患者，儿童亦可发病。慢性病程，反复发作，长期不愈。皮疹表现为外观正常的皮肤出现水疱、大疱，疱液清或稍浑，疱壁薄而松弛易破，尼氏征阳性（图 14-6）。水疱破裂显露潮红糜烂面，有少许渗液或结痂，愈后留色素沉着和粟丘疹（图 14-7）。水疱可以发生于全身任何部位，常见于头面、颈、胸背、腋下、腹股沟和四肢近端等处。可有甲营养不良和急性甲沟炎、甲下出血，也可累及口鼻、眼、外生殖器和肛门等部位。自觉皮损部位瘙痒、灼痛感，可伴有发热等全身症状。天疱疮疾病面积指数（pemphigus disease area index，PDAI）是国际公认的天疱疮病情严重程度的评分指标，目前应用最多，评分为 0~8 分为轻度，9~24 分为中度，25 分为重度。

2. **辅助检查**

（1）组织病理学：表皮棘层细胞间形成裂隙或水疱、大疱，疱内见棘层松解细胞和少量嗜酸性粒细胞。

（2）免疫荧光：直接免疫荧光显示棘层细胞间 IgG 及补体 C3 为主的蛋白沉积，少数为 IgM 或 IgA 沉积。大部分患者间接免疫荧光检

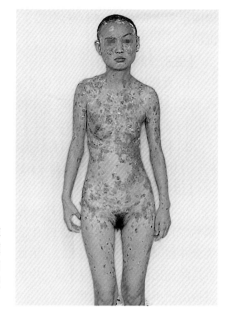

图 14-6 天疱疮
患者皮损表现为大量的松弛性
水疱,疱液清亮至混浊,多数水疱
干瘪、结痂。痂脱落后形成毛细
血管扩张性红斑。全身皮肤均受
累,尤以躯干及四肢近端为重。

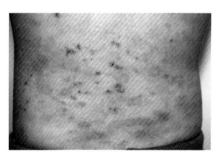

图 14-7 天疱疮恢复期
皮损表现为背部水疱结痂,结痂
愈合脱落后留有片状色素沉着
及外周色素减退斑。

查血清中可查到 IgG。

(3) 实验室检查:可有轻度贫血,创面感染时可并发白细胞总数
及中性粒细胞增加。部分患者血液嗜酸性粒细胞升高,血沉增快,可
有血清蛋白降低。

3. **诊断标准** 诊断要点为皮肤有松弛性大疱,尼氏征阳性,常伴
有黏膜损害,水疱基底涂片可见天疱疮细胞,组织病理学改变,表皮
内棘层松解有特征性。间接免疫荧光检查血清中有天疱疮抗体,水疱

周围正常皮肤或新皮损直接免疫荧光检查,表皮细胞间有 IgG 和 C3
沉积。

【鉴别诊断】

1. **大疱性类天疱疮** 周身紧张性大疱、血疱,组织病理学为表
皮下疱,疱内以嗜酸性粒细胞为主的浸润,直接免疫荧光见基底膜带
IgG 及 C3 沉积;

2. **疱疹样皮炎** 皮疹对称性分布,痒感明显,常有麸胶敏感性肠
病。直接免疫荧光检查真皮乳头有颗粒状 IgA 沉积。

【治疗】

1. **治疗原则** 天疱疮是严重的大疱性疾病,由于广泛的水疱及
糜烂,蛋白质大量丢失,低蛋白血症,很容易继发皮肤及系统性感染
等合并症,严重者可导致死亡。因此及早控制皮损,尽早使糜烂面愈
合是降低死亡率,提高治疗成功率的关键。治疗内容包括全身治疗、
支持治疗和局部护理治疗。

2. **治疗方案**

(1) 全身治疗:口服或静脉滴注糖皮质激素。根据皮损范围、
严重程度选择剂量。病情重者应给予较高的初始量,以便尽快加
至最大控制量。具体给药方法为:儿童可口服泼尼松,控制剂量为
3~5mg/(kg·d),年龄越小的儿童单位体重给予糖皮质激素的初始剂量
相对更大。若 3~5 天无好转,且仍有新水疱出现,应及时增加泼尼松
的用量,增加剂量应为原剂量的 40%~50%。在皮疹完全控制、原有
糜烂面基本上均为新生上皮覆盖后可以减药。开始减药的速度可快
些,如最初 3~4 周,可每 7~10 天减总药量的 10%,以后每 2~4 周减一
次。过渡至维持剂量后,常需服药 2~3 年。对皮损范围大于体表面
积 50% 以上的重症病例,或采用了大剂量泼尼松治疗未能控制皮损
发展的病例,可采用糖皮质激素冲击治疗,以使病情迅速被控制。同
大量口服糖皮质激素给药相比,可缩短病程,减少使用时间,以及延
长病情缓解时间。如甲基泼尼松龙 20mg/(kg·d) 静脉滴注,视病情需
要最多可连用 3 天,冲击后仍用原来的口服剂量。糖皮质激素治疗期
间,应注意检测其可能的副作用,如高血压、消化道出血、骨质疏松,

水、电解质紊乱和继发感染等。天疱疮预后与疾病严重程度、最大控制量、并发症和激素累积总量有关。

（2）免疫抑制剂：对于糖皮质激素禁忌证者，或服用大剂量糖皮质激素后仍不能控制皮损的病例。免疫抑制剂可抑制自身抗体的形成，是本病主要的辅助治疗方法，加用免疫抑制剂患者的糖皮质激素初始量和最大控制量均比单独应用糖皮质激素者显著性提高，但两者减量前激素总量和住院间激素总量并无差异，在不增加激素用量的前提下，应用免疫抑制剂可控制重型患者的病情。免疫抑制剂一般起效慢，通常需用药 2~4 周方能显效。如氨甲蝶呤 0.5~1mg/(kg·d)，连用数周后逐渐减停。应注意其抑制血红蛋白生成和肝功能损伤的副作用。

（3）静脉内输注免疫球蛋白：对有糖尿病等并发症而不能采用糖皮质激素冲击者，或血中天疱疮抗体滴度高的患者，可以加用静脉滴注丙种球蛋白，如 400mg/(kg·d)，连续 3 天，以中和患者体内的天疱疮抗体。

（4）支持治疗：天疱疮患者因皮损面积广泛和渗出多，导致蛋白丢失较多，加之应用糖皮质激素或免疫抑制剂，应注意多补充蛋白质，给予高蛋白饮食，必要时可输注白蛋白、新鲜血浆，补充多种维生素。注意水、电解质平衡，从而促进上皮生长，创面愈合。

（5）局部护理：清洁皮肤创面保护黏膜，以便防止继发感染。口腔糜烂可用 2% 硼酸溶液或生理盐水每 3~4 小时漱口一次。皮肤糜烂处局部护理可用 1∶2 000 小檗碱纱布剪成邮票大小外贴创面，早期应每日换 1 次。还可以用浸有乳酸依沙吖啶溶液的小块纱布覆盖于缺损皮肤表面，用以保护皮肤避免继发感染。具体方法为将无菌纱布剪成普通邮票大小的方块，用上述乳酸依沙吖啶溶液浸透纱布，以溶液不会滴落的湿度为宜。再轻取纱布，小心覆盖在糜烂创面上，每块纱布间隔约 1.5cm 为宜。糜烂处可以外用抗生素避免感染，如先去除创面的坏死组织，再外涂莫匹罗星软膏抗感染治疗。在青春期或以上的年长儿患者中，如渗液结痂较多，患者一般情况好，可采取 1∶10 000 高锰酸钾液进行药浴。

> 附:天疱疮诊疗流程图

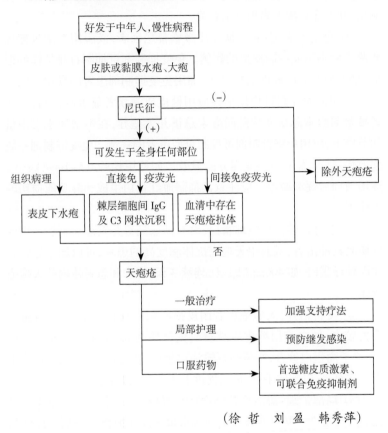

好发于中年人,慢性病程

↓

皮肤或黏膜水疱、大疱

↓

尼氏征 ——(−)——→ 除外天疱疮

↓(+)

可发生于全身任何部位

组织病理 / 直接免疫荧光 / 间接免疫荧光

| 表皮下水疱 | 棘层细胞间 IgG 及 C3 网状沉积 | 血清中存在天疱疮抗体 |

否

↓

天疱疮

一般治疗 ——→ 加强支持疗法

局部护理 ——→ 预防继发感染

口服药物 ——→ 首选糖皮质激素、可联合免疫抑制剂

（徐 哲 刘 盈 韩秀萍）

第四节 遗传性大疱性表皮松解症

【概述】

皮肤出现水疱样皮疹的病理学基础是表皮细胞间或表皮与真皮之间有体液渗出,当渗出到一定程度就会导致临床可见的水疱。遗传性大疱性表皮松解症(epidermolysis bullosa,EB)是一组较常见的以皮肤和黏膜轻微外伤后出水疱为特点的遗传性疾病,人群发病率约为 2/10 万活产儿。各种类型 EB 的水疱或裂隙形成的位置不同,分

别发生在表皮、表皮和真皮交界部位或致密板下层。临床上有 20 余种不同类型的 EB，通常需要根据患者病史和皮损的临床特征来初步认定。需要指出的是，许多除皮肤外的其他系统表现，如黏膜部位的糜烂、牙齿和毛发的异常、呼吸道或消化道的狭窄梗阻和肌肉萎缩等症状都可以是不同类型 EB 的复杂表现。最终确诊 EB 还需要进一步做水疱处或水疱旁皮肤的病理检查，分析光镜和电镜表现，再结合免疫荧光检查综合分析。有条件的病例还要应用分子生物学技术，参考致病基因的检测结果方可明确诊断。EB 最初被分为单纯型、交界型和营养不良型三大经典类型。近年来，对 EB 皮疹的超微结构研究发现，金德勒综合征的皮肤分离可以发生在表皮、表皮和真皮交界部位或致密板下层，故已将其单列出归类为第四类 EB。在最新的分子遗传学研究基础上，本病新的分类和诊断标准已于 2008 年正式发布。依据国际 EB 专家组于 2008 年制定的 EB 最新分类系统，本病主要分为四类：即单纯型大疱性表皮松解症（epidermolysis bullosa simplex，EBS）；交界型大疱性表皮松解症（junctional epidermolysis bullosa，JEB）；营养不良型大疱性表皮松解症（dystrophic epidermolysis bullosa，DEB）；金德勒综合征（Kindler syndrome）。

本病属于常染色体遗传，其中 EBS 和显性 DEB 属于显性遗传模式，JEB 和隐性 DEB 属于隐性遗传模式。EBS 的病因主要与编码角蛋白 5 和 14 的基因突变有关，少数伴肌营养不良型的 EBS 与网格蛋白中斑菲素蛋白基因突变相关，这些缺陷会使表皮基底层细胞的张力细丝功能异常而导致细胞溶解，表皮真皮连接处基底膜带的基底细胞层出现水疱。此型的水疱发生在表皮内，位置表浅，水疱破溃糜烂后可以完全愈合不留瘢痕。JEB 的致病基因包括层粘连蛋白 332、XⅦ型胶原或整合素 $\alpha_6\beta_4$，本型因以上三种基因异常导致基底膜带透明板区域的附着力降低，从而出现水疱。随着致病蛋白所在位置的加深而达到表皮和真皮交界处时，此型病例的水疱样皮损不仅在愈合后可留有萎缩性瘢痕，还能影响皮肤毛囊附属器而出现脱发和甲脱落等临床表现。DEB 是编码基底膜带下锚原纤维的主要组分Ⅶ型胶原的 *COL7A1* 基因发生突变所致。此型 EB 的水疱位置深达真皮乳头部位,皮损深而广泛且不易愈合,愈后常留有瘢痕和粟丘疹,并常见于手足远端残毁性假性并指畸形。金德勒综合征系 *Kindlin-1* 基因突变所致,属于常染色体隐性遗传。除水疱样皮损外还有皮肤光敏反应等特征。

【诊断】

1. **临床表现** EB 共同的临床特点是皮肤和黏膜在受到轻微外伤后出现水疱及血疱。具体表现为生后或 2 岁内发病,摩擦部位如手足、膝、肘、踝和臀部等均可出疱。皮肤摩擦后出现大小不等的水疱、血疱、糜烂、结痂和色素沉着。可见粟丘疹、萎缩、瘢痕、甲营养不良、秃发和继发感染等。指/趾瘢痕后可以出现假性并指畸形,从而使肢体运动功能受损,甚至致残。现将不同亚型 EB 的临床特点简述如下,并比较单纯型、交界型和营养不良型三种主要 EB 的临床表现(表14-1)。

表 14-1 三型大疱表皮松解症临床表现比较

项目	单纯型大疱性表皮松解症	交界型大疱性表皮松解症	营养不良型大疱性表皮松解症
遗传方式	常染色体显性	常染色体隐性	常染色体显性、常染色体隐性
发病率	1/5 万	<1/30 万	1/30 万
皮肤症状			
水疱、糜烂	+	+	+
尼科利斯基征	–	++	++/–
瘢痕	–	+	+
粟丘疹	–	+	+
甲改变	–	+	++
掌跖角化	–/+	+/–	+/–
秃发	–	+/–	+/–
黏膜损害	+/–	+	++

续表

项目	单纯型大疱性表皮松解症	交界型大疱性表皮松解症	营养不良型大疱性表皮松解症
皮肤外表现			
发育迟缓	–	+	+
贫血	–	++	+
消化道异常	–	+	++
牙龈异常	–	+	+
预后	较好	可致死	易致残、致死

（1）单纯型大疱性表皮松解症（EBS）：为临床最常见的 EB，因水疱出现在表皮基底细胞层位置，故皮疹愈后不形成瘢痕。根据临床疾病严重程度可分为 11 种不同的亚型，严重者在出生时即有明显表现。常见以下几种亚型：

1）手足局限型 EBS：亦称科凯恩综合征（Cockayne syndrome），或称局限性大疱性表皮松解症，是最常见的 EBS 亚型，为常染色体显性遗传。水疱可发生于身体任何部位，基本局限于手足部位（图 14-8）。在新生儿或婴儿期发病，少数延迟至青春期或成年期。冬轻夏重，长时间行走及

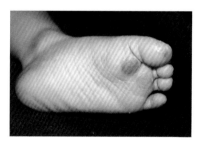

图 14-8　Weber-Cockayne 亚型 EBS
患者足掌面的清亮厚壁水疱。

机械摩擦均可使病情加重。随着年龄的增长，有些患者病情有所缓解，少数患者有甲营养不良、粟丘疹和瘢痕形成，皮肤外病变较少见。水疱常仅局限于手、足，偶尔出现于身体其他部位。

2）泛发性 Koebner 型 EBS：也称泛发性大疱性表皮松解症，为常染色体显性遗传，为 EBS 的第二常见亚型。常起病于新生儿期和婴儿早期，大疱最常出现于受压部位，如肘、膝，也可见于四肢和手足（图 14-9、图 14-10）。本型的水疱呈全身泛发，可有甲损害、粟丘疹和/或

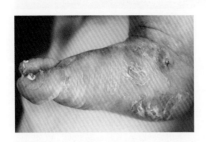

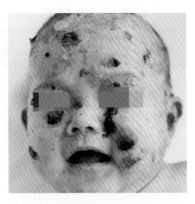

图 14-9　Koebner 型 EBS。患者足部大疱样皮损。箭头所示处为患者踝部清亮大疱;圆圈内所示为患者足趾甲板的变形和增厚。

图 14-10　Koebner 型 EBS。患者面部泛发水疱和血疱,口腔黏膜未受累。

瘢痕,但瘢痕表浅而局限,也可见掌、跖过度角化和脱屑,指甲可能脱落但常能再生,黏膜受累仅发生于婴儿期。除有些患者在婴儿早期口腔内会出现轻微而局限的水疱外,无皮肤外病变。预后相对较好,随着年龄的增长易出水疱的情况逐渐好转。

　　3) 疱疹样型 EBS:亦称 Dowling-Meara 型,为 EBS 的第三常见亚型,系常染色体显性遗传。出生时即可起病,在新生儿期和婴儿期出现广泛的疱疹样水疱是其特征,以躯干和四肢近端为主(图 14-11),可累及口腔黏膜。因水疱裂隙位于表皮内,愈后不留瘢痕。大多数患者的皮损与 Koebner 型相似,其他表现包括甲萎缩、掌跖皮肤角化等是本型 EBS 的后期特点,并随着年龄的增长逐渐改善。一般至青春期症状可减轻,皮肤常广泛剥脱易于继发感染,致患儿在生后第一年内死亡。

　　4) 伴有神经肌肉病的 EBS:又称为致死性 EBS,为常染色体隐性遗传。此型罕见而严重,常伴有肌营养不良或先天性重症肌无力,儿童早期死亡率高。患儿出生时或出生不久皮肤和黏膜出现水疱,伴有牙釉质发育不全和甲萎缩。在生后晚期常发生进行性肌肉萎缩。有

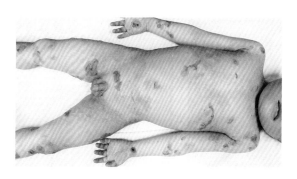

图 14-11 Dowling-Meara 型 EBS
患者周身泛发水疱、大疱,愈后留有淡褐色色素沉着。

些病例表现有萎缩性瘢痕、色素改变和甲营养不良,此时临床上难与交界型大疱性表皮松解症鉴别。常有多器官受累,如骨髓异常导致的严重贫血和小肠异常导致的中至重度生长发育迟缓。近期研究发现本病患者具有网格蛋白(plectin)基因缺陷。

(2)交界型大疱性表皮松解症:所有交界型大疱性表皮松解症均为常染色体隐性遗传,根据皮损累及范围和其他特点将此型进一步分为 6 个亚型。其中有 3 种为常见亚型:即 Herlitz 型、非 Herlitz 型和伴有幽门闭锁型。

1)重型交界型大疱性表皮松解症:亦称 Herlitz 型,由于婴儿期死亡率很高,故亦称致死性 JEB。本型是最严重的大疱性表皮松解症,40% 患儿在生后第 1 年内死亡。出生时发现全身泛发性水疱,头皮、口周和身体受压的其他部位出现大疱和糜烂(图 14-12)。一些糜烂处出现增殖性肉芽肿为诊断特征。当皮损累及头皮时,可形成部分或完全性秃发。在口鼻周围可形成高度增生的肉芽组织,当累及鼻孔时,可形成鼻孔狭窄,甚至闭塞。肉芽组织还可以累及颈后(图 14-13)、背部中上部、腋窝和甲周皱褶。此型皮肤脆性增高,常见于甲营养不良,可造成甲脱落,甲床被瘢痕组织覆盖。由于腋窝瘢痕形成可造成挛缩。皮肤外受累广泛而严重,常见的为口腔损害导致的小口畸形和舌系带短缩,食管狭窄、小肠受累导致的生长发育障碍,其他还可累及

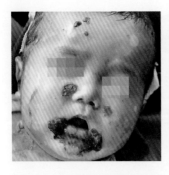 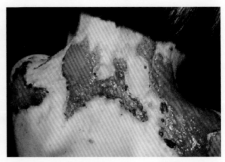

图 14-12 Herlitz 型 JEB。患者头面部广泛水疱、大疱和糜烂,愈后留有片状色素脱失斑,注意口周肉芽肿样皮损。

图 14-13 Herlitz 型 JEB。患者肩背部增殖性肉芽肿样皮损。

眼和泌尿生殖道。由于小肠损害导致的铁吸收不良和慢性广泛皮损导致的体液丢失常造成贫血,故少数患者可出现严重的气管和喉部病变。15% 此型患者伴发幽门闭锁,至少有 30% 患者出现气管、喉部病变。常死于败血症、多器官衰竭和营养不良。

2) 轻型交界型大疱性表皮松解症:亦称非 Herlitz 型或全身性萎缩性良性大疱性表皮松解症(generalized atrophic benign epidermolysis bullosa),是交界型中预后最好的类型。新生儿期发病,全身性水疱,本型出生时表现为中等程度的皮肤损害,可见水疱、糜烂、萎缩瘢痕和炎症后色素减退或加深(图 14-14),且除气管、喉部病变外,缺乏其他皮肤外病变,甲、头皮病变与 Herlitz 型相似,部分可表现严重皮损,但可存活至婴儿期,并随年龄增长而缓解,寿命与正常人类似。除牙釉质发育不良外,此型许多方面与显性 DEB 相似。

3) 伴幽门闭锁型交界型大疱性表皮松解症:此型罕见,为常染色体隐性遗传。妊娠期 B 超可发现羊水过多,提示可能伴胃幽门闭锁。出生时可见全身水疱和皮肤黏膜糜烂,可在新生儿期死亡。泌尿道常受累,存活者常出现泌尿道狭窄的并发症。

(3) 营养不良型大疱性表皮松解症(DEB):此型的共同特点是周

身广泛的水疱、糜烂、结痂、萎缩性瘢痕、粟丘疹、甲营养不良或甲缺乏。黏膜症状重,合并症多,通常分为常染色体显性遗传和常染色体隐性遗传两大类型。

1) 常染色体显性遗传型 DEB(dominent dystrophic epidermolysis bullosa,DDEB):此型病变较轻,出生时全身出现松弛性大疱,尼氏征阳性。在某些病例中,水疱可能仅出现于手、足、肘或膝部;常由于机械创伤引起,愈后留有萎缩性瘢痕,瘢痕很少引起手、足活动受限或畸形。瘢痕处可见小囊肿或粟粒疹(图 14-15),某些患者躯干和肢端出现白斑和棕色斑。少数患者黏膜受累,可出现轻微的口腔糜烂和口周瘢痕。患儿生长和智力发育正常,通常不累及毛发、牙齿。有时伴有鱼鳞病、毛囊周围角化症、多汗和厚甲。

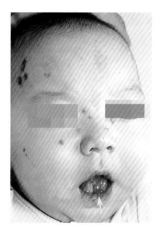

图 14-14 非 Herlitz 型 JEB
患者头面部泛发水疱,注意其口腔内新发水疱,疱液清亮略呈血性。

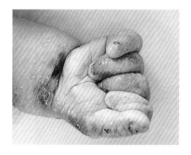

图 14-15 DDEB
患者右手部位水疱和血疱,可见甲板部分脱失和粟丘疹。

2) 常染色体隐性遗传型营养不良型大疱性表皮松解症(recessive dystrophic epidermolysis bullosa,RDEB):亦 称 Hallopeau-siemens 型 EB,是最严重的一型 EB。出生时或新生儿期出现广泛分布的松弛性水疱,可有血疱。水疱出现于身体所有皮肤表面,常反复破溃后形成广泛糜烂(图14-16),手足常见甲脱落,随后指/趾的活动性严重受损,出现指融合,骨再吸收,发生手足指/趾缺失或连指手套样假性并指畸形(图14-17),最后形成严重的功能障碍。婴儿早期死亡率高,存活者发生皮肤癌的风险显著增加,常在反复发生水疱和瘢痕的皮肤表面发生侵袭性鳞状细胞癌,30岁前发生鳞状细胞癌的风险约为40%。大多数鳞癌都会发生局限或全身性转移,从而导致死亡。常见于严重的多器官受累,口腔受累引起小口畸形和舌系带短缩、广泛的龋齿导致牙齿早期脱落而出现进一步的营养摄入困难。此外,还有食管狭窄、生长迟缓和严重贫血等并发症。少见的并发症为角膜和结膜水疱、糜烂和结痂,偶有广泛的泌尿生殖道和下消化道受累。反复的继发感染还可导致脓毒血症。

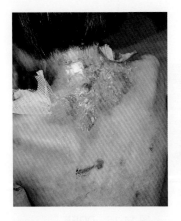

图 14-16　RDEB。患者颈肩部的水疱、大疱和广泛糜烂。

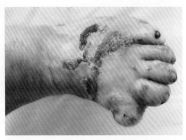

图 14-17　RDEB。患者由于反复出疱和炎症后造成的足趾缺失和畸形。

(4) 金德勒综合征(Kindler syndrome):患者自出生时发病。在新生儿时期其临床表现类似于JEB的Herlitz型或DEB,水疱症状严重且泛发,到后期则与JEB的非Herlitz型相似,症状趋向缓和。除此之外,患者有光敏感现象并可伴有皮肤异色症。后者的表现为皮肤受累部位出现色素沉着、色素减退和毛细血管扩张的表现。

先天性局限型皮肤缺损：此种症状性的诊断可以出现在前述的三种主要的 EB 患者中。临床表现通常为出生后可见双侧胫前和足背表皮的缺失，形成大片状糜烂面（图 14-18），护理不当可导致体液的缺失和继发感染。本病常见于 JEB 和 DEB 患者，偶为 EBS 病例。此疾病患儿经临床随访和基因突变检测可已证实为 JEB 患者。

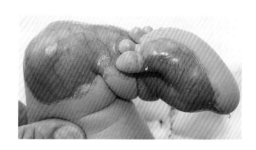

图 14-18　先天性局限型皮肤缺损
患者左胫前和足背表皮缺失后出现大片状糜烂面，并造成足向小腿侧过度屈曲。

2. 辅助检查

（1）光镜下除表浅型 EBS 外，所有 EBS 的水疱或裂隙都在表皮内接近表皮最下方，JEB 和 DEB 的水疱或裂隙均位于表皮下，故光镜下不能将两者区分。金德勒综合征的皮肤分离可以发生在表皮、交界部位或致密板下层。因此，各型 EB 的普通病理表现均为表皮下疱形成。

（2）透射电镜显示表浅性 EBS 的裂隙发生于颗粒层，而其他所有 EBS 的裂隙均在基底层或基底层上，JEB 的水疱发生于透明板中层，DEB 的裂隙位于真皮表皮交接下方的致密板处。在严重的 RDEB 患者中锚原纤维缺如，大多数普通的 RDEB 患者仅有锚原纤维减少，在 DDEB 中为减少或正常。大多数 DEB 的真皮上部，有不同数量的胶原溶解。在新生儿大疱性皮肤松解型 DDEB 中，基底细胞核周可见无定型的星状小体。

(3)免疫荧光抗原定位显示,在 EBS 患者中,大疱性类天疱疮血清、Ⅳ型胶原抗体和板层素抗体均在真皮侧;在 JEB 患者中,大疱性天疱疮血清在表皮侧,Ⅳ型胶原抗体和板层素抗体在真皮测;在 DEB 患者中,大疱型类天疱疮型血清、Ⅳ型胶原抗体和板层素抗体均在表皮侧。

3. **诊断标准** 在新生儿期,水疱分布的部位可作为诊断线索,最初皮损出现于易摩擦的部位,如足跟、手腕、膝和骶部。应仔细询问是否有水疱性疾病的家族史。根据 2 岁前发病,摩擦部位出现水疱的临床表现结合病史可作出初步诊断。进行皮肤活检结合透射电镜、免疫荧光抗原定位及基因检测后方能明确诊断。在明确诊断单纯型、交界型和营养不良型 EB 后,再进行亚型及变异型诊断。

【鉴别诊断】

EB 在新生儿期首先需要与新生儿脓疱疮鉴别,后者为周围红晕不显著的薄壁脓疱,水疱易破裂,脓液培养可发现葡萄球菌或链球菌,可伴有感染症状,预后好。EB 有时还需要与单纯疱疹、先天性卟啉症、色素失禁症、大疱性肥大细胞增生症、葡萄球菌烫伤样皮肤综合征和表皮松解角化过度型鱼鳞病等病鉴别。

【治疗】

虽然医生和患者家属对 EB 的诊断和分型十分关注,并希望根据准确的诊断进一步治疗,但目前各型遗传性 EB 均无特效治疗方法,现主要采用对症治疗防止发生严重并发症。另外,对皮肤系统以外的其他系统治疗同样重要,这将有效地改善患者的生活质量和节约社会资源。

1. **一般治疗** 可以口服补充从皮损处丢失的营养。口服多种维生素及微量元素,如维生素 E、锌和铁的补充。

2. **全身治疗** 近十年来,骨髓移植等干细胞移植疗法应用于表皮松解症的研究取得了显著进展,已经从在实验室内研究如何恢复表皮真皮之间的连接蛋白的水平,发展至开始治疗临床患者。2010

年,有研究者首次用骨髓移植方法治疗了 7 例 RDEB 患者,他们首先移植了有亲缘关系的供者骨髓后,进一步接受了常规移植后免疫调节治疗。患者皮肤黏膜原有皮疹均好转,水疱和糜烂的数量均减少,目前仍在长期随访之中。

3. **局部治疗** ①保护:保护皮肤,减少摩擦,防止水疱发生;②抽疱:出现水疱时,可挑破水疱,抽出疱液,防止水疱进一步扩大;③预防和治疗继发感染:保持创面清洁,必要时每日或隔日清洁创面,外用抗炎霜剂。慢性感染创面可外用莫匹罗星软膏抗感染。

4. **外科治疗** 少数 JEB 及 DEB 患儿,可行狭窄扩张术、尿道松弛术和手足指/趾间假蹼松解术等。长期不愈的糜烂可行皮片移植,或采用同种或自体角质形成细胞培养后移植覆盖创面。EB 皮损处发生鳞癌时,应将病损完整切除。某些 JEB 患者,必要时应行气管切开,维持自主呼吸,避免气道梗阻而死亡。牙釉质发育不全的患者早期行牙齿修复术。

5. **最新治疗进展** 主要包括局部注射正常胶原和向体内导入诱导多能干细胞这两种治疗方法。前者是将正常人来源的纤维母细胞培养后,提纯其产生的Ⅶ型胶原,并注射至 EB 患者的皮损处。此种方法疗效确切,但需要多次反复治疗。诱导多能干细胞是利用病毒载体将转录因子转入分化的体细胞中,使其重编程而得到类似胚胎干细胞的一种细胞类型。诱导多能干细胞具备分化为角质形成细胞和成纤维细胞的能力,可以产生正常的皮肤连接蛋白质。已经有不同的研究组报道,从正常人和 RDEB 患者皮肤来源的纤维母细胞产生了诱导多能干细胞,并在体外实验证明对皮肤损伤修复具有良好的疗效。干细胞治疗 EB 的方法还需要进一步通过一系列研究来验证。

> ➤ 附:遗传性大疱性表皮松解症诊疗流程图

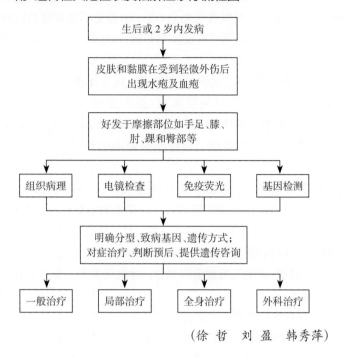

（徐　哲　刘　盈　韩秀萍）

第五节　慢性家族性良性天疱疮

【概述】

慢性家族性良性天疱疮(familial chronic benign pemphigus)又称 Hailey-Hailey 病,最早在 1939 年由 Hailey 兄弟报道,其临床特征是在颈、腋、腹股沟反复出现水疱、糜烂,尼氏征阳性,无全身症状,病程呈慢性经过,无性别和种族的差异。

本病是一常染色体显性遗传性皮肤病,70% 的患者有家族史。目前认为,本病是由染色体 3q21-24 上 *ATP2C1* 基因突变所导致的。*ATP2C1* 定位于高尔基体,在哺乳动物角质形成细胞内高度表达。*ATP2C1* 基因突变导致高尔基体碎裂,高尔基体运输功能障碍、细胞增殖缺陷等,从而影响角质形成细胞功能。外界刺激如摩擦、寒冷、紫外线照射等因素可加重或诱发棘层松解、裂隙形成,其中感染为最重要的诱发因素,据文献报道,葡萄球菌、酵母菌和病毒感染可使患者皮损加重。

【诊断】

1. **临床表现** 慢性家族性良性天疱疮多在青春期发病,好发于颈、项部、腋窝和腹股沟,少见于肛周、乳房下、腘窝和躯干等部位,病变可局限或泛发。少数患者可有黏膜损害,主要累及口腔、喉、食管、外阴及阴道。基本损害是在外观正常皮肤上或红斑上发生成群小疱或大疱。疱液早期清亮很快混浊,破裂后留下糜烂面或结成厚痂,中心渐愈,周边又出现新皮疹,而呈环形,也可呈扁平柔软、湿润增殖面,常有瘙痒,并伴有腥臭。有时自觉疼痛,特别是发生裂隙时。水疱尼氏征既可以阳性,也可以阴性。不典型损害为斑丘疹、角化性丘疹、乳头瘤样增殖。常见于白念珠菌、疱疹病毒和金黄色葡萄球菌引起的继发感染。

2. **辅助检查** 该病组织病理学特征是基底层上裂隙形成和大部分表皮内出现部分性或完全性棘层松解。后者常被描述为"倒塌的砖墙"或"墓碑样",较成熟损害者内有水疱和大疱形成,衬以单层基底细胞的乳突(绒毛)向上突入水疱腔或裂隙内,有时可见角化不良细胞。直接免疫荧光检查阴性。电子显微镜检查示张力细丝与桥粒分离,核周电子致密物聚集,角质形成细胞周围有许多延长和分支的微绒毛,桥粒减少。

3. **诊断标准** 根据家族史、临床表现结合组织病理学、免疫荧光检查可明确诊断。

【鉴别诊断】

家族性良性天疱疮在组织病理学上需要与寻常型天疱疮、毛囊角化病、暂时性棘层松解性皮肤病、生殖器部位的棘层松解性皮病等鉴别。

1. **寻常型天疱疮** 棘层松解多在基底层上,往往形成明显的水疱,缺乏"砖墙倒塌"现象,棘层松解常累及皮肤附属器上皮,直接免疫荧光检查寻常型天疱疮的棘细胞层有免疫球蛋白或补体沉积。

2. 毛囊角化病　表现为棘层松解,形成基底层上的裂隙和隐窝,"绒毛"形成,特征性的"圆体"和"谷粒"数量较家族性良性天疱疮多。

3. 暂时性棘层松解性皮肤病　常表现为伴有海绵水肿的棘层松解,棘层松解范围较慢性家族性良性天疱疮小,一般仅累及几个皮突。

4. 生殖器部位的棘层松解性皮肤病　表现为角化过度伴角化不全,棘层增厚,棘层松解类似家族性良性天疱疮,病理上鉴别较困难,需要紧密结合家族史和临床表现。

【治疗】

1. 治疗原则　家族性慢性良性天疱疮治疗较为困难,多为经验性治疗,主要目的是缓解症状,提高生活质量。目前关于该病的治疗主要包括非药物治疗、药物治疗、激光、手术治疗等方面。

2. 基础护理及治疗　避免诱发因素,如注意个人卫生,保持皮疹清洁及局部干燥,避免受热和出汗;尽量穿宽松的衣物,控制体重,减少多余脂肪引起的摩擦,引起皮肤摩擦的体力活动也应受到限制。

3. 局部药物治疗　局部治疗为慢性家族性良性天疱疮的一线治疗。虽然皮损多发生在皱褶部位,长期使用糖皮质激素可能出现皮肤萎缩、毛细血管扩张、局部经皮吸收等副作用,但仍有大量研究显示局部糖皮质激素应作为首选治疗,特别是对于局限性家族性慢性良性天疱疮患者的急性加重期,要注意避免长期使用导致局部不良反应的发生。

4. 外科治疗　对于复发性皮损可考虑外科治疗。皮肤磨削术是保守治疗顽固性家族性慢性良性天疱疮无效时的一种选择,同时应注意术后伤口护理。

5. 系统性治疗　当局部治疗效果欠佳或皮损面积过大不适用于局部治疗时可采用系统性治疗。口服糖皮质激素常用于家族性慢性良性天疱疮的复发和低剂量维持治疗。严重者可口服环孢素、维A酸或氨苯砜治疗。

➤ 附:慢性家族性良性天疱疮诊疗流程图

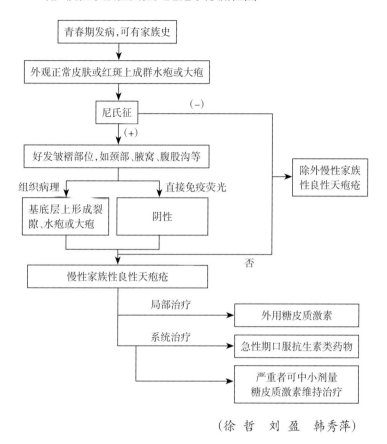

（徐 哲 刘 盈 韩秀萍）

参考文献

1. 中国医疗保健国际交流促进会皮肤科分会.寻常型天疱疮诊断和治疗专家建议(2020).中华皮肤科杂志,2020,53(1):1-7.

2. ROGNER DF,LAMMER J,ZINK A,et al. Darier and Hailey-Hailey disease：update 2021. J Dtsch Dermatol Ges,2021,19(10):1478-1501.

3. YANG L,ZHANG Q,ZHANG S,et al. Generalized Hailey-Hailey disease：Novel splice-site mutations of ATP2C1 gene in Chinese population and a

literature review. Mol Genet Genomic Med, 2021, 9 (2): e1580.

4. BEN LAGHA I, ASHACK K, KHACHEMOUNE A. Hailey-Hailey Disease: An Update Review with a Focus on Treatment Data. Am J Clin Dermatol, 2020, 21 (1): 49-68.

5. 中华医学会皮肤性病学分会, 中国医师协会皮肤科医师分会. 自身免疫性表皮下大疱病诊疗共识(2022). 中华皮肤科杂志, 2022, 55 (1): 1-11.

第十五章 遗传性皮肤病

第一节 鱼 鳞 病

【概述】

鱼鳞病（ichthyosis）是一组以全身皮肤干燥并伴有鳞屑为特征的角化障碍性皮肤病，包括先天遗传性和后天获得性。本节重点介绍先天遗传性鱼鳞病。2009年，国际鱼鳞病会议制定了国际先天性鱼鳞病分类共识，包含30余种先天性鱼鳞病，并将其大致分为非综合征型和综合征型两大类：非综合征型包括寻常型鱼鳞病、X连锁鱼鳞病、常染色体隐性鱼鳞病、角蛋白鱼鳞病及其他特殊类型；综合征型包括多种鱼鳞病相关综合征。

先天性鱼鳞病归属于孟德尔角化病（Mendelian disorders of cornification，MEDOC），病因涉及多种基因突变。该组疾病在临床上和病因学上均存在异质性，其临床表现因致病基因的不同而有很大差异。

【诊断】

1. **非综合征型鱼鳞病** 目前依据遗传学、组织学的研究，主要分为四型：即寻常型鱼鳞病、X连锁鱼鳞病、常染色体隐性鱼鳞病和角蛋白鱼鳞病。现分述如下：

（1）寻常型鱼鳞病（ichthyosis vulgaris，IV）：是最常见的类型，发病率为1:300~1:1 000，为常染色体半显性遗传。其特征为患者出生数月后发病，1~4岁时症状已较明显。皮肤出现细薄的菱形或多角形鳞屑，皮损以腹部和四肢伸侧为重，尤以小腿明显，皮肤皱褶处和面部不受累。可伴有毛周角化症及掌跖角化症（图15-1）。本病属于半显性遗传，个体差异大，症状常不同。纯合子症状相对较重，杂合子相对较轻，有时仅见胫前鳞屑。在潮湿的环境下症状可减轻。本病易合并特应性皮炎、哮喘、过敏性鼻炎等疾病。组织病理学表现为表皮角化过度，颗粒层减少或消失，棘层正常或变薄，可有毛囊角栓，真皮可见皮脂腺及汗腺萎缩。

FLG 基因是目前与寻常型鱼鳞病有关的明确的基因，已经报道 20 余种突变类型。*FLG* 基因编码的丝聚蛋白是透明角质颗粒的主要成分，突变可导致表皮中的丝聚蛋白及丝聚蛋白原结构改变并合成明显减少，导致颗粒层透明角质颗粒减少且结构异常，颗粒层变薄或消失，表现出角化性皮损。

（2）X 连锁鱼鳞病（X-linked Ichthyosis，XLI）：亦称类固醇硫酸酯缺乏症，为 X 连锁隐性遗传，发病率为 1∶1 000~1∶6 000。本病男性发病，女性仅为携带者。男性患者多于生后 3 个月内发病，皮疹较寻常型鱼鳞病重，表现为弥漫分布的大片状暗褐色鳞屑，以躯干、下肢为著，无毛周角化及睑外翻（图 15-2）。女性携带者无明显临床表现或表现轻微，可见胫前皮肤干燥脱屑、角膜后壁和后弹力层点状混

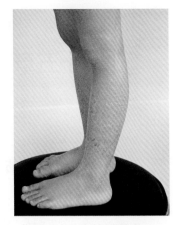

图 15-1　寻常型鱼鳞病
下肢胫前菱形或多角形鳞屑，边缘游离。

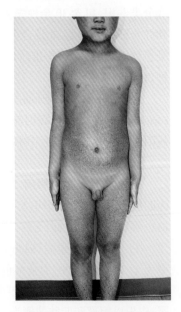

图 15-2　X 连锁鱼鳞病
躯干、四肢大片黑褐色鳞屑，有脏污感。

浊,但不影响视力。男性患者可能出现深部角膜混浊、隐睾、睾丸癌。组织病理学表现为表皮角质层中度增厚,颗粒层特征性增厚,无角栓形成,棘层增厚,真皮浅层血管周围可有淋巴细胞浸润。

X 连锁鱼鳞病由于类固醇硫酸酯酶(steroid sulfatase,STS)相关的类固醇硫酸酯酶基因缺陷,皮肤成纤维细胞缺乏类固醇硫酸酯酶,导致硫酸胆固醇聚集,角质层细胞黏附异常而无法正常脱落,可合并表皮屏障功能损害。90% 以上是 STS 基因完全缺失,完全缺失如累及邻近基因,可出现相应综合征表现。少数患者为部分缺失或点突变。

(3)常染色体隐性鱼鳞病(autosomal recessive congenital ichthyosis,ARCI):是一组非综合征型的角化障碍,临床具有异质性,且表型多有重叠。大多数出生为火棉胶样儿,即一层覆盖新生儿身体的紧绷半透明膜,涂润肤剂后,在几周内脱落,出现红斑基础上不同程度的鳞屑。本病可伴有红皮病、睑外翻及掌跖角化等。临床表现和严重程度可能有很大差异,从最严重、可致命的丑胎鱼鳞病,到板层鱼鳞病和先天性非大疱性鱼鳞病样红皮病,以及临床症状介于板层鱼鳞病与先天性非大疱性鱼鳞病样红皮病之间、尚未明确分类的表型和轻微变异的亚型,如自我改善型火棉胶鱼鳞病和泳衣鱼鳞病。

其中,板层状鱼鳞病临床表现相对较重,出生时常为火棉胶样儿,之后出现全身大片、褐色鳞屑厚似铠甲、明显角化过度、睑外翻、严重掌跖受累、可伴或不伴红皮病(图 15-3)。先天性非大疱型鱼鳞病样红皮病通常表现为出生时火棉胶样膜,之后在弥漫性红斑基础上出现角化过度鳞屑、睑外翻、不同程度掌跖角化病、少汗、可伴有红皮病(图 15-4)。丑胎鱼鳞病表现为新生儿较厚的盔甲样、板状角化过度、严重唇外翻及睑外翻、耳郭畸形(图15-5)。早期可由于感染、呼吸及

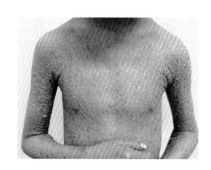

图 15-3　板层状鱼鳞病
躯干、上肢大片褐色鳞屑,周边游离,中央黏着。

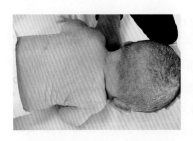

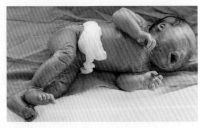

图 15-4　先天性非大疱性鱼鳞病样红皮病

生后发病,全身弥漫红斑,上覆白色细碎鳞屑,无水疱。

图 15-5　丑胎鱼鳞病

患儿生后 12 小时,全身皮肤紧张发亮,触之硬,上覆暗红色角质性斑片,前胸可见皮肤裂隙。呈"O"形,眼睑显著外翻。

喂养困难而死亡。而自我改善型火棉胶鱼鳞病在出生时即出现火棉胶样膜,随后膜脱落出现正常或接近正常的皮肤,并随年龄增长逐渐出现轻症鱼鳞病表现。

丑胎鱼鳞病是临床上最独特的基因同质性疾病,由 *ABCA12* 基因功能丧失性突变引起。板层状鱼鳞病和先天性非大疱型鱼鳞病样红皮病等其他表型是 *TGM1*、*ALOXE3*、*ALOX12B*、*NIPAL4*、*CYP4F22*、*ABCA12*、*CASP14*、*CERS3*、*LIPN*、*PAPLA1*、*SULT2B1*、*SDR9C7*、*SLC27A*、*ST14* 和其他未知基因突变引起的一组疾病。这些编码角质形成细胞脂质处理相关酶的基因致病性突变,导致脂质产生和/或分泌缺陷,影响了保护性角质化细胞包膜和角质层的形成。

(4)角蛋白鱼鳞病(keratinopathicichthyosis,KI):大多数是常染色体显性遗传。角蛋白 *K1* 或 *K10* 基因突变可导致表皮松解角化过度型鱼鳞病、环状表皮松解型鱼鳞病、彩斑鱼鳞病、Curth-Macklin 型鱼鳞病和镶嵌突变所致表皮松解角化过度痣。角蛋白 2 基因突变可导致浅表型表皮松解型鱼鳞病。其中,表皮松解角化过度型鱼鳞病相对常见,发病率为 1:300 000,患儿出生或生后不久发病,全身潮红伴表浅松弛性大疱,屈侧较多,可见灰褐色鳞屑。随年龄增长,皮肤潮红症状逐渐改善,鳞屑逐渐增厚(图 15-6)。组织病理学表现为表皮角化过度、颗粒层增厚、有粗大的角质透明颗粒,颗粒细胞变性,棘层增厚。

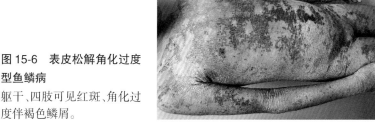

图 15-6 表皮松解角化过度型鱼鳞病
躯干、四肢可见红斑、角化过度伴褐色鳞屑。

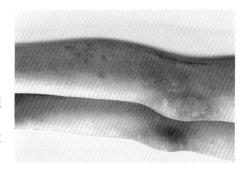

图 15-7 浅表性表皮松解型鱼鳞病
双下肢可见浅表的暗褐色薄层鳞屑。

环状表皮松解型鱼鳞病的特征为近端和躯干上间歇性发展的环形、多环形红斑,鳞屑性斑块。浅表性表皮松解型鱼鳞病临床特征较轻,婴儿期创伤后会出现水疱,多见于手脚。皮肤脆性更浅表,随年龄增长水疱减少,浅表暗褐色鳞屑主要集中在四肢(图 15-7)。Curth-Macklin 型鱼鳞病临床表现为广泛的暗色疣状斑块,累及手臂和腿伸侧及躯干,可合并严重的掌跖角化。Confetti 鱼鳞病在出生时表现与先天性鱼鳞病样红皮病类似,没有水疱,但随着年龄的增长,逐渐在红皮病中出现小片正常皮肤,并随着时间的推移逐渐增大、增多。

2. **综合征型鱼鳞病** 目前已有 20 余种被报道,临床表现复杂多样,累及皮肤和其他器官或系统。根据遗传方式,X 连锁遗传的综合征型鱼鳞病主要包含毛囊性鱼鳞病-秃发-畏光综合征(图 15-8)、先天性偏侧发育不良伴鱼鳞病样红皮病及四肢畸形综合征(图 15-9)、X 连锁显性点状软骨发育不全 2 型等。常染色体遗传的综合征型鱼鳞病

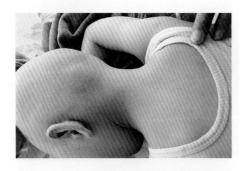

图 15-8　毛囊性鱼鳞病-秃发-畏光综合征

生后毛发稀疏、逐渐脱落，头皮、耳郭、颈部可见毛囊性丘疹。

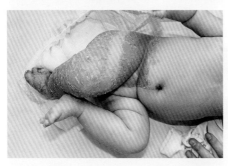

图 15-9　先天性偏侧发育不良伴鱼鳞病样红皮病及四肢畸形综合征

3 月龄女婴，右下腹、右臀部、右下肢至右足可见红斑基础上丘疹、片状淡黄色脱屑，以中线为界。

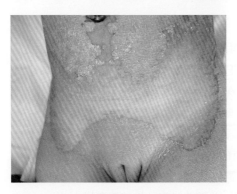

图 15-10　瑟顿综合征

腹部可见红斑基础上白色鳞屑。

中,伴毛发异常的为内瑟顿综合征(Netherton syndrome)(图 15-10)、角膜炎-鱼鳞病-耳聋综合征、毛发硫营养不良等;伴神经系统异常的为鱼鳞病-痉挛性瘫痪-智力障碍综合征、鱼鳞病-多发性神经炎-共济失调综合征、智力减退-肠病-耳聋-神经病变-鱼鳞病-角化综合征、脑发育障碍-神经病变-鱼鳞病-掌跖角化症综合征、鱼鳞病-痉挛性四肢麻痹-智力低下-脊髓小脑共济失调综合征等;以及伴其他症状的中性脂质沉积病、多种硫酸酯酶缺乏症、鱼鳞病早产综合征等。

【鉴别诊断】

根据以下疾病分类,结合各种鱼鳞病特点进行鉴别诊断(表 15-1)。

表 15-1　根据鱼鳞病的特点鉴别诊断

以皮肤表现为主要特征的先天性非综合征型鱼鳞病	常染色体半显性遗传	寻常型鱼鳞病
	常染色体隐性遗传	丑胎鱼鳞病、板层状鱼鳞病、先天性非大疱性鱼鳞病样红皮病、自愈性火棉胶样儿/自我改善型火棉胶鱼鳞病和泳衣鱼鳞病
	X 连锁隐性遗传	类固醇硫酸酯酶缺乏症
伴有各系统受累表现的先天性综合征型鱼鳞病	• 毛囊性鱼鳞病-秃发-畏光综合征(IFAP 综合征)	
	• X 连锁显性软骨发育不良	
	• 先天性偏侧发育不良伴鱼鳞病样红皮病及肢体缺陷	
	• 内瑟顿综合征	
	• 角膜炎-鱼鳞病-耳聋综合征	
	• 毛发硫营养不良	
	• 鱼鳞病少毛综合征	
	• 鱼鳞病-痉挛性瘫痪-智力障碍综合征	
	• 鱼鳞病-多发性神经炎-共济失调综合征	
	• 智力减退-肠病-耳聋-神经病变-鱼鳞病-角化综合征	
	• 脑发育障碍-神经病变-鱼鳞病-掌跖角化症综合征	
	• 鱼鳞病-痉挛性四肢麻痹-智力低下-脊髓小脑共济失调综合征	
	• 多发性硫酸酯酶缺乏症	
	• 中性脂质沉积病	
	• 戈谢病	
	• 鱼鳞病早产综合征	
后天获得性鱼鳞病	• 淋巴瘤	
	• 结节病	
	• 红斑狼疮	
	• 皮肌炎	
	• 麻风病	
	• 获得性免疫缺陷综合征	
	• 内脏肿瘤和 kaposi 肉瘤	
	• 甲状腺功能减退	
	• 严重营养不良	
	• 某些药物(烟酸、三苯乙醇和丁酰苯)的反应	

【治疗】

1. 局部治疗　沐浴加强水合。外用油脂霜剂、尿素、甘油等保湿剂、功效性医学护肤品以改善皮肤屏障功能。必要时需封包治疗,如使用羊毛脂或凡士林等药物封包,湿润、软化角质层,恢复皮肤屏障功能。外用水杨酸、丙二醇等角质剥脱剂,或维 A 酸、卡泊三醇等角质分化调节剂改善角化过度。

2. 系统治疗　严重者可口服阿维 A 治疗改善症状,儿童使用需要监测黏膜干燥、肝功能、血脂、骨骼异常等相关副作用。皮肤有继发感染时,可适当应用抗生素软膏。对于丑胎鱼鳞病及火棉胶样儿,重在加强支持治疗,提高生存率及生活质量。

➢ 附:先天性鱼鳞病诊治流程图

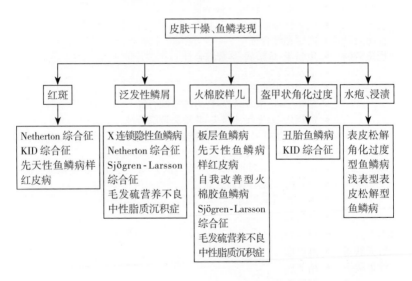

（杨　舟　徐　哲　卫风蕾）

第二节　着色性干皮病

【概述】

着色性干皮病（xeroderma pigmentosum,XP）是一组特征为高度日光敏感、曝光部位雀斑样色素沉着、皮肤异色、早发皮肤癌的遗传性皮肤病,随着疾病的进展还可出现眼部病变,由于原发性神经元变性导致的神经系统病变,以及患肿瘤风险升高。本病为常染色体隐性遗传,少数为性联遗传,发病机制为基因突变导致 DNA 损伤修复功能受损,细胞受紫外线照射损伤的 DNA 无法被修复,导致细胞不可逆性损伤,直至发生细胞恶变。XP 分为 8 个互补组,对应参与 DNA 损伤修复通路中的 8 种基因突变,不同分组的患者临床表现有所差异(表15-2)。

表 15-2　着色性干皮病各互补组的突变基因功能及临床表现

分组	基因	基因功能	途径	临床表现
XPA	*XPA*	验证 DNA 损伤	NER 两分支均受损	显著晒伤反应,轻至重度神经系统异常
XPB	*ERCC3*	编码 ATP 依赖的解旋酶	NER 两分支均受损	显著晒伤反应,轻度神经系统异常
XPC	*XPC*	识别 DNA 损伤	TC-NER 完整GG-NER 受损	无晒伤反应,无神经系统异常
XPD	*ERCC2*	编码 ATP 依赖的解旋酶	NER 两分支均受损	显著晒伤反应,无/轻至重度神经系统异常
XPE	*DDB2*	识别 DNA 损伤	TC-NER 完整GG-NER 受损	无晒伤反应,无神经系统异常
XPF	*ERCC4*	5'端核酸内切酶活性	NER 两分支均受损	显著晒伤反应,无/轻至重度神经系统异常
XPG	*ERCC5*	3'端核酸内切酶活性	NER 两分支均受损	显著晒伤反应,无/轻至重度神经系统异常
XPV	*POLH*	编码 DNA 聚合酶 η	NER 完整跨损伤修复合成缺陷	无晒伤反应,无神经系统异常

【诊断】

1. 临床表现

（1）早期可有高度日光敏感，可出现严重而持久的晒伤反应，有畏光现象。婴儿后期曝光部位如面部、唇、结膜和颈部等可出现雀斑、色素沉着斑、色素减退斑、皮肤干燥及毛细血管扩张（图 15-11、图 15-12）。儿童早期即可出现皮肤癌，如基底细胞癌、鳞状细胞癌和皮肤黑色素瘤。

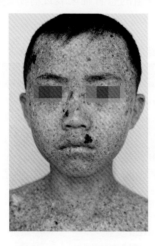

图 15-11　着色性干皮病
13 岁男童。面部、躯干、四肢可见大量大小不等的褐色至黑色色素沉着斑，间杂萎缩性色素减退斑。少数黑褐色不规则增生性斑块。

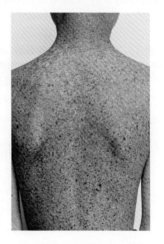

图 15-12　为图 15-11 患儿

（2）其他系统损害：眼部畏光、干眼、结膜炎、角膜炎、角膜浑浊、虹膜粘连、翼状胬肉和眼肿瘤。部分患者出现进行性神经系统症状，如感音神经性耳聋、语言障碍、智力低下、发育迟滞、深部肌腱反射减少或消失、痉挛、周围神经病、肌张力低下、行走和平衡缺陷及癫痫等。其中 XPA、XPB、XPD 或 XPG 患者多数伴有神经系统异常。口腔癌常见部位为舌尖和舌背。XP 患者发生脑肿瘤的风险可增加 50 倍，包括髓母细胞瘤、胶质母细胞瘤、脊髓星形细胞瘤和神经鞘瘤。其他肿瘤有肉瘤、骨髓增生异常综合征、白血病和肺癌的报道。

(3) 本病不同的互补型致病基因不同，其临床表现有所差异。由于突变位置不同，XP 表型可与其他 DNA 修复缺陷疾病重叠：部分 XPD 可合并科凯恩综合征（Cockayne syndrome）、毛发硫营养不良或脑-眼-面-骨骼综合征；部分 XPG 可合并科凯恩综合征或脑-眼-面-骨骼综合征；部分 XPB、XPF 可合并科凯恩综合征。

2. **辅助检查**

(1) 组织病理学：早期为非特异性改变，表皮细胞核排列紊乱，有些区域表皮呈不典型性生长；中期表皮萎缩伴棘层细胞增厚，真皮纤维变性；晚期则为各种肿瘤的组织改变。

(2) 基因检测：XP 共有 7 个互补型（即 XPA、XPB、XPC、XPD、XPE、XPF、XPG）和 1 个变异型（XPV），分别对应 8 种基因（即 *XPA*、*ERCC3*、*XPC*、*ERCC2*、*DDB2*、*ERCC4*、*ERCC5*、*POLH*）致病性突变。

3. **诊断标准**　对于光敏性增强日光高度敏感且有特征性皮肤、眼科和神经表现的患者，应怀疑其诊断。XP 家族史或在 10 岁内发现皮肤恶性肿瘤进一步支持该诊断。通过鉴定其中一个致病基因中的双等位致病性突变，可以做出明确诊断。

【鉴别诊断】

着色性干皮病需与以下疾病相鉴别（表 15-3）。

表 15-3　着色性干皮病鉴别诊断

疾病	临床表现	恶性肿瘤	致病基因
着色性干皮病（XP）	晒伤、色素沉着和色素减退、萎缩、日光暴露区域皮肤的毛细血管扩张（皮肤异色症）、干燥、神经症状	基底细胞癌、鳞状细胞癌、儿童皮肤黑色素瘤（紫外线诱发的皮肤肿瘤）、体内肿瘤、中枢神经系统肿瘤	
XP-A			*XPA*
XP-B			*XPB*
XP-C			*XPC*
XP-D			*XPD*
XP-E			*DDB2*
XP-F			*XPF*
XP-G			*XPG*
XPV			*Pol H*

续表

疾病	临床表现	恶性肿瘤	致病基因
XP+神经症状	与 XP 相同 深肌腱反射丧失、感觉神经性耳聋、进行性神经变性、原发性神经变性	与 XP 相同	*XPA* *XPB* *XPD* *XPG*
科凯恩综合征（CS）	晒伤、生长迟缓、鸟样外观（深眼窝、尖鼻、皮下脂肪减少）、色素性视网膜炎、龋齿、进行性神经和精神运动障碍、脑钙化、原发性脱髓鞘	皮肤癌风险无增加	*CSA* *CSB*
XP/CS 复合症	XP 症状加 CS 症状	XP 相关癌症，特别是基底细胞癌、鳞状细胞癌	*XPB*
光敏感型缺硫性毛发营养不良病（trichothiodystrophy，TTD）	晒伤、红斑、鱼鳞样皮肤变化、甲和其他神经外胚层发育不良、易脆缺硫短发（虎尾征）、先天性白内障、智力低下、反复感染	皮肤癌风险无增加	*TTD-A* *XPB* *XPD*
非光敏感型毛发硫营养不良	无晒伤和光敏，其他与光敏型毛发硫营养不良相同	皮肤癌风险无增加	*TTDN1* *RNF113*
XP/TTD 复合症	XP 症状加 TTD 症状	XP 相关癌症	*XPD*
脑-眼-面-骨骼综合征	小头症、脑萎缩、严重智力障碍、关节挛缩、产后生长障碍、先天性白内障、先天性小角膜、视神经萎缩	皮肤癌风险无增加	*XPD* *XPG* *CSB* *ERCC1*

疾病	临床表现	恶性肿瘤	致病基因
XFE 早衰样综合征	侏儒症、恶病质、小头症、光敏、轻度学习障碍、鸟样外观、脊柱侧凸、听力和视力障碍	皮肤癌风险无增加	*XPF*
DeSanctis-Cacchione 综合征（着色性干皮病痴呆综合征）	着色性干皮病、精神缺陷、进行性神经恶化、侏儒症和性腺发育不全、动眼神经系统缺陷	同 XP，急性淋巴细胞白血病	*CSB*
红细胞生成性原卟啉病	光敏、日晒后出现疼痛性红斑、水肿	皮肤癌风险无增加	*FECH*
先天性皮肤异色症	光敏、皮肤异色症、毛发稀疏、白内障、骨骼牙齿异常、身材矮小	肿瘤风险增加，特别是骨肉瘤	*RECQL4*
紫外线敏感综合征	光敏	皮肤癌风险无增加	*CSA* *CSB*

【治疗】

1. **早诊断，早防治** 严格避免紫外线照射、人造紫外线及香烟烟雾，用防晒防护用品保护皮肤、眼睛。口服钙剂和维生素 D 避免佝偻病或骨软化病。

2. **每 3~6 个月定期皮肤检查** 治疗癌前病变及手术切除皮肤癌。口服高剂量异维 A 酸或阿维 A 用于部分皮肤癌进展期的 XP 患者。

3. **预后** 由于皮肤癌、进行性神经病变和其导致的并发症，XP 患者预期寿命显著降低，其平均死亡时间比健康人早约 30 年。

> 附:着色性干皮病诊治流程图

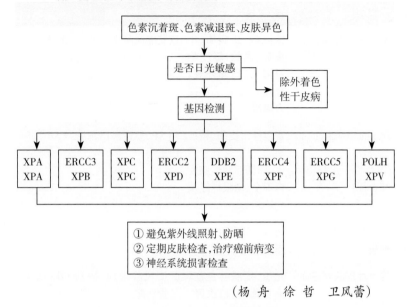

（杨 舟　徐 哲　卫风蕾）

第三节　神经纤维瘤病

【概述】

神经纤维瘤病(neurofibromatosis,NF)是一种以皮肤多发咖啡牛奶斑、神经纤维瘤及多系统损害的遗传性疾病,为常染色体显性遗传。神经纤维瘤病分为三种类型:即Ⅰ型神经纤维瘤病(NF1)、Ⅱ型神经纤维瘤病(NF2)和施万细胞瘤。本节主要介绍Ⅰ型和Ⅱ型神经纤维瘤病。NF1 和 NF2 的致病基因分别为 *NF1* 基因和 *NF2* 基因,分别编码神经纤维瘤蛋白和 Merlin 蛋白,均为肿瘤抑制蛋白。本病基因型表型具有异质性。节段型 NF1 患者由 *NF1* 基因合子后镶嵌性突变导致。NF2 也存在镶嵌性突变报道。

【诊断】

1. 临床表现

（1）Ⅰ型神经纤维瘤病(neurofibromatosis type 1,NF1)

1）皮肤：最常见的特征为散在分布、颜色均匀的多发咖啡牛奶斑（≥6个），直径 0.5~50cm，常小于10cm。皮肤皱褶部位雀斑样色素沉着，直径多为 1~3mm。神经纤维瘤可发生在周围神经的任何部位，常见的有皮肤型神经纤维瘤、皮下型神经纤维瘤和丛状型神经纤维瘤（图15-13~图 15-15）。a.皮肤型神经纤维瘤常于青春期出现，大小数量逐渐增加，表现为柔软圆顶皮色的丘疹或结节，无恶变风险。b.皮下型神经纤维瘤表现为卵圆形皮下质韧结节，边界清，可伴有疼痛或感觉异常。c.丛状型神经纤维瘤病累及多个神经束，

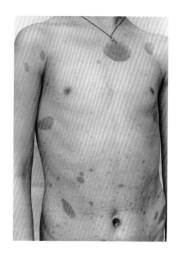

图 15-13 神经纤维瘤病
7 岁男童。躯干和下肢可见咖啡色斑，左臀部巨大神经纤维瘤。其父患同疾。

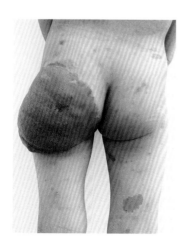

图 15-14 神经纤维瘤病。7 岁男童（同图 15-13）。左臀部巨大神经纤维瘤。

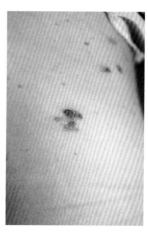

图 15-15 神经纤维瘤病。7 岁女童。背部褐色质软瘤体。

可浅表或深在,皮肤表面出现不规则色素沉着、多毛或血管增多,皮肤增厚呈条索状肿块,有转化为恶性周围神经鞘瘤的风险。其他特征包括可出现幼年性黄色肉芽肿、贫血痣和甲下血管球瘤。节段型NF1患者的皮损常局限于身体特定部位,亦可泛发,皮肤外并发症少见。

2) 各系统受累:可累及任何器官系统,常出现身材矮小、脊柱侧凸、蝶骨或长骨发育不良、假关节、骨质疏松;虹膜错构瘤(Lisch结节)、视神经胶质瘤;认知缺陷、学习障碍、注意力缺陷多动障碍、智力障碍、孤独症、星形细胞瘤及癫痫;性早熟、嗜铬细胞瘤、高血压、先天性心脏病等。患者恶性肿瘤的风险增加,尤其是恶性周围神经鞘瘤、幼年粒单核细胞白血病、横纹肌肉瘤和胃肠道间质瘤。

(2) Ⅱ型神经纤维瘤病(neurofibromatosis type 2,NF2)

1) 皮肤:在NF2中,咖啡牛奶斑数量比NF1少,直径大,颜色较浅。神经肿瘤几乎均为神经鞘瘤,且不会出现皮肤皱褶处雀斑样色素沉着。周围神经肿瘤的组织学上均为神经鞘瘤,而不是神经纤维瘤。临床可表现为表面粗糙、直径通常小于2cm散在分布的斑块,色深多毛;或较大周围神经上坚硬深在的结节;少数外观可与NF1中的皮肤神经纤维瘤相似。

2) 其他系统:大多数患者可出现双侧前庭神经鞘瘤,可于青少年期发病,常为多灶性,出现听力损失、耳鸣和平衡功能障碍。其他可能发生的为脑脊膜瘤、胶质瘤、脊神经根神经鞘瘤、星形细胞瘤和室管膜瘤,不伴有认知功能障碍。眼科常见的是儿童期即可出现的后囊下或皮质性白内障,其他有特发性黄斑前膜和视网膜错构瘤,引起视力障碍。

2. 辅助检查

(1) 组织病理学:(神经纤维瘤)可见多数呈S形和梭形核的细胞,多数纤细波状纤维和颗粒状、淡蓝染的酸性黏多糖基质,多数瘤体内散布肥大细胞(咖啡牛奶斑),表皮基底层局灶性色素增多,黑素细胞内有大的色素颗粒(神经鞘瘤)。以梭形细胞为主,周围纤维包膜。

（2）X 线片可见各种骨骼畸形；椎管造影、CT 及 MRI 可见神经系统肿瘤。PET-CT 有助于评估有症状性丛状型神经纤维瘤的恶变情况。

（3）眼科检查：裂隙灯检查 Lisch 结节，视神经通路胶质瘤可导致视力、视野影响。NF2 后囊下或皮质性白内障。

（4）基因检测：对于确诊、疾病严重程度的预测和高危家庭成员的筛查均起到重要作用。对疑似节段性 NF1 和 NF2 出现肿瘤的患者，需取病变组织来源的 DNA 进行基因镶嵌性突变检测。

3. 诊断标准

（1）Ⅰ型诊断标准：父母没有 NF1 的儿童需满足以下至少 2 项标准，父母一方患 NF1 的儿童需满足 1 项或 1 项以上，可诊断：①青春期前 6 个或 6 个以上 >5mm 皮肤咖啡牛奶斑，青春期后 >15mm；②2 个或 2 个以上神经纤维瘤，或 1 个或 1 个以上丛状神经纤维瘤；③腋窝和腹股沟区雀斑样色素沉着；④视神经胶质瘤；⑤2 个或 2 个以上虹膜结节（Lisch 结节）或大于 2 处脉络膜异常；⑥特征性骨病变（蝶骨发育不良，胫骨前外侧凸）；⑦杂合性 NF1 致病性突变，看似正常的组织（如白细胞）中突变等位基因频率达 50%。

（2）Ⅱ型诊断标准：具有以下任何一组表现即可诊断，①70 岁前发生双侧前庭神经鞘瘤；②一级亲属患有 NF2 和 70 岁前发生单侧前庭神经鞘瘤或以下任何两种疾病：脑脊膜瘤、神经鞘瘤、室管膜瘤、白内障；③单侧前庭神经鞘瘤，且 *LZTR1* 基因检测阴性和以下任意两种疾病：脑脊膜瘤、神经鞘瘤、室管膜瘤、白内障；④多发性脑膜瘤和单侧前庭神经鞘瘤或以下任意两种疾病：神经鞘瘤、室管膜瘤、白内障；⑤患者血液中发现种系或镶嵌性 *NF2* 基因致病性突变，或在同一个体中确认两个独立肿瘤有相同突变。

【鉴别诊断】

神经纤维瘤需与以下疾病相鉴别（表 15-4）。

【治疗】

1. 治疗原则

（1）激光消融、电灼术或手术切除皮肤神经纤维瘤。口服 MEK 抑制剂司美替尼或手术治疗丛状神经纤维瘤。

表 15-4　神经纤维瘤病鉴别诊断

疾病	主要鉴别特征	基因学
Ⅰ型神经纤维瘤病	≥6个咖啡牛奶斑,皮肤皱褶处雀斑样色素沉着,Lisch结节,神经纤维瘤	常染色体显性遗传;NF1
Ⅱ型神经纤维瘤病	少量咖啡牛奶斑,均为神经鞘瘤,中枢神经系统肿瘤,白内障,无认知障碍	常染色体显性遗传;NF2
Legius 综合征	多发性咖啡牛奶斑,皮肤褶皱处雀斑样色素沉着,学习障碍,无其他特征如神经纤维瘤、Lisch结节、骨损害等	常染色体显性遗传;SPRED1
多发性家族性咖啡牛奶斑	仅有多发性咖啡牛奶斑	常染色体显性遗传;未知
结构性错配修复缺陷综合征	多发性咖啡牛奶斑,雀斑,血液、胃肠道、中枢神经系统恶性肿瘤,有家族史的非息肉病性结直肠癌	常染色体隐性遗传;MLH1、MSH2、MSH6、PMS2
麦丘恩-奥尔布赖特综合征	多发性骨纤维发育不良,内分泌旺盛,不超越中线的边缘锯齿状的巨大咖啡牛奶斑	染色体嵌合;GNAS
努南综合征伴多发性黑子	黑咖啡斑(颜色较深),雀斑样痣,眼距增宽,生殖器异常,耳聋	常染色体显性遗传;PTPN11(90%);RAF1(<5%);BRAF、MAP2K1

(2) NF1 和 NF2 均需进行并发症监测,多学科共同管理。每年一次查体及各专科检查,如神经外科进行脑、脊柱检查;耳科、眼科检测;内分泌监测有无性早熟迹象;学龄期前如有症状开始进行神经精神测试。前庭神经鞘瘤、视神经瘤等颅内及椎管内肿瘤可手术治疗;癫痫发作者可用抗癫痫药治疗;恶性肿瘤手术放化疗结合等。术前使用贝伐珠单抗可使快速生长性前庭神经鞘瘤瘤体缩小。

2. **遗传咨询**　避免再次遗传,注意生殖细胞镶嵌突变的再患病风险。

➢ 附:神经纤维瘤病诊治流程图

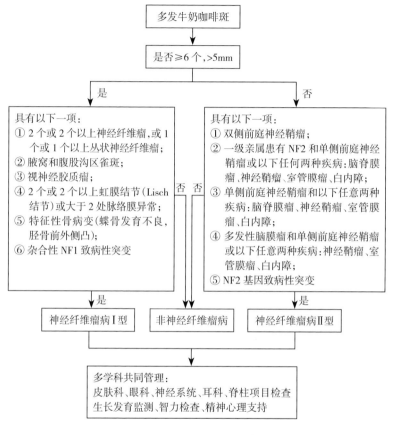

（杨 舟 徐 哲 卫风蕾）

第四节 色素失禁症

【概述】

色素失禁症（incontinentiapigmenti, IP）是一种罕见的以红斑、水疱、疣状损害及色素沉着为特征,常伴眼、骨骼和中枢神经系统畸形的多系统疾病。本病为 *IKBKG* 基因（曾称为 *NEMO* 基因）突变而引起的 X 连锁显性遗传病,患者大多数为女性,男性病情严重,多于宫内死亡。*IKBKG* 基因缺陷导致了 NF-κB 活性降低,造成多系统发育和代谢异常。最常见为第 4~10 号外显子缺失。

【诊断】

1. 临床表现

(1) 皮肤:色素失禁症常于出生时或出生后第 1 周发病。临床上通常分为四期,分别是红斑水疱期、疣状增生期、色素沉着期和色素减退期。这四期通常依次出现,也可几期皮损同时出现,但并非所有各期都必然发生。①红斑水疱期(图 15-16):沿 Blaschko 线分布的红斑、丘疹和疱液清亮、疱壁紧张的水疱。常见于躯干、四肢、头皮,不累及面部。持续数天或数周后自行消退。②疣状增生期(图 15-17):部分患者出现沿 Blaschko 线分布的疣状或苔藓样斑块,表面明显角化,手、足背为著,可持续数周至数月,通常 1~3 岁内消退。③色素沉着期(图 15-18):色素沉着沿 Blaschko 线分布,呈现泼墨状、线状、漩涡状

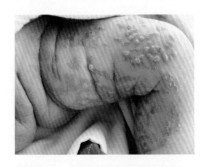

图 15-16　色素失禁症红斑水疱期
下肢沿 Blaschko 线分布的丘疹及水疱,疱液清亮,淡黄色,基底呈淡红色。

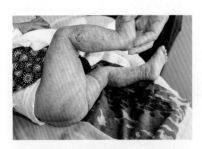

图 15-17　色素失调症疣状增生期
双下肢沿 Blaschko 线分布的淡红斑、丘疱疹、疣状增生和色素沉着。

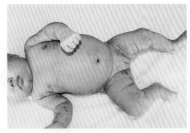

图 15-18　色素失禁症色素沉着期
躯干、四肢、腹股沟可见沿 Blaschko 线分布的波纹状色素沉着斑。

或地图状,可持续多年。④色素减退期:也称萎缩期,可见于部分成年女性,色素沉着消退后残留条带状苍白色色素减退斑或轻微萎缩性斑疹,常见于四肢及肩背部。本病其他改变可有假性斑秃、头发稀疏、肢端萎缩性皮炎及甲营养不良等。

(2) 各系统受累可出现癫痫、运动障碍、智力缺陷及小头畸形,心血管异常、肺动脉高压、牙发育不全、牙列不齐、锥形牙、阻生齿或缺牙;特发性脉络膜血管病变、白内障、斜视、视神经萎缩及小眼畸形;唇/腭裂、高腭弓;脊柱裂、并指/趾、多余肋、短腿和短臂畸形等。

2. **辅助检查**

(1) 血常规:嗜酸性粒细胞数量增多。

(2) 组织病理学。①红斑水疱期:表皮海绵水肿,角质层下水疱,疱内有大量嗜酸性粒细胞,真皮可见血管周围炎症细胞浸润。②疣状增生期:棘层增厚,不规则乳头瘤样增生,可见角化过度和角化不良细胞,棘层细胞排列成旋涡状。③色素沉着期:真皮上部可见大量噬黑素细胞及血管充血,表皮可见散在的凋亡细胞。④色素减退期:表皮萎缩,基底层黑素明显减少,皮脂腺、小汗腺消失。

(3) 基因检测:*IKBKG* 基因致病性突变,大多数为第 4~10 号外显子缺失突变,少数为微缺失、点突变、移码或剪切位点突变。男性疑似患者如考虑存在体细胞镶嵌现象,可皮损处提取 DNA 进行基因镶嵌突变监测,也应进行染色体分析。

3. **诊断标准**　色素失禁症主要诊断标准包括皮损沿 Blaschko 线分布、具有典型的色素失调症皮损分期。次要标准包括牙齿异常、特发性脉络膜新生血管病变、中枢神经系统异常、毛发异常、甲异常、乳房或乳头发育不全、男性胎儿多次流产及典型的组织病理学表现。具备两个主要临床标准或一个主要标准和至少一个次要标准即可诊断。检测 *IKBKG* 基因致病性突变可确定诊断。

【鉴别诊断】

色素失禁症水疱期需与大疱性表皮松解症、儿童期大疱性类天疱疮(无沿 Blaschko 线分布,无特征性皮损分期演变特征)鉴别。色素沉着期需与线状表皮痣(黑褐色疣状增生性丘疹、斑块)、局灶性真皮发育不良(X连锁显性遗传,可出现线状色素沉着及色素减退,但可见沿 Blaschko 线分布的真皮局灶性缺失,常伴多发黏膜乳头状瘤及短肢畸形)、Naegeli-Franceschetti-Jadassohn 综合征(常染色体显性遗传,色素沉着呈网状,无水疱及疣状皮损时期,伴掌跖角化症、血管扩张及少汗,无牙、眼、骨骼和中枢神经系统异常)及 X 连锁网状色素沉着(男女均可患病,除色素沉着外,还可伴有反复呼吸道感染、生长迟滞、角膜角化不良、胃肠疾病及少汗症)鉴别。色素减退期需与伊藤色素减退症(色素镶嵌性疾病、无红斑水疱或疣状增生病史)鉴别。

【治疗】

1. 本病皮损可自发缓解、逐渐消退。新生儿期出现水疱,注意皮肤护理,使用温和的清洁剂和润肤剂,严重的区域外用糖皮质激素。预防和处理继发感染。

2. 各系统并发症的监测与随访,多学科诊治,如眼科、口腔科、神经科。

3. 提供遗传咨询,一级女性亲属筛查,避免再次遗传。

➤ 附:色素失调症诊治流程图

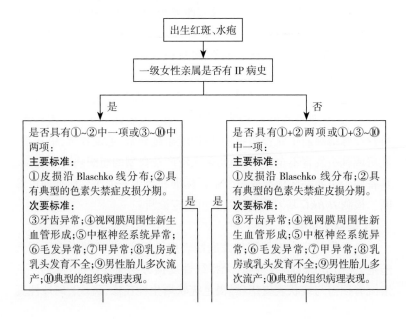

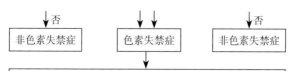

↓否	↓ ↓	↓否
非色素失禁症	色素失禁症	非色素失禁症

① 新生儿期出现水疱,注意皮肤护理,使用温和的清洁剂和润肤剂,严重的区域外用糖皮质激素。预防和处理继发感染。
② 各系统并发症的监测与随访,多学科诊治,如眼科、口腔科、神经科等。
③ IKBKG 基因检测,提供遗传咨询,一级女性亲属筛查。

（杨 舟 徐 哲 卫风蕾）

第五节 结节性硬化症

【概述】

结节性硬化症(tuberous sclerosis complex,TSC)是一种累及皮肤、眼、脑、心、肾、肝、肺等多系统的神经皮肤疾病,表现多样,出现多发性良性错构瘤。本病为常染色体显性遗传,具完全外显率,已知致病基因为 *TSC1* 和 *TSC2* 基因,编码蛋白形成复合物可负向调控 mTOR 细胞信号通路,其功能丧失性突变导致 GTP 信号和 mTOR 激活增强,影响细胞增殖及多种生物合成。*TSC2* 基因突变最常见,且症状较重。但本病具有遗传异质性,个体间存在显著的遗传和表型变异。而第二等位基因的杂合性缺失导致本病患者出现器官错构瘤。

【诊断】

1. 临床表现

(1) 皮肤:大多数患者生后或生后数月可见色素脱失斑,也称叶状白斑(图 15-19),小腿可出现碎纸屑样小白斑点,区域内毛发色素减退。多数患者 4 岁以上出现多发面部血管纤维瘤,表现为鼻唇沟、面颊、下颌对称分布的红色丘疹或结节(图 15-20)。鲨革样斑可较晚出现,常位于腰腹背部(图 15-21)。少数患者还可出现前额棕色纤维斑块和甲周纤维瘤等(图 15-22)。

(2) 各系统损害:①神经系统:大多数生后第一年发生各种类型的癫痫,1/3 为婴儿痉挛,自闭症,注意力缺陷,认知障碍,智力缺陷,颅内

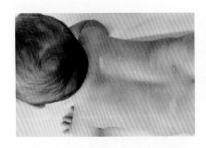

图 15-19　**结节性硬化症**。多发的叶状白斑。

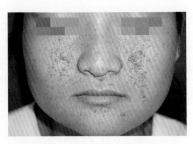

图 15-20　**结节性硬化症**。面部血管纤维瘤。

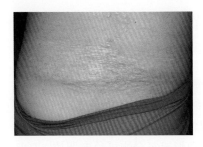

图 15-21　**结节性硬化症**。鲨革样斑。

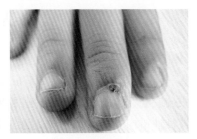

图 15-22　**结节性硬化症**。甲周纤维瘤。

多发皮质胶质神经元错构瘤、皮质发育不良、白质异位、室管膜下结节、室管膜下巨细胞星形细胞瘤、室管膜下巨细胞瘤；②眼部：多发视网膜星形细胞错构瘤；③口腔内可出现沿牙龈线分布的口腔内纤维瘤，恒牙牙釉质凹陷。④多脏器错构瘤：半数以上可出现心脏横纹肌瘤、肾血管平滑肌脂肪瘤和多发性肾囊肿。女性可出现肺部淋巴管平滑肌瘤病。其他还包括肝血管平滑肌脂肪瘤，甲状腺乳头状腺瘤，垂体、胰腺或性腺的血管平滑肌脂肪瘤/纤维腺瘤，以及错构瘤性直肠息肉。

2. **辅助检查**

（1）皮损组织病理学：(白斑处) 黑素细胞正常，但缺乏黑素小体 (血管纤维瘤处)。表皮角化过度，成纤维细胞增生，血管扩张，被胶原纤维和巨细胞包围。可伴有黑素细胞增生。

（2）高分辨率肺 CT、肺功能：肺淋巴管平滑肌瘤病表现为两侧对称的薄壁囊肿,大小不等,可伴有肺门、纵隔淋巴结肿大、高密度结节和胸导管扩张。

(3) 腹部超声/MRI、心脏超声、心电图、血压、肾功能:了解并评估内脏及肿瘤情况。

(4) 头颅 CT/MRI、脑电图:了解有无颅内错构瘤,以及评估癫痫情况。

(5) 检眼镜:视网膜星形细胞错构瘤出现表层平坦、光滑、半透明鲑鱼色椭圆形病变。

3. **诊断标准** 2012 年,国际结节性硬化症联盟修订了结节性硬化症的诊断标准。

(1) 临床诊断标准如表 15-5 所示。确诊 TSC 需要满足 2 个主要症状或一个主要症状加≥2 个次要症状。疑似 TSC 需要满足任何 1 个主要症状或≥2 个次要症状(其中主要症状中的肾血管平滑肌瘤($n≥2$)和眼多发视网膜星形细胞错构瘤必须结合其他主要症状共同诊断)。

表 15-5 国际结节性硬化症共识会议的诊断标准

明确诊断:两个主要特征或一个主要特征同时具有 2 个以上的次要特征或证实存在致病性 TSC1 或 TSC2 突变[1]
可能的诊断:1 个主要特征或 2 个以上的次要特征
主要标准 皮肤 • 色素减退斑($n≥3$,直径至少 5mm) • 血管纤维瘤($n≥3$)或头部纤维性斑块 • 甲纤维瘤($n≥2$) • 鲨鱼皮斑 中枢神经系统症状 • 皮质发育不良(包括结节区和大脑白质径向移行线) • 室管膜下结节 • 室管膜下巨细胞星形细胞瘤 心脏 • 心脏横纹肌肉瘤 肺 • 肺淋巴管平滑肌瘤病[2] 肾 • 血管平滑肌瘤($n≥2$)[2] 眼 • 多发视网膜星形细胞错构瘤

次要标准

皮肤/口腔

- Confetti 皮肤病变(碎纸屑样白斑)
- 牙釉质凹陷($n>3$)
- 口腔内纤维瘤($n\geqslant2$)

肾

- 肾脏多发囊肿

眼

- 视网膜无色素斑

其他器官

- 非肾性错构瘤

遗传学从正常组织 DNA 中鉴定 *TSC1* 或 *TSC2* 致病基因 [1] 突变足以作出明确的诊断

注:1. 致病性突变:明确的使 TSC1 或 TSC2 蛋白的功能失活,阻止蛋白质的合成,或通过功能评估确定其对蛋白质功能的影响的错义突变。2. 结合 2 个主要临床特征(淋巴管平滑肌瘤病和血管平滑肌脂肪瘤)而没有其他特征不符合确诊的标准。

(2)基因学诊断标准:任何一处来自正常组织的基因检测,证实 *TSC1* 或 *TSC2* 基因致病性突变,即可确诊。因 10%~25% 患者查不到基因突变,故基因检测不能作为结节性硬化症的排除性检查。

【鉴别诊断】

结节性硬化症的叶状白斑需与白癜风和无色素性痣等色素减退性疾病鉴别。面部血管纤维瘤需与以下疾病鉴别:①寻常痤疮(发生于青春期,好发于面、躯干上部,有粉刺、红色丘疹、囊肿等,无毛细血管扩张);②皮脂腺瘤(中年以后发病,好发于面及躯干部,皮疹单发或多发,质较硬,基底缩窄略带蒂状);③多发性内分泌肿瘤 1 型综合征(表现出与 TSC 相同的面部血管纤维瘤,但甲状旁腺、脑腺垂体和胰岛细胞可同时发生肿瘤);④神经纤维瘤病 2 型。

【治疗】

目前本病无特效疗法,一般采取对症治疗。

1. 面部血管纤维瘤、甲周纤维瘤可选用激光、电灼、冷冻、微波等物理疗法及皮肤磨削术去除,或外用西罗莫司改善。

2. 抗癫痫治疗。若药物不能控制其发作时,可考虑激素、迷走神经刺激术、生酮饮食和神经外科手术治疗。mTOR 抑制剂依维莫司和西罗莫司在治疗癫痫、脏器错构瘤、血管纤维瘤方面有效。

3. 眼科、口腔科、心脏科、神经科、外科等多学科管理。

➤ 附:结节性硬化症诊治流程图

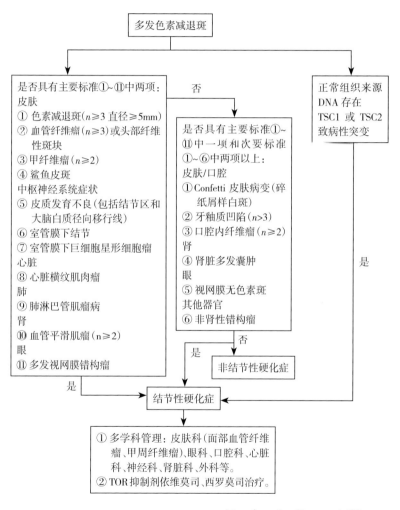

（杨　舟　徐　哲　卫风蕾）

第六节 先天性外胚叶发育不良

【概述】

外胚叶发育不良（ectodermal dysplasia）是一组以外胚层来源的组织发育异常为特征的遗传性疾病，可累及皮肤、毛发、牙齿、指甲、汗腺及其他外胚层结构，如乳腺、甲状腺、腺垂体、胸腺、中枢神经系统、角膜及汗腺等。本病可分为无汗型和有汗型两类。无汗型可分为 X 连锁（*EDA1* 基因）、常染色体隐性（*EDAR*、*EDARDD* 和 *WNT10A* 基因）与常染色体显性遗传（*EDAR*、*EDARDD* 基因），但其表型相同，特征是生后毛发异常、乳牙缺失、少汗，皮肤干燥，有特殊面容等。有汗型为常染色体显性遗传（*GJB6* 基因），表现为少毛、甲营养不良和掌跖角化过度。

【诊断】

1. 临床表现

（1）无汗型外胚叶发育不良：生后毛发生长不良，头发稀疏、细软，眉毛稀少或缺失（图 15-23）。躯干、四肢常出现毛发缺失，缺乏汗腺，少汗或无汗，体温调节障碍，随环境温度而变化，婴幼儿可发生难以解释的发热。皮肤干燥而菲薄，常见眶周色素沉着与眼周细纹，可有前额突出、鼻梁塌陷（鞍鼻）、唇外翻和小耳朵的特殊面容。牙齿发育不良，缺失或稀疏，乳牙和恒牙均受累，可见锥形牙（图 15-24）。部分患者有甲缺陷，如甲薄、脆或有纵嵴，还可见腺体分泌减少、唇腭裂、乳头异常、身材矮小等。X 连锁无汗型外胚叶发育不良的女性携带者也可出现不同程度的临床

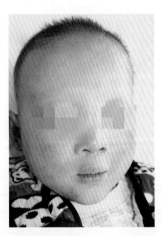

图 15-23 无汗型外胚叶发育不良

1 岁 7 个月男孩。无出汗史，皮肤干燥变薄、皮纹加深。头发、睫毛稀疏，眉毛稀少。

表现。有些轻型病例没有明显症状,但以客观法测定皮肤出汗时可见部分皮肤表面缺乏出汗功能,皮肤病理可见表皮角化过度及真皮内皮肤附属器缺如。

(2)有汗型外胚叶发育不良:皮肤有汗腺,出汗功能正常;毛发稀疏或脱落;甲营养不良、甲板变短、增厚、生长缓慢、变色,手指远端增厚;牙齿发育不

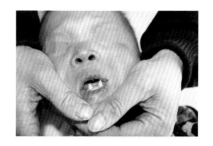

图 15-24 无汗型外胚叶发育不良(同图 15-23)

牙齿发育不良,典型锥形牙。

良,易出现龋齿。常见弥漫性或点状掌跖角化过度。皮肤干燥,无明显特殊面容。

2. **辅助检查**

(1)组织病理学。①无汗型:表皮突消失,皮肤附属器萎缩,小汗腺、汗管缺失,毛囊及皮脂腺减少且发育不良;②有汗型:头皮内毛囊及皮脂腺稀少,仅残留少数毛发,汗腺无异常。

(2)X线片显示牙齿发育不良或未发育。

3. **诊断标准** 根据少汗或无汗、少毛或无毛、少牙或无牙的表现结合典型特殊面容及无原因发热多可诊断,必要时检查汗腺功能及皮肤病理协助诊断。基因检测可进一步明确致病基因、遗传方式及分型。

【鉴别诊断】

无汗型外胚叶发育不良早期需与体温调节中枢异常所致的不明原因发热相鉴别;有汗型与掌跖角化、先天性厚甲症相鉴别,后两者通常无毛发异常。外胚叶发育不良合并其他系统损害或免疫缺陷时,需注意是否存在外胚叶发育不良相关的综合征。

【治疗】

1. 目前尚无有效治疗方法,主要采取对症治疗,建议多学科综合疾病管理。无汗型外胚叶发育不良需预防高热及降温;早期牙齿修复恢复口腔功能;滴鼻剂、滴眼液缓解干燥等;脱发区可使用假发遮盖;

使用温和的清洁剂及保湿润肤剂。

2. 预后。无汗型外胚叶发育不良患者在婴儿及儿童早期死亡率为 25%，主要由于体温过高、惊厥，生长迟缓及呼吸道感染。有汗型外胚叶发育不良患者生长发育及寿命不受影响，随病情进展，甲营养不良及皮肤干燥可加重。

➤ 附：先天性外胚叶发育不良诊治流程图

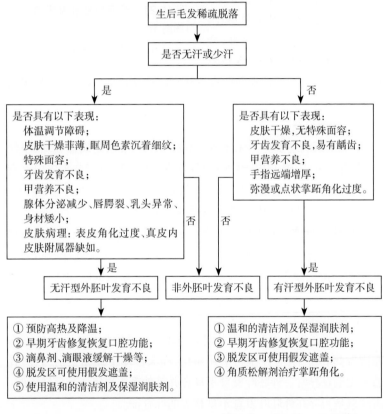

（杨 舟　徐 哲　卫风蕾）

参考文献

1. SIMPSON JK, MARTINEZ-QUEIPO M, ONOUFRIADIS A, et al. Genotype-phenotype correlation in a large English cohort of autosomal recessive ichthyosis. Br J Dermatol, 2020, 182(3): 729-737.

2. PETER ROUT D, NAIR A, GUPTA A, et al. Epidermolytic hyperkeratosis: clinical update. Clinical, Cosmetic and Investigational Dermatology. Clin Cosmet Investig Dermatol, 2019, 12: 333-344.

3. PICCIONE M, BELLONI FA, FERRI G, et al. Xeroderma pigmentosum: general aspects and management. J Pers Med, 2021, 11(11): 1146.

4. TAMURA R. Current understanding of neurofibromatosis type 1, 2, and schwannomatosis. Int J Mol Sci, 2021, 22(11): 5850.

5. SALUSSOLIA CL, KLONOWSKA K, KWIATKOWSKI DJ, et al. Genetic etiologies, diagnosis, and treatment of tuberous sclerosis complex. Annual review of genomics and human genetics, 2019, 20: 217-240.

6. MOURA E, ROTENBERG IS, PIMPAO CT. X-linked hypohidrotic ectodermal dysplasia-general features and dental abnormalities in affected dogs compared with human dental abnormalities. Top Companion Anim Med, 2019, 35: 11-17.

第十六章 角化性皮肤病

第一节 毛周角化症

【概述】

毛周角化症（keratosis pilaris）又称毛发苔藓（lichen pilaris）或毛周角化病，是一种慢性毛囊角化性皮肤病，以毛囊口内角栓或角化性丘疹为主要特征，伴有不同程度的毛囊基底红斑。本病常在儿童期发病，在青春期进入发病高峰，之后随年龄增长皮疹逐渐好转。

本病可独立发生或为其他疾病的症状之一，如营养缺乏状态、库欣综合征、甲状腺功能减退等。目前认为本病的发生与遗传因素相关，为常染色体显性遗传。有研究发现，本病发病可能与丝聚蛋白突变有关，泛发型毛周角化症患者存在染色体 18p 缺失。

【诊断】

1. **临床表现** 本病好发于面颊侧缘至双耳前、上臂伸侧、大腿前侧及臀部，偶可见泛发病例。典型皮损为与毛囊一致性的针尖大小尖顶状丘疹，呈暗红色、褐色或正常肤色。丘疹顶端常形成灰白色质硬角质栓，剥去角栓后可见一处杯状凹陷，其内可见微小蜷曲毳毛，毛周少许红斑，皮疹之间不融合（图 16-1）。

2. **辅助检查** 本病组织病理学典型表现为扩大的毛囊口内含角栓，其内可见

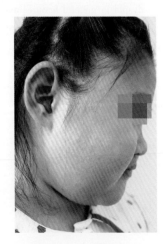

图 16-1 毛周角化症
6 岁女童，面部侧缘散在孤立性角栓。

一根或多根扭曲盘踞的毛发。表皮角化过度,真皮可有轻度炎细胞浸润。

3. **诊断根据**　儿童或青春期发病,类似皮疹的家族史。以面颊侧缘至双耳前、双上臂伸侧、双大腿前侧分布为主的泛发性孤立性坚实丘疹,抠除角栓后可见杯状凹陷内微小蜷曲毳毛,毛周少许红斑,可诊断。

4. **并发症**　本病常伴发鱼鳞病和特应性皮炎。

【鉴别诊断】

需要与小棘苔藓、毛发红糠疹、维生素 A 缺乏症等鉴别。

1. **小棘苔藓**　皮损主要见于颈部和臀部,呈顶针样丘疹,每个丘疹顶端有一根丝状角质小棘,片状分布,边界清楚。

2. **毛发红糠疹**　本病典型的皮疹表现为大片状鳞屑及角化过度,丘疹可融合成斑块,上覆糠秕状鳞屑,典型的毛囊角化性丘疹分布于手指第一、二指节伸侧。

3. **维生素 A 缺乏症**　本病典型的损害为干燥而坚实的半球形角化性丘疹,较大,多发融合类似蟾皮,分布于四肢伸侧、背部两侧和臀部。患儿常有夜盲等症状。

【治疗】

本病呈慢性经过,预后良好,一般无须特殊治疗,部分可自行缓解。加强润肤,严重者可局部外用维 A 酸类药物,可在一定程度上缓解症状。

➢ **附:毛周角化症诊治流程图**

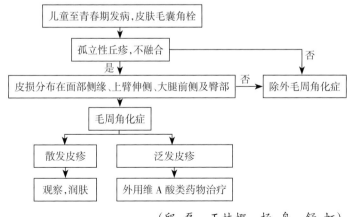

（邱　磊　王林娜　杨　舟　舒　虹）

第二节　掌跖角化病

【概述】

掌跖角化病(palmoplantar keratoderma,PPK),是一种以手掌和足跖皮肤增厚、角化过度为特征的一组慢性皮肤病,根据病变累及范围及病因可有多种亚型。本病多为遗传性,常有家族史,少数为获得性,可以是一些皮肤病的局部表现,如银屑病、毛发红糠疹、痣样基底细胞癌综合征等。掌跖角化病的特征表现为掌跖部过量角蛋白形成,根据临床特征可分为弥漫性、局限性、点状等。目前本病尚无确切的发病率和患病率。

遗传性 PPK 多为常染色体显性遗传。多项研究表明本病由编码角质形成细胞相关蛋白的基因突变导致,这些蛋白包括角质形成细胞内细胞骨架的组成蛋白(如角蛋白)、参与角质形成细胞间黏附的蛋白(如桥粒蛋白)、参与细胞间通信的蛋白(如连接蛋白),以及参与细胞信号转导的蛋白(如 SLURP1)。

【诊断】

1. 临床表现　本病自婴儿期发病,皮疹对称分布,病情轻重不一,轻者可仅表现为掌跖皮肤粗糙,严重时表现为弥漫斑块状掌跖部位角质增厚,表面多光滑,色黄,足弓受累少见。患儿无自觉症状,部分可因继发的皮肤皲裂而引起疼痛,造成活动困难。部分患儿甲板可受累增厚并呈浑浊状。对于临床医生来说,本病各亚型的诊断仍具有挑战性,这是由于本病临床表现和基因突变的异质性导致的。

2. 分型、分类　由于本病是一组高度异质性的病变,分类标准可包括以下几种:即是否伴有皮肤或其他皮肤外表现;皮损的分布模式(弥漫或局限);组织学特征(是否有颗粒层细胞溶解);遗传模式(常染色体显性遗传、AR 遗传或 X 连锁遗传模式)及遗传分子通路差异。

根据病因将 PPK 分为遗传性 PPK 和获得性 PPK。在遗传性PPK 中,再根据皮损分布模式可分为弥漫型 PPK、局灶型 PPK 和点状PPK(表 16-1)。

表 16-1 掌跖角化病分类、病因及临床特征(图 16-2~图 16-15)

分类	病因 (遗传模式)	临床特征
一、弥漫型掌跖角化病		
1. 弥漫角质溶解型掌跖角化病		
Vörner 型 PPK(包含 Unna-Thost 型 PPK)	KRT1 突变或 KRT9 突变(AD)	出生时或婴儿期发病;表现为手足弥漫性角化性斑块
2. 弥漫非角质溶解型掌跖角化病		
(1) PPK 合并严重皮炎、多重过敏和代谢型消耗(severe dermatitis,multiple allergies,and metabolic wasting,SAM)综合征	DSG1 纯合突变	表现为掌跖角化病,先天性鱼鳞病样红皮病,多毛症,高 IgE 血症及 SAM 综合征表现
(2) 梅勒达病	SLURP1 等位基因突变	出生时或婴儿期发病,表现为手套样分布弥漫掌跖角化,伴多汗和发育不良
(3) 长岛型 PPK	SERPINB7 突变(AR)	日本和中国常见。表现为可延伸至手足背侧、跟腱的非进展性弥漫皮肤红斑
(4) 伴 SERPINA12 突变的 PPK	SERPINA12 突变(AR)	临床表现类似长岛型 PPK
(5) 越线性进行性 PPK(Greither 病)	KRT1 突变(AD)	婴儿期发病,表现为可累及手足背侧及跟腱的弥漫掌跖角化,随年龄增长不断加重
二、局限型掌跖角化病		
1. 先天性厚甲	KRT6A,KRT6B,KRT6C,KRT16 或 KRT17 杂合突变(AD)	表现为疼痛性局灶掌跖角化及肥厚性甲营养不良

分类	病因 （遗传模式）	临床特征
2. 局限型非角质溶解型掌跖角化病	*KRT6C* 和 *KRT16* 突变（AD）	表现为反复摩擦的足底角化性斑块，手掌或甲受累少见或缺失
（1）局限型非角质溶解型 PPK-Ⅰ型	*DSG1* 突变（AD）	表现为局灶性掌跖角化伴或不伴甲和其他外胚层组织病变
（2）局限型非角质溶解型 PPK-Ⅱ型	*TRPV3* 错义杂合突变	表现为残损性弥漫掌跖角化及口周角化过度斑块

三、线状掌跖角化病

1. 线状掌跖角化病

（1）1 型	*DSG1* 杂合突变（AD）	婴幼儿起病，表现为手掌沿手指辐射状线状角化过度，多见于摩擦部位，部分患者皮肤脆性增加，可累及甲及毛发
（2）2 型	*DSP* 杂合突变（AD）	与 1 型无明显差异
（3）3 型	*KRT1* 杂合突变（AD）	与 1 型无明显差异
2. PPK 伴羊毛状发	*KANK2* 纯合突变（AR）	表现为程度不一的线状掌跖角化，白甲，头发、体毛稀疏和羊毛状发

四、点状掌跖角化病

1. 1 型（PPKP1）

（1）点状 PPK1A 型	*AAGAB* 杂合突变（AD）	大龄儿童至青春期发病，表现为手足掌侧多发点状角化，随年龄增长加重
（2）PPK1B 型	*COL14A1* 杂合突变	见于中国家系，表现同 PPK1A

分类	病因 （遗传模式）	临床特征
2. 2型（PPKP2）	未知	表现为掌跖多发细小棘状角化
3. 3型（PPKP3）	未知	表现为掌跖侧缘及伸侧的黄色或褐色角化性小丘疹

五、伴有综合征表现的掌跖角化病

1. 伴有耳聋的PPK ……………… *GJB2* 突变（AD）

（1）残毁型PPK（Vohwinkel综合征）*GJB2* 突变（AD）……… 婴幼儿期发病,表现为先天性耳聋或听力受损,蜂巢状弥漫掌跖角化,指关节伸侧海星状角化,4~5岁以后,患儿指/趾远端出现纤维性收缩角化带并导致进行性指/趾截断改变

（2）伴神经性耳聋的PPK ……… *GJB2* 突变（AD）……… 表现为不同程度神经性耳聋,弥漫或局限性掌跖角化

（3）KID综合征 ………………… *GJB2* 突变（AD）……… 婴儿期发病,表现为剧烈瘙痒性红皮病,疾病后期病变发展为掌跖角化病、复发性真菌感染、特征性角膜红斑、脱发、甲萎缩和鳞状细胞癌高风险

（4）HID综合征 ………………… *GJB2* 突变（AD）……… 与KID综合征相似

（5）指节垫、白甲伴感音神经性耳聋（Bart-Pumphrey综合征）*GJB2* 突变（AD）……… 表现为婴儿早期弥漫、局限或点状掌跖角化,伴先天性耳聋,指关节伸侧可见指节垫

分类	病因 （遗传模式）	临床特征
（6）线粒体性 PPK 伴耳聋	线粒体 DNA *A7445G* 突变	表现为母系遗传的非角质溶解性 PPK，伴神经性耳聋
2. 伴鱼鳞病但听力正常的 PPK		
（1）伴鱼鳞病的 Vohwinkel 综合征	*LOR* 突变 （AD）	重型表现为残毁型 PPK 和泛发鱼鳞病；轻型表现为皮肤干燥和 PPK
（2）KLICK 综合征	*POMP* 突变 （AR）	表现为弥漫、超出掌跖部位的 PPK；手腕、肘窝和腘窝部位线状掌跖角化斑块；手指纤维性角化收缩带、弯曲变形和先天性鱼鳞病
3. 伴牙周炎的 PPK		
帕皮永-勒菲弗综合征 （Papillon-Lefevre syndrome）	*CTSC* 突变 （AR）	生后数月至出乳牙后发病。表现为弥漫浸润式掌跖角化。早期出现牙周炎可导致乳牙和恒牙的永久性缺损，以及复发性皮肤和系统感染
4. 伴心肌病和羊毛状发的 PPK		
（1）Carvajal 综合征	*DSP* 突变 （AR）	表现为线状掌跖角化，心肌病和羊毛状发
（2）Naxos 病	*JUP* 突变 （AR）	表现为弥漫掌跖角化，致心律失常性右室心肌发育异常和羊毛状发
（3）轻度 PPK 伴致心律失常性右室心肌发育异常	*DSC2* 纯合突变	表现为致心律失常性右室心肌发育异常，轻度掌跖角化和羊毛状发

分类	病因 （遗传模式）	临床特征
5. 外胚层发育不良相关的 PPK		
（1）Clouston 综合征	*GJB6* 突变 （AD）	表现为中至重度弥漫掌跖角化和甲营养不良,以及毛发异常
（2）Naegeli-Franceschetti-Jadassohn 综合征	*KRT14* 突变 （AD）	表现为弥漫掌跖角化,甲营养不良,无汗症,牙体缺损和网状色素沉着
（3）牙-甲-皮肤发育不良	*WNT10A* 突变（AR）	表现为弥漫掌跖角化,多汗,牙发育不全,镜血舌,少毛症和甲营养不良
（4）Schöpf-Schulz-Passarge 综合征	*WNT10A* 突变（AR）	表现与甲-牙-皮肤发育不良类似,还表现为小汗腺汗囊瘤,这类患者同时易患皮肤肿瘤
（5）皮肤脆性综合征	*PKP1* 或 *DSP* 突变（AR）	表现为弥漫皮肤脆性增加,弥漫掌跖角化伴痛性皲裂,少毛症或羊毛状发,以及生长迟缓
6. 皮肤剥脱/水疱及白甲相关 PPK		
皮肤剥脱,白甲,肢端点状角化,唇炎和指节垫（peeling skin,leukonychia,acral penctate keratosis,cheilitis,and knuckle pads,PLACK 综合征）	*CAST* 突变（AR）	表现为皮肤剥脱,白甲,肢端点状角化,唇炎和指节垫
7. 点状色素减退相关 PPK		
Cole 病	*ENPP1* 杂合突变（AD）	出生时或生后不久发病,表现为不规则形状点状掌跖角化,四肢分布的点状色素减退斑(躯干和肢端不受累)

续表

分类	病因 （遗传模式）	临床特征
8. 肿瘤高风险相关 PPK		
（1）胼胝伴食管癌（Howel-Evans 综合征）	*RHBDF2* 突变（AD）	表现为局限性掌跖角化，食管癌高风险和口腔黏膜白斑
（2）硬化性胼胝（Huriez 综合征）	*SMARCAD1* 单倍体（AD）	表现为弥漫浸润状掌跖角化，肢端硬化萎缩，甲发育不全。皮损部位易发展为侵袭性鳞状细胞癌
（3）Cowden 综合征 1 型	*PTEN* 突变（AD）	表现为过度生长，尤其是多个器官可出现错构瘤，且罹患内脏肿瘤风险高，皮损多表现为肢端点状掌跖角化，面部毛基质瘤，口腔乳头状瘤，脂肪瘤，血管瘤和男性龟头色素沉着斑点
（4）Olmsted 综合征	*TRPV3* 突变（AD） *MBTPS2* 突变（X 连锁）	婴儿期出现，表现为对称性残毁性掌跖角化，口周角化性斑块和重度瘙痒

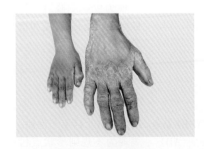

图 16-2　掌跖角化症
4 岁女孩和其父亲，双手红斑、角化增厚。

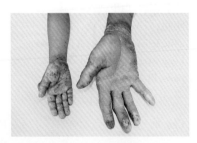

图 16-3　与图 16-2 为同一患儿。手掌角化过度。与手背境界清晰。

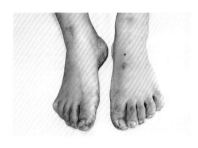

图 16-4　与图 16-2 为同一患儿。足背与足底境界清晰。

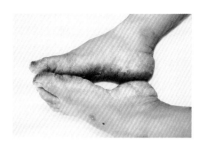

图 16-5　与图 16-2 为同一患儿。足跖角化过度。

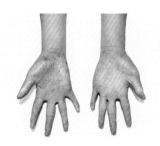

图 16-6　点状掌跖角化症

6 岁男孩。双手掌、双足底可见局部角化过度,有点状凹陷,指端挛缩,指甲凹凸不平,有裂纹,双门牙脱落。

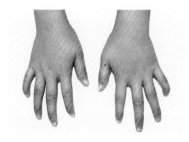

图 16-7　与图 16-6 为同一患儿。双手指关节伸面可见红斑角化。

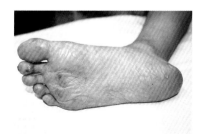

图 16-8　与图 16-6 为同一患儿。足底可见角化斑及点状凹陷。

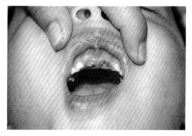

图 16-9　与图 16-6 为同一患儿。双门牙脱落。

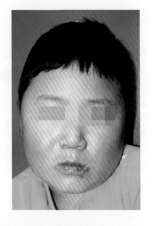

图 16-10 残毁性掌跖角化症
7 岁男孩,口周及唇部皮肤干燥,口角处为著增生性鳞屑红斑,可见裂隙及淡黄色渗出性痂。

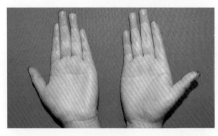

图 16-11 与图 16-10 为同一个患儿,十指末节掌侧角化性红斑。

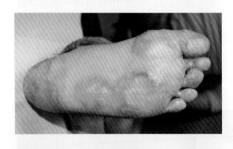

图 16-12 与图 16-10 为同一个患儿,左足底除足弓外,大片状弥漫角化增生性红斑,上覆蜡样光泽的淡黄色质硬鳞屑,可融合成壳状。

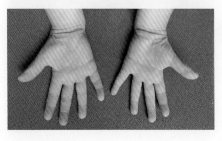

图 16-13 长岛型掌跖角化症
6 岁男孩,基因检测为长岛型掌跖角化症。双手掌直至腕部境界清晰的蜡黄色对称性弥漫角化增生,掌纹加深。伴有遇水后掌跖角质发白、肿胀,及手足多汗。

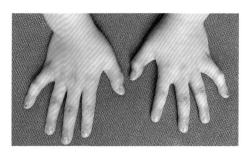

图 16-14　与图 16-13 为同一个患儿,双手背部皮疹,仅累及掌指关节及手指关节背侧皮肤,角化增生,甲板未见受累。

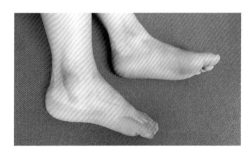

图 16-15　与图 16-13 为同一个患儿,双足侧皮疹,累及足底边缘、踝部和跟腱部位的境界清晰的蜡黄色对称性弥漫角化增生。

其中,弥漫型 PPK 特征性病变为手掌和足底弥漫的表皮增厚,以及角化过度,角化过度在手掌和足底边缘与正常皮肤之间形成鲜明的界限,在部分情况下可以蔓延至非掌跖部位,如手足背侧、手腕屈侧、肘关节及膝关节等。

3. 辅助检查

（1）组织病理学:本病病理组织学特点为非特异性,包括表皮显著角化过度,颗粒层增厚,棘层肥厚和真皮上部轻度炎细胞浸润。

（2）基因检测:编码表皮颗粒层结构蛋白的基因突变后会引起角

化过度性疾病,包括掌跖角化病,如 *KRT1*、*KRT9*、*DSG1* 和 *LOR* 等。编码表皮基底层细胞增殖相关功能蛋白的基因突变会导致棘层增厚性疾病,继而发展为掌跖角化病等角化过度性疾病,如 *PTEN*、*AAGAB* 和 *RHBDF2* 等。

4. **诊断标准** 根据患儿在婴儿期发病,常有家族史和典型的皮肤角化斑块等特点,可初步诊断。由于本病在临床表现和遗传学病因方面的异质性,对本病的临床分型诊断具有挑战性。因此,全身性仔细查体非常重要,查体内容包括皮肤、黏膜、甲、眼及头发。家族史和个人史应当仔细询问。皮肤活检有助于辅助诊断。此外,基因学检查将有助于确定病因和疾病分型。

【鉴别诊断】

本病皮疹特征典型,皮疹分布典型,一般诊断不难。但有时需与获得性掌跖角化病、胼胝等相鉴别。

1. **获得性掌跖角化病** 本病可以是多种原发病的继发皮肤表现,常见于接触性皮炎、银屑病、毛发红糠疹、蕈样肉芽肿等。值得注意的是,本病不在婴儿期发病,无掌跖角化病家族史,且由于与基因突变无关,本病皮损多为非对称性分布。

2. **胼胝** 本病足部更多见,是局部皮肤在长期挤压、摩擦或压迫状态下逐渐出现的局部角质增生性皮肤病。临床表现为局限性角化过度斑块。

【治疗】

1. **治疗原则** 本病目前无特效治疗方法。治疗原则为缓解症状,包括滋润皮肤,预防皲裂,减少压力刺激及摩擦。

2. **治疗方案** 治疗方案分为局部治疗和全身治疗。局部治疗效果不理想,可外用角质松解剂(10%~20% 水杨酸软膏,10%~20% 尿素软膏等)、角质剥脱剂(0.1% 维 A 酸乳膏、0.25% 地蒽酚软膏等),甚至糖皮质激素软膏局部封包或硬膏外贴治疗。全身治疗主要是调节角质形成细胞代谢,包括维 A 酸类药物、β-胡萝卜素、辅酶生物素等治疗。但全身治疗如维 A 酸类药物,具有一定的骨毒性,需要定期监测。

➤ 附：掌跖角化病诊治流程图

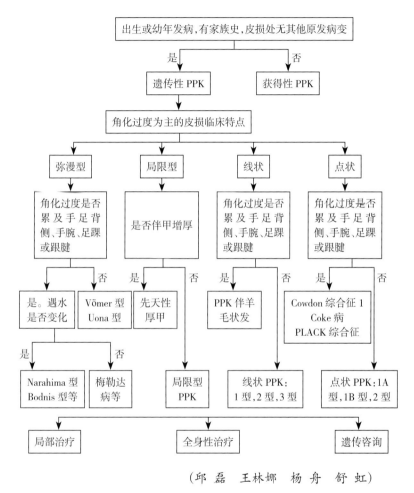

（邱　磊　王林娜　杨　舟　舒　虹）

第三节　汗孔角化症

【概述】

　　汗孔角化症（porokeratosis）是一组罕见的获得性或遗传性角化障碍性皮肤病。典型表现为边缘隆起的环状角化性丘疹或斑块，中央呈萎缩性斑疹或斑片。本病幼年或成年发病，男性多见，确切发病率和患病率未知。本病存在多种临床亚型，少数病例有恶变倾向。临床中大多数汗孔角化症表现为局限型或广泛型，但也可见各临床亚型之间重叠的现象。

本病临床少见，与遗传有相关性，大部分为常染色体显性遗传，与角质形成细胞异常克隆增生有关。目前认为98%的家族性汗孔角化症病例和70%以上的散发性汗孔角化症病例至少存在一种甲羟戊酸通路基因突变，我国在部分汗孔角化症患者中检出这一通路部分基因突变，包括甲羟戊酸脱羧酶（mevalonate decarboxylase，MVD）、甲羟戊酸激酶（mevalonate kinase，MVK）、磷酸甲羟戊酸激酶（phosphomevalonate kinase，PMVK）和法尼基二磷酸合酶（farnesyldiphosphatesunthase，FDPS）。

【诊断】

1. **临床表现**　本病包含一组典型皮损，表现为圆形、边缘堤状角质隆起、中央平坦轻度萎缩的角化性丘疹或斑块。本病可在幼年或成年发病，男性多于女性，发病率及患病率不清。皮损常分布于面部、颈部、肩部及四肢，尤其是手足、外阴和口腔黏膜也可受累。典型皮损界限清楚，可为局限受累或泛发。皮损初期表现为火山口样的角质性丘疹，后丘疹逐渐扩大，形成边缘隆起且中央平坦的典型外观，甚至可形成巨大疣状隆起。

2. **分型分类**　本病常见类型包括如下，其中临床上多数病例为局限型或广泛型，部分病例可有不同类型的重叠。

（1）播散性浅表光化性汗孔角化症（disseminated superficial actinic porokeratosis，DSAP）：DSAP是最常见的汗孔角化症类型，女性相对多见，发病时间较晚，常在20~40岁发病，儿童不发病。日光、PUVA、放射线是重要的诱发因素，部分病例有大量紫外线辐射史。早期皮损为与毛囊一致性丘疹，顶端可见角栓，角栓脱落后形成中央凹陷，继而丘疹逐渐离心性扩大，形成典型的皮疹表现，即圆形或不规则形边缘清晰、隆起且中央平坦或轻度凹陷萎缩的斑片，呈红斑样、肤色或色素沉着样外观，直径通常<1cm。皮损数目不一，从数个到数百个不

等。本类型常在夏季加重,典型皮损分布于日光暴露部位,包括四肢伸侧、胸背部,但面部皮疹少见,掌跖不受累。患者常无自觉症状,少数患者会自觉瘙痒或刺痛。

(2)播散性浅表汗孔角化症(disseminated superficial porokeratosis,DSP):本病与 DSAP 皮损表现相似,但本病常发生于儿童期,最常见于5~10 岁,同时,本病皮损在日光暴露部位和非日光暴露部位均可出现,包括面部、颈部、前臂、躯干等。此外,免疫抑制也会促发 DSP 的发生,少数恶性肿瘤患者可发生 DSP。

(3)Mibelli 汗孔角化症(porokeratosis of Mibelli):本病是最常见于儿童的汗孔角化症类型,慢性病程,通常在儿童期发病,男性患儿多见,偶尔可于成人期发病,此时发病通常与免疫抑制状态有关。早期皮损表现为无症状或轻微瘙痒的丘疹,缓慢增大形成环状、地图状或不规则形状的边界清楚斑片,边缘呈堤状角质隆起,灰色或棕色,皮损中央干燥并呈轻度萎缩且缺乏毳毛。稳定的皮损直径通常为数厘米,个别皮损直径可达 10~20cm 并呈巨大疣状隆起,称为"巨大汗孔角化症"。

皮损好发于四肢,尤其是手、足部位,以及面部、颈部、肩部、外阴,也可累及头皮和口腔黏膜。不同部位的皮损可有各自特征,如位于受压或摩擦部位的皮损,堤状角质隆起会更加显著;位于足趾可见皮损类似鸡眼;位于腋下的皮损,由于部位比较薄嫩,皮损的角化和萎缩均轻微;位于头皮的皮损可呈斑秃样外观;位于口腔黏膜的皮损,边缘可呈乳白色浸渍状条索样隆起;位于阴茎部位的皮损,可呈糜烂性包皮龟头炎样。

(4)线性汗孔角化症(linear porokeratosis):这一型汗孔角化症较为罕见,目前认为可能是 DSAP 或 DSP 的节段性表现。通常在婴儿期或儿童早期出现,也有成人期发病的报道。女性较常见。本病可细分为局限性、带状疱疹样、系统性和广泛性四个亚型。局限性可表现为一侧肢体上单发或多发边缘角化性斑块。带状疱疹样亚型皮损常沿 Blaschko 线分布。系统性亚型可累及单侧上肢和下肢。广泛性亚型的皮损则可在肢体多个部位出现。

(5) 掌跖播散性汗孔角化症（Palmoplantar disseminated porokeratosis）：本型较为罕见，可发生于任何年龄，通常在青春期或成年早期首次出现，最初表现为掌跖多发的疹形一致的小斑疹，中央轻度色素沉着或萎缩，周围可见轻度隆起的堤状边缘。皮损也可出现在躯干和四肢，部分病例口腔黏膜可受累。

(6) 点状汗孔角化症（punctate porokeratosis）：目前有学者认为本型是一种顿挫型掌跖播散性汗孔角化症，约半数在儿童期或青春期发病，特征性皮损表现为点状角化性丘疹，边缘少隆起。除掌跖部位皮损，本病也可合并身体其他部位汗孔角化症。

(7) 其他类型：文献中其他类型的汗孔角化症包括毛囊汗孔角化症，瘙痒发疹丘疹性汗孔角化症，巨大汗孔角化症及与颅缝早闭、囟门延迟闭合、颅骨缺损、锁骨发育不全、肛门和泌尿生殖系统畸形和皮疹综合征相关的汗孔角化症。详见图16-16~图16-19。

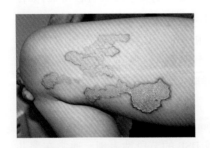

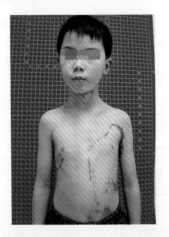

图16-16　汗孔角化症。8岁男孩，右大腿内侧可见形态不规则斑块，境界清楚，边界呈堤状角质性隆起，中央皮肤轻度萎缩，可见角栓，未见毳毛。

图16-17　汗孔角化症。5岁男孩，全身以面颈部、躯干、四肢为主多发线状分布褐色丘疹、斑块，边缘纤细线状隆起，中央色素沉着。图中示面颈部、躯干前侧皮损。

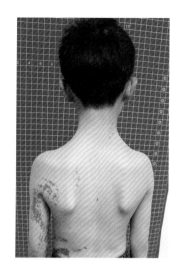

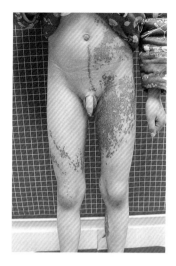

图 16-18 与图 16-17 为同一患儿。图示背部和上肢皮损。

图 16-19 与图 16-17 为同一患儿。图示下肢皮损。

3. **辅助检查** 本病组织病理学表现具有特异性,典型病变应取自皮损处堤状隆起性边缘。组织病理学典型表现为表皮陷窝中央的角化不全柱(鸡眼样板),其下方的表皮中无颗粒层,细胞排列不规则,可见角化不良细胞。其他病理表现包括角化不全柱之间的表皮可正常、萎缩或增生,可伴界面改变。真皮浅层血管周围以淋巴细胞为主的轻度淋巴细胞浸润,偶可见噬黑素细胞。部分病例可继发淀粉样变。

本病皮肤镜下观察到堤状隆起的角化边缘呈褐色色素沉着的白色较窄双层边缘,萎缩的皮损中央呈白色区域且有红色点状、小球状和线状表现的毛细血管。

4. **诊断标准** 根据本病典型的边缘堤状角化隆起性皮损及典型的角化不全柱病理改变,可以诊断。但皮肤活检不是必须完善的,通常在皮损外观不典型或怀疑恶变时需要进行活检。

【鉴别诊断】

1. **花斑癣** 本病是一种常见的浅表真菌感染,病程短,多见于汗液较多的皮脂溢出部位,包括额部、颈部、躯干上部和上肢近端的色素减退性、色素沉着性或淡红褐色斑疹、斑丘疹。氢氧化钾涂片镜检可观察到菌丝和酵母细胞继而确诊。

2. **扁平疣**　本病无遗传性,病程短,表现为边界较清楚的淡褐色、肤色或色素减退性多边形斑丘疹,不累及掌跖,病理可见角质形成细胞内空泡形成。

3. **疣状表皮发育不良**　本病特征性表现为婴儿期或儿童早期出现的多形性皮损,典型表现为多发弥漫性扁平疣状斑丘疹,也可表现为红褐色或色素减退性斑块,甚至脂溢性角化样皮损。本病病理表现中无角化不全柱表现,而是表现为表皮上层角化过度、轻度棘层肥厚和空泡细胞,常可在皮损中检测到 HPV 感染。

【治疗】

1. **治疗**　对于大部分汗孔角化症患者,应告知防晒并嘱其监测恶变、定期复诊。本病的治疗方式包括外用药物治疗、局部破坏性治疗、手术切除和口服药物治疗。治疗方案主要因皮损大小和数量、皮损位置、患者主观治疗意愿和预期而异。应告知患者任何治疗方法均无法达到完美的疗效,且不能防止皮损复发。

对于数量少的小型皮损,如能够接受治疗后可能遗留的浅表瘢痕或色素改变,可采取液氮冷冻治疗、CO_2 激光,或外用 0.05%~0.1% 维 A 酸软膏、咪喹莫特乳膏治疗,甚至手术切除。

对于数量多或大型皮损,可外用氟尿嘧啶或咪喹莫特治疗,但由于这两种药物可引起炎症反应,故不能用于大面积皮损。皮损面积较大可外用维 A 酸类软膏,且治疗时间可长达数月。对于外用药无法达到满意效果的患者,可考虑口服阿维 A 或异维 A 酸类药物,但在停药后病情趋向复发。部分患者可通过光动力治疗达到较满意效果。

考虑到免疫抑制状态可诱发皮损泛发,应避免应用免疫抑制剂。

2. **预后**　汗孔角化症随时间推移皮损逐渐增大、数量增多。除了点状汗孔角化症,其余类型均可发生恶变,表现为鳞状细胞癌、基底细胞癌或 Bowen 病。恶变发生率为 7.5%~11%。恶变病例常见于

Mibelli 汗孔角化症和线性汗孔角化症,尤其是较大的孤立性陈旧皮损,但也有报道恶变发生于播散性浅表性光线性汗孔角化症、浅表播散型汗孔角化症等。在免疫抑制病例中,汗孔角化症的病情波动可能与免疫状态相平行。因此,应告知患者进行临床监测。

➢ 附:汗孔角化症诊治流程图

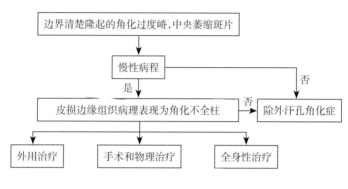

（邱 磊　王林娜　杨 舟　舒 虹）

第四节　毛囊角化病

【概述】

毛囊角化病(keratosis follicularis)又称为 Darier 病,是一种由 *ATP2A2* 基因突变导致的慢性角化性皮肤病,特征性病理变化是角质形成细胞表现出特殊形态的角化不良。

本病呈常染色体显性遗传,目前已有一百余种有关 *ATP2A2* 基因突变位点的报道,其中错义突变与本病相关。突变破坏了钙泵的功能域,表皮角质形成细胞 Ca^{2+} 浓度失衡,导致角化不良的发生。另有报道碳酸锂可诱发某些人群出现本病。

【诊断】

1. **临床表现**　本病通常于儿童期发病,无种族、性别差异。典型皮损为污褐色角化性丘疹,好发于额面部、头皮和胸背,与这些部位含有较多的皮脂腺有关,但部分病例皮损也可见于无皮脂腺部位,如掌跖、黏膜等。本病常在夏季加重，日晒可诱发并加重本病，冬季缓解。

　　本病皮疹通常广泛分布、呈对称性。早期皮损为坚实的肤色细小丘疹，随着病情发展逐渐演变为典型的污褐色结痂覆盖的角化性丘疹，去除结痂后在丘疹顶端形成漏斗状凹陷。丘疹常逐渐增大、增厚并融合成疣状斑块。皮损在不同部位有各自的特征。最早期的皮损常见于耳后。头皮部位的皮损常覆盖油腻污痂，但不导致脱发。面部皮损最常累及鼻部和唇部，舌背部皮损呈斑状角化和浅表糜烂，在齿龈和颚部黏膜可形成白色小丘疹。腋下、腹股沟和臀沟等部位的皮损可形成伴有恶臭的增殖性损害，其上继发皲裂、浸渍，并可有脓性渗出物结痂。在手足背侧和胫前可有线状排列扁平疣状丘疹。掌跖部位皮损可有点状角化，甚至融合成弥漫角化。甲部表现具有特征性，表现为甲下角化过度、甲碎裂、白色或红色纵纹，甲游离缘可有三角形缺损。

　　本病患者常因皮肤糜烂面而感到严重瘙痒，甚至疼痛等不适，并因皮损易渗血和强烈臭味造成身心困扰。

　　2. **辅助检查**　　本病组织病理学特征是基底细胞上方局限性棘层松解，出现腔隙或陷窝，可见"谷粒"和"圆体"细胞。"谷粒"病变表现位于角质层，有卵圆形小细胞构成，特征性表现为凝聚的角蛋白形成强嗜酸性细胞质，中间为收缩的细长细胞核。"圆体"是指增大的棘层松解角质形成细胞，这一细胞呈圆形，主要位于棘层和颗粒层，典型特征是细胞核呈偏心性不规则形状，甚至古锁状，周围包裹有角蛋白凝聚而成的明亮嗜酸性环。棘层松解可累及毛囊附属器。此外，本病可表现出棘层肥厚、乳头瘤样增生，真皮乳头不规则增生形成绒毛，真皮浅层血管周围淋巴组织细胞浸润，可见毛囊角栓。

　　3. **诊断标准**　　根据典型的皮疹分布和特征及病理检查结果可诊断。

　　【鉴别诊断】

　　1. **融合性网状乳头瘤病**　　本病好发于青年期，典型皮疹为黄棕色扁平丘疹,逐渐融合成网状,常分布于乳房之间、肩胛之间。

2. **黑棘皮病** 本病好发于超重者,典型皮疹为呈现绒毛状表现的褐黑色质软斑块,呈乳头瘤样外观,常分布于颈部两侧、腋下、腹股沟等皱褶部位。

3. **慢性良性家族性天疱疮** 本病无甲受累,同时,在组织学上可与毛囊角化病鉴别。本病表皮无裂隙,而在基底层上方可见棘层松解的大疱。

【治疗】

本病无特异性治疗药物,轻症患者无需治疗,可加强局部润肤,注意清洁。对于局限型,可外用维 A 酸类药物治疗,尤其是全反式维 A 酸类药膏,如他扎罗汀乳膏和阿达帕林凝胶。对于严重泛发性病例,可系统应用维 A 酸,目前认为比较有效和常用的是合成维 A 酸,如异维 A 酸及其主要代谢产物阿维 A。对于炎症性皮损可局部外用糖皮质激素药膏治疗,甚至可外用水杨酸、煤焦油类软膏。对于肥厚性皮损,可考虑局部物理治疗,如局部磨削治疗、冷冻、激光治疗。本病患者应避免强烈日晒,保持局部清洁,减少局部摩擦。

➤ **附:毛囊角化症诊治流程图**

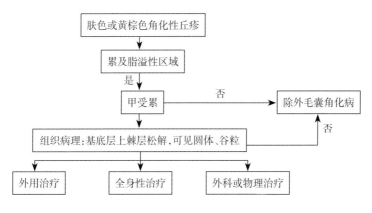

（邱 磊 王林娜 杨 舟 舒 虹）

第五节　进行性对称性红斑角化症

【概述】

进行性对称性红斑角化症(progressive symmetric erythrokeratodermia, PSEK)，又称对称性进行性先天性红皮症。本病是一种遗传因素介导的慢性红斑角皮症。红斑角化症是一组异质性遗传角化病，这类疾病的特征是肢端对称性界限清楚的红斑及角化过度性斑块。目前这类疾病主要分为两类，即进行性对称性红斑角皮症和可变性红斑角化症。患者早年发病，典型皮损分布于四肢肢端，早期起病于双侧掌跖，表现为弥漫红斑伴角化过度。

目前认为本病与遗传有关，有报道本病以常染色体显性遗传为主，但有40%为散发病例。有研究发现本病与可变性红斑角化症难以区分，由编码连接蛋白基因*GJB3*和*GJB4*突变所致。近年来国内外研究陆续发现了更多全新致病基因，如*GJA1*、*KDSR*、*KRT83*和*TRPM4*，进一步明确了本病的临床特征和遗传学发病机制有关联。

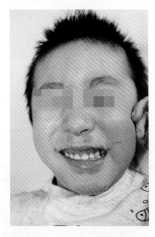

图 16-20　进行性对称性红斑角化

4 岁男孩。面部以鼻周、口周、下颌为主可见红斑角化伴脱屑。

【诊断】

1. **临床表现**　本病在婴儿期发病，典型皮损表现为缓慢进展的固定性鳞屑性红斑。本病的皮损呈特征性的对称分布，主要累及四肢远端伸侧、臀部及面部。皮损在儿童期会缓慢进展，随后逐渐形成皮损位置和特征固定的肥厚斑块，覆有糠秕状鳞屑。患者指/趾甲常增厚失去光泽。详见图 16-20~图 16-24。

2. **辅助检查**　本病无特异性检查，病理表现不特异，表现为角化过度，伴有灶状角化不全，颗粒层正常或增厚，

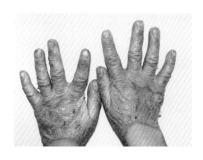

图 16-21　与图 16-20 为同一患儿。双手背可见角化增厚性红斑,伴皲裂、脱屑。

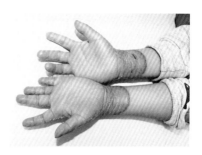

图 16-22　与图 16-20 为同一患儿。双手掌红斑、角化增厚。手腕处境界清晰。

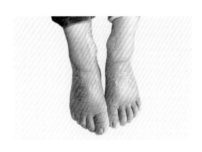

图 16-23　与图 16-20 为同一患儿。双足背角化增厚性红斑,伴皲裂、脱屑。

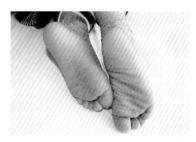

图 16-24　与图 16-20 为同一患儿。双足跖角化增厚。

棘层明显增厚,真皮浅层血管扩张,其周围可见密度不等的淋巴细胞浸润。

3. **诊断标准**　根据本病出生不久即发病,慢性病程,典型皮损表现为对称性远端受累的红斑伴角化斑块,结合皮肤病理非特异性的角化过度伴棘层肥厚可诊断。

【鉴别诊断】

1. **可变性红斑角化症**　本病与 PSEK 皮损形态相似,但 PSEK 皮损相对固定,进展缓慢,而本病可有游走性红斑,故可予以鉴别。此外,面部及掌跖受累也是 PSEK 的特征。

2. 长岛型掌跖角化病　本病是一种常染色体隐性遗传的掌跖角化病,临床表现为双手足界限清楚的角化性红斑,皮损遇水后呈现明显的浸渍发白,常伴手足多汗,可与 PSEK 鉴别。

【治疗】

本病无特异性治疗方法,可根据患者病情酌情对症治疗。全身用药可选择维 A 酸类药物以维持上皮组织的正常角化,如阿维 A 胶囊每天 0.5mg/kg,并配合外用 0.1% 维 A 酸软膏等。口服维生素 A 和维生素 E 也可用于本病的系统治疗。局部用药包括 20% 尿素霜、10%~20% 水杨酸软膏、复方乳酸软膏、多磺酸黏多糖乳膏及 20% 鱼肝油软膏等。另外,有报道用 PUVA 治疗有效。

➤ 附:进行性对称性红斑角化症诊治流程图

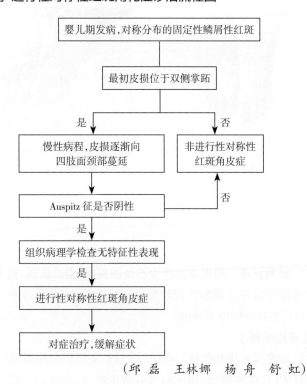

（邱　磊　王林娜　杨　舟　舒　虹）

第六节　可变性红斑角化症

【概述】

可变性红斑角化症(erythrokeratodermiavariabilis),又称可变性红斑角皮症,属于红斑角化病的一个类型。本病是一种出生至3岁内发病,特征性皮损表现为边界清楚的固定性或游走性红斑,以及固定性角化过度性斑块。皮损多见于四肢伸侧、臀部、腋下、腹股沟和面部。常伴有掌跖角化。

目前认为本病有常染色体显性遗传和隐性遗传两种模式,是编码连接蛋白 *GJB3*、*GJB4* 和 *GJA1* 的基因突变所致,但本病也具有遗传异质性,部分病例发现了新的致病基因突变,如 *NIPAL4* 基因突变等。有研究发现病变部位角质小体数量明显减少。

【诊断】

1. **临床表现**　本病临床表现具有多形性,可发生于身体任何部位,但多见于四肢伸侧、臀部、腋下、腹股沟和面部。典型的皮疹是边界清楚的角化过度性红色斑块。根据病变持续状态,一部分病例表现为红斑基础上持久性角化过度性斑片,病例皮损形状各异,可呈图案形、环形或逗点形等;另一部分病例则表现为大小、数量和位置短期可变的游走性边缘清楚红斑,部分皮损位置固定后会逐渐形成角化过度性斑块。部分病例可并发掌跖角化征,但头皮、甲和黏膜很少受累。

多数病例在出生时至3岁内发病,儿童期表现较重,随着年龄增长而轻度改善并趋于稳定。部分女性在妊娠期可加重。部分病例可出现神经性异常,如耳聋、周围神经病变、腱反射减弱和小脑共济失调等。详见图 16-25、图 16-26。

2. **辅助检查**　本病组织病理学表现无特异性,多表现为表皮角化过度和角化不全,颗粒层正常,棘层肥厚,乳头瘤样增生,真皮乳头延长,真皮轻度水肿和非特异性炎细胞浸润。

3. **诊断标准**　根据出生后至幼儿期发病,以及游走性或固定性

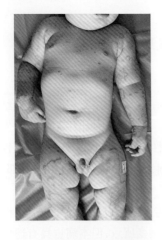

图 16-25　可变性红斑角皮症
患儿男,10 月龄,反复皮损 5 个月余,不伴有瘙痒。初期皮损为红斑或丘疹,逐渐向周围扩展,伴有明显角化,轻度脱屑,中央皮损逐渐好转。图示患儿皮损以四肢为主,表现为点状、片状、弧形或圆形。

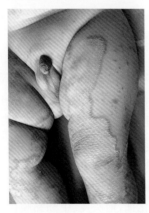

图 16-26　与图 16-25 为同一患儿。图示患儿股部皮损呈弧形或圆形,可见角化及少许脱屑,中央可见正常皮肤。

界限清楚红斑基础上角化过度的特征性皮损,应考虑本病。可结合基因检测结果进一步明确诊断。

【治疗】

本病无针对性治疗方法,以对症治疗为主。口服异维 A 酸能够修复减少的角质小体,继而消除角化过度性红斑。对于有明确炎症的皮损可外用糖皮质激素或 PUVA 治疗,也有患者通过窄谱 UVB 治疗成功的案例。此外,抗组胺药物可在一定程度上缓解瘙痒。

➢ 附：可变性红斑角化症诊治流程图

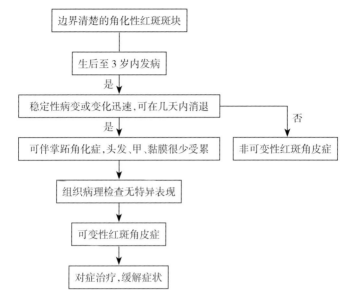

（邱 磊　王林娜　杨 舟　舒 虹）

参考文献

1. GRUBER R,SUGARMAN JL,CRUMRINE D,et al. Sebaceous gland,hair shaft,and epidermal barrier abnormalities in keratosis pilaris with and without filaggrin deficiency. Am J Pathol,2015,185(4):1012-1021.

2. 赵辨. 中国临床皮肤病学. 2 版. 南京:江苏凤凰科学技术出版社,2017.

3. 高天文,王雷,廖文俊. 实用皮肤组织病理学. 2 版. 北京:人民卫生出版社, 2018.

4. GUERRA L,CASTORI M,DIDONA B,et al. Hereditary palmoplantar keratodermas. Part I. Non-syndromic palmoplantar keratodermas:classification, clinical and genetic features. J Eur Acad Dermatol Venereol,2018,32(5): 704-719.

第十七章　代谢性皮肤病

第一节　黑　棘　皮　病

【概述】

黑棘皮病（acanthosis nigricans，AN）是一种表现在皮肤上的系统代谢性疾病，通常表现为皮肤皱褶处如颈部、腋窝、腹股沟等出现深褐色色素沉着，伴有乳头状或天鹅绒样增厚，以颈部最常见。

引起黑棘皮病的明确发病因素尚不完全清楚。可能与刺激角质形成细胞和真皮成纤维细胞的因子水平升高有关，有证据表明胰岛素起一定作用。

【诊断】

1. **临床表现**　皮疹初为皮肤颜色加深，表现为灰褐色至黑色弥漫性色素沉着，进而皮肤增厚，产生多数密集的乳头样增殖，表面呈天鹅绒样外观，触之柔软。好发生于颈、腋窝、腹股沟、外生殖器、肘窝、腘窝、脐、乳房下及肛周等皱褶部位，个别患者皮损可累及全身。可伴掌跖角化过度，黏膜亦可累及，出现乳头瘤样损害或色素沉着斑。本病分为多型，皮损基本相同，但严重程度、受侵范围不同。临床上常见的类型为肥胖型、良性型、恶性型和症状型。

（1）肥胖型：本病最常见的一型，男女均可发病，肥胖者好发，多见于25~60岁成年人，皱褶处常伴多发皮赘。随着体重下降，皮损可消退，但色素沉着可持续存在（图17-1、图17-2）。

（2）良性型：属于常染色体显性遗传病，发生于新生儿和幼儿，

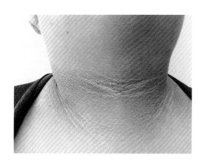

图 17-1 肥胖性黑棘皮病。10 岁男童。体胖。颈部、腋下、腹股沟对称分布色素沉着,可见天鹅绒样增厚。此图示颈部皮损。

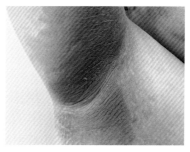

图 17-2 肥胖性黑棘皮病。与图17-1 为同一患儿。右腋下皮损,同时可见皮赘。

见于肾上腺功能减退、结核病、婴幼儿畸胎瘤、体形肥胖的儿童等。皮疹初起为单侧,症状轻,青春期症状可加重,以后可长期处于静止状态;也可见于大剂量服用烟酸或皮质激素类药物的儿童或成人。

(3)恶性型:由恶性肿瘤诱发,好发于壮年或老年,儿童偶见。临床特征一般较显著,四肢和口腔黏膜常受累。色素加深明显,瘙痒严重。约 80% 病例伴发内脏肿瘤,以腺癌居多,大多数是胃肠道、肺或乳房腺癌。

(4)症状型:为某些综合征的皮肤表现,如胰岛素抵抗综合征中出现黑棘皮病样皮疹。

2. **辅助检查** 要全面评估患者代谢状态和寻找病因。

(1)内分泌科转诊:进行糖耐量和胰岛素释放试验、甲状腺功能、睾酮、肝功能、血脂等相关检查。了解是否出现不同程度的高胰岛素血症、高血脂、高雄激素血症及甲状腺功能异常。

(2)系统查体:排除内脏肿瘤及其他系统病变。

(3)病理检查:角化过度,棘细胞层厚薄不规则,乳头瘤样增生。基底层及真皮浅层黑色素细胞增多,真皮血管周围轻度淋巴细胞浸润。

3. 诊断标准　根据皮肤皱褶处如颈部、腋窝、腹股沟等出现深褐色色素沉着，伴有乳头状或天鹅绒样增厚，不难做出诊断，必要时辅以病理检查。

【鉴别诊断】

1. 增殖型天疱疮　主要表现为皮肤黏膜的损害和疼痛，皮损为大疱和疣状增殖。病理特点为表皮棘细胞层较厚，绒毛较显著，免疫荧光检查可见角质形成细胞间 IgG、IgA、IgM 或 C3 网状沉积荧光。

2. 毛囊角化病　该病基本损害为毛囊性丘疹，在腋下、腹股沟的区域融合成增殖性片状损害。而黑棘皮病肥厚呈乳头瘤状。毛囊角化病病理有圆体、谷粒、腔隙、角化不良等特点，与黑棘皮病不同。

【治疗】

1. 治疗原则　黑棘皮病本身不是一种疾病，不能单独治疗，而应该针对引起该症状的原发病进行综合治疗。

2. 治疗方案

(1) 肥胖伴发黑棘皮病者，通过控制饮食、加强锻炼、体重减轻后皮疹大多自然消退。

(2) 胰岛素抵抗者可选用一些药物治疗，如二甲双胍、罗格列酮等。

(3) 恶性黑棘皮病应积极探查肿瘤，手术切除。

(4) 局部外用药物治疗可选择角质松解剂，如卡泊三醇、水杨酸、维 A 酸软膏等。

3. 预后　不同类型黑棘皮病预后各不相同。良性型黑棘皮病临床症状轻微，青春期后病情平稳，甚至趋于消退。症状型黑棘皮病作为遗传性综合征的一部分，临床表现短暂。肥胖型黑皮病的症状可随体重减轻而消退。恶性型黑棘皮病在肿瘤去除以前，疾病可持续进展。一般情况下肿瘤恶性程度较高，短期内死亡率高。

➤ 附:黑棘皮病诊治流程图

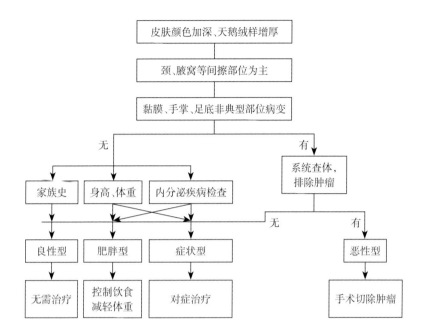

（尉　莉　王　珊　付桂莉）

第二节　烟酸缺乏症

【概述】

烟酸缺乏症（niacin deficiency）又称陪拉格病（pellagra），本病因人体缺乏烟酸类维生素所引起，临床表现以皮疹、消化系统及神经系统症状为主。

引起烟酸缺乏的主要原因有饮食中缺乏烟酸、烟酸在体内代谢异常、消耗增加等。如以玉米为主食、长期静脉营养、厌食症、长期酗酒者、类癌综合征患者等。

【诊断】

1. **临床表现**　烟酸缺乏症可出现典型的三联症，即皮炎、腹泻和痴呆,称为三D症,三者同时存在较少,常见皮肤和胃肠道症状,亦有仅见精神障碍或先于皮疹出现。

(1) 皮疹:常位于暴露部位,如面、颈、手背等,呈对称分布,表现为界限清楚的红斑,早期鲜红或紫红色,后期为红褐色,明显水肿,严重者可出现水疱、脓疱、糜烂、结痂。有口角炎和舌炎(图 17-3~图 17-5)。

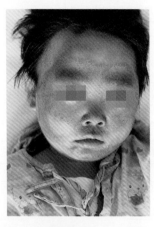

图 17-3　烟酸缺乏症。女童 7 岁,颜面、手足暗红斑 1 年,2 个月前出现乏力、头晕、腹泻。图示患儿神情呆滞,颜面暴露部位边界清晰的暗红色斑,有脱屑。

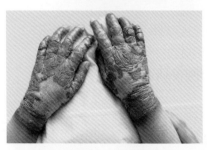

图 17-4　烟酸缺乏症。与图 17-4 为同一患儿。手部暴露部位皮损。

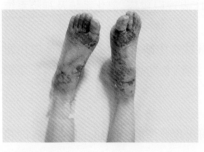

图 17-5　烟酸缺乏症。与图 17-4 为同一患儿。足部暴露部位皮损。

（2）消化系统：患者胃酸减少或缺乏，常有食欲缺乏、恶心、呕吐等消化不良症状。可有腹胀便秘、腹痛、腹泻等，少数有里急后重和血便。

（3）神经系统：个体差异很大，以神经衰弱症状常见，亦可有精神紧张、易激惹、情绪变化无常、嗜睡或昏睡、谵妄、神志不清、肢体发僵或强直等症状，最后可发展为痴呆症。周围神经病变有肢体麻木、末梢感觉减退、感觉异常，较常发生多发性周围神经炎。

2. **辅助检查**

（1）血生化和尿生化：测定血、尿中烟酸、烟酰胺及其代谢产物，其结果可作为烟酸缺乏的可靠指标。

（2）血常规检查：了解是否存在贫血。

（3）尿常规：是否存在蛋白尿和管型尿，查看有无其他异常。

（4）组织病理学：可见角化过度伴轻度角化不全，整个表皮色素颗粒增加，棘层最上层正好在颗粒细胞层下角质形成细胞呈带状苍白和空泡变性，颗粒层变薄，有水疱者水疱位于表皮内或表皮下，真皮内血管周围有慢性炎细胞浸润，纤维肿胀或纤维化。

3. **诊断标准** 主要根据病史、症状、实验室检查及试验性治疗诊断，一般患者具有营养缺乏进食史，出现皮炎、腹泻和痴呆等临床表现，血生化和尿生化检查中烟酸、烟酰胺及其代谢产物数值异常。辅以病理检查即可确诊。

【鉴别诊断】

典型的烟酸缺乏症诊断比较容易，但仍需与一些疾病鉴别。如植物日光性皮炎、药物光感性皮炎、接触性皮炎、迟发性皮肤卟啉病等。

【治疗】

1. **治疗原则** 去除和治疗病因，改善增加营养，并及时补充烟酸和烟酰胺、其他维生素 B 族药物、铁剂等。

2. **治疗方案**

（1）烟酰胺：每日可口服 100~300mg；严重腹泻、口服困难者可肌内注射或静脉滴注。

（2）皮炎：可使用温和保护剂、遮光剂，当皮损继发感染时应及时使用抗生素。

（3）系统症状：可根据情况对症处理。

3. **预后**　大多数患者经过积极治疗预后良好，可以治愈。若病情呈进行性发展且治疗不及时，患者可能因严重腹泻、营养不良或全身衰竭性疾病死亡。

➤ 附：烟酸缺乏症诊治流程图

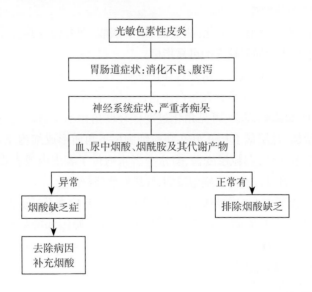

（尉　莉　王　珊　付桂莉）

第三节　肠病性肢端皮炎

【概述】

肠病性肢端皮炎（acrodermatitis enteropathica，AE）为遗传性锌缺乏症。临床主要表现为肢端和腔口周围皮炎、脱发、腹泻为特征的三联症。锌是人体重要的微量元素，对于调节蛋白质、脂肪和核酸合成、降解锌依赖性金属酶有重要作用。锌缺乏分为先天性和后天性，本病为先天性锌缺乏症。

肠病性肢端皮炎是一种罕见的常染色体隐性遗传病,由于编码锌转运体的 *SLC39A4* 基因突变导致锌肠道吸收存在部分缺陷。

【诊断】

1. **临床表现**　发病年龄最常见于断奶后 1~2 周或人工喂养的 4~10 周内。其典型临床表现为口周皮炎、腹泻、脱发三联症,也可出现生长不良及免疫功能低下。皮疹发生较早,好发于腔口周围和肢端部位,常对称分布,早期红斑基础上鳞屑、结痂、糜烂,可出现水疱、大疱,严重者有烫伤样或坏死表现(图 17-6~图 17-8),病程久者表现为银屑病样斑块或苔藓化。毛发细而稀疏,逐渐出现全秃及弥漫性稀少。腹泻严重程度不一,可能为间断性,在皮疹出现前或后。既可有化脓性甲沟炎、甲营养不良等指甲改变,也可有其他黏膜表现,如畏光、结膜炎、唇炎、口炎等。如未及时治疗,可出现生长发育迟滞,严重者甚至死亡。

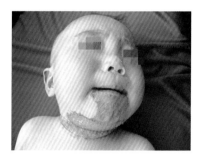

图 17-6　肠病性肢端皮炎。8 个月男童,口周红斑,口角炎。皮损主要为红斑、结痂和鳞屑,似银屑病样。

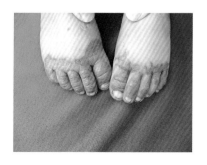

图 17-7　肠病性肢端皮炎。与图 17-6 为同一患儿。足趾端皮损。

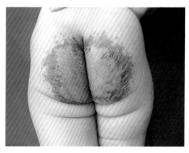

图 17-8　肠病性肢端皮炎。与图 17-6 为同一患儿。臀部皮损。

2. 辅助检查

(1) 血微量元素:血清锌含量降低(正常值为 10.7~17.8μmol/L)。

(2) 血生化:血清碱性磷酸酶降低、低蛋白、低白蛋白血症。

(3) 基因检测:*SLC39A4* 基因突变检测。

3. 诊断标准
根据临床三联症、实验室检查及补锌治疗有效不难做出诊断,可辅以基因检测了解是否为 *SLC39A4* 基因突变。

【鉴别诊断】

本病症状不全时诊断困难,要与以下疾病鉴别。

1. 泛发性念珠菌病
多发生于肥胖多汗或腹泻婴儿,皮疹多位于颈、腋、腹股沟等皱襞处或躯干部位。

2. 大疱性表皮松解症
皮疹在出生时或出生后不久出现,易受外伤摩擦部位,水疱尼氏征阳性。

3. 连续性肢端皮炎
常先有局部外伤史,皮疹始于手指远端,长期限于一个至几个手指。

4. 银屑病
损害为红斑和鳞屑,分布在头部和四肢伸侧,刮蜡征阳性。

【治疗】

1. 治疗原则
需要终身补锌,反复监测血清锌水平。一般支持治疗如母乳喂养,补充维生素、水、电解质。注意皮肤清洁卫生,防止局部或全身继发细菌、真菌感染。

2. 治疗方案

(1) 补充锌元素:口服硫酸锌或葡萄糖酸锌 3mg/(kg·d),3~6 个月测量一次锌水平,根据需要调整剂量。

(2) 局部外用药物治疗:如合并细菌感染可外用抗生素软膏如莫匹罗星、夫西地酸等,合并真菌感染外用抗真菌软膏如特比萘芬等。

3. 预后
大部分患儿补锌后预后良好,但需终身补锌。

➤ 附:肠病性肢端皮炎诊治流程图

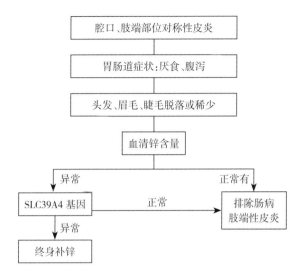

（尉 莉 王 珊 付桂莉）

第四节 生物素缺乏症

【概述】

生物素缺乏症（biotin deficiency）分为先天性和获得性。生物素（维生素 H）是多种食物中都含有的一种水溶性维生素，是很多羧化酶的重要辅助因子，生物素缺乏会导致多种羧化酶功能缺乏，从而表现为皮炎、脱发及神经系统症状等临床综合征。

引起生物素缺乏的原因为营养性缺乏和多种羧化酶缺乏症。前者可见于应用广谱抗生素、长期胃肠外营养等患者。后者分为全羧化酶合成酶缺乏和生物素酶缺乏，均为常染色体隐性遗传病，临床表现重叠。

【诊断】

1. **临床表现** 生物素缺乏的典型临床表现包括眼、鼻、口周围的皮炎、结膜炎、脱发和神经系统症状。皮炎为湿疹样改变，表现与肠病性肢端皮炎类似的腔口部位鳞屑性皮炎,可能发展为脱屑性红皮病,有些患者因免疫功能低下而合并念珠菌感染。可有呕吐、代谢性酸中毒、有机酸尿症。神经系统症状表现为肌无力、嗜睡、癫痫发作、幻觉、感觉异常、发育迟缓、视神经萎缩、听力丧失、毛细血管扩张性共济失调。

2. 辅助检查

(1)血浆氨和甘氨酸水平升高、血清生物素酶活性下降。

(2)血液酰基肉碱谱检测:3-羟基异戊酰肉碱增高,游离肉碱降低,可伴丙酰肉碱或丙酰肉碱与乙酰肉碱的比值增高。

(3)尿有机酸分析:3-羧基异戊酸排泄量增加。

(4)皮肤成纤维细胞或外周血淋巴细胞羧化酶合成酶活性增高。

(5)基因检测:常染色体 *BTD* 等位基因突变。

3. 诊断标准 根据患者生物素缺乏的病因,有皮疹、神经系统症状、酸中毒等临床症状,实验室检查结合生物素治疗可诊断。

【鉴别诊断】

生物素缺乏随病因不同表现有所差异,需要与以下疾病鉴别。

1. 特应性皮炎 患儿有特应性家族史,皮疹反复,经外用激素治疗可缓解,生物素缺乏症湿疹样皮炎经外用激素治疗好转不明显,皮疹进行性加重。

2. 肠病性肢端皮炎 生物素缺乏症患者常有肠病性肢端皮炎样皮损,表现为环绕眼、鼻、口等腔口部位红斑、鳞屑,肠病性肢端皮炎起病常与停止母乳喂养有相关性,血锌及血、尿中多种酶检测可予以鉴别。

【治疗】

1. 治疗原则 纠正生物素缺乏原因,治疗引起生物素缺乏的疾病,补充生物素。

2. 治疗方案

(1)生物素:每日 10~40mg 生物素口服,生物素酶缺乏患者需长期补充生物素。

（2）对症治疗：合并代谢性酸中毒和高氨血症者,限制蛋白质,补充葡萄糖,纠正水、电解质代谢紊乱,纠正酸中毒。

3. **预后**　取决于发现早晚及长期治疗两方面。未治疗的患者死亡率及残障率很高,早期诊断、及时补充治疗对生物素缺乏患者疗效良好。多种羧化酶缺乏症延迟的治疗可能无法逆转该病的神经系统后遗症,造成神经和发育迟缓。

➤ **附:生物素缺乏症诊治流程图**

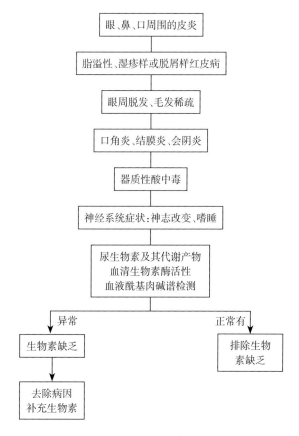

（尉　莉　王　珊　付桂莉）

第五节 黄 瘤 病

【概述】

黄瘤病(xanthomatosis)是指含脂质的组织细胞-泡沫细胞聚集在真皮、皮下组织、肌腱中形成的一种脂质沉积性疾病,其特征性临床表现为黄色至橙色的皮肤肿瘤样病变。黄瘤患者常伴有全身性脂质代谢紊乱和心血管系统等损害,可发生于原发性或继发性脂质代谢性疾病。

具体发病和调控机制尚不完全清楚。各种类型的原发性和继发性高脂蛋白血症中,患者血浆脂质中的胆固醇、甘油三酯或磷脂等过度升高导致在组织内局限性沉积。正常脂蛋白血症性黄瘤发病则是由于血浆蛋白的异常病变或组织细胞的异常增生而导致继发性的血浆脂质局部沉积,如见于多发性骨髓瘤、高 γ-球蛋白血症、巨球蛋白血症和淋巴瘤、白血病等患者中。此外,由于遗传性酶缺陷所致的葡萄糖脑苷病、鞘磷脂病等患者中也可有黄瘤性损害。

【诊断】

1. 临床表现 其临床表现为黄色、棕黄色或黄红色丘疹、结节、斑块,大小不一,数目不等,但多对称分布(图 17-9~图 17-11)。既往根据血清脂蛋白电泳迁移表现对各种脂质代谢疾病进行分类的方法,目前使用的是修改后以高脂蛋白血症区分表型进行分类的方法。

(1) 发疹性黄瘤:表现为针头大或更大的红色至黄色的丘疹,常见于四肢伸侧。急性期皮损周围有炎症性晕,可伴有触痛和瘙痒。发疹性黄瘤可见于原发性或继发性高甘油三酯血症(常超过 3 000~4 000mg/dl)。

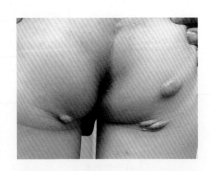

图 17-9 黄瘤病。10 岁男童,病史1 年,臀部逐渐增多的黄色小结节,表现为结节性黄瘤。伴发高脂蛋白血症。

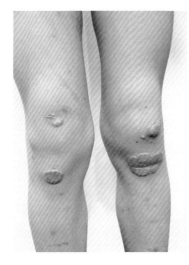

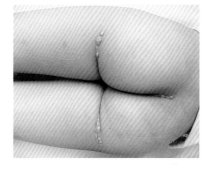

图 17-10 黄瘤病。与图 17-9 为同一患儿。膝部皮损表现。

图 17-11 黄瘤病。臀部结节性黄瘤。

（2）结节性/结节发疹性黄瘤：结节性和结节发疹性黄瘤的临床和病理相关，常被认为是一个连续病谱。结节性黄瘤表现为黄色至黄红色丘疹或结节，好发于关节伸侧特别是肘膝部位。结节发疹性黄瘤表现为红色丘疹或小结节，有炎症和融合倾向。结节性皮损比结节发疹性皮损大，直径可超过 3cm，这些皮损可见于异常 β-脂蛋白血症和家族性高胆固醇血症。结节性黄瘤在适当治疗后皮损消退缓慢。

（3）腱黄瘤：表现为进展缓慢的皮下结节，为坚实、光滑、结节状的脂质沉积，表面皮肤外观正常，常累及跟腱或手、膝或肘的伸肌腱，常见于家族性高胆固醇血症，偶尔见于无脂蛋白性疾病的患者，如脑腱黄瘤病和 β-谷甾醇血症。

（4）扁平黄瘤和睑黄瘤：扁平黄瘤表现为黄色至橘黄色斑疹、丘疹、斑片和斑块，局限或弥漫分布，发病部位不定。手掌皱褶部位的扁平黄瘤称掌（纹）黄瘤，是异常 β-脂蛋白血症的特征性皮疹。胆汁淤积性扁平黄瘤是胆道闭锁或原发性胆汁性肝硬化的并发症，皮损开始为手足部的局限性斑块，可泛发全身。扁平黄瘤也可见于血

脂正常的患者,提示存在单克隆 γ-球蛋白病,包括多发性骨髓瘤或
Castleman 病引起者。睑黄瘤是最常见一型黄瘤,好发于上眼睑内侧,
约半数患者有高脂血症。

(5) 疣状黄瘤:常为单发的扁平或疣状丘疹或斑块,大小为 0.2~
2cm,好发于口腔黏膜,也可见于肛门生殖器区或口周,皮损持续数
年,一般不伴有高脂血症。疣状黄瘤也可见于淋巴水肿、大疱性表皮
松解症等疾病。

2. 辅助检查

(1) 血生化检查:多数患者可有血浆脂蛋白含量升高。

(2) 组织病理学检查:真皮内大量泡沫细胞状组织细胞浸润,各
型黄瘤真皮内均有脂质浸润,脂质含量及炎症浸润程度、数量和位
置,以及有无细胞外脂质存在则有差异。

3. 诊断标准 根据皮损的特点、特别是损害的颜色和分布易于
诊断。按黄瘤的类型、出现的年龄、家族发病的情况,以及有关各系统
的症状和检查,结合必要的实验室检查结果可进一步判断是否伴有
其他系统性疾病。

【鉴别诊断】

通过组织病理学检查即可区分:

1. 结节病 组织病理学检查为真皮内大小不等的上皮样细胞肉
芽肿,周围很少有淋巴细胞浸润,呈"裸结节"。

2. 朗格汉斯细胞组织细胞增生症 组织病理学检查可见由组织
细胞、多核巨细胞、嗜酸性细胞、淋巴细胞和浆细胞组成的肉芽肿改
变,免疫组织化学染色组织细胞 S-100 蛋白阳性,CD1a 阳性。

【治疗】

1. 治疗原则 存在高脂血症的患者治疗需明确潜在的脂蛋白代
谢性疾病和其他可能的加重因素。饮食控制加降脂药物降低患者的
血脂水平。

2. 治疗方案

(1) 饮食治疗:伴高脂血症者应低脂高蛋白饮食。

(2) 药物治疗:可选用降脂药,如普罗布考治疗睑黄瘤,成人每次

口服 0.5g,每日 2 次。餐后服。

(3) 局部治疗:睑黄瘤和较小的黄瘤可通过切除或破坏等方法进行外科手术治疗。切除睑黄瘤后,伤口需要缝合或通过二期愈合。已报道的方法有激光(CO_2、脉冲染料或铒:YAG 激光)、化学制剂,如三氯乙酸和冷冻疗法。皮损消退后易再次复发。

3. **预后**　黄瘤病预后良好,经治疗可好转或治愈,但也有复发可能。通过纠正脂质代谢性疾病可使多数黄瘤患者的皮损消退,缓慢生长数年的黄瘤如腱黄瘤和结节性黄瘤消退较慢,而发疹性黄瘤治疗数周后消退。

➢ **附:黄瘤病诊治流程图**

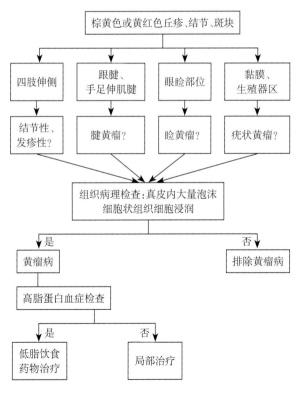

（尉　莉　王　珊　付桂莉）

第六节 卟 啉 病

【概述】

卟啉病(porphyria)系血红素合成过程中某种酶缺乏或活性降低引起的一组卟啉代谢障碍性疾病。其临床特征主要为光敏性皮疹、消化道和神经精神症状。

由于患者体内血红素合成过程中某些酶的缺陷,导致相关的卟啉或卟啉前体含量过多,产生光毒性反应造成细胞损伤。先天性红细胞生成性卟啉病为常染色体隐性遗传,主要因尿卟啉原Ⅲ合成酶缺乏所致。红细胞生成性原卟啉病多为常染色体显性遗传伴不完全外显率,亚铁螯合酶活性低下使原卟啉原Ⅸ水平升高所致。迟发性皮肤卟啉病因尿卟啉原脱羧酶先天或获得性缺乏,或活性降低使尿卟啉和其他卟啉代谢物积聚所致。

【诊断】

1. **临床表现** 各型卟啉病具有相似临床表现,主要有光敏性皮疹、间歇性腹部绞痛及周围神经病变、麻痹、精神紊乱等神经精神症状。本病分为先天性和获得性两类。

(1) 先天性红细胞生成性卟啉病:本病罕见,临床表现为严重光敏、面部残毁性瘢痕、多毛、溶血性贫血和脾大。常发生在出生时或生后不久,出生时发现羊水呈棕色,或生后不久发现尿布粉染。患儿逐渐出现严重的光敏感,主要在面部、双耳郭、手足等暴露部位,开始为水肿性红斑、水疱、大疱,之后可形成糜烂、渗出、结痂,严重者可感染遗留毁损畸形,面部表现为残毁性瘢痕、指/趾关节的僵硬变形、持续性多毛、眉毛及睫毛粗重。眼部受累可出现畏光、角结膜炎、巩膜病变、睑外翻等。严重者可伴有脾大、溶血性贫血、恶心等全身不适症状。皮肤可自觉瘙痒和烧灼感。牙齿常呈红棕色,尿液呈浓茶色。

(2) 红细胞生成性原卟啉病:又称红细胞肝性原卟啉病。大多初发于2~5岁,男性多见。本病的特征性表现是显著的疼痛性光敏,患者曝光5~30分钟后,暴露部位出现红斑、风团、斑块性水肿。患者可自觉烧灼感、疼痛,随时间延长症状加重。长期反复发作皮肤增厚呈苔藓样变、蜡样增厚,口周可有放射状萎缩性纹理(图 17-12)。一般无全身症状,原卟啉沉积在肝细胞内和胆小管内,引起肝功能异常,多为轻度,少数严重者可进展为肝硬化,甚至肝衰竭。患者无红牙、多毛等表现。

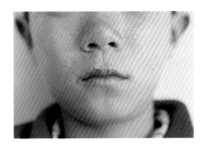

图 17-12 红细胞生成性原卟啉症
颜面部虫蛀状萎缩性瘢痕。口周丘疱疹、痂,并可见皮损消退后留有的放射状萎缩性纹理。

(3)迟发性皮肤卟啉病:又称获得性卟啉病、症状性卟啉病。多见于 20~60 岁的成人,儿童亦可发病。主要特点为光敏性皮疹和皮肤脆性增加,曝光部位有轻至中度的光敏性皮疹,主要表现为无红晕的水疱和大疱,水疱大小不等,以大疱为主,后期可形成糜烂、结痂或溃疡,愈后遗留瘢痕、粟丘疹、色素改变等。手和腕部轻微外伤即可引起多发的无痛性红色糜烂,颈部、面颊等处的皮肤可变硬,呈硬皮病样改变。患者可有多毛,眼部受累可致白内障、巩膜溃疡等。成人患者常合并肝脏病变、糖尿病、红斑狼疮或肿瘤等。

2. **辅助检查**

(1)尿液、粪便和红细胞中尿卟啉 I 和粪卟啉 I 升高。

(2)伍德光下尿液和牙齿呈粉红色至酒红色荧光。

(3)血浆荧光测定光谱在 615~620nm,外周血红细胞荧光检查有稳定的红色荧光。

(4)血清铁增多、转铁蛋白饱和度升高、肝功能和糖耐量的异常等。

(5)各型皮肤组织病理学有相似的表现:真皮乳头血管周围、真皮浅层及附属器周围嗜酸性均质物沉积,后者 PAS 染色阳性。

3. **诊断标准** 主要根据临床症状和实验室检查。皮肤光敏反应、发作性腹痛、神经精神症状等临床表现,结合尿久置后呈红色或茶色,最终确诊需要测定血、尿中的 ALA 和胆色素原。

【鉴别诊断】

牛痘样水疱病：曝光部位出现红色丘疹、丘疱疹，消退后留有凹陷性瘢痕，但牙齿、尿液颜色正常，血尿卟啉检查均阴性。

【治疗】

1. **治疗原则**　目前无特效治疗方法。基本原则是早诊断、早治疗，避免使用可能诱发的药物，不饮酒。

2. **治疗方案**

(1) 预防性治疗：戴遮阳帽和手套、外用遮光剂等方法避光防晒。

(2) 局部外用药物：出现糜烂、渗出、结痂、溃疡等皮损时按皮炎湿疹处理，继发感染可外用莫匹罗星、复方多黏菌素 B 软膏等。

(3) 口服药物：红细胞生成性原卟啉病首选口服 β 胡萝卜素，成人剂量为 3mg/(kg·d)，连服 4~6 周，待出现掌跖黄染后减至维持量治疗 2~3 个月。对迟发性皮肤卟啉病，口服氯喹 125mg，每周 2 次，连服 10 个月以上。对缓解皮损有一定疗效。

3. **预后**　早期诊断，积极治疗，预后尚好。

➤ 附：卟啉病诊断流程图

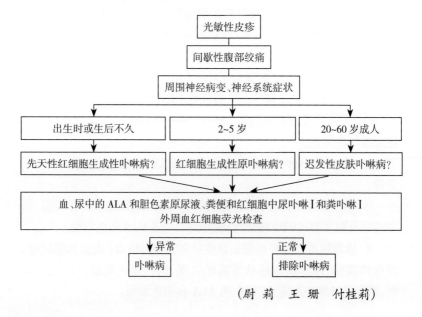

（尉　莉　王　珊　付桂莉）

参考文献

1. ANUPAM D,DEBATRI D,MARTIN K,et al. Acanthosis nigricans:A review. Journal of cosmetic dermatology,2020,19(8):1857-1865.

2. KUMARS,THAKUR V,CHOUDHARY R,et al. Acrodermatitis Enteropathy. Journal of Pediatrics,2020,220(5):258-259.

3. STÖLZEL U,DOSS MO,SCHUPPAN D. Clinical guide and update on porphyrias. Gastroenterology,2019,157(2):365-381.

4. SINGAL AK. Porphyria cutanea tarda. Recent update. Mol Genet Metab,2019, 128(3):271-281.

5. Balwani M. Erythropoietic protoporphyria and X-linked protoporphyria: pathophysiology,genetics,clinical manifestations,and management. Mol Genet Metab,2019,128(3):298-303.

第十八章　非感染性肉芽肿

第一节　Blau 综合征

【概述】

Blau 综合征（Blau syndrome，BS）是一种由 *NOD2/CARD15* 基因突变引起的、罕见的自身炎症性疾病。BS 多发生于 4 岁以前儿童，临床主要表现为皮肤、关节及眼三联症，其中皮疹常为首发症状，组织病理学上以非感染性肉芽肿形成为主要特点。

BS 为常染色体显性遗传，由 *NOD2/CARD15* 基因突变引起 NOD2 蛋白异常表达。NOD2 蛋白表达于单核细胞胞质，是细胞内感受细菌的分子早发性结节病感受器，细菌的细胞壁成分胞壁酰二肽（MDP）可激活 NOD2，后者激活核因子 κB（NF-κB），触发天然免疫反应。当 *NOD2* 基因突变，引起 NF-κB 介导的炎症凋亡通路失活，从而导致炎症反应，病理表现为肉芽肿形成。*NOD2* 基因最常见的突变位点为 p.R334W（c.1 000C>T）。有些病例诊断为早发结节病（earlyonsetsarcoidosis，EOS），但患者并没有家族史，而临床表现和基因突变与家族性 BS 类似，故 EOS 也称为散发性 BS。本病常在细菌感染或卡介苗疫苗接种时诱发或加重。

【诊断】

1. **临床表现**

（1）发热：约半数患者出现发热，多数为中等发热，表现为间断发热或持续发热，也可交替出现。

（2）皮疹：是 BS 最常见的临床表现，约见于 90% 以上的患者。皮疹多在 4 岁前起病，约 2/3 以上的患者以皮疹为首发症状，常无明显自觉症状。皮损可呈鱼鳞病样或红皮病样外观,也可表现为密集的苔藓样丘疹(图 18-1),分布于躯干或四肢,对称或局限。多数皮疹对外用糖皮质激素治疗反应欠佳。

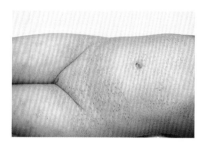

图 18-1　胸、腹部及股部可见多发密集米粒大小的紫红色丘疹、表面光滑,呈苔藓样分布

(3) 关节症状:是 BS 较常见的临床表现,表现为对称性多关节炎,大小关节均可受累,常累及指/趾、腕及踝等关节,少见于肘关节受累。关节病变可致关节畸形。关节周围组织受累常表现为软组织肿胀或囊性包块。

(4) 眼部症状:多发生于皮疹及关节症状之后,但为 BS 的严重症状。眼部损伤多为双侧性,其特征性表现为肉芽肿性前葡萄膜炎或全葡萄膜炎。可表现为畏光、疼痛、视物模糊,甚至失明。50% 眼部受累患者发生白内障,约 1/3 继发青光眼。

(5) 其他:少见有神经性耳聋,多发性大动脉炎,肾动脉狭窄,肝肾肉芽肿病变,脑梗死,淋巴结肿大,动脉瘤,间质性肺炎等表现。

2. **辅助检查**

(1) 组织病理学:在病变的组织中可见大量的组织细胞增生,间杂多核巨细胞形成,其他炎症细胞稀少或无。

(2) 骨关节 X 线检查:早期 X 线可见关节周围肿胀,关节间隙狭窄。晚期可见骨侵蚀。

(3) 关节超声:关节滑膜炎和关节囊性包块。

（4）眼：角膜薄翳、角膜带状变形粘连、白内障、青光眼和视网膜脱落等表现。

3. **诊断标准**　幼儿早发性、反复性肉芽肿性皮炎需要考虑本病。根据典型临床表现及非感染性肉芽肿的组织病理学改变，BS 诊断可成立。BS 确诊需要进行基因检测，特别是 *NOD2/CARD15* 基因突变筛查。BS 皮疹需与湿疹、关节炎需与幼年特发性关节炎鉴别。

【鉴别诊断】

1. **湿疹**　通常瘙痒明显，临床表现为反复发作的水肿性丘疹、斑块及鳞屑，有渗出倾向。外用糖皮质激素治疗有效，组织病理学表现为表皮水肿或增厚，真皮层淋巴细胞、嗜酸性粒细胞浸润，无肉芽肿改变。

2. **幼年特发性关节炎**　与 BS 类似，可以表现为发热及皮疹，但幼年特发性关节炎多为高热，且皮疹与发热平行，多呈风团样改变。BS 关节周围可见囊性改变，组织病理学提示肉芽肿，与幼年特发性关节炎不同。如鉴别有困难，基因检测可进一步协助诊断。

【治疗】

1. **治疗原则**　及早治疗以早期控制病情，阻止眼、关节等组织损伤，降低致畸、致残发生率。

2. **治疗方案**

（1）糖皮质激素：泼尼松 2mg/(kg·d) 口服，待病情稳定后逐渐缓慢减量。注意监测长期服用激素的不良反应。

（2）免疫抑制剂：氨甲蝶呤、环孢素及吗替麦考酚酯等，常联合激素治疗，降低激素减量后疾病复发率。

（3）抗肿瘤坏死因子拮抗剂：英夫利昔单抗 5mg/次，每 6~8 周一次；阿达木单抗：20~40mg/次，每 2~4 周一次；注射用重组人Ⅱ型肿瘤坏死因子受体抗体融合蛋白 0.8mg/(kg·次)，每周一次。

（4）IL-1、IL-6 拮抗剂及 JAK 抑制剂：难治性或复发性病例可考虑这类药物。

3. **预后**　通过早期诊断及有效治疗，可以阻止并发症，改善预后。

> 附:Blau 综合征的诊治流程图

```
┌─────────────────────────┐
│ 湿疹样、红皮病样或鱼鳞病样皮疹 │
└─────────────────────────┘
            │
            ▼
┌─────────────────────────┐
│ 组织病理学检查提示非感染性肉芽肿 │
└─────────────────────────┘
            │
            ▼
    ┌───────────────┐
    │  拟诊 Blau 综合征  │
    └───────────────┘
         NOD2 基因
       +  ╱        ╲  −
  ┌──────────┐   ┌──────┐
  │ Blau 综合征 │   │ 其他 │
  └──────────┘   └──────┘
       │
       ▼
┌─────────────────┐
│ 系统评估(眼、关节) │
└─────────────────┘
       │
       ▼
  ┌──────────┐
  │ 积极治疗 │
  └──────────┘
       │
       ▼
┌─────────────────┐
│ 定期皮肤科治疗随访 │
└─────────────────┘
```

(徐教生 向 欣 陈谨萍)

第二节 环状肉芽肿

【概述】

环状肉芽肿(granuloma annulare,GA)是一种慢性、良性、自限性非感染性肉芽肿性炎。GA 临床相对常见,好发于头面部及四肢,以环状丘疹或结节性损害为主要特征。组织病理学可见栅栏状肉芽肿、胶原纤维变性及黏蛋白沉积。GA 好发于儿童及青年,女性多见。

GA 病因不明。据文献报道,GA 发生前存在带状疱疹和寻常疣,提示本病可能和病毒感染相关,还有学者认为与遗传、虫咬、药物、日晒、糖尿病或肿瘤有关。研究发现,在 GA 病变血管存在 IgM 和补体沉积,提示 GA 可能为抗原抗体复合物沉积引起的Ⅲ型过敏反应。此外,还有研究发现,GA 皮损中 T 辅助细胞占优势,且细胞因子(如 TNF-α、IL-1β、IFN-γ 等)表达增加,故有学者认为 GA 为细胞介导的迟发型过敏反应。

【诊断】

1. **临床表现**　临床主要分为以下几种类型:即局限型、泛发型、皮下型、穿通型等。

(1) 局限型:本型常见,约占75%,好发于四肢远端,特别是手足,表现为肤色或粉红色至红色的丘疹、结节,呈环状分布,皮损表面光滑、质实。患者通常无明显自觉症状,皮损多数在2年左右自行消退(图18-2)。

(2) 泛发型:本型皮损分布广泛,主要累及躯干及四肢。皮损表现为多发丘疹、融合成斑块,呈环形分布或非环形分布。

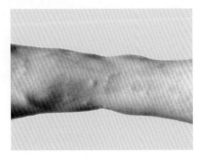

图18-2　足背、踝关节及小腿可见多发肤色质韧皮下丘疹、结节,部分呈环形或弧形分布

(3) 皮下型:本型又称假类风湿结节或深在型环状肉芽肿,几乎只发生于儿童,通常位于下肢,也可累及上肢及头皮。临床表现为非对称性的皮下坚实结节或肿块,直径数毫米至数厘米;患者无明显自觉症状。

(4) 穿通型:本型少见,主要发生在手背和四肢,开始为直径数毫米的浅表性丘疹或小结节,之后逐渐扩大,中央出现脐凹和小溃疡,可见黏液样物质排出。有时皮损与传染性软疣类似。病变消退后可见点状瘢痕。

2. **辅助检查**

(1) 类风湿因子:GA患者类风湿因子为阴性,可进一步排除类风湿结节。

(2) 组织病理学:真皮层或皮下脂肪组织内可见大量组织细胞增生,呈栅栏状排列(约占75%);部分排列在胶原束间(约占25%),伴有多核巨细胞、淋巴细胞及少许嗜酸性粒细胞浸润。病变中央可见纤维素样坏死。阿尔辛蓝染色可见广泛的黏蛋白沉积。穿通型表现为栅状肉芽肿包绕的黏液样变性纤维素经表皮排出。

3. **诊断标准** 根据临床表现及组织病理学检查可以确诊。需要与结节病、类风湿结节等疾病鉴别。

【鉴别诊断】

（1）结节病：本病皮损也可呈环状，但患者常有系统症状及多器官受累。组织病理学上，结节病为非坏死性肉芽肿，浸润的淋巴细胞稀少，又称"裸结节"，无黏蛋白沉积。

（2）类风湿结节：类风湿结节临床表现和组织病理学与 GA 非常类似，但类风湿结节多见于成年人，常提示疾病活动，类风湿因子和 HLA-DR 等指标阳性。X 线检查显示不同程度的骨骼损害。

【治疗】

本病为良性自限性疾病，尽管容易反复，但常不需要积极治疗。如需改善症状或有美观要求等可考虑以下方法治疗。

（1）糖皮质激素：外用强效糖皮质激素或局部皮损内注射治疗。

（2）光疗：GGA 可选择 PUVA，每周 2~3 次治疗；或 UVA-1 每周 5 次；窄波 UVB 亦可选择。

（3）羟氯喹：据文献报道大部分病例有效，可推荐为首选口服药物，但需注意监测眼部的不良反应。

（4）生物制剂：TNF-α 拮抗剂。

本病预后良好，多数在数月至数年自行消退。在选择治疗方案中需兼顾药物的不良反应。

➢ 附：环状肉芽肿诊治流程图

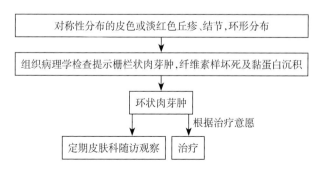

（徐教生　向　欣　陈谨萍）

参考文献

1. ZHONG Z,DING J,SU G,et al. Genetic and clinical features of Blausyndrome among chinese patients with uveitis. Ophthalmology,2022,129(7):821-828.

2. JOSHI TP,DUVIC M. Granuloma annulare:an updated review of epidemiology, pathogenesis,and treatment options. Am J Clin Dermatol,2022,23(1):37-50.

3. ENDO Y,SEKIGUCHI A,MOTEGI SL,et al. Subcutaneous granuloma annulare on the heel:A case report and review of the Japanese published work. J Dermatol,2020,47(6):677-679.

第十九章　物理性皮肤病

第一节　痱

【概述】

痱(miliaria)俗称痱子,是一种与高温及湿度大的环境相关的外泌汗腺疾病,常见于儿童。

在气温高、湿度大的环境下,汗液分泌过多且不容易蒸发,进而使皮肤角质层过度浸渍,汗腺导管内汗液潴留后造成局部压力增高、导管破裂,从而使外溢的汗液外渗至周围组织进而引发炎症反应。皮肤局部细菌也可能参与疾病的发生。

【诊断】

临床表现　根据汗腺导管阻塞及汗液溢出的部位,临床上可分为以下四种类型。

(1)白痱:又称晶形粟粒疹(miliaria crystallina),汗腺导管阻塞及汗液溢出的位置位于角质层内或角质层。临床表现为针尖至针头大小的浅表性薄壁水疱,疱液清亮,周围无红晕,水疱易破,经1~2天干涸后留有细小脱屑(图19-1)。一般无自觉症状。皮损常累及头面部、颈部及躯干部,密集分布,一般无自觉症状,有自限性。

(2)红痱:又称红色粟粒疹(miliaria rubra),是临床最常见的一种类型。汗腺导管阻塞及汗液溢出的位置位于表皮中部。临床表现为针头大小丘疹及丘疱疹,周围有轻度红晕,密集分布(图19-2)。皮损常累及儿童头面部、颈部、肘窝、胸背部,成批出现。常自觉瘙痒及刺痛感。

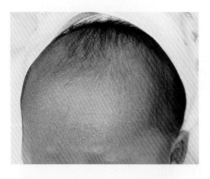

图 19-1 白痱

25 天新生儿,冬季由于包被过厚,导致额头出现痱子。图示患儿头皮、额头可见多数针尖至绿豆大小的浅表性水疱,额头部分互相融合成片,疱壁极薄,微亮,内容清,无红晕。无自觉症状。

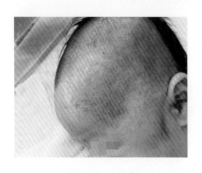

图 19-2 红痱

22 天新生儿。前额、头皮大片状不规则红斑,其上可见大量红色丘疹、丘脓疱疹。

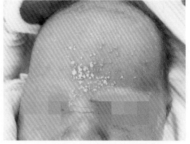

图 19-3 脓痱

22 天女孩。额部为主可见大量丘脓疱疹及脓疱。

(3) 脓痱:又称脓疱性粟粒疹(miliaria pustulosa),多由红痱发展而来。临床表现为痱子顶端出现针尖大小浅表性脓疱(图 19-3)。皮损常累及头颈部及皮肤褶皱处。

(4) 深痱:又称深部粟粒疹(miliaria profunda),汗腺导管阻塞及汗液溢出的位置位于表皮-真皮交界处。临床表现为与汗孔一致的肤色丘疱疹,出汗时皮损增大,不出汗时皮损不明显。皮损常累及躯干及四肢近端,密集分布。一般无自觉症状,皮损泛发时可出现疲劳、头痛、眩晕等全身症状。

【鉴别诊断】

根据发病季节、环境因素及典型皮损可确诊,需要与夏季皮炎进行鉴别,后者与夏季高温闷热的环境有关,皮损常表现为对称分布的针尖大小红斑、丘疹、丘疱疹,四肢屈侧和躯干部,尤以双侧胫前多见。常伴剧烈瘙痒。

【治疗及预防】

1. **治疗** 以清凉、止痒、抗炎为主,可局部外用清凉粉剂,如痱子粉、薄荷炉甘石洗剂等,炎症严重者可短期外用糖皮质激素。瘙痒明显者可口服抗组胺药,继发感染时可口服抗生素。中药治疗以清热解毒化湿为主。

2. **预防** ①居住环境应保持通风凉爽、减少出汗,保持皮肤清洁干燥。②着衣应宽松,以吸水、透气性好的薄型纯棉为宜。③常洗澡,保持皮肤清洁,洗澡水温不宜过高。④避免搔抓,避免抓破继发感染。

➤ 附:痱的诊疗流程图

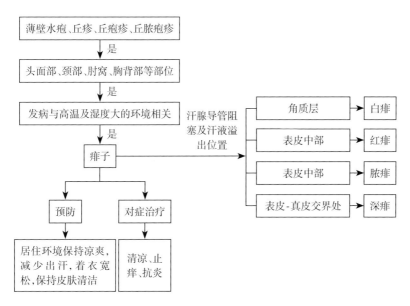

（王召阳　申春平　陈　萍）

445

第二节 日 晒 伤

【概述】

日晒伤（sunburn）又称为日光性皮炎（solar dermatitis），是一种正常皮肤接受过度紫外线照射后发生的急性光毒反应，儿童较成人更易发生。

中波紫外线（ultraviolet B，UVB；280～320nm）及长波紫外线（ultraviolet A，UVA；320～400nm）均可引起日晒伤，以前者为主。日晒伤的发生具有个体易感性，浅肤色、薄的皮肤更易发生。皮肤经长时间日光暴晒后所致的真皮小血管舒张、血流速增加、渗透性增加、内皮细胞水肿及多种活性介质（包括组胺、5-羟色胺、前列腺素等）释放等均参与疾病的发生发展。

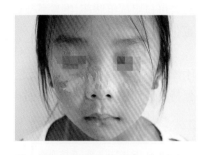

图 19-4　面部日晒后红斑、色沉、脱屑

【临床表现】

好发于春夏季，日晒后数小时至十余小时，暴露部位皮肤出现界限清楚的水肿性红斑，多为鲜红色，严重者红斑上可出现水疱、大疱、糜烂、结痂、脱屑等（图19-4），后期皮损消退后可留有色素异常（图19-5）。局部常伴有烧灼刺痛感，泛发时可有发热、畏寒、乏力及头痛等全身症状。该病有自限性，多数一周内可恢复。

【诊断和鉴别诊断】

根据长时间日光暴露史及典型皮损表现可进行临床诊断。

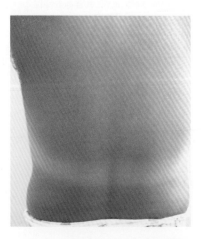

图 19-5　露出部位弥漫性色素沉着斑

本病需要与烟酸缺乏症鉴别,后者是由于烟酸缺乏所致的全身性疾病,皮损类似日晒伤,皮损亦可发生在非曝光部位,但该病还合并胃肠道、神经系统症状。另外,还需与接触性皮炎相鉴别,后者发病与日晒及季节无关,发病前有局部接触史,皮损局限于接触部位。

【治疗及预防】

1. **治疗** 该病有自限性,治疗以对症为主,局部治疗包括局部冷湿敷、外用糖皮质激素等。如有水疱可局部消毒后抽取疱液,保留疱壁,局部覆盖湿性敷料,如有糜烂面,需局部消毒后外用抗生素预防感染。病情轻者可给予口服抗组胺药,重者可给予小剂量糖皮质激素、非甾体抗炎药等。

2. **预防** ①避免暴晒;②外出应穿戴防护衣物,着轻质长袖长裤,戴宽边帽;③涂防晒霜,常规选择防晒系数(sun protection factor,SPF)30 或更高系数的广谱防晒霜。

➢ 附:日晒伤诊疗流程图

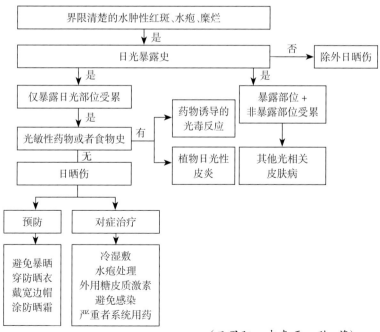

（王召阳 申春平 陈萍）

第三节 冻 疮

【概述】

冻疮（chilblains，perniosis）是一种与寒冷相关的皮肤性疾病，可季节性发作，常见于女性，但儿童亦可发病。

寒冷环境是冻疮发病的主要原因，具体发病机制尚不清楚。寒冷可诱导的皮肤血管收缩或痉挛、组织缺血缺氧，持续暴露寒冷环境后局部血管麻痹而扩张，导致局部静脉淤血及血液循环不良，以上因素可进一步刺激炎症反应。

【临床表现】

好发于初冬、早春时节，气候转暖后自愈。皮损常表现为局限性分布的水肿性红色至紫红色斑块及结节（图 19-6），严重者可出现水疱、溃疡，愈后留有色素异常、萎缩性瘢痕等。局部常有烧灼、瘙痒，受热后加重。受累部位以四肢末端、面部及耳郭为主。

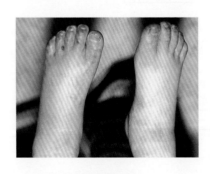

图 19-6　11 岁男孩。雪天在户外停留 3 天后冻伤。双足至踝部明显水肿，皮肤呈暗紫红色，趾端明显。感觉和运动功能丧失，被动活动时灼痛难忍

【诊断和鉴别诊断】

根据发病的季节性、发病部位和典型临床表现易于诊断，需要与多形红斑、冷球蛋白血症相鉴别。多形红斑是一种以靶形损害为特征性表现的炎症性皮肤病，常伴黏膜损害，发病与寒冷无关。该病可通过其他系统受累、冷球蛋白测定、免疫球蛋白检查等与冷球蛋白血症相鉴别。

【病理表现】

表皮及真皮乳头水肿,可见坏死角质形成细胞,真皮浅深层血管周围中度至密集的单一核细胞浸润。

【预防和治疗】

1. **治疗** 主要治疗在于尽可能减少寒冷暴露。局部治疗以消炎、消肿、促进循环为原则,包括多磺酸黏多糖、糖皮质激素、维生素 E 软膏等,对于局部破溃者需外用抗生素软膏预防继发感染,定期换药,促进伤口愈合。物理治疗如氦氖激光可帮助促进皮损恢复。系统治疗包括口服硝苯地平、烟酰胺、己酮可可碱等。中医中药以温经祛寒,活血化瘀为主。

2. **预防** ①遇冷时应注意保暖,防止局部潮湿,避免穿过紧的鞋袜;②受冷后不宜用热水浸泡或用火烘烤;③加强体育锻炼,促进血液循环,提高机体对寒冷环境的耐受性。

➢ 附:冻疮诊疗流程图

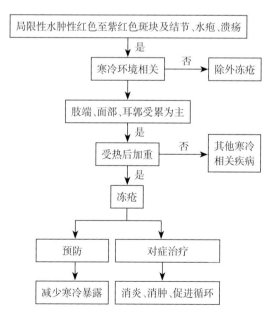

（王召阳 申春平 陈 萍）

第四节　摩擦性苔藓样疹

【概述】

摩擦性苔藓样疹(frictional lichenoid eruption)又名儿童性丘疹性皮炎,多发于夏秋季节,常见于学龄前期儿童,男童较女童多见。

原因不明,可能与接触某些物品(如沙土、玩具等)造成的摩擦刺激有关,其他因素如日晒、病毒感染的作用尚待明确。

【诊断】

根据好发季节及年龄、摩擦部位受累、典型皮损特点较易诊断。

1. **临床表现**　为对称分布的针尖至米粒大小皮肤色至淡红色丘疹,表面覆有细薄糠秕状鳞屑,皮损可散在或密集分布,常累及手背、指背、前臂、手腕、肘、膝等易受摩擦的部位。

常无自觉症状,偶有轻度瘙痒。该病具有自限性,病程4~8周。详见图19-7。

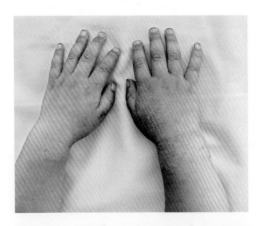

图 19-7　3 岁男孩,双侧手背和手腕可见多数散在淡红色粟米大小丘疹,轻度苔藓样变

2. **组织病理学**　表现为非特异性炎症反应,包括表皮角化过度、棘层肥厚,真皮浅层可见轻度炎症反应。

【鉴别诊断】

该病主要与儿童丘疹性肢端皮炎进行鉴别,后者发病与乙肝病毒感染相关,皮损表现为暗紫红色较大且扁平丘疹,皮损常始发于四肢末端,后播散性进展至四肢及面部,瘙痒程度不等,伴全身淋巴结肿大及急性无黄疸型肝炎。其他需要鉴别的诊断包括丘疹性荨麻疹、接触性皮炎,结合相关病史及皮损表现易于鉴别。

【预防和治疗】

避免局部摩擦刺激,加强润肤。局部治疗以对症为主,可局部外用糖皮质激素。

➤ 附:摩擦性苔藓样疹诊疗流程图

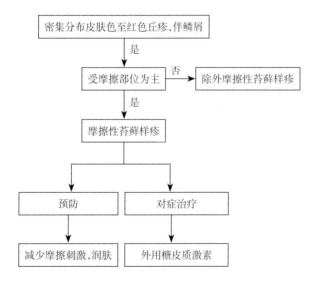

（王召阳　申春平　陈　萍）

参考文献

1. 赵辨.中国临床皮肤病学.2版.南京:江苏科学技术出版社,2017.

2. 马琳.儿童皮肤病学.北京:人民卫生出版社,2014.

3. 张学军,郑捷.皮肤性病学.北京:人民卫生出版社,2018.

第二十章 皮肤肿瘤

第一节 粟 丘 疹

【概述】

粟丘疹（milium）是一种源于表皮或附属器的微小表皮下角化囊肿，本质上为小的表皮囊肿。病变可以是原发的，也可以是继发的。原发性粟丘疹源于毛囊漏斗部，继发性粟丘疹可源于任何上皮结构，如毛囊、汗腺导管、皮脂腺导管或其他部位表皮组织。

【诊断】

1. 临床表现

（1）粟丘疹：常见，可发生于任何年龄，儿童常见。病变无自觉症状，表现为直径 1~2mm 的白色至黄色坚实丘疹，表面光滑，好发于面部。通常呈离散分布，病变数量可从几个至几百个不等。

（2）原发性粟丘疹：无明确的病因，为自行发生，可为先天性。40%~50% 的婴儿可有粟丘疹，通常发生于眼睑及颊部。新生儿粟丘疹多在出生后数周内自行消退。临床上较少见的发生在婴幼儿乳头的粟丘疹，表现为出生时即有或出生后不久的乳头部位单发的乳白色囊性肿物，无症状，较一般的粟丘疹体积略大（图 20-1）。

（3）继发性粟丘疹：多见于Ⅱ度烧伤、水疱性疾病（如大疱性表皮松解症、迟发性皮肤卟啉病）、擦伤、搔抓伤和面部炎症性发疹，以及皮肤磨削术或剥脱性激光换肤术的愈合过程（图 20-2）。

2. **辅助检查** 粟丘疹在伍德光下呈亮黄色荧光，可用来辅助诊断。

3. **组织病理学** 组织学特征与表皮样囊肿相似，具有含颗粒层

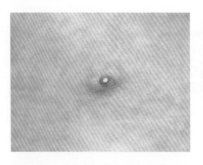

图 20-1　3 个月女童,右侧乳头白色肿物 2 个月

查体可见右侧乳头乳白色囊性肿物,占据大部分乳头。随访 3 个月后囊肿自行消退。

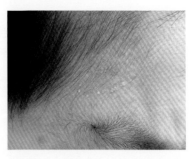

图 20-2　6 岁男童,右前额皮肤擦伤后皮疹 1 周

查体右前额淡红色擦伤创面愈合后边缘环状分布粟粒大小乳白色丘疹。

的复层鳞状上皮的囊壁,以及成层的角蛋白性囊内容物。

【鉴别诊断】

典型的粟丘疹诊断比较容易,但仍需与一些疾病鉴别。如新生儿头部脓疱病、皮脂腺增生、汗管瘤、粉刺等疾病,详见表 20-1。

表 20-1　粟丘疹的鉴别诊断

疾病	好发部位	临床表现	辅助检查	鉴别要点
新生儿头部脓疱病	好发生于新生儿头颈部	大约在出生 3 周后起病,表现为头面部炎症性丘疹和脓疱,没有粉刺	马拉色菌培养阳性	发生于新生儿的局限于面部且有时累及头皮的炎症性丘疹和脓疱可提示诊断
皮脂腺增生	主要累及面部,尤其是鼻和上唇	多达半数的正常新生儿可发生,表现为光滑的黄白色小丘疹	皮肤镜的特征性表现为不规则黄色至白色的中心被短的线状血管包绕	主要分布于新生儿的鼻和上唇的黄白色密集丘疹,常在生后数周逐渐消失

续表

疾病	好发部位	临床表现	辅助检查	鉴别要点
汗管瘤	多发生于眼睑或外阴	好发生于青年女性,表现为肤色或褐色的扁平丘疹,群集分布但不融合,对称分布	—	青年女性眼睑部位的扁平丘疹,无法挤出角质样内容物
粉刺	分布于皮脂腺分泌旺盛的区域	可发生于婴儿,好发生于青春期,可有开口或无开口,较小的无开口的粉刺类似于粟丘疹	—	发生于皮脂腺分泌旺盛区域的扁平或圆锥状丘疹,多分散排列,顶端呈黄白色或点状黑色

【治疗】

本病为良性病变,一般不需治疗,在新生儿中通常自行消退,在成人中可能持续存在。如有需求,可通过针头、手术刀刺破其上方表皮,挤出囊肿而使之去除。对于多发性面部粟丘疹,局部外用维 A 酸乳膏有助于减少粟丘疹的数量。据文献报道,乳头部位的粟丘疹可自发消退,应随诊观察,避免盲目手术造成副损伤风险。

> 附:粟丘疹诊疗流程图

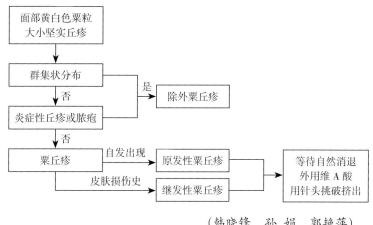

(韩晓锋　孙　娟　郭艳萍)

第二节 表皮囊肿

【概述】

表皮囊肿（epidermal cysts）又称表皮样囊肿或表皮包涵体囊肿，是由真皮内表皮细胞的增殖引起，囊壁上皮来自表皮组织或毛囊的漏斗部，为最常见的皮肤囊肿。

【诊断】

1. **临床表现** 通常出现在青春期或青春期前后。好发于面、颈、胸和上背部。肿物表现为单个或多发的半球形隆起，直径 0.5~5cm，质坚韧，正常肤色、乳白色或淡黄色，表面光滑，可与皮肤粘连（图 20-3）。部分囊肿表面可见毛囊皮脂腺开口，形成中央顶孔，可挤出干酪样角质物。肿物增长缓慢，无自觉症状，发生无菌性炎症或继发感染可出现疼痛不适。

多发性表皮囊肿可见于加德纳综合征（Gardner syndrome），家族性腺样息肉病，其他体征包括结肠息肉、多发性骨瘤与其他软组织肿瘤。

2. **组织病理学** 囊肿位于真皮，大体标本多呈瓷白色囊性肿物（图 20-4）。囊壁上皮与表皮组织或毛囊漏斗部上皮相似，由外向里依次为基底细胞层、棘细胞层、颗粒层，囊腔内充满角质物，有时可见一

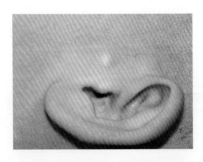

图 20-3　5 岁男童，左耳前肿物 1 年余，渐增大

查体可见左耳前皮下一乳白色肿物，触诊囊性，光滑，边界清。

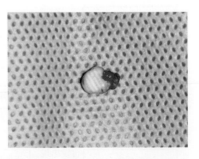

图 20-4　为图 20-3 患儿切除的大体标本，表现为具有瓷白色包膜的囊性肿物。

些角化不全细胞。如果囊肿破裂,内容物释放到真皮内可引起异物炎性肉芽肿反应。

【鉴别诊断】

表皮囊肿在儿童期需要与皮样囊肿及毛母质瘤鉴别,详见表 20-2。

表 20-2　表皮囊肿的鉴别诊断

疾病	好发部位	临床表现	辅助检查	鉴别要点
皮样囊肿	头面部,尤其好发于眉弓附近	生后即有或生后不久发现的皮下囊性或质硬光滑结节,中线部位需行影像学检查	B超或CT	好发于头面部,位置较表皮囊肿深,无顶孔,组织学检查可见成熟附属器结构
毛母质瘤	可发生于任何毛发覆盖区域,面颈部多发	儿童面颈部皮下质硬不规则结节,无囊性感,可呈肤色、蓝灰色、乳白色及淡红色	B超	儿童有毛发区域皮下质硬不规则结节

【治疗】

对于无炎症并发症的表皮样囊肿,可以选择单纯切除或微小切口挤出内容物后,再通过小口将囊壁剥离取出。如未能完整去除囊壁,囊肿可复发。对于有炎症的囊肿,合理的做法是待炎症消退后再尝试切除。波动性囊肿,甚至继发严重蜂窝织炎的囊肿常常需要切开引流,同时辅以抗生素治疗。

➢ 附:表皮囊肿诊疗流程图

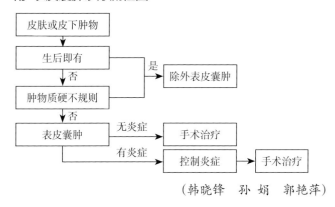

（韩晓锋　孙娟　郭艳萍）

第三节 色 素 痣

【概述】

色素痣（Melanocytic naevi）又称痣细胞痣、色痣,是黑素细胞来源的良性肿瘤。按发生时期不同分为先天性色素痣及后天获得性色素痣。导致色素痣形成的因素尚不明确。色素痣细胞来源于从神经嵴进入表皮的成黑素细胞,其在表皮内发生增殖形成了色素痣,目前认为遗传因素在早期起到了作用,随后紫外线为主的环境因素发挥了作用。分子学研究发现,多数小型先天性色素痣及获得性色素痣中存在体细胞的 BRAFV600E 突变,而 70%~95% 的大型和巨型先天性色素痣中存在体细胞的 NRAS 功能获得性突变。

【诊断】

1. **获得性色素痣**（acquired mela nocyticnevi,AMN）

(1) 临床表现:AMN 从出生后就可发生,整个儿童和青少年时期均可出现。不同种族的儿童中,AMN 的数量不同。根据痣细胞的组织学分布部位,可将其分为交界痣、皮内痣和复合痣。色素痣有明确的生长周期,在儿童期多为交界痣,以后逐步发展为复合痣,最终在中老年期发展为皮内痣。获得性色素痣可发生于身体任何部位,多为圆形或椭圆形,一般直径≤6mm,形状对称、色素均匀、边界规则且清楚。交界痣表现为棕褐色斑疹或斑片,表面光滑而平坦(图 20-5)。复合痣表现为棕色丘疹或斑丘疹,轻度隆起,颜色较交界痣更浅,表面光滑或呈疣状,可覆有毛发;皮内痣多表现为圆顶状质软丘疹,较复合痣明显高起,颜色更浅或呈正常肤色。

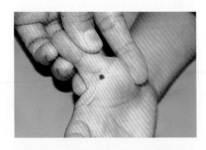

图 20-5　8 岁男童,右手黑色皮疹 3 年,缓慢增大

查体可见右手虎口附近一直径约 4mm 棕黑色斑疹,颜色形态均匀对称。

（2）皮肤镜：儿童获得性黑素细胞痣表现以球状模式最常见，尤其是位于头部、颈部或躯干上部的病灶。而位于四肢的儿童获得性色素痣，多呈网状模式。

（3）组织病理学：交界痣的痣细胞巢位于表皮真皮交界处。复合痣的痣细胞巢位于表皮真皮交界处和真皮内。皮内痣的痣细胞巢位于真皮内。真表皮交界处的痣细胞可呈圆形、椭圆形或梭形，并聚集呈巢。真皮浅层痣细胞一般呈上皮样外观，胞质包含颗粒状黑色素。细胞核内为均匀的染色质。真皮深层的痣细胞胞质减少，似淋巴细胞，且随着深度增加，显示出成熟现象。

2. 先天性色素痣（congenital melanocytic nevi，CMN）

（1）临床表现：出生时即有，全身各处均可发生，大小差异显著。根据成年后预测痣的尺寸分类，即皮损直径 <1.5cm 为小型痣；1.5cm≤直径 <20cm 为中型痣（图 20-6）；20cm≤直径 <40cm 为大痣；直径≥40cm 为巨痣。先天性中小型痣发病率较巨痣高，皮损可不对称，颜色不均，随着年龄的增长颜色加深，表面隆起，可呈疣状外观。如表面出现

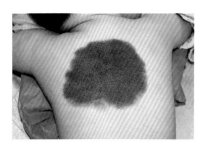

图 20-6 1 岁女童，背部黑色皮疹生后即有
查体可见背部一 12cm×9cm 大小的棕黑色斑疹，颜色形态均匀对称。

增殖性结节，建议行组织病理学检查。先天性巨痣临床少见，好发于头、面、背、腰部或一侧肢体，常呈褐色、棕黑色或黑色，界限清楚，柔软而有浸润感，表面不平，常有粗黑毛，呈兽皮状，外围可有卫星状损害。皮损可随患儿年龄增长而缓慢增大、增厚。多发先天性色素痣具有伴发神经皮肤黑变病的风险。恶变的潜在风险与先天性色素痣的大小有关，皮损面积越大，风险越高。

（2）皮肤镜：先天性色素痣中常见的皮肤镜模式有网状、球状/鹅卵石状、均质型及混合型。

（3）组织病理学：与获得性黑素细胞痣相比，先天性色素痣中黑

素细胞可向更深的层次生长,常可达真皮深层和皮下组织,黑素细胞通常会沿着神经血管和皮肤附属器向深部延伸。

【鉴别诊断】

色素痣需要与咖啡斑、Becker痣鉴别,最重要的是要除外恶性黑素瘤(表 20-3)。

表 20-3　色素痣的鉴别诊断

疾病	好发部位	临床表现	辅助检查	鉴别要点
咖啡斑	发病部位无特异性,多发时需要鉴别神经纤维瘤病	出生时就出现或在儿童期早期显现的无突起的咖啡色皮损,在日晒后颜色可加深	皮肤镜	颜色均匀一致,无突起,无色素网及色素球样结构
Becker痣	躯干上部	表现为躯干上部的棕褐色至棕色斑片或斑块。其边界通常不规则,平均直径大于 10cm。表面常伴有多毛	皮肤镜	可出生时发现或青春期出现的躯干上部棕褐色斑疹或斑块伴多毛
恶性黑素瘤	可发生于任何部位,亚洲人中肢端雀斑样黑素瘤发生率较高	黑素瘤多不对称、边界不规则、颜色不均匀、直径≥6mm,以及皮损近期出现改变或新发皮损	皮肤镜可见非典型色素网、不规则的色素球、条纹、不对称的多种颜色、蓝白幕及非典型血管模式	儿童巨痣中的结节及溃疡处;颜色不均,缺乏对称性,短期内有较大变化;儿童期需要警惕无色素性黑素瘤

【治疗】

1. 获得性色素痣　多数获得性色素痣可终身保持良性,一般不需治疗。但是,对于具有大量获得性色素痣的患者应定期随访,并建议积极防晒。通常认为具有不对称性、边界不规则、颜色多变、直径>6mm 等表现的色素痣具有不典型性,需要密切观察。对于皮损位于易刺激部位(如掌跖及其他易摩擦部位)及短期内皮损发生明显变化者,可考虑手术切除。对于有美容要求者也可行手术切除。

2. **先天性色素痣** 对于中小型先天性色素痣应监测其变化情况,儿童期间恶变风险非常低,应结合其生长变化情况、部位、美观影响及家长焦虑程度来选择是否进行手术干预。青春期后,应更为密切地观察先天性色素痣的变化情况,如颜色、边界、形状、溃疡、卫星灶等情况。皮肤镜检查是评估色素痣的重要工具。大型先天性色素痣较中小型先天性色素痣的恶变风险明显增加,且常对美观造成明显影响,建议早期手术切除。大型先天性色素痣伴多个卫星痣的患者或多个中型先天性色素痣的患者,有发生中枢神经系统黑变病的风险,应行脑和脊柱增强 MRI 检查。

➢ **附:色素痣诊疗流程图**

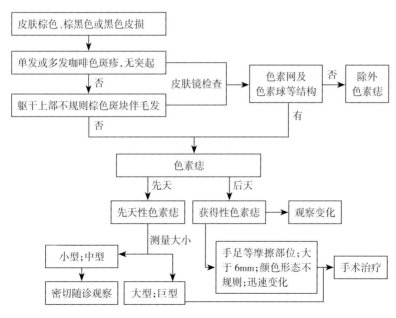

(韩晓锋 孙娟 郭艳萍)

第四节 皮 脂 腺 痣

【概述】

皮脂腺痣(naevus sebaceous)又称Jadassohn皮脂腺痣或器官样痣,是一种良性的皮肤错构瘤,以不成熟的毛囊及皮脂腺和顶泌汗腺增生为特征。目前的分子学研究表明皮脂腺痣是由 *HRAS* 或 *KRAS* 基因的合子后嵌合突变所致。

【诊断】

1. 临床表现

(1) 皮损通常出生即有,好发于头颈部,表现为具有蜡样光泽的橙黄色或黄褐色的无毛发斑块。大小和形状各异,可呈线状排列。部分病例可表现为少见的脑回样结构。皮脂腺痣随着年龄增长,有疣状增厚趋势。

(2) 皮脂腺痣的临床表现在不同阶段可以出现较大变化。自然病程可能会经历 3 个阶段。第一阶段(婴儿期和儿童期):因皮脂腺处于静止状态,所以皮脂腺痣通常保持不变,其特点表现为表面平滑的斑块(图 20-7)。第二阶段:开始于青春期,在激素的影响下,皮脂腺痣出现迅速增生,其表面由平整变为疣状(图 20-8)。第三阶段:可出现多种继发的良性和/或恶性上皮性肿瘤,如乳头状汗管囊腺瘤、毛母细胞瘤和外毛根鞘瘤等,以及很少见的恶性病变,如基底细胞癌、鳞状细胞癌和皮脂腺癌等(图 20-9)。

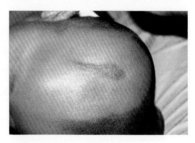

图 20-7　3 岁男童,头皮黄色斑块生后即有

查体头皮右侧顶额部带状分布具有蜡样光泽的橘黄色斑块,表面无毛发。

(3) 若皮损较大或分布广泛时,需怀疑为皮脂腺痣综合征,应行全面的神经系统、眼科及骨骼系统检查。

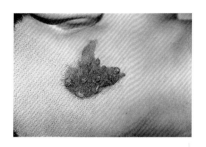 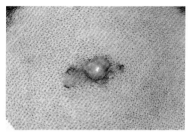

图 20-8　12 岁男童,右枕部可见棕色皮损生后即有,表面疣状增生 3 年余
查体右枕部可见一棕褐色斑块,表面可见大量疣状增生及角化物。

图 20-9　14 岁女童,头顶部黄色斑块生后即有,表面肿物生长半年
查体可见头顶部一直径约 3cm 橘黄色斑块伴疣状增生,中央可见一直径约 1.2cm 淡粉色结节,术后病理明确为皮脂腺痣继发基底细胞癌。

2. **组织病理学**　典型的组织病理学表现包括不成熟的毛囊、增生的皮脂腺、扩张的顶泌汗腺,以及表皮增生。皮脂腺痣的组织病理学表现随年龄增长而变化。早期皮损中,皮脂腺可能发育不良,甚至数量减少,但存在未成熟的毛囊是其特征性表现。进入青春期后,表皮有明显的乳头瘤样增生,成熟的皮脂腺异常增多,大多数皮损还可见顶泌汗腺异位。

【鉴别诊断】

典型的皮脂腺痣容易诊断,但需与先天性头皮发育不全及表皮痣相鉴别(表 20-4)。

表 20-4　皮脂腺痣的鉴别诊断

疾病	好发部位	临床表现	辅助检查	鉴别要点
先天性头皮发育不全	好发于头皮	生后即有的头皮溃疡性斑块或斑片,表面也可覆有薄层表皮。随着年龄增长可逐渐形成肥厚性或萎缩性瘢痕。周围常见发圈征	组织病理学	生后即有,早期多呈无毛发的溃疡状或伴有薄层表皮的皮损,无皮脂腺痣的蜡样黄色外观

续表

疾病	好发部位	临床表现	辅助检查	鉴别要点
表皮痣	躯干或四肢	大多出生时出现,表现为沿 Blaschko 线分布的肤色线状斑块或棕色疣状丘疹。但病变通常位于躯干和四肢	组织病理学	躯干四肢沿 Blaschko 线分布的肤色线状斑块或棕色疣状丘疹

【治疗】

皮脂腺痣首选的治疗方案是病变的全层切除。皮肤磨削、冷冻疗法、电灼、CO_2 激光和光动力疗法具有很高的复发风险及继发相关恶性肿瘤风险,故不常规推荐使用。目前,关于皮脂腺痣手术治疗的时机仍有争议。建议手术时机的选择要考虑患者年龄、皮损范围、皮损部位、头皮的松紧,以及对患儿及家长心理的影响。如果决定预防性切除皮脂腺痣,建议在青春期前切除。

➤ 附:皮脂腺痣诊疗流程图

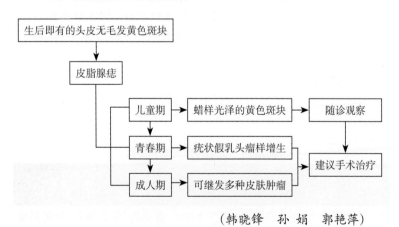

(韩晓锋 孙娟 郭艳萍)

第五节　表　皮　痣

【概述】

表皮痣(epidermal naevus)是一种出生即有或在幼儿期发生的皮肤良性错构瘤。由于常沿着皮肤的"Blaschko线"呈线状分布,因此又称线状表皮痣或线状疣状表皮痣。表皮痣可能由多种表皮细胞和结构组成,包括角质形成细胞、皮脂腺、毛囊、顶泌汗腺、小汗腺及平滑肌细胞,是由遗传嵌合体导致的临床表现不同的局限性外胚层发育异常的总称。

【诊断】

1. **临床表现**　大部分表皮痣出生时即存在或在出生后不久被发现。皮损早期表现为线状排列的斑片或斑块,由肤色或棕色疣状丘疹聚集或融合形成。随着年龄的增长,病变常出现增厚及变黑。表皮痣的分布及范围存在较大差异,通常分布于躯干或四肢,且沿着"Blaschko线"分布。线状表皮痣一般没有症状。但炎性线状表皮痣常常伴有剧烈瘙痒,该亚型常分布于外阴,腹股沟及腋窝等处(图20-10)。

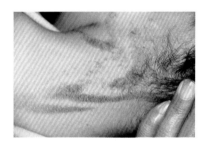

图20-10　7岁女童,颈后线状皮损生后即有

查体可见颈后棕色疣状丘疹聚集形成的不规则斑块,沿着"Blaschko线"分布。

表皮痣综合征(epidermal naevus syndrome,ENS)是指表皮痣合并其他发育异常,如最常累及中枢神经系统、眼及肌肉骨骼系统。表皮痣相关综合征包括Proteus综合征、多发性错构瘤综合征、先天性偏侧发育不良伴鱼鳞病样红皮病及肢体缺陷、FGFR3表皮痣综合征、CSHS综合征等。

2. **组织病理学**　表皮痣的组织病理学特点为角化过度、棘层肥厚及乳头瘤样增生。炎性线状表皮痣还可见灶状角化不全、轻度棘层水肿、真皮内慢性炎细胞浸润,组织学表现与银屑病相似。

【鉴别诊断】

表皮痣因多呈线状分布,需要与部分线状皮损相鉴别(表 20-5)。

表 20-5　表皮痣的鉴别诊断

疾病	好发部位	临床表现	辅助检查	鉴别要点
线状苔藓	好发生于肢体	表现为线状分布的扁平淡红色、肤色或色素沉着过度的丘疹,表面可见细屑。皮损通常会在数月至数年的时间自行消退,遗留暂时性色素减退或色素沉着斑	组织病理学检查显示苔藓样淋巴细胞浸润伴不同程度毛囊、汗腺及汗管受累,表皮可出现角化不全及角化不良、基底细胞液化变性	后天发生的多见于肢体的线状分布的扁平丘疹,可自行消退
线状银屑病	后天发病,发病年龄较晚	线状分布的红斑鳞屑性皮损,疣状增生不明显	组织学与炎性线状表皮痣较难鉴别	常有银屑病家族史、发病年龄较晚、疣状皮损不明显、累及范围较广、瘙痒程度较炎性线状表皮痣轻,抗银屑病治疗有效
线状汗孔角化症	通常婴儿期或幼童时期出现	表现为四肢或躯干出现线状分布边缘过度角化的斑块	组织学上可见特征性的柱状角化不全	边缘角化隆起的斑块
色素失禁症	新生儿期即可发病	新生儿期可表现为线状排列的丘疹和水疱。数周或数月内进展为类似于疣状表皮痣的条纹,最终皮损逐渐自行消退,留下线状色素沉着斑	—	是一种罕见的 X 连锁遗传性皮肤病,线状皮损随年龄增长逐渐变化

【治疗】

对于范围较小的表皮痣全层切除为根治性治疗,但范围较大或分布广泛的表皮痣常无法手术切除。其他的治疗方法包括磨削术、冷冻治疗、激光剥脱等,这些方法具有一定效果,但易复发。激光磨削联合光动力治疗可以降低相关复发风险。

➢ 附:表皮痣诊疗流程图

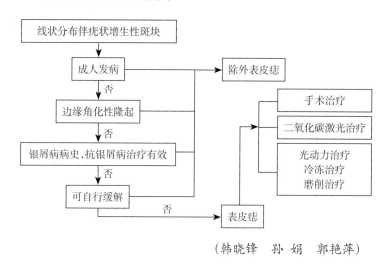

(韩晓锋 孙 娟 郭艳萍)

第六节 毛 母 质 瘤

【概述】

毛母质瘤(pilomatrixoma)又称 Malherbe 钙化上皮瘤,是一种儿童常见的良性皮肤附属器肿瘤,来源于毛囊下段的毛基质细胞,WNT 信号通路中 β-连环蛋白的激活突变与该肿瘤的发病有关,在毛母质瘤中普遍存在着编码 β-连环蛋白的基因突变。临床表现多样,易误诊。

【诊断】

1. **临床表现** 可发生于任何年龄,以儿童期最为多见。本病好发于头面部,其次为上肢、颈、躯干及下肢。毛母质瘤位于真皮或皮下,依据临床表现可分为经典型(图 20-11)、穿通型(图 20-12)、水疱型(图 20-13)、巨大型及多发型。经典型表现为皮下结节,早期质软,后期形成钙化后质硬,略隆起,与表皮粘连,基底可活动,呈皮肤色、红色和淡蓝色,直径 0.5~5cm,挤压肿物时表面皮肤可表现为帐篷征、跷跷板征或折痕征;穿通型表现为皮下质硬结节,瘤体通过经表皮排出机制经表皮排出;水疱型表现为皮下质硬结节,表面皮肤呈红色,水疱样外观;巨大型表现为直径大于 12cm 的毛母质瘤;多发型表现为两处以上的毛母质瘤。据文献报道,多发型毛母质瘤可伴发特纳合征、加德纳综合征、强直性肌营养不良、结节性硬化症、着色性

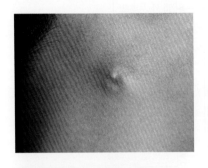

图 20-11　4 岁男童,右颈部肿物 2 年
查体可见右颈部皮下乳白色肿物侵犯表皮,触诊可及皮下质硬不规则结节,与表皮粘连,基底活动度可。

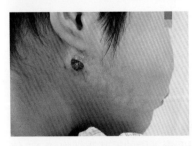

图 20-12　4 岁 4 个月女童,发现右侧颈部肿物半年,破溃 2 个月
查体右侧颈部可见一直径约 1.2cm 大小火山口样溃疡,基底为灰白色质硬肿物,溃疡边缘轻度红肿,触诊溃疡下方可及一质硬肿物,境界清楚,活动度差,无触痛。

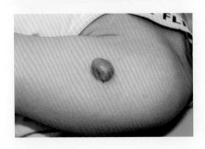

图 20-13　12 岁女童,右肩部肿物 3 年,渐增大,表面水疱样改变 1 年
查体可见右肩部红色肿物,表面皮肤呈水疱状,触诊可及疱内质硬结节。

干皮病、9号染色体三体病、鲁宾斯坦-泰比综合征（Rubinstein-Taybi syndrome）、斯蒂克勒综合征（Stickler syndrome）、Sotos 综合征等。

2. **组织病理学** 肿瘤位于真皮并延伸至皮下组织，边界清楚，可有包膜，肿瘤内含三种上皮细胞，即嗜碱性基底样细胞、过渡细胞和影细胞，影细胞由嗜碱细胞发展而来，呈嗜伊红染色，轮廓不清楚，无细胞核。新发损害中基底样细胞较多，陈旧损害则较少，甚至未见基底样细胞。

【鉴别诊断】

本病误诊率较高，需要与表皮囊肿、皮样囊肿、婴儿血管瘤、皮肤钙质沉着症等皮肤肿瘤相鉴别（表20-6）。

表 20-6 毛母质瘤的鉴别诊断

疾病	好发部位	临床表现	辅助检查	鉴别要点
表皮囊肿	头面部及躯干	多为圆形，质韧但可压缩，边界清楚，上方多与表皮相连，表面皮肤呈肤色或淡黄色	B超检查提示囊性肿物；病理表现为囊壁由含颗粒层的复层鳞状上皮构成的囊肿，囊内容物为角质物	表面光滑的皮下囊性肿物
皮样囊肿	主要累及头面部，尤其是眼眶	肿物位于皮下深层，质韧，上方与表皮不粘连，下方多与肌肉组织甚至骨膜粘连，因此不易推动	B超可鉴别；病理为囊壁包颗粒层的复层鳞状上皮构成。此外，囊壁还可见附属器，囊内容物可见角质物、毛发	眉弓附近皮下质韧结节，不易推动
婴儿血管瘤	发病部位无特异性	出生即有或生后不久出现的红色肿物或表面呈青色的皮下肿物，质软，生后3个月内为快速增殖期，肿物迅速增长，之后增殖变缓慢，增殖期过后进入稳定期、消退期	B超	发病年龄早，有快速生长，稳定及消退的生长模式

续表

疾病	好发部位	临床表现	辅助检查	鉴别要点
皮肤钙质沉着症	各个部位均可发生	坚硬的丘疹或结节,破溃后排出奶酪色油状砂粒样物质	组织病理学可见真皮内或皮下组织内颗粒状或团块状钙化,无嗜碱性基底样细胞及影细胞	多为乳白色皮肤质硬斑块或结节

【治疗】

毛母质瘤为良性肿瘤,恶变罕见。本病不会自然消退,多呈逐渐增大趋势,可出现炎症反应,甚至破溃。治疗方案为手术切除。推荐沿瘤体表面皮纹方向,设计与瘤体直径相当或略短的直线或小梭形切口,术中轻柔操作,尽量将瘤体完整剥离取出。也可采用在肿物表面打孔刮除肿物的方法,但容易残留复发。

➢ 附:毛母质瘤诊疗流程图

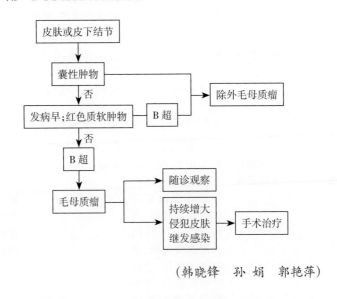

（韩晓锋　孙娟　郭艳萍）

第七节 皮肤纤维瘤

【概述】

皮肤纤维瘤（dermatofibroma），也称良性纤维组织细胞瘤。是一种真皮成纤维细胞良性增殖性疾病。病因不明，可能与创伤、昆虫叮咬或病毒感染后成纤维细胞的一种反应性增生有关。

【诊断】

1. **临床表现** 任何年龄均可发病，中、青年多见。好发于四肢伸侧、胸背部及面部。皮损表现为单个或多个圆形或卵圆形真皮内结节，直径 0.5~2cm，表面粗糙或光滑，呈皮肤色、黄褐色或黑褐色，质硬，与表皮粘连。肿物可缓慢增大，一般无自觉症状（图 20-14）。

2. **辅助检查** 皮肤镜检查显示皮损中心呈瘢痕样无结构区域，外周伴有纤细的色素网状结构（图 20-15）。

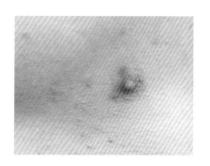

图 20-14　9 岁女童，颈部肿物 3 年，无痛痒不适

查体可见左颈前部直径约 0.5cm 淡粉色质韧丘疹，周围可见色素沉着。

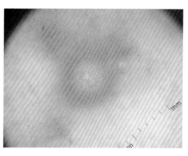

图 20-15　与图 20-14 为同一患儿，皮肤镜检查可见皮损中心呈瘢痕样无结构区域，外周伴有纤细的色素网状结构

3. **组织病理学** 组织学上，皮肤纤维瘤为边界不清的真皮内结节，无包膜。在真皮中观察到成纤维细胞和组织细胞增生，伴随着胶原蛋白的过度沉积。肿瘤上方的表皮可伴有棘层肥厚、表皮突延长和

基底细胞色素增加。皮肤纤维瘤的ⅩⅢa因子和波形蛋白染色阳性，而 CD34 阴性。

【鉴别诊断】

儿童皮肤纤维瘤需要与结节性痒疹、幼年黄色肉芽肿、隆突性皮肤纤维肉瘤相鉴别（表 20-7）。

表 20-7　皮肤纤维瘤的鉴别诊断

疾病	好发部位	临床表现	辅助检查	鉴别要点
结节性痒疹	四肢伸侧	常多发，为绿豆至黄豆大小坚实半球形隆起皮肤表面的丘疹或结节，灰褐色	病理示角化过度、棘层肥厚、表皮突增宽、下延，真皮内非特异性炎细胞浸润	瘙痒明显，常多发
幼年黄色肉芽肿	无特殊好发部位	典型损害为单发的黄色或黄红色、隆出皮面的圆形或卵圆形丘疹、结节	病理特点为真皮内致密的泡沫细胞和数量不等的 Touton 巨细胞	无症状的黄色质韧结节，可自行消退
隆突性皮肤纤维肉瘤	躯干	早期常为无症状硬性斑块，其在数月至数年缓慢增大，瘤体逐渐凸起、变硬、呈结节状	病理可见梭形细胞席纹状或车辐状排列，免疫组织化学 CD34 弥漫强阳性。必要时行分子生物学检查明确有无 *PDGFB/COL1A1* 基因融合	与皮肤纤维瘤比，体积更大

【治疗】

皮肤纤维瘤早期可增大，后期趋于稳定，可保持多年不变。通常不需治疗，但影响美容或因与其他结节性病变鉴别困难需要病理确诊时，可手术切除。

> 附:皮肤纤维瘤诊疗流程图

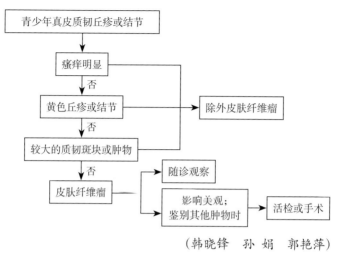

（韩晓锋 孙娟 郭艳萍）

第八节 瘢痕疙瘩

【概述】

瘢痕疙瘩(keloid)是异常增生的病理性瘢痕,是皮肤对创伤过度修复的结果,以胶原等大量结缔组织基质的过度产生和沉积为特征。瘢痕疙瘩的产生与人种和肤色、遗传因素、受伤部位、创伤后的处理等因素有关。

【诊断】

1. **临床表现** 理论上任何轻微的创伤均可引起瘢痕疙瘩,可发生于任何部位,以耳垂、胸骨前及三角肌区最常见。瘢痕疙瘩呈淡红至深红色,为高起皮面的质硬斑块,超出原有伤口边缘,可持续生长数月至数年,有时呈蟹足样外观(图20-16)。常可伴有疼痛或瘙痒,不能自行消退。

2. **组织病理学** 组织学上瘢痕疙瘩主要位于真皮,无包膜,与周围组织界限不清,可见幼稚的成纤维细胞增生,同时肿胀而透明变性的纤维明显且有丰富的黏液基质。增生性瘢痕和正常瘢痕中的胶原

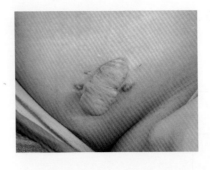

图 20-16　6 岁男童,左侧腹股沟区皮肤肿物 1 年余

既往 1 年前曾行左侧腹股沟疝手术。查体左侧腹股沟区可见淡红色质硬肿物,肿物范围明显超出原手术切口范围。

纤维是定向平行于表皮表面,而瘢痕疙瘩与前两者相比,胶原纤维粗大而排列紊乱,偶然是定向的。增生性瘢痕中成纤维细胞的密度明显增加,而瘢痕疙瘩中心部位细胞数量少。

【鉴别诊断】

瘢痕疙瘩需与增生型瘢痕及隆突性皮肤纤维肉瘤相鉴别(表20-8)。

表 20-8　瘢痕疙瘩的鉴别诊断

疾病	好发部位	临床表现	辅助检查	鉴别要点
增生性瘢痕	好发生前胸、后背及关节附近	外伤或手术后瘢痕大小仅限于损伤范围内的质韧淡红色或肤色斑块	组织病理学	瘢痕大小仅限于损伤范围,而不累及周围未受伤皮肤,多能自行退化
隆突性皮肤纤维肉瘤	最常见于躯干和肢体近端	表现为无症状的质硬斑块或肿物,在数月至数年缓慢增大	皮肤镜的特征性表现为不规则的黄色至白色的中心被短的线状血管包绕	隆突多无外伤史,瘢痕疙瘩主要位于真皮层,隆突可侵犯皮下及更深层次。免疫组织化学及分子生物学检查有助于明确诊断

【治疗】

成人瘢痕疙瘩的治疗中,手术联合放射治疗或抗肿瘤化学药物联合糖皮质激素的注射常常被应用并取得了很好的效果。但儿童与成人在对药物耐受性、不良反应产生及治疗措施对儿童发育所产生的影响等诸多方面存在巨大差异。因此,儿童瘢痕疙瘩的治疗方案应与成人的治疗方案加以区分。原则上,对于小于 16 岁的患者一般不建议采用抗肿瘤化学药物和放射治疗。儿童总体治疗原则以阻止或减缓瘢痕疙瘩的增长和缓减患者的痛痒症状为主要目的。若不影响功能,瘢痕疙瘩可待患儿年龄增大后采用成人能够承受的方法进行治疗。因此,儿童瘢痕疙瘩推荐采用糖皮质激素注射、激光、冷冻、硅胶制品、抗瘢痕外用药物和压迫治疗等非手术治疗作为主要的治疗手段,临床上建议可选取几种方法联合使用,以获得较好的疗效并降低复发率。

> 附:瘢痕疙瘩诊疗流程图

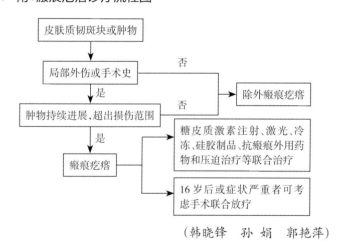

（韩晓锋　孙娟　郭艳萍）

第九节　婴儿肢端纤维瘤病

【概述】

婴儿肢端纤维瘤病(infantile digital fibroma,IDF)又称包涵体纤维瘤病,是一种罕见的发生于婴幼儿指/趾的良性肿瘤,但具有侵袭性生长的能力,以肌成纤维细胞增生为特征,胞质内含有独特的包涵体结构。

【诊断】

1. **临床表现** 通常在出生后第一年出现,1/3 患儿出生时即有。男女均可受累。可单发或多发,典型表现为坚实、平滑、圆顶状、肤色或淡粉色的结节,多位于指/趾背面或侧面,但拇指/趾不受累(图20-17)。肿瘤持续生长可引起功能障碍和关节畸形。IDF 的自然病程一般为第 1 个月生长缓慢,但随后的 10~14 个月内可快速生长,到达一定程度后开始稳定,直至出现自发性消退(图 20-18)。

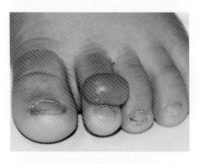

图 20-17 11 个月女童,左足第二趾肿物生后 3 个月发现,渐增大
患儿 14 个月的临床照片,肿物生长至最大且停止生长。

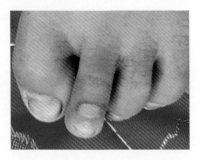

图 20-18 与图 20-17 为同一患儿,患儿至 18 个月时肿物开始自发性消退,随访至 3 岁半肿物基本消退

2. **组织病理学** 肿物界限不清,位于真皮或皮下组织,增生的梭形肌纤维母细胞与胶原基质交织排列呈束状。特征性的改变是梭形细胞内有嗜酸性包涵体。

【鉴别诊断】

婴儿肢端纤维瘤病需与瘢痕疙瘩、远端骨发育不良伴色素沉着缺陷相鉴别(表 20-9)。

【治疗】

目前,关于 IDF 的治疗仍存在争议,文献报道的治疗方法包括手术切除,药物注射(糖皮质激素、5-FU),外用他克莫司,冷冻治疗和等

表 20-9　婴儿肢端纤维瘤的鉴别诊断

疾病	好发部位	临床表现	辅助检查	鉴别要点
瘢痕疙瘩	前胸、耳郭	表现为超出受伤部位的,高出皮面的皮色、粉红色、紫红色光滑的坚实结节或斑块	无	具有家族遗传倾向,多有外伤史,并发生于外伤部位
远端骨发育不良伴色素沉着缺陷	面部、肢端	以伴有色素沉着的萎缩性皮肤缺陷、指/趾纤维瘤和骨骼发育异常为特征。该病除指/趾纤维瘤外还有其他发育异常	分子生物学检查可明确相关 *FLNA* 突变基因	发生于女童,除肢端纤维瘤外同时伴有面部特征性病变

待观察,但没有一种是最佳的治疗方案。单纯的瘤体切除术后复发率很高(61%~74%)。为降低手术复发率,常常需要更为广泛的扩大切除或耗时更长的 MOHS 手术。因该肿瘤具有自发消退现象,故目前对于大多数 IDF 患儿,鼓励选择等待观察的方案,绝大多数均可获得良好的效果。但对于皮损广泛,跨越关节的病例,可能会出现关节挛缩及功能障碍,应谨慎选择手术治疗。

➢ 附:婴儿肢端纤维瘤病诊疗流程图

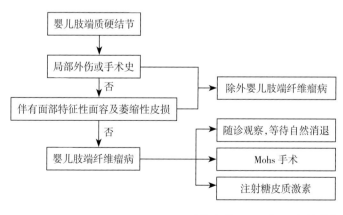

（韩晓锋　孙娟　郭艳萍）

第十节 肥大细胞增生症

【概述】

肥大细胞增生症是一组以肥大细胞在皮肤或皮外器官克隆性增生为特征的肿瘤性疾病,可累及皮肤、骨髓、肝、脾、胃肠道及淋巴组织,临床表现为肥大细胞浸润所致皮损或器官肿大及肥大细胞脱颗粒所致的介质释放症状。本病分为皮肤型和系统型,仅有皮肤受累者为皮肤型,有皮外器官受累者为系统型,可伴或不伴皮肤受累。儿童期发病多为皮肤型,预后较好,大多数患者在青春期前后可消退。本节主要介绍皮肤型肥大细胞增生症。

【病因及发病机制】

目前认为,本病是由体细胞的 *KIT* 基因突变导致肥大细胞克隆性增生所致。

【诊断】

1. 临床表现

(1)本病皮损的共同特点为在摩擦等机械性刺激下,表面可出现风团,即 Darier 征阳性。根据皮损表现,皮肤型肥大细胞增生症分为斑丘疹型皮肤肥大细胞增生症(即色素性荨麻疹)、肥大细胞瘤、弥漫性皮肤肥大细胞增生症。

(2)色素性荨麻疹最常见,多于出生时或 1 岁内发生,也可见于较大儿童。皮损表现为全身以躯干、四肢近端为主的圆形或椭圆形红褐色至褐色斑疹、斑片、斑块或结节(图 20-19),直径 5~20mm,Darier 征阳性(图 20-20),部分患者数年后症状可消退,遗留褐

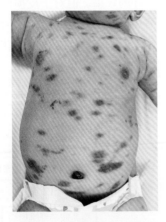

图 20-19 肥大细胞增生症(色素性荨麻疹)。 3 个月男婴,胸腹部可见散在褐色斑疹、斑片及斑块。

色色素斑。肥大细胞瘤在出生时或婴儿期出现,表现为褐色或红褐色斑块或结节(图20-21),表面橘皮样外观,偶可见水疱,多于儿童期自行消退,一般不伴有系统受累。弥漫性皮肤肥大细胞增生症较少见,于出生时或婴儿期出现,皮损表现为皮肤弥漫肥厚,呈橘皮样外观,瘙痒明显,易出现反复泛发水疱(图20-22),常伴皮肤潮红。

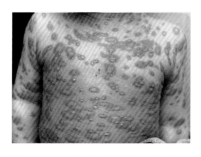

图20-20 肥大细胞增生症(色素性荨麻疹)。3岁男孩,全身泛发褐色斑块、结节,图为胸腹部皮疹,搔抓后出现皮肤潮红。

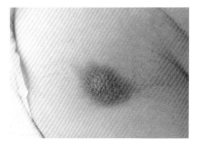

图20-21 肥大细胞增生症(肥大细胞瘤)

1岁女孩,右大腿红褐色斑块,表面呈橘皮样外观。

图20-22 肥大细胞增生症(弥漫性皮肤肥大细胞增生症)

1岁8个月男孩。生后4个月开始,反复出现水疱伴面部潮红,泛发水疱、大疱发作伴呼吸急促3次,本次加重1天。长期口服抗组胺药治疗,控制不佳。图示患儿背部皮损,表现为皮肤弥漫橘皮样改变,泛发水疱、大疱,部分融合,疱壁紧张,疱液呈血性。

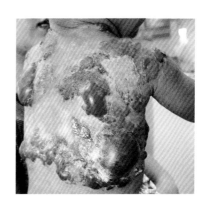

（3）除皮肤潮红外,本病还可出现皮外系统介质释放症状,如呼吸急促、呕吐、腹痛、腹泻、心动过速、低血压、头痛、晕厥、休克等。

2. 辅助检查

（1）组织病理学:真皮内多形性肥大细胞浸润,其浸润模式可表现为真皮乳头层和真皮浅层血管周围浸润、间质浸润、结节性浸润及弥漫浸润,吉姆萨（Giemsa）或甲苯胺蓝染色可观察到细胞质内异染颗粒。

（2）行全血细胞计数、生化、血清类胰蛋白酶、腹部 B 超等评估有无系统受累。如出现不明原因全血细胞计数异常、肝脾大、血清类胰蛋白酶升高,需行骨髓检查进一步评估。

3. 诊断标准

（1）皮损表现:单发或多发褐色斑疹、斑片、斑块或结节,Darier 征阳性。

（2）组织病理学:表现为真皮内肥大细胞呈单灶性、多灶性或弥漫浸润。

【鉴别诊断】

根据典型皮损,伴介质释放症状,结合组织病理学检查,不难诊断。肥大细胞瘤需与咖啡斑、色素痣鉴别,色素性荨麻疹需与色素性玫瑰糠疹、幼年黄色肉芽肿鉴别,弥漫性皮肤肥大细胞增生症需与荨麻疹、先天性大疱表皮松解症、中毒性表皮坏死松解症等鉴别（表 20-10）。

表 20-10　肥大细胞增生症的鉴别诊断

疾病	临床表现	辅助检查	鉴别要点
咖啡斑	边界清楚的褐色斑片	—	咖啡斑出生即有,表现为边界清楚的褐色斑片,Darier 征阴性。肥大细胞瘤在出生或生后出现,为红褐色或褐色斑片、斑块或结节,Darier 征阳性

疾病	临床表现	辅助检查	鉴别要点
色素痣	黑褐色至黑色斑疹、斑片、丘疹或斑块	组织病理学可见表皮基底层或真皮内可见痣细胞巢	色素痣皮损表现为黑褐色至黑色斑疹、斑片、丘疹或斑块,Darier 征阴性,组织病理学表皮基底层或真皮内见痣细胞巢。肥大细胞瘤表现为红褐色至褐色斑片、斑块或结节,Darier 征阳性,组织病理学见真皮内肥大细胞浸润
色素性玫瑰糠疹	躯干、四肢近端圆形椭圆形褐色斑疹、斑片,皮损长轴与皮纹一致	组织病理学可见角化不全,棘层轻度增厚,基底细胞液化变性,基底层色素增加,真皮浅层血管周围淋巴细胞浸润	色素性玫瑰糠疹表现为向心性分布的沿皮纹分布的褐色斑疹、斑片,Darier 征阴性,病理表现为淋巴细胞浸润为主的浅层血管周围炎,表皮角化不全、基底细胞液化变性。色素性荨麻疹可表现为褐色斑疹、斑片,还可出现斑块及结节,Darier 征多为阳性,病理见真皮内肥大细胞浸润
幼年黄色肉芽肿	单发或多发黄红色至黄色斑块、结节	病理见真皮内弥漫组织细胞浸润,伴 Touton 巨细胞	幼年黄色肉芽肿为黄红色或黄色斑块或结节,表面光滑,Darier 征阴性,病理为真皮内弥漫组织细胞浸润。色素性荨麻疹表现为褐色斑疹、斑块或结节,表面可呈橘皮样外观,Darier 征阳性,组织病理学为真皮内肥大细胞浸润
荨麻疹	散在水肿性红斑或风团,24 小时内消退,退后无痕迹	—	荨麻疹皮损表现为可快速消退的红斑、风团,退后无痕迹。弥漫性皮肤肥大细胞增生症是皮肤肥厚基础上反复出现风团,风团消退后可见原发皮损,严重者可出水疱,伴皮肤潮红、呼吸急促、腹泻等介质释放症状

疾病	临床表现	辅助检查	鉴别要点
先天性大疱表皮松解症	出生或生后不久出现,摩擦部位水疱、大疱,无自觉症状	组织病理学可见表皮下水疱,无炎细胞浸润	先天性大疱表皮松解症为摩擦部位水疱、大疱,无自觉症状,病理见表皮下疱,无炎细胞浸润。弥漫性皮肤肥大细胞增生症可表现为皮肤肥厚,反复水疱、大疱,但多伴皮肤潮红、瘙痒,病理见真皮内弥漫肥大细胞浸润
中毒性表皮坏死松解症	全身弥漫红斑、大疱、表皮剥脱,尼氏征阳性,伴黏膜损害,多伴发热	—	中毒性表皮坏死松解症为急性病程,伴发热,皮损表现为弥漫大疱、表皮剥脱,尼氏征阳性,自觉症状为疼痛,伴黏膜损害。弥漫性皮肤肥大细胞增生症为反复发作的病程,一般无发热,皮损表现为皮肤弥漫肥厚,表面泛发大疱,表皮剥脱,尼氏征阴性,Darier 征阳性,皮损自觉症状为瘙痒,不伴黏膜损害

【治疗】

1. 避免诱发肥大细胞脱颗粒的物理或化学刺激。

2. 针对介质释放症状的治疗。一线用药为二代 H_1 抗组胺药,其他治疗包括一代 H_1 抗组胺药、H_2 受体拮抗剂、白三烯拮抗剂、色甘酸钠,严重者可系统应用糖皮质激素、奥马珠单抗,出现休克者用肾上腺素抢救。

3. 针对皮损的治疗。一线用药为外用糖皮质激素,其他治疗包括外用钙调磷酸酶抑制剂、手术切除(肥大细胞瘤)。

➤ 附:肥大细胞增生症的诊疗流程图

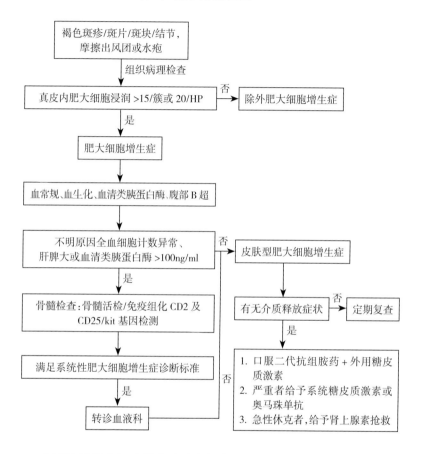

【系统性肥大细胞增生症诊断标准】

1. **主要标准** 骨髓或其他皮外器官内多灶、密集的肥大细胞浸润(总计 >15 个)。

2. **次要标准**

(1)骨髓涂片或其他皮外组织中,>25% 的肥大细胞呈梭形或非典型形态。

(2)骨髓、外周血或其他皮外组织 *KIT* 基因突变分析显示密码子 816 突变。

（3）骨髓或其他皮外组织肥大细胞表面表达 CD2 和/或 CD25。

（4）血清类胰蛋白酶持续 >20ng/ml（伴克隆性非肥大细胞系血液疾病者不适用）。

主要标准 +1 条次要标准，或 3 条次要标准可诊断。

（孙 娟 韩晓锋 郭艳萍）

第十一节 组织细胞增生症

【概述】

组织细胞增生症（histiocytosis）是一组以组织细胞/树突状细胞增生，累及单个至多个组织或器官的肿瘤性疾病，包括朗格汉斯细胞组织细胞增生症（langerhans cell histiocytosis，LCH）和非朗格汉斯细胞组织细胞增生（non-langerhans cell histiocytosis，non-LCH）。LCH 包括先天性自愈性网状组织细胞增生症、莱特勒-西韦病（Letterer-Siwe disease）、韩-薛-柯病及嗜酸性肉芽肿；non-LCH 包括幼年黄色肉芽肿（juvenile xantho granuloma，JXG）、良性头部组织细胞增生症、播散性黄瘤及泛发性发疹性组织细胞瘤等，其中 JXG 为最常见的 non-LCH。两类疾病均多见于儿童，常累及皮肤，当多个系统受累时常需积极治疗。

组织细胞增生症病因不明。通过 X 染色体连锁及染色体失活技术证实 LCH 和 JXG 均为克隆性增殖性疾病。绝大多数系统累及组织细胞增生症存在 *MAPK* 信号通路的活化，大约 50% 为 *BRAF*^{V600E} 位点发生致病性基因突变所致；系统性幼年黄色肉芽肿中约 30% 以上病例存在 *ALK* 基因转位。这些基因异常所致的信号通路活化促进了细胞增殖，从而导致了组织细胞增生症的发生。

【诊断】

1. 各型 LCH 临床表现

（1）先天性自愈性网状组织细胞增生症（Congenital self-healing reticular histiocytosis，CSRH）：1973 年，由 Hashimoto 和 Pritzker 报道，故又名 Hashimoto-Pritzker 病。大多数 CSRH 于出生时或生后数天至

数周发病,病变主要累及皮肤。皮损可单发或多发,表现为直径数毫米至数厘米的红斑、丘疹或结节,皮损迅速形成水疱或糜烂。泛发时可出现"蓝莓松饼"样外观。患儿通常无明显自觉症状,皮损常于数月内消退。少数情况下,CSRH可累及系统。

(2)莱特勒-西韦病:本型多见于婴儿期,病情凶险,进展快,常伴有多系统受累。本型皮损分布广泛,多累及头皮、躯干及皱褶部位,表现为密集分布的棘状、出血性丘疹,可融合类似婴儿脂溢性皮炎或湿疹。本型常见的累及系统包括肝脾、骨骼及肺脏等(图20-23)。

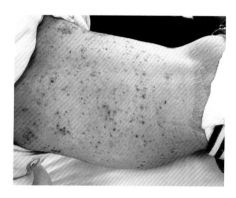

图20-23　躯干可见多发米粒大小出血性丘疹及坏死结痂

(3)韩-薛-柯病(Hand-Schüller-Christian disease):本型多发生在幼儿期,病程缓慢。典型表现为骨破坏、眼球突出及尿崩症三联症。皮疹有三种形态,最常见为浸润性斑块,可形成溃疡,好发于腋窝、会阴及口腔;其次为密集的丘疹、鳞屑及结痂,融合形成脂溢性皮炎样损害,好发于头面、躯干或臀部;第三种为散在的黄色、质软的丘疹、结节,临床类似幼年黄色肉芽肿。

(4)嗜酸性肉芽肿(eosinophilic granulomatosis):本型多发生于学龄期儿童,病变主要累及骨骼,常隐匿起病,多表现为局部疼痛、肿胀或自发性骨折,X线检查发现骨质呈穿凿性溶骨性损害。皮疹较为少见,可出现上述类型的皮疹,但比较轻微。

2. JXG 的临床表现 本病好发于婴幼儿期,病变主要累及皮肤。经典 JXG 皮损表现为直径 2cm 内的黄红色或棕红色、半球形、质实的丘疹、结节;单发或多发。主要累及头面、颈部、躯干及上肢,也可发生于黏膜部位,如口腔、咽喉等部位。累及眼部可压迫眼球、虹膜增厚或眼压升高,甚至失明。皮损常于数月至数年后消退不留痕迹,也可以遗留轻微色素沉着或萎缩。5%~8% 的 JXG 伴有系统受累,常见的为肺、中枢神经系统、肝脏或睾丸等部位,引起相应损害。JXG 合并神经纤维瘤时发生白血病的风险明显升高。本型患儿血脂正常(图 20-24)。

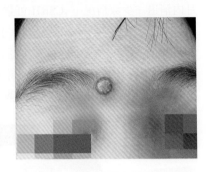

图 20-24 右眉内侧可见一处直经约 1cm 大小的半球形黄红色质韧丘疹

3. 辅助检查

(1) 组织病理学:组织细胞增生症的病理上主要由两大类细胞组成,一类为组织细胞,另一类为反应性炎症细胞,主要为嗜酸性粒细胞和淋巴细胞。根据不同时期组织细胞的形态、炎症细胞的多寡,大多数组织细胞增生症可分为早期、发展期(黄瘤期)、消退期(纤维化)等阶段。典型朗格汉斯组织细胞体积大、胞质丰富、红染;细胞核大,中央可见核沟,可呈肾形、咖啡豆状或爆米花等不同形态,免疫组织化学 S-100、CD1a 及 Langerin 阳性。JXG 组织细胞体积大,可见胞质内空泡或呈泡沫状,间杂不等量 Touton 多核巨细胞,免疫组织化学 CD68 和 CD163 阳性,而 CD1a 及 Langerin 阴性。消退期细胞体积缩小、呈梭形,演变成纤维组织细胞。

(2) 系统筛查:LCH 患儿需要积极完善系统筛查,包括血常规、骨髓细胞学、骨扫描、颅脑磁共振、胸部高分辨率 CT、腹部超声等各系统检查。JXG 皮损表现为多发或巨大者建议完善上述系统检查,或根据相应损害完善相应部位的病变评估。单发 JXG 多数无系统累及,可减少系统检查。

4. **诊断标准** 根据临床表现及组织病理学检查可以确诊。LCH 需与湿疹、尿布皮炎鉴别;JXG 需与黄瘤病等疾病鉴别。

【鉴别诊断】

1. **湿疹** 皮损多数对称分布,有渗出倾向,可见红斑、丘疹、水疱、斑块及糜烂等多形性表现,但无出血性损害。皮疹常伴瘙痒,外用糖皮质激素反应良好,但消退后常有复发倾向。

2. **黄瘤病** 本病为脂质代谢异常所致的代谢性疾病,皮损表现为对称性分布的黄色丘疹、斑块,好发于四肢伸侧关节附近或皮肤褶皱部位。患者伴有血脂异常。组织病理学上,黄瘤病主要表现为泡沫细胞,在真皮血管周围、胶原间隙或结节状分布,炎症细胞稀疏或无。

【治疗】

本病仅有皮肤受累时,多数呈良性自限性经过,可在皮肤科进行定期随访。如有多系统或危险器官受累,需要在血液科或肿瘤科予以积极治疗,包括化疗及生物制剂治疗。JXG 较 LCH 相比,系统累及率低,系统性 JXG 的治疗参考 LCH 的治疗方案,收效良好。

1. **一线治疗** 糖皮质激素联合长春新碱进行 6 周的诱导治疗,疾病缓解后给予长春新碱维持治疗。

2. **二线治疗** 如果诱导缓解失败,可考虑二线药物治疗,包括克拉屈滨、氨甲蝶呤、环磷酰胺等。

3. **靶向治疗** MAPK 通路抑制剂,如维罗菲尼($BRAF^{V600E}$ 位点);ALK 抑制剂,如克唑替尼、阿来替尼等已成功应用于组织细胞增生症的治疗。靶向药物治疗有效提高了患者的生存率,避免了化疗所致的不良反应。

4. **联合治疗** 化疗联合靶向药物治疗可用于难治性组织增生症患者。

【预后】

单一器官受累多数预后良好,多器官受累或肝、脾、血液系统等危险器官受累预后差。近年来,生物制剂的应用提高了组织细胞增生症患者的生存率。

➤ 附:组织细胞增生症诊治流程图

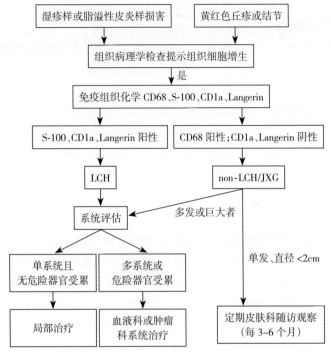

（徐教生　孙娟　郭艳萍）

第十二节　皮肤淋巴瘤

　　皮肤淋巴瘤分为原发性皮肤淋巴瘤和继发性皮肤淋巴瘤。原发性皮肤淋巴瘤是指原发于皮肤的非霍奇金淋巴瘤,在明确诊断时无皮肤外器官受累。原发性皮肤淋巴瘤包括皮肤 T 细胞淋巴瘤(cutaneous T-cell lymphoma,CTCL)及皮肤 B 细胞淋巴瘤(cutaneous B-cell lymphoma,CBCL)两大类。2018 年世界卫生组织及欧洲癌症研究和治疗组织(World Health Organization-European Organization for Research and Treatment of Cancer,WHO-EORTC)发布了原发性皮肤淋巴瘤的最新分类,具体如表 20-11 所示。

表 20-11　原发性淋巴瘤分类、发病频率及预后
（WHO-EORTC 2018 更新版）

淋巴瘤分类	发病频率/%	5 年疾病特异性生存率/%
皮肤 T 细胞淋巴瘤（CTCL）		
蕈样肉芽肿（MF）	39	88
蕈样肉芽肿的变异型		
● 亲毛囊性蕈样肉芽肿	5	75
● Paget 样网状细胞增生症	<1	100
● 肉芽肿性皮肤松弛症	<1	100
Sezary 综合征（SS）	2	36
成人 T 细胞白血病/淋巴瘤	<1	无数据
原发性皮肤 CD30$^+$ 淋巴细胞增生性疾病		
● 原发性皮肤间变性大细胞淋巴瘤（PC-ALCL）	8	95
● 淋巴瘤样丘疹病（LyP）	12	99
皮下脂膜炎样 T 细胞淋巴瘤	1	87
结外 NK/T 细胞淋巴瘤,鼻型	<1	16
慢性活动性 EB 病毒感染	<1	无数据
原发性皮肤外周 T 细胞淋巴瘤,罕见亚型		
● 原发性皮肤 γ/δT 细胞淋巴瘤	<1	11
● 原发性皮肤侵袭性嗜表皮 CD8$^+$ 毒性 T 细胞淋巴瘤（暂定）	<1	31
● 原发性皮肤 CD4$^+$ 小/中等 T 淋巴细胞增殖性疾病（暂定）	6	100
● 原发性皮肤肢端 CD8$^+$T 细胞淋巴瘤（暂定）	<1	100
原发性皮肤外周 T 细胞淋巴瘤,非特殊类型	2	15

续表

淋巴瘤分类	发病频率/%	5 年疾病特异性生存率/%
皮肤 B 细胞淋巴瘤(CBCL)		
原发性皮肤边缘区 B 细胞淋巴瘤	9	99
原发性皮肤滤泡中心淋巴瘤	12	95
原发性皮肤弥漫大 B 细胞淋巴瘤/腿型	4	56
EB 病毒阳性的皮肤黏膜溃疡(暂定)	<1	100
血管内大 B 细胞淋巴瘤	<1	72

在儿童原发性皮肤淋巴瘤中,蕈样肉芽肿(mycosis fungoides,MF)及原发性皮肤 CD30⁺ 淋巴细胞增殖性疾病最为常见。原发性皮肤 CD30⁺ 淋巴增殖性疾病是一组以肿瘤细胞表达 CD30 为特征的临床表现相似的疾病,病谱中主要包括原发性皮肤间变性大细胞淋巴瘤(primary cutaneous anaplastic large cell lymphoma,PC-ALCL)、淋巴瘤样丘疹病(lymphomatoid papulosis,LyP)及其中间类型。在儿童病例中,MF 占所有皮肤淋巴瘤的 10%~39%,PC-ALCL 占 10%~19%,LyP 占 16%~47%。本节主要介绍儿童中发病率相对较高的 MF、PC-ALCL 及 LyP。

一、蕈样肉芽肿

【概述】

蕈样肉芽肿(mycosis fungoides,MF)是最常见的原发性皮肤 T 细胞淋巴瘤,起源于 CLA⁺ 的记忆性辅助 T 淋巴细胞。MF 的发病率为 3.8/1 000 000~5.9/1 000 000,多见于 50~60 岁中老年人群,其中仅有 5% 发生在儿童。在儿童病例中,可发生在全年龄段,最小追溯至婴儿期,其中男性较为多见。

【病因及发病机制】

MF 发病与遗传、环境及免疫等因素密切相关。

1. **遗传因素** MF 发病中存在种族差异及家族聚集现象;在德

系犹太人中 *HLA-DRB1*11* 及 *HLA-DRB1*1104* 等位基因频率明显增加；在犹太人中 *DQB1*03* 等位基因频率明显增加；在犹太人中 *DQB1*0301* 等位基因频率明显增加，但未在北美高加索人中发现。

2. **环境因素**　无血缘关系的家庭成员及同一地域也可出现聚集的现象；金黄色葡萄球菌、皮肤真菌、麻风分枝杆菌、肺炎衣原体、HTLV-1、EB 病毒和单纯疱疹病毒感染可能与 MF 相关；抗组胺药、抗癫痫药、氢氯噻嗪、钙通道阻滞剂、血管紧张素转化酶抑制剂及 5-羟色胺再摄取抑制剂等也可能参与发病；日晒可以有效减少 MF 的发生；职业及环境因素等可能会诱发 MF。

3. **免疫因素**　MF 中 T 淋巴细胞表达 CLA、CCR4 及 LFA1，通过分别与血管内皮细胞表面的 E 选择素、CCL17、ICAM1 结合，促进淋巴细胞穿过血管内皮细胞，归巢于皮肤；Th1 及 Th2 细胞免疫参与 MF 发病。

【诊断】

1. **临床表现**　经典的 MF 可分为斑片期、斑块期及肿瘤期。斑片期表现为边界清楚的红斑，伴有薄层鳞屑、萎缩或毛细血管扩张，呈现"卷烟纸样"外观(图 20-25)，可伴瘙痒。斑块期表现为红色、红棕色或紫色的斑块，中央可逐渐好转消退，呈现环状、弓形、匍形、马蹄形(图 20-26)，瘙痒明显。肿瘤期出现肉色、棕色、红蓝色结节(图

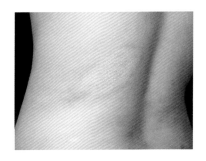

图 20-25　蕈样肉芽肿(斑片期)
9 岁女孩，全身皮损 3 年余，渐多。图示侧腰部淡红色斑片，可见"卷烟纸样"外观。

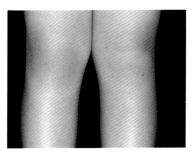

图 20-26　蕈样肉芽肿(斑块期)
13 岁男孩，病史 7 年。图示膝盖伸侧红色斑块，上覆细糠状鳞屑，边界不清。

20-27）或肿瘤，表皮萎缩，伴有毛细血管扩张，常有坏死或溃疡，皮损可自愈，出现破溃时伴有剧痛。

除经典皮损外，MF 皮损还可有色素减退斑（图 20-28）、色素沉着斑、紫癜样、皮肤异色样、苔藓样糠疹样、银屑病样、鱼鳞病样、肉芽肿样及硬化性萎缩样等表现。皮损可发生于任何部位，但在避光部位较为常见，包括躯干及腰以下部位、臀部、侧胸部、乳房、大腿内侧、手臂内侧、腋窝周围等。此外，还可见于头皮、掌跖等部位。皮损可单发或多发，在同一患者身上常可见不同时期与不同类型的皮损。严重的病例可出现淋巴结、内脏及血液系统受累。

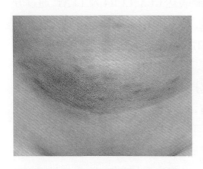

图 20-27 蕈样肉芽肿（肿瘤期）
10 岁女孩，病史 6 年。图示下腹部红色斑块、结节，边界不清。

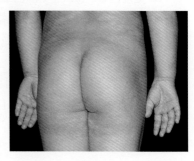

图 20-28 色素减退性肉芽肿
6 岁男孩，病史 1 年。图示后背、臀部多发色素减退斑，伴细糠状鳞屑，边界不清。

儿童 MF 最常表现为色素减退斑，而经典型较为少见。色素减退性 MF 通常无自觉症状，进展缓慢，可在色素减退斑基础上逐渐出现经典的红斑、斑块及肿瘤性病变。此外，色素沉着斑、皮肤异色、紫癜及毛囊受累在儿童中也较为常见。

根据皮损、淋巴结、内脏及血液受累情况，进行分期（表 20-12、表 20-13）。儿童 MF 患者大部分处于早期。

表 20-12　MF 及 SS 的 TNMB 分期(2007 年 ISCL/EORTC 修订版)

TNMB 分期	描述
皮肤	
T_1	<10% 体表面积的局限性斑片、丘疹和/或斑块,可进一步分为 T_{1a}(斑片)和 T_{1b}(斑块 ± 斑片)
T_2	≥10% 体表面积的局限性斑片、丘疹或斑块,可进一步分为 T_{2a}(斑片)和 T_{2b}(斑块 ± 斑片)
T_3	1 个及以上的直径≥1cm 的肿瘤
T_4	≥80% 体表面积的融合性红斑
淋巴结	
N_0	临床无异常淋巴结,不需要进行活检
N_1	临床淋巴结异常,组织病理学提示 Dutch1 级或 NCI LN_{0-2}
N_{1a}	TCR 基因单克隆阴性
N_{1b}	TCR 基因单克隆阳性
N_2	临床淋巴结异常,组织病理学提示 Dutch2 级或 NCI LN_3
N_{2a}	TCR 基因单克隆阴性
N_{2b}	TCR 基因单克隆阳性
N_3	临床淋巴结异常,组织病理学提示 Dutch3-4 级或 NCI LN_4,单克隆阴性或阳性
N_x	临床淋巴结异常;无组织学证实
内脏	
M_0	无内脏器官受累
M_1	内脏累及(必须有组织病理学确诊,并且明确具体的器官)
血液系统	
B_0	无明显的血液受累:外周血中异形细胞(Sézary 细胞)≤5%
B_{0a}	TCR 基因单克隆阴性
B_{0b}	TCR 基因单克隆阳性

续表

TNMB 分期	描述
B_1	低血液肿瘤负荷:外周血中异形细胞(Sézary 细胞)>5% 但未达到 B_2 水平
B_{1a}	TCR 基因单克隆阴性
B_{1b}	TCR 基因单克隆阳性
B_2	高血液肿瘤负荷:外周血中 Sézary 细胞 >1 000/μl,且单克隆阳性

表 20-13　MF 及 SS 疾病分期(2007 年 ISCL/EORTC 修订版)

分期	T	N	M	B
I A	1	0	0	0/1
I B	2	0	0	0/1
II	1/2	1/2	0	0/1
IIB	3	0~2	0	0/1
III	4	0~2	0	0/1
IIIA	4	0~2	0	0
IIIB	4	0~2	0	1
IVA$_1$	1~4	0~2	0	2
IVA$_2$	1~4	3	0	0~2
IVB	1~4	0~3	1	0~2

2. 辅助检查

(1) 组织病理学:皮肤组织病理学在不同皮损时期表现不同。斑片期真皮浅层淋巴细胞浸润,沿基底膜带线状排列,可见淋巴细胞亲表皮现象(表皮内散在分布或聚集性淋巴细胞,周围有透明晕),浸润的细胞异型性少(图 20-29)。斑块期肿瘤细胞在真皮中呈带状或斑片状浸润,伴有亲表皮现象,部分淋巴细胞聚集形成 Pautrier 微脓肿,伴有细胞异型性。肿瘤期可见典型的 MF 细胞(细胞大小不一,细胞核深染,高度扭曲呈脑回状)在真皮内大片浸润,可深达皮下脂肪层,向上浸润可压迫并破坏表皮,使其形成溃疡,亲表皮现象不明显(图20-30)。

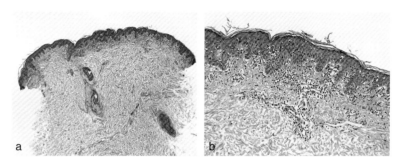

图 20-29 (a、b)蕈样肉芽肿(斑片期)HE 染色(HEa*50 倍,b*200 倍)
真皮浅层淋巴细胞浸润,沿基底膜带栅栏状排列,基底细胞空泡变性,可见淋巴细胞亲表皮现象,表皮内淋巴细胞周围可见空晕。

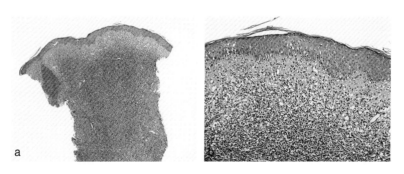

图 20-30 (a、b)蕈样肉芽肿(肿瘤期)HE 染色(HEa*50 倍,b*200 倍)
真皮全层异型淋巴细胞弥漫性浸润,伴有亲表皮现象。

临床皮损表现不同时,病理可有不同的表现。色素减退性 MF 黑色素细胞减少。色素沉着性 MF 可见色素失禁,角质形成细胞中可见粗大的黑色素颗粒。异色样 MF 根据取材的部位不同,可见相应的萎缩、血管扩张等改变。鱼鳞病样 MF 可见致密角化过度、角化不全、颗粒层变薄等特征。色素性紫癜样 MF 可见大量红细胞外溢。大疱性 MF 可见表皮内或表皮下疱,其免疫荧光为阴性。硬化性苔藓 MF 表现为典型 MF,真皮胶原纤维束间可见异型淋巴细胞浸润,类似硬皮病样改变。肉芽肿性 MF 中,浸润的细胞中可见多核巨细胞、组织细胞。

淋巴结切除活检适用于淋巴结≥1.5cm 或淋巴结坚硬、不规则、固定或聚集分布。淋巴结组织病理学表现及分期,见表 20-14。

表 20-14 MF 和 SS 的淋巴结组织学分期(2007 年 ISCL/EORTC)

分级	Dutch 系统	NCI-VA 分级
N1	1 级:皮肤淋巴结病(DL)	LN$_0$:无不典型淋巴细胞 LN$_1$:偶见单个不典型淋巴细胞,非成群分布 LN$_2$:多量非典型淋巴细胞或 3~6 个成群分布
N2	2 级:DL;早期 MF 受累(脑回状核 >7.5μm)	LN$_3$:非典型淋巴细胞成群分布;淋巴结结构完整
N3	3 级:淋巴结结构部分消失,大量不典型脑回状单个核细胞 4 级:淋巴结结构完全消失	LN$_4$:淋巴结结构部分或完全消失,由非典型淋巴细胞或肿瘤细胞浸润

(2) 免疫表型:MF 肿瘤细胞主要为 CD3$^+$、CD4$^+$、CD8$^-$,部分病例为 CD3$^+$、CD4$^-$、CD8$^+$。在色素减退性 MF 中 CD8 多为阳性。随着疾病的进展,T 淋巴细胞表面标记物 CD2、CD5 及 CD7 表面标记物可逐渐丢失;CD20 免疫组织化学染色可区分 T 淋巴细胞及 B 淋巴细胞亚群;CD30 免疫组织化学染色可检测 MF 是否有大细胞转化及与原发性皮肤 CD30$^+$ 淋巴细胞增生性疾病鉴别。

(3) TCR 基因重排:TCR 基因单克隆性检查。

(4) 实验室检查:全血细胞计数、白细胞分类、肝功能、LDH、全套生化检查;血液中 SS 细胞鉴定及计数;流式细胞术分析 $CD4^+/CD7^-$ 或 $CD4^+/CD26^-$ 的细胞计数。

（5）影像学检查:$T_1N_0B_0$ 或局限皮肤受累的 $T_2N_0B_0$ 患者,无特殊症状,可仅行胸部 X 线检查或淋巴结 B 超;I A 期以上或部分 T_2 患者,可进行胸部、腹部及盆腔 CT 检查,选择性行 FDG-PET 检查。不适合做 CT 的患者,可以进行 MRI 检查。

3. **诊断标准** 根据持续进展的病史、临床表现及组织病理学检查可诊断 MF,其中组织病理学检查是诊断的金标准。通过辅助检查可评估病情严重程度、明确疾病分期。2005 年,ISCL 制定了早期 MF 的诊断标准(表 20-15),累计积分≥4 分可确诊,此诊断标准广泛应用于临床。

表 20-15 MF 早期诊断标准(2005 年 ISCL 制定)

项目	基本条件	附加条件	得分 *
临床表现	持续性或进展性的斑片、薄斑块	① 分布于非曝光部位 ② 皮损大小及形态多变 ③ 异色样表现	基本条件 +2 个附加条件:2 分 基本条件 +1 个附加条件:1 分
组织病理学	浅表的淋巴细胞浸润	① 亲表皮现象,无海绵水肿 ② 非典型淋巴细胞	基本条件 +2 个附加条件:2 分 基本条件 +1 个附加条件:1 分
分子生物学	TCR 基因单克隆性		TCR 基因单克隆性:1 分
免疫组织化学	① CD2、CD3 或 CD5 表达小于 50% ② CD7 表达小于 10% ③ 表皮和真皮中 CD2、CD3、CD5、CD7 表达不一致		满足 1 条及以上:1 分

注:* 总分≥4 分,即可诊断早期 MF,敏感度及特异度分别为 87.5% 及 60%。

【鉴别诊断】

CTCL 被称为"伟大的模仿者",儿童 MF 从发病到确诊常常需要数年时间,初诊准确率仅为 8%~57%。斑片及斑块期 MF 需要与副银屑病、银屑病、体癣、扁平苔藓、特应性皮炎及淋巴瘤样丘疹病等鉴别;肿瘤期 MF 需要与原发性皮肤 CD30$^+$ 淋巴细胞增生性疾病等其他淋巴及组织细胞来源肿物鉴别;色素减退性 MF 需要与炎症后色素减退、色素减退性副银屑病、白癜风、硬化性萎缩性苔藓等鉴别。

【治疗】

治疗方案　MF 治疗的目标为清除病灶、提高生活质量、延长无病生存率及总体生存率。考虑 MF 可能有自愈倾向,在早期可选择期待疗法。在 MF 早期(ⅠA~ⅡA 期)治疗主要以皮肤为导向,包括外用糖皮质激素、氮芥、他扎罗汀等,进行 NB-UVB 光疗、PUVA 光疗及浅层 X 线照射等。在 MF 晚期(ⅡB~Ⅳ期)或治疗效果不佳的早期,可采用系统治疗方法,包括干扰素、维 A 酸类药物、免疫抑制剂、组蛋白去乙酰酶抑制剂、单克隆抗体、体外光化学疗法、全身放疗及骨髓移植等。

因 98% 的儿童 MF 在早期诊断,故以皮肤为导向的治疗应用较多。在儿童中最常使用的为外用糖皮质激素,临床中可选择强效或超强效糖皮质激素,有效率可达 75%~95%。外用氮芥也有较好的效果,但在儿童中应用的证据较少。

光疗在儿童 MF 中广泛应用。NB-UVB 主要用于斑片期及较薄的斑块期。PUVA 适用于 12 岁及以上的儿童,主要用于较厚的斑块期或毛囊性 MF。光疗在儿童 MF 中的缓解率可达 81%,且在色素减退性 MF 中缓解率达到 100%。主要不良反应为光疗后皮肤不耐受,出现红斑、肿胀及水疱等,以及光疗后遗留色素沉着、光老化等。

【预后】

MF 为慢性病程,缓解-加重交替,病程可长达数十年。其预后与分期密切相关,随着疾病的进展,5 年总体生存率逐渐下降。儿童 MF 多在早期诊断,整体预后良好,总体 5 年生存率达 91%。MF 预后不良与年龄大于 60 岁、男性、疾病晚期、大细胞转换、LDH 水平升高、毛囊受累、肿瘤克隆频率大于 25% 等因素相关。

➤ 附:蕈样肉芽肿诊治流程图

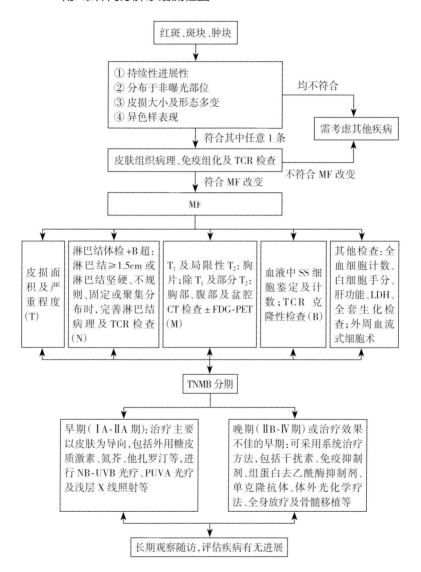

二、原发性皮肤间变性大细胞淋巴瘤

【概述】

原发性皮肤间变性大细胞淋巴瘤(primary cutaneous anaplastic large cell lymphoma,PC-ALCL)是原发性皮肤 CD30⁺ 淋巴增殖性疾病中的一种,其特征为 75% 以上的肿瘤细胞表达 CD30,肿瘤细胞体积大,呈间变性、多形性或免疫母细胞性。儿童人群少见,最小可在新生儿期发病。

【病因及发病机制】

目前,本病的病因及发病机制尚未明确,可能与下列因素有关。

1. T 淋巴细胞异常增殖　CD30L 缺失导致 CD30-CD30L 介导的增殖抑制作用异常;TNF-α、TNF 相关凋亡诱导配体(TRAIL)和 FasL 凋亡途径的缺陷;TGFβ 诱导的淋巴细胞生长抑制的缺失。

2. T 淋巴细胞活化　朗格汉斯细胞呈递抗原,导致慢性的 T 细胞活化;T 细胞分化的激活蛋白-1(AP-1)家族的转录因子(JunB)拷贝数增加,AP-1 蛋白异常表达。

3. T 淋巴细胞趋化　肿瘤细胞表达趋化因子受体 CCR10 及 CCR8,致使肿瘤细胞趋化至皮肤。

4. 感染　EB 病毒、肺炎支原体及人类疱疹病毒 8 等感染导致角质形成细胞表达 Toll 样受体,使得先天性免疫失衡。

5. 药物　卡马西平、环孢素等与本病发生可能相关。

6. 其他疾病　PC-ALCL 与特应性皮炎、蚊子叮咬超敏反应、噬血细胞性淋巴组织细胞增生症和抗利尿激素分泌失调的副肿瘤综合征有关。

【诊断】

1. 临床表现　好发于成人,偶见于儿童或青少年。最常见于下肢及臀部,其次为头颈部、上肢及肩部。皮损表现为快速生长的紫罗兰色丘疹、斑块、结节或肿瘤,单发或多发,表面易发生溃疡,通常无自觉症状。部分原发皮损周围有卫星灶。20%~42% 的病例可自发消退,但超半数以上病例复发。约 10% 的患者可累及胃、食管、小肠、肾及局部淋巴结,需要注意与系统性间变性大细胞淋巴瘤(systemic anaplastic large cell lymphoma,S-ALCL)鉴别。儿童与成人患者临床表现相似。

2. **辅助检查**

(1)组织病理学:真皮全层密集肿瘤细胞浸润,常延伸至皮下甚或更深层组织。浸润的肿瘤细胞表现为间变性(细胞核偏心、圆形/椭圆形或不规则形状,核仁突出),胞质丰富红染呈嗜酸性,可见包涵体样高尔基体,部分肿瘤细胞可见吞噬红细胞现象。少数肿瘤细胞表现为非间变性(多形性或免疫母细胞性)。背景可见少量中性粒细胞、嗜酸性粒细胞、组织细胞、淋巴细胞及浆细胞等炎症细胞浸润。

(2)免疫表型:75%以上的大淋巴肿瘤细胞表达 CD30。肿瘤细胞常为 CD3$^+$、CD4$^+$、CD8$^-$,仅 <5% 的患者 CD8 阳性。高表达细胞毒性蛋白:颗粒酶 B、T 细胞内抗原(T-cell intracellular antigen,TIA-1)和穿孔素。CD2、CD3 或 CD5 表达可有不同程度的缺失。CD30$^+$ 细胞中 5-羟甲基胞嘧啶染色的缺失提示了肿瘤发生发展的过程。PC-ALCL 通常不表达上皮膜抗原(epithelial membrane antigen,EMA)及间变性淋巴瘤激酶(anaplastic lymphoma kinase,ALK-1),可用于与 S-ALCL 相鉴别;PC-ALCL 通常不表达 CD15,可用于与经典霍奇金淋巴瘤鉴别。

(3)TCR 基因重排:60%~100% 患者中可见 TCR 基因单克隆性重排。

3. **诊断标准** 尚无统一的诊断标准,典型的临床表现、组织病理学、免疫组织化学及 TCR 基因重排检查可做出诊断。

【鉴别诊断】

本病需要与淋巴瘤样丘疹病(LyP)、伴有大细胞转化的 MF(MF with large cell transformation,MF-LCT)、S-ALCL 等多种肿瘤性疾病相鉴别,鉴别要点如表 20-16 所示。LyP 与 PC-ALCL 是病谱性疾病,可同时或先后在同一患者身上出现,且部分病例形态学和免疫表型特征明显重叠,故不能鉴别时,可诊断为中间型。

表 20-16　原发性皮肤间变性大细胞淋巴瘤的鉴别诊断要点

鉴别疾病	相似点	鉴别要点
LyP	皮损表现为丘疹、结节浸润细胞多为 CD4$^+$T 淋巴细胞	LyP 皮损较小,少见溃疡性斑块及肿瘤 LyP 有增长-消退过程 LyP 肿瘤细胞楔形浸润,少累及皮下脂肪;部分病理类型有亲表皮性
MF-LCT	皮损可表现为相似的丘疹、结节、斑块及肿瘤 CD30 阳性	MF-LCT 出现大细胞转变前有进展性的斑片-斑块-肿瘤期皮损 MF-LCT 病理有亲表皮性,肿瘤细胞周围有空晕,线状排列 MF-LCT 中 CD30$^+$ 细胞在表皮及真皮中聚集 MF-LCT 中 GATA$^+$ 肿瘤细胞更为多见 MF-LCT 中穿孔素阳性率更低
S-ALCL	皮损形态及皮损组织病理学表现一致	S-ALCL 累及皮肤外的器官组织 S-ALCL 免疫组织化学 EMA 及 ALK 阳性 S-ALCL 可有染色体 t(2;5)(p23;p35) 易位

【治疗】

1. **治疗方案**　大部分患儿可自愈,无需干预。皮损局限时,选择手术切除或放疗;皮损泛发时,口服小剂量氨甲蝶呤或 PUVA 光疗,少数进展迅速或皮肤外受累的患者可考虑多种药物联合化疗。CD30单克隆抗体维布妥单抗(brentuximab vedotin)有望成为成人及儿童治疗的新选择。

2. **预后**　本病预后良好,5 年疾病特异性生存率 >90%。广泛的肢体皮损、皮肤外受累及年龄 >60 岁提示预后不良。

> 附:原发性皮肤间变性大细胞淋巴瘤诊治流程图

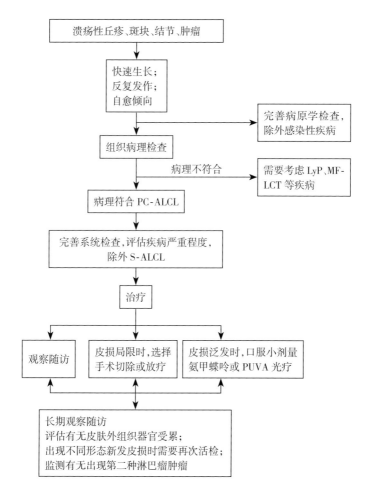

三、淋巴瘤样丘疹病

【概述】

淋巴瘤样丘疹病(lymphomatoid papulosis,LyP)是原发性皮肤 CD30⁺淋巴增殖性疾病中的一种,临床表现为慢性、复发性、有自愈倾向的坏死性丘疹、结节,病程呈复发与缓解交替。发病率为 1.2/1 000 000~

1.9/1 000 000,多见于青年男性,约有 4% 发生在儿童期。在儿童 LyP 中,发病平均年龄为 8.5 岁,最早可在婴儿期发病,男性患儿多见,为女性的 1.4 倍。约 20% 的患者会出现第二种肿瘤,包括 MF、PC-ALCL 及霍奇金淋巴瘤等。在成人患者中,第二种肿瘤多为早期 MF,而在儿童中,PC-ALCL 更为常见。

LyP 病因尚未完全清楚,可能与以下因素有关。

1. 细胞增殖异常 在 LyP 中转移生长因子 β(transforming growth factor-β,TGF-β)Ⅰ型受体基因突变,影响其生长抑制作用;辐射和药物(芬戈利莫德、英夫利昔单抗、阿达木单抗和依法利珠单抗)影响增殖信号。

2. 嗜酸性粒细胞 LyP 中嗜酸性粒细胞增多;异常的 T 淋巴细胞分泌嗜酸性粒细胞刺激因子(IL-3、IL-5 及粒细胞巨噬细胞集落刺激因子);LyP 并发骨髓增生性高嗜酸性粒细胞综合征。

3. 感染 既往认为 LyP 与 HTLV-1、疱疹病毒和内源性逆转录病毒等有关,但并未明确证实。另外,LyP 皮损的自愈现象可能与 CD30/CD30L 相互作用触发的细胞凋亡有关。

【诊断】

1. 临床表现 多见于青年,男性好发,也可发生于儿童。好发于躯干及四肢,亦可累及口腔、生殖器黏膜及毛发,多为散在分布,罕见局限或节段分布。LyP 皮损初期表现为红色小丘疹,逐渐演变为大丘疹或结节,中央可出现出血、坏死、结痂,常伴有瘙痒(图 20-31a)。皮损持续数周至数月自行消退,消退后遗留色素沉着斑及萎缩性痘疮样瘢痕(图 20-31b)。皮损反复发作,在同一患者身上可出现不同时期皮损。

其他少见临床变异类型包括种痘样水疱病样、脓疱型、坏疽性脓皮病样等。

2. 辅助检查

(1)组织病理学:组织病理学表现多样,目前公认的有 6 种组织学改变(A 型、B 型、C 型、D 型、E 型和伴 6p25.3 重排型)。第 7 种类型,F 型,目前尚未被 WHO 确认。

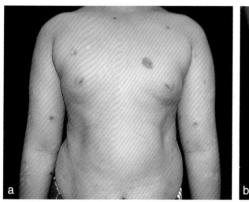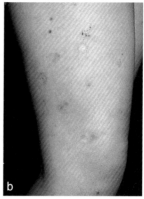

图 20-31 （a、b）淋巴瘤样丘疹病

9 岁男孩，全身反复皮损 4 年。前胸、上肢屈侧可见红色丘疹、结节，部分表面破溃结痂（a）；大腿伸侧见痘疮样瘢痕（b）。

　　A 型（组织细胞型）最为常见，占 75%~80%。组织病理学可见大量混合炎症细胞（小淋巴细胞、中性粒细胞、嗜酸性粒细胞和组织细胞）背景下，散在或成簇分布的 CD30[+] 中至大型淋巴细胞楔形浸润，细胞呈多形性或间变性，有丝分裂常见。有时可见 R-S 细胞类似的多核巨细胞。细胞亲表皮现象不明显。溃疡处表现为真皮上部水肿和血管炎改变。

　　B 型（蕈样肉芽肿型）少见，约占 10%，表皮萎缩。组织病理学可见中小型淋巴细胞在真皮内成带状或楔形浸润，浸润细胞成异型性，细胞形态不规则，细胞核为脑回状，染色质深，有亲表皮现象，类似 MF。

　　C 型（间变大细胞淋巴瘤样型）被认为是 LyP 与 PC-ALCL 的交界类型。组织病理学表现为 CD30[+] 异型大淋巴细胞结节状浸润，伴有相对少量的混合炎症细胞浸润。病理上难以与 PC-ALCL 鉴别。

　　D 型是较为少见，组织病理学表现类似 B 型，但有表皮增生，肿瘤细胞在表皮内 Paget 样浸润，CD8 阳性，病理上难以与原发性侵袭性亲表皮性 CD8[+] 细胞毒性 T 细胞淋巴瘤鉴别。

　　E 型组织病理学特征为明显的血管受累，可见中小型异型淋巴细胞对血管破坏性浸润。累及血管主要为真皮中小血管,也可累及皮下脂肪血管,呈血管炎样改变,伴有血管壁纤维素样坏死。免疫组织化学显示 CD30 及 CD8 阳性。

伴 6p25.3 重排型在染色体 6p25.3 上的 DUSP22-IRF4 基因重排,主要见于老年人,组织病理学上表现为侵袭性淋巴瘤,但临床进程缓慢,可自行消退。病理改变具有双相性,表皮内具有脑回状核的中小型淋巴细胞浸润,真皮中大的多形性淋巴细胞弥漫或结节状浸润,只有少数大细胞表现为间变性。

F 型病理主要表现为毛囊周围浸润及亲毛囊性。

肿瘤细胞亦可侵及汗腺及神经等,出现少见的组织病理学改变。在同一患者的皮损中,可以同时或先后出现不同类型的组织学表现。

(2) 免疫表型:LyP 中浸润的肿瘤性 T 淋巴细胞主要为 CD3[+]、CD4[+]、CD25[+]、CD30[+]、CD45RO[+]、HLA-DR[+] 细胞。CD2、CD3、CD5、CD7 可能有缺失。表达细胞毒性分子 TIA-1、GramB 和穿孔素,少数病例表达 CD56(10%) 及 CD15(18%)。EMA 阴性。B 型 CD30 阴性。D 型及 E 型 CD8 常为阳性。

(3) TCR 基因重排:22%~100% 的 LyP 活检中可以检测 TCR 基因的单克隆重排。

3. **诊断标准** 尚无统一的诊断标准,典型的临床表现、组织病理学、免疫组织化学及 TCR 基因重排检查可做出诊断。

【鉴别诊断】

本病需要与急性苔藓痘疮样糠疹、PC-ALCL、丘疹性蕈样肉芽肿 (papular variant of mycosis fungoides,PMF) 及 CD30[+] 的良性炎症性疾病鉴别,鉴别要点详见表 20-17。其中,LyP 与 PMF 临床及病理常难以鉴别,且两种疾病可以同时发生,故需要长期观察。

【治疗】

1. **治疗方案** 本病表现为良性病程,有自限性,皮损局限且数目较少时可随诊观察。局限性皮损可外用强效糖皮质激素、皮损内注射糖皮质激素或手术切除。对于泛发性皮损或有美观需求的患者需要更加积极,光疗或小剂量氨甲蝶呤治疗有效,但通常停止治疗后易复发。

表 20-17　淋巴瘤样丘疹病的鉴别诊断要点

鉴别疾病	相似点	鉴别要点
急性苔藓痘疮样糠疹	皮损表现为丘疹,可伴有出血、坏死,愈后留有色素沉着斑及痘疮样瘢痕;有自限性	急性苔藓痘疮样糠疹无 CD30$^+$ 的间变性大细胞 急性苔藓痘疮样糠疹浸润细胞为 CD8$^+$ T 淋巴细胞
PC-ALCL	皮损表现为丘疹、结节;浸润细胞多为 CD4$^+$ T 淋巴细胞	PC-ALCL 皮损表现为较大的结节、斑块及肿瘤,更易出现溃疡 PC-ALCL 肿瘤细胞浸润较深且弥漫,常累及皮下脂肪 PC-ALCL75% 以上肿瘤细胞表达 CD30
PMF	皮损表现为小的红色丘疹	PMF 皮损形态一致,无自发缓解-复发过程 PMF 逐渐出现 MF 典型的斑片、斑块及肿瘤 PMF 在组织病理学及免疫表型上与 LyP 的 B 型难以鉴别,B 型肿瘤性 T 细胞周围无空晕,不呈线状排列
CD30$^+$ 的良性炎症性病变	淋巴细胞 CD30 阳性	不同疾病病因及临床表现不同 本组疾病淋巴细胞 CD30 阳性率较 LyP 低 本组疾病 CD30 表达于中小淋巴细胞,而 LyP 中 CD30 表达于大的间变或多形性细胞中

2. **预后**　本病有自愈倾向,但需要密切观察随访,约 20% 的患者会出现第二种肿瘤,包括 MF、PC-ALCL 及霍奇金淋巴瘤等。LyP 发病后 10 年和 15 年时发生系统性淋巴瘤的风险分别为 4% 和 12%。

附：淋巴瘤样丘疹病诊治流程图

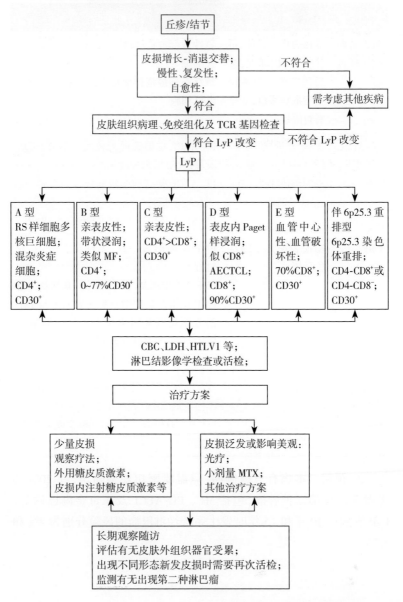

丘疹/结节

皮损增长-消退交替；
慢性、复发性；
自愈性；

不符合 → 需考虑其他疾病

符合

皮肤组织病理、免疫组化及 TCR 基因检查

符合 LyP 改变

不符合 LyP 改变 → 需考虑其他疾病

LyP

A 型	B 型	C 型	D 型	E 型	伴 6p25.3 重排型
RS 样细胞多核巨细胞；混杂炎症细胞；CD4⁺；CD30⁺	亲表皮性；带状浸润；类似 MF；CD4⁺；0~77%CD30⁺	亲表皮性；CD4⁺>CD8⁺；CD30⁺	表皮内 Paget 样浸润；似 CD8⁺ AECTCL；CD8⁺；90%CD30⁺	血管中心性、血管破坏性；70%CD8⁺；CD30⁺	6p25.3 染色体重排；CD4-CD8⁺ 或 CD4-CD8⁻；CD30⁺

CBC、LDH、HTLV1 等；
淋巴结影像学检查或活检；

治疗方案

少量皮损
观察疗法；
外用糖皮质激素；
皮损内注射糖皮质激素等

皮损泛发或影响美观：
光疗；
小剂量 MTX；
其他治疗方案

长期观察随访
评估有无皮肤外组织器官受累；
出现不同形态新发皮损时需要再次活检；
监测有无出现第二种淋巴瘤

（陈云刘　孙　娟　郭艳萍）

参考文献

1. 赵辨. 中国临床皮肤病学. 2 版. 南京:江苏凤凰科学技术出版社,2017.

2. BRANDLING-BENNETT HA,MOREL KD. Epidermal nevi. Pediatr Clin North Am,2010,57:1177.

3. EYPPER EH,LEE JC,TARASEN AJ,et al. An algorithmic approach to the management of infantile digital fibromatosis:review of literature and a case report. Eplasty,2018,18:e19.

4. RODRIGUEZ-GALINDO C,ALLEN CE. Langerhans cell histiocytosis. Blood, 2020,135(16):1319-1331.

5. WILLEMZE R,CERRONI L,KEMPF W,et al. The 2018 update of the WHO-EORTC classification for primary cutaneous lymphomas. Blood,2019, 133(16):1703-1714.